TRAITÉ ÉLÉMENTAIRE

DE

MATIÈRE MÉDICALE.

IMPRIMERIE DE LACHEVARDIERE FILS,
Successeur de Celtot, rue du Colombier, n° 30.

TRAITÉ ÉLÉMENTAIRE

DE

MATIÈRE MÉDICALE,

PAR J. B. G. BARBIER,

Directeur de l'école secondaire de médecine d'Amiens, professeur de pathologie et de clinique internes dans cette école, médecin en chef de l'Hôtel-Dieu d'Amiens, professeur de botanique au Jardin des Plantes de la même ville, associé de l'Académie royale de médecine, correspondant de la Société de médecine de Paris, des Académies et Sociétés médicales d'Amiens, d'Arras, d'Évreux.

Scire potestates herbarum, usumque medendi.
ÆNEID.

SECONDE ÉDITION,

AVEC DES AUGMENTATIONS ET DES CHANGEMENTS.

TOME I.

PARIS,

MÉQUIGNON-MARVIS, LIBRAIRE-ÉDITEUR,

RUE DU JARDINET, N° 13.

AOUT 1824.

AVIS

SUR CETTE DEUXIÈME ÉDITION.

L'accueil favorable qu'a reçu la première édition de cet ouvrage imposait à l'auteur de grandes obligations. Il est loin de penser qu'il y ait satisfait dans celle qu'il offre aujourd'hui au public ; seulement il espère avoir prouvé, par ses efforts, qu'il connaissait l'étendue des devoirs qu'il avait à remplir.

Depuis quatre ans, des analyses nombreuses de substances médicinales ont été faites : on en trouvera les résultats dans cet ouvrage. Il est important que le médecin connaisse les matériaux chimiques des corps médicamenteux qu'il emploie : en pénétrant leur intérieur, on découvre les sources de leur puissance, on distingue le principe d'où elle procède, on voit si ce principe a des auxiliaires, s'il est uni à des matières qui lui servent de correctifs, etc. Il est sorti depuis quatre ans des laboratoires de nos chimistes de nouveaux produits dont la thérapeutique s'est emparée : l'auteur fait connaître les recherches auxquelles il s'est livré sur les propriétés médicinales de la quinine, de la cinchonine, des sels que ces bases forment, du lupulin, de la morphine, de l'urée, etc., etc. Il donne également des observations sur l'emploi du tartre stibié et du kermès minéral à hautes doses; des ouvertures cadavériques viennent éclairer le mode d'action de ces substances.

Dans l'examen général des effets que produisent les médicaments de chaque classe, au lieu de suivre l'ordre des fonctions, comme dans la première édition, l'auteur a préféré s'attacher aux appareils organiques. En mettant les agents médicinaux en rapport avec les tissus de nos organes, on saisit mieux l'impression que ressentent ces derniers, on découvre plus exactement les modifications qu'ils éprouvent dans leur condition actuelle et dans leurs mouvements.

Ici l'étude de l'opération des médicaments se sépare en deux parties. D'abord on constate les effets qu'ils font naître sur les organes sains; puis on détermine les variations qu'apportent dans ces effets les divers états pathologiques dans lesquels ces mêmes organes peuvent se trouver. Ce sujet neuf offre des difficultés que l'auteur ne s'est pas dissimulées; il réclame même, sous ce rapport, toute l'indulgence du lecteur: mais il est convaincu qu'avec de la persévérance on parviendra à les vaincre. Quel avantage alors de prévoir, par la lésion morbide qui existe, les phénomènes nouveaux qu'un médicament va provoquer, et ensuite de vérifier la nature de cette lésion par les symptômes insolites que les médicaments susciteront ! Alors la pharmacologie, consultée par le praticien, éclairera son diagnostic : les effets des substances médicinales deviendront pour lui un guide, en même temps qu'elles seront pour le malade un moyen de salut.

On trouvera dans cette édition un grand nombre d'observations qui servent à rendre plus saillants, plus sensibles, les effets des moyens pharmacologiques. C'est une manière bien sûre de faire connaître le pouvoir d'un médicament sur le corps vivant, que d'exposer jour par jour les symptômes, les phénomènes qui suivent son administration. Il est à désirer que ces observations se multiplient : elles donneront à la pharmacologie des principes fixes et solides.

Ce qui tient à la thérapeutique, dans cet ouvrage, a été refait en entier. On ne peut s'occuper de l'application des agents médicinaux au traitement des maladies, sans adopter une distribution méthodique de ces dernières. Mais, il est impossible de le nier, l'édifice nosographique est ébranlé : en attendant qu'une main habile le rétablisse, il fallait se tracer un plan. On trouvera dans cet ouvrage l'ordre que l'auteur suit dans le cours de pathologie interne qu'il fait à l'école secondaire de médecine d'Amiens. Il réunit par groupes les maladies de chaque appareil organique: il s'attache aux organes qui composent un appareil, et il distingue, 1° toutes les lésions matérielles dont chacun d'eux est susceptible; 2° les lésions vitales qu'ils peuvent éprouver. En étudiant les lésions de l'encéphale, de la moelle épinière, il a été conduit à reconnaître des affections nouvelles, la myélo-méningite, etc.; à prendre une opinion particulière des névroses, des maladies spasmodiques, etc. L'auteur se propose d'exposer ailleurs les principes de pathologie et de thérapeutique dont il a fait l'application dans cet ouvrage.

La composition chimique de chaque production médicinale est aujourd'hui dévoilée ou le sera bientôt : on connaît assez les effets que la plupart des médicaments produisent dans l'économie animale; avec le temps, on saura prévoir quel changement chaque affection d'un organe occasione dans l'opération de ces agents; on est parvenu à déterminer quelles altérations pathologiques un grand nombre de nos médicaments savent combattre, à quel genre de lésion on peut avec confiance les opposer. Arrivée à ce point, la matière médicale méritera-t-elle encore les reproches qu'on lui a si long-temps adressés? Pourra-t-on encore dire d'elle avec Bichat « qu'elle n'est point une science pour un esprit » méthodique ; que c'est un ensemble informe » d'idées inexactes, d'observations souvent pué- » riles, de moyens illusoires, de formules aussi » bizarrement conçues que fastidieusement as- » semblées, etc.? »

PRÉFACE

DE LA PREMIÈRE ÉDITION.

La doctrine dont cet ouvrage offre le développement a déjà été soumise au jugement des médecins. En 1803 j'en fis le sujet de ma thèse ; deux ans après, j'essayai de l'exposer avec plus de détail dans un ouvrage ayant pour titre : *Principes généraux de pharmacologie, etc.* J'ai fourni depuis au *Dictionnaire des sciences médicales* divers articles qui n'en sont que de nouvelles applications.

Il m'a semblé que, pour assurer l'avancement de la science pharmacologique, il fallait déterminer nettement, fixer d'une manière précise ce qui fait le sujet de son étude. On est frappé de voir toujours cette branche de la médecine prendre la marche, adopter les couleurs des autres sciences naturelles ou physiques : on la croirait successivement une partie de la botanique, de la chimie, de la thérapeutique, suivant l'ouvrage que l'on choisit pour l'étudier. Elle est partout, elle figure dans toutes les recherches ; mais elle ne se trouve nulle part rassemblée en un corps de doctrine qui lui soit propre.

L'action que les médicaments exercent sur les organes, les effets immédiats, les phénomènes physiologiques qui en sont le produit, me paraissent la base sur laquelle doit être appuyée la doctrine pharmacologique. Tout corps médicamenteux a la faculté d'exercer une impression sur les tissus organiques, de provoquer un changement dans l'état actuel de leur vitalité, et, par une suite nécessaire, des modifications dans l'ordre, l'énergie, la vitesse, l'étendue de leurs mouvements, ou des variations dans le mode d'exercice des fonctions de la vie. Ce sont ces mutations qui forment le fond de la science des médicaments. Reconnaître leur nature, calculer leur importance, mesurer leur durée, apprécier leur influence, voilà l'objet essentiel de cette science.

L'histoire naturelle nous fait connaître l'origine des substances médicinales ; c'est elle qui nous apprend d'où on les tire, comment on se les procure, quelles conditions sont nécessaires pour qu'elles puissent convenir à l'emploi auquel on les destine. Le chimiste vient soulever le voile qui couvre les matériaux dont se composent ces substances : ses savantes analyses isolent les principes auxquels sont attachées les utiles propriétés que réclame la thérapeutique ; elles montrent quels procédés il faut suivre pour faire entrer ces principes avec toute leur efficacité, dans les composés pharmaceutiques. Les praticiens nous racontent les avantages, les succès que procure journellement, dans le traitement des maladies, l'administration de telle ou telle substance. Mais toutes ces recherches, toutes ces notions, tous ces faits ne compléteront pas, ne créeront pas, à proprement parler, la science pharmacologique : ce sont des données importantes, nécessaires même, qui se rattachent au fond de sa doctrine, mais qui n'en forment pas l'essence ; il manque l'objet propre de cette science, ses éléments essentiels, l'exposition détaillée et méthodique des effets primitifs, de tous les phénomènes que chaque médicament peut susciter dans l'économie animale. En matière médicale tout est subordonné à cette étude : les recherches de la chimie découvrent la cause matérielle de ces effets ; ces effets, à leur tour, expliquent les avantages que la thérapeutique obtient avec les agents qui les provoquent.

La pharmacologie tend à s'unir à la physiologie ; celle-ci lui apprend à démêler le genre d'impression que chaque substance porte sur les tissus vivants, à reconnaître l'espèce de modification que ces derniers éprouvent. Déjà la matière médicale doit beaucoup à la physiologie ; elle désire plus encore ; elle ne craint pas de s'allier avec cette science de l'économie animale qui semble embrasser toutes les autres.

Est-il nécessaire de dire que la thérapeutique gagnera singulièrement aux progrès de la science pharmacologique ? Les procédés de l'art de guérir ne semblent-ils pas se réduire à ceux-ci : la lésion qui fait la maladie étant connue, employer un remède qui, par son action immédiate, corrige cette lésion. La pathologie sert de guide aux opérations, aux manœuvres du médecin, parce-qu'elle lui fait connaître ce qui produit le trouble morbide. La pharmacologie vient en seconde ligne lui présenter ses instruments, lui exposer leur pouvoir, afin qu'il choisisse ceux qui pourront combattre le désordre qui s'est introduit dans l'économie animale.

La thérapeutique réduite à une combinaison entre une lésion dont on détermine la nature, et un moyen pourvu d'une force active, dont l'exercice doit rétablir l'état naturel, donne à la pratique de la médecine une séduisante simplicité, promet aux résultats des opérations de l'art de guérir une certitude qui malheureusement est loin d'être réelle. Quand les recherches de la pathologie auront été poussées assez loin pour que la raison de chaque maladie soit constatée ; quand la pharmacologie aura étudié assez scrupuleusement la puissance de chacun de ses agents, pour que le médicament à employer ne soit jamais équivoque, on verra toujours un troisième élément venir déranger toute espèce de calcul : c'est le malade qui se présente avec son tempérament originel, sa constitution actuelle, son âge, son sexe, ses humeurs, ses fibres, la susceptibilité de ses tissus, toutes les particularités, en un mot, qui le distinguent. Les dissemblances qui naissent de la disposition intime de chaque individu laisseront toujours éventuels les succès thérapeutiques ; elles ne permettront jamais que l'art de guérir ait des procédés arrêtés, certains, comme ceux des autres arts. La lésion pathologique est évidente ; l'action directe du remède doit l'anéantir ; mais le corps malade offre un fond mobile, et tout ce qui s'exécute sur lui ne peut avoir de fixité.

Si la pathologie, qui fait connaître la maladie, est une section importante de la médecine, la pharmacologie, qui montre le parti que l'on peut tirer des médicaments, n'est pas moins intéressante. Les guérisons que le médecin tentera dans la pratique de son art seront d'autant plus sûres, qu'il aura mieux étudié la capacité des remèdes, qu'il connaîtra mieux la portée de leur puissance, qu'il aura une idée plus juste, plus complète des changements organiques qu'ils vont susciter dans le corps soumis à leur influence. Une sage administration des moyens thérapeutiques repose autant sur une connaissance exacte du caractère et du pouvoir de leur force agissante, que sur une étude approfondie des causes pathologiques auxquelles on les oppose.

Consultez, sur l'importance de la matière médicale, le médecin qui se trouve au milieu d'une famille au désespoir, près d'un malade expirant, dans ce moment vraiment redoutable, où, au tribunal de sa conscience, il se demande s'il a épuisé toutes les ressources de son art, s'il les a mises en usage à propos, s'il n'en a pas négligé qui auraient pu être salutaires, s'il n'a pas administré des moyens qui ont été nuisibles. Alors qu'il sent tout le poids de son ministère, il voudrait que l'on connût d'une manière plus précise tout ce que l'on peut opérer avec les agents pharmaceutiques ; il conçoit que, par un industrieux emploi de ces secours si variés et si puissants, il est possible que l'on parvienne un jour à maîtriser davantage les mouvements morbifiques, à arrêter surtout le développement d'accidents dont on prévoit tout d'abord le danger.

Les progrès de la pharmacologie tendent directement à perfectionner la thérapeutique.

Cette dernière est la fin des sciences médicales; elle est toute la médecine dans l'intérêt de l'humanité. Que de motifs pour encourager l'étude de la matière médicale, pour voir avec bienveillance les efforts de ceux qui désirent son avancement!

TRAITÉ ÉLÉMENTAIRE

DE

MATIÈRE MÉDICALE.

OBJET DE LA MATIÈRE MÉDICALE.

La matière médicale, *materia medica*, que je préférerais nommer pharmacologie[1], est cette partie de la médecine qui s'occupe des médicaments. Elle comprend l'étude de la composition intime de ces agents, des effets physiologiques que leur emploi produit dans le corps vivant, et des avantages que la thérapeutique peut retirer de leur opération.

Les médicaments proviennent de substances minérales, végétales ou animales. Celui qui veut connaître un médicament, doit d'abord examiner les qualités physiques et chimiques des productions naturelles qui ont servi à le composer ; il doit ensuite apprécier les changements, les altérations que ces productions ont éprouvées, en revêtant une forme pharmaceutique. Ce médicament recèle une force ou puissance virtuelle qui se produit par le contact d'une surface vivante, et dont l'exercice sur l'économie animale détermine

[1] De φάρμακον, médicament, et de λόγος, discours.

des variations dans les mouvements des organes et dans l'exercice des fonctions. L'étude de ces effets donne à la science pharmacologique un fonds de doctrine qui lui appartient et qui la spécifie. L'expérience de tous les jours prouve que, dans un état de maladie, l'administration des médicaments amène des résultats favorables ; ces agents servent à combattre les lésions pathologiques, à provoquer des mouvements organiques utiles. La connaissance des avantages que l'on peut retirer des médicaments n'est pas la partie la moins intéressante de la science qui va nous occuper.

Il est facile de concevoir toute l'étendue de la carrière dans laquelle nous entrons. La matière médicale semble admettre d'autres sciences dans son domaine. Elle ne reconnaît de bornes que celles de l'histoire naturelle, quand elle cherche, dans les productions des trois règnes, des substances qui soient douées d'une vertu médicinale. La pharmacie, qui s'occupe de convertir celles-ci en médicaments, de leur donner une forme qui favorise l'exercice de leurs propriétés, n'est qu'une branche de la science qui nous occupe. La matière médicale s'associe avec la chimie lorsqu'elle pénètre la texture des corps médicamenteux, qu'elle sépare les principes immédiats qui les constituent, qu'elle compte le nombre de ces principes, qu'elle détermine la proportion pour laquelle chacun d'eux entre dans ces composés naturels. D'un autre côté, cherche-t-on à reconnaître dans les mouvements qu'exécutent les organes la nature de l'impression que fait sur leur tissu la substance médicinale que l'on vient d'administrer; la matière médicale ne diffère guère de la physiologie. Elle reste confondue avec la thérapeutique, pour celui qui ne voit dans les médicaments que des secours à opposer aux progrès d'une maladie, que des agents propres à dissiper les accidents qu'elle fait naître.

CHAPITRE PREMIER.

DES SUBSTANCES NATURELLES MÉDICINALES.

Les corps naturels qui ont été employés dans la médecine sont extrêmement nombreux. L'homme en proie à la douleur a cherché du soulagement dans tout ce qui l'entourait. Fatigué d'invoquer en vain le secours des choses dont il se servait habituellement, il s'adressa à toutes les autres. Quelques succès encouragèrent son audace, et les matières les plus étrangères, les plus contraires même à notre organisation, furent bientôt transformées en moyens médicinaux. Dépourvu de guide dans la recherche des substances propres à former des médicaments, on adopta d'abord sans scrupule, sans examen, toutes les productions qui parurent offrir quelque utilité. Chacun voulut contribuer à enrichir la thérapeutique; on tint à honneur d'ajouter un remède nouveau à la masse de ceux que l'on connaissait déjà; tous les jours le nombre de ces agents augmentait, et tout ce que contiennent les trois règnes de la nature semblait devoir faire partie de la matière médicale.

Il est cependant une condition que les substances naturelles doivent remplir, pour mériter le titre de médicinales, c'est de faire sur les tissus vivants une impression qui modifie leur état actuel. Ce caractère sera le signe auquel nous reconnaîtrons parmi tous les corps de la nature ceux qui peuvent devenir des agents thérapeutiques. Les productions qui auront la faculté d'agir sur nos organes, de changer leur mode de vitalité et l'ordre de leurs mouvements, devront être admises dans la matière médicale. Celles qui, en contact avec nos parties vivantes, resteront dans l'inertie, devront en être exclues. Nous verrons plus loin pourquoi nous attachons tant d'importance à cette faculté agissante des productions naturelles; nous verrons que c'est elle qui devient leur vertu médicinale, lorsqu'elle se met en exercice sur un corps actuellement malade.

Cette faculté active des matières minéralés, végétales et animales que la thérapeutique sait rendre bienfaisante, n'existe pas toujours également développée, également étendue, dans les corps qui la recèlent. L'énergie qu'elle montre, le décroissement qu'elle éprouve, toutes les variations enfin qu'elle est susceptible de présenter, méritent un examen approfondi. Comme c'est d'elle que les agents pharmaceutiques tirent leur utilité, leur mérite, nous devons rechercher les causes qui peuvent modifier ou altérer sa puissance.

Les substances minérales ont une existence passive; aucun mouvement intérieur n'agite leurs molécules, ne fait varier leur substance; tant qu'elles existent, elles se composent des mêmes éléments et jouissent des mêmes qualités. Le pharmacologiste les trouve toujours identiques. Les principes qui les constituent sont retenus, dominés par les lois qui régissent toute la nature morte; la force active dont elles sont dépositaires est aussi fixe que leur matériel. Les végétaux et les animaux nous offrent un autre ordre de phénomènes. Les uns et les autres sont sortis d'êtres qui les ont précédés dans la vie; ils s'en sont détachés, en emportant un principe qui les anime à leur tour. Leur développement se fait par une nutrition intérieure; des sucs alibiles, préparés par des organes, sont portés sur tous les points de leur corps, pénètrent dans tous les tissus, et chaque partie s'approprie les matériaux qui lui conviennent, les incorpore à sa substance. Maîs de ce mode d'accroissement il résulte que le matériel des végétaux et des animaux est subordonné au mode que suit l'action assimilatrice, et à la nature des principes qu'elle emploie. Aussi, aux différentes phases de l'existence, la substance animale ou végétale offre des variations remarquables. Non seulement la nourriture n'est pas la même à tous les âges, mais de plus les organes ne donnent pas un caractère identique aux éléments nourriciers, et le corps de chaque être n'est pas toujours un composé chimique semblable à lui-même et que l'on puisse faire servir aux mêmes usages. Dans l'enfance et dans l'âge adulte, la même plante et le même animal fournissent des produits souvent opposés à l'analyse chimique. Le corps du veau semble être entièrement gélatineux; la chair du bœuf donne un principe doué d'une vertu très stimulante. Les jeunes pousses de toutes les plantes offrent une composition mucilagineuse: même celles des plantes vénéneuses ne contiennent alors que du mucilage; mais, par l'effet des progrès de la végétation, il se forme bientôt de nouveaux matériaux dans leurs filières; et chacune de ces plantes acquiert les qualités chimiques, et reçoit peu à peu les propriétés actives qui la caractérisent dans son âge adulte. Beaucoup de nos plantes médicinales se mangent dans leur enfance : les jeunes pousses du rhapontic, du houblon, du fenouil, de la chausse-trape, de la bardane, de la patience sauvage, de la clématite des haies, de la morelle noire, etc., etc., sont employées comme nourriture dans quelques pays. Plusieurs de nos plantes alimentaires acquièrent en vieillissant des propriétés médicinales ; la chicorée sauvage, le pissenlit, la laitue, se remplissent au moment de la floraison de principes extractifs amers, et jouissent de la faculté d'agir sur nos organes : ces plantes, d'abord nutritives, passent alors à la condition de corps médicamenteux.

Il est donc important, quand on veut trouver dans la substance d'un végétal ou d'un animal un moyen thérapeutique, de déterminer l'âge que cet être doit avoir, puisqu'à chaque époque de sa vie correspond ordinairement une composition chimique particulière de son corps. C'est surtout pour la récolte des plantes médicinales que le pharmacologiste doit consulter les progrès de la végétation. La racine, la tige, les feuilles, la fleur, etc., arrivent successivement au degré de développement où chacune de ces parties possède les matériaux qui la rendent susceptible de former un médicament efficace. Avant ce temps de perfection, ces matériaux n'étaient pas formés ; plus tard ils seront peut-être épuisés. Il est donc essentiel de prendre les substances médicinales au moment même où elles réunissent les conditions qui les rendent aptes à devenir des agents thérapeutiques. Il est bon de n'admettre aussi pour l'usage médical que les productions qui sont bien vivantes et dans un état sain. Les racines, les feuilles, les fleurs, qui ont été piquées par des insectes ou qui présentent tout autre genre d'altération, doivent être rejetées: leur composition chimique est ordinairement modifiée, la proportion ou même la nature de leurs principes actifs, a subi une altération; elles ont pu perdre la faculté qui les rendait propres au service de l'art de guérir.

Les différences que présentent la constitution intime des plantes, leurs qualités chimiques, leurs facultés, ne dépendent pas toujours d'elles, du principe qui les anime, ou du développement successif de leurs parties. Tout végétal vit sous l'empire de causes qui, quoique séparées ou distinctes de son corps, sont tellement nécessaires à son existence, qu'il périt si elles ne continuent pas d'agir sur lui. Ces causes sont, 1° une terre végétale; 2° de l'eau; 3° de la chaleur; 4° de la lumière; 5° de l'air atmosphérique. Une plante a des racines en bon état, une tige qui n'offre aucune lésion; ses rameaux sont couverts de feuilles; elle réunit les conditions physiques qui lui sont essentielles: mais chacun de ces appareils organiques resterait dans l'inertie, aucun d'eux ne se mettrait en jeu, si les circontances extérieures dont nous avons parlé, ne venaient leur imprimer le mouvement, exciter leur action, fournir à leurs besoins. Notez bien que le concours, la réunion de ces cinq circonstances est indispensable, que l'absence d'une seule d'entre elles suffit pour suspendre la vie végétative.

L'influence qui, partant de chacune de ces causes, agit avec tant de force sur les plantes, ne conserve pas toujours le même caractère; nous voyons sans cesse la chaleur remplacée par le froid, l'humidité par la sécheresse, etc. Cette influence ne présente pas non plus la même force; elle se montre tantôt plus faible, tantôt plus puissante. Cependant ce sont ces causes qui dirigent les fonctions de la vie végétative, qui règlent les actes d'où dépend le développement de toutes les parties de la plante. Ces causes décident de la composition chimique qu'offriront les racines, les tiges, les feuilles, les fleurs, etc.; elles rendent plus rares ou plus abondants, dans ces productions, les principes médicinaux; elles peuvent même opérer des modifications défavorables dans la nature intime de ces derniers, par là elles augmentent ou elles diminuent leur valeur comme agents thérapeutiques. C'est sous ce rapport qu'il importe à la matière médicale d'étudier ces influences et de constater leurs effets sur la végétation.

Il serait inutile de prouver que les plantes ont besoin de la terre pour vivre. Unies avec elle par une partie essentielle de leur corps, elles en tirent des matériaux qui servent au développement, à l'accroissement de tous leurs organes. Les filaments qui forment le chevelu de leurs racines, portent à leurs extrémités un suçoir absorbant: ce sont comme des milliers de bouches qui cherchent dans la terre la nourriture du végétal. Mais la terre dont nous parlons ici n'est pas celle qui forme la masse du globe; ce n'est même pas celle qui constitue ces élévations, ces monts, ces enfoncements que ce dernier offre à son extérieur. Autour de notre planète, au-dessus de toutes les inégalités de sa surface, se trouve une croûte qui présente une nature toute particulière. Ce n'est plus une terre pure, ce n'est point un mélange de terres simples; c'est un composé terreux, dans lequel existe une immense quantité de débris végétaux et animaux. Les restes de toutes les générations qui se sont succédé depuis l'origine du monde y ont été déposés; ces restes tendent sans cesse à se décomposer; et leurs éléments, en se dissociant, sont empressés d'entrer dans de nouvelles combinaisons.

C'est dans cette terre composée que les plantes plongent leurs racines; c'est au milieu de ces molécules végétales et animales, sans cesse agitées par un mouvement qui les détruit, que se répandent les innombrables suçoirs absorbants de leurs racines; ce sont les éléments qui s'échappent de ces molécules en décomposition que ces suçoirs recueillent et qu'ils font entrer dans le corps de la plante.

L'analyse chimique montre dans la terre végétale du sable, de l'argile, de la craie, un peu de magnésie et de fer. Pures, ces substances ne peuvent servir à la végétation. Les endroits qui, dans nos champs, ne se composent que de sable ou de craie, etc., restent toujours nus et stériles. Mélangées en diverses proportions, ces terres ne se recouvriront pas davantage de plantes. Que leur manque-t-il donc? des particules, des débris qui aient appartenu à des corps végétaux ou animaux. C'est de l'abondance de cette seconde partie dans la composition d'un terrain, que dépend sa fertilité. De là l'utilité des engrais, la nécessité de rendre au sol des molécules susceptibles de se décomposer, lorsque celles qui s'y trouvaient ont éprouvé une diminution, lorsque la terre est épuisée [1].

Quoi qu'il en soit, la présence de la craie, de l'argile, du sable, dans un terrain, décide de ses qualités par rapport à la végétation. Lorsque l'une de ces substances domine dans la composition du sol, ce dernier acquiert une nature particulière, et paraît convenir davantage à certaines espèces de plantes. Nous en avons qui se plaisent dans une terre sablonneuse; d'autres semblent rechercher les lieux où l'argile est abondante, etc. Lorsque les plantes sont contraintes de se développer dans un milieu qui n'est pas celui que réclame leur organisation, leur port atteste un état de

[1] Nous distinguons deux sortes d'engrais : 1° ceux qui éprouvent une fermentation putride, et qui nourrissent les plantes par la décomposition de leur substance, comme le fumier, les immondices, etc.; 2° les matières salines, les cendres, etc., dont les molécules pénètrent sans altération dans le corps de la plante. L'influence que ces derniers engrais exercent sur la végétation tient à ce qu'ils stimulent les organes végétaux et augmentent leur vitalité. Ces matières jouent dans la végétation un rôle analogue à celui des épices, qui, ajoutées à notre nourriture, nous font manger davantage, facilitent la digestion et rendent la nutrition plus active, mais ne lui fournissent aucuns matériaux. Les pierres et les autres corps qui, répandus dans un champ, contribuent à sa fertilité, n'agissent que d'une manière mécanique, en empêchant la terre de devenir trop compacte, en facilitant l'extension des racines.

souffrance ; leur intérieur doit avoir subi une altération ; elles sont moins propres pour l'usage de la médecine. Un sol gras, surchargé d'engrais, de molécules végétales ou animales, agit aussi sur la constitution chimique des productions végétales. Une affluence continue de principes nourriciers remplit leurs filières de sucs mucilagineux, nuit à la formation des matériaux résineux, extractifs, etc. Les lieux que nous avons ici en vue, peuvent être très convenables pour la culture des plantes alimentaires ; mais on ne doit pas en général y chercher les productions dont on veut former des médicaments. Ces terrains affaiblissent surtout les propriétés des racines médicinales.

L'humidité est, comme la terre, un agent indispensable pour l'exercice de la vie végétative : qui ignore qu'une longue sécheresse appauvrit nos moissons, produit la stérilité? qui n'a pas remarqué le bien presque subit que fait aux plantes une pluie douce, lorsque la terre est depuis quelque temps aride?

Sans l'eau, le mouvement de décomposition que nous avons signalé dans la terre végétale ne peut s'effectuer : la sécheresse l'arrête, le supprime, comme le froid. De plus, l'eau est le véhicule des principes nourriciers ; il faut qu'ils soient dissous ou en suspension dans ce liquide, pour qu'ils puissent s'insinuer dans les radicules, pénétrer dans les filières des plantes, se répandre sur tous les points du corps végétal.

Mais toutes les plantes n'ont pas besoin d'une égale quantité d'eau : il en est qui habitent les lieux les plus élevés et les plus secs ; d'autres cherchent les sols bas et abreuvés d'humidité. Il est important de consulter les habitations de chaque espèce de plantes, et de ne prendre celles dont on veut se servir en médecine que dans les endroits qui conviennent à leur organisation; ailleurs elles pourraient ne pas contenir dans les proportions naturelles les matériaux d'où émanent leurs propriétés médicinales.

Quoique l'eau soit indispensable à la végétation, il ne faut pas qu'elle devienne trop abondante, car alors elle maintient délayés les sucs des végétaux; elle nuit à la formation de l'huile volatile, de l'extractif, de la résine, etc. Les productions végétales ont moins d'odeur et de saveur dans les saisons humides; celles qui sont médicinales montrent alors moins d'activité.

Une bonne terre et de l'eau ne suffisent pas pour faire prospérer les plantes, il faut encore de la chaleur. Le calorique semble décider, soutenir tous les mouvements qui s'exécutent en elles. L'absence de ce principe détruit toute végétation; sa présence au printemps lui rend toute l'activité dont elle est susceptible. Le calorique joue alors un double rôle qu'il est intéressant de rappeler. En stimulant les fibres du corps végétant, il les tire de l'état d'inertie où elles étaient tombées; il rétablit l'action de chaque partie, et met en jeu toutes les fonctions de la vie végétative. Mais en même temps ce principe produit un autre effet : en échauffant la terre, il détermine dans les molécules végétales et animales qui y sont contenues, le mouvement de décomposition qui, pour la plante, représente une sorte de digestion. En hiver, ce mouvement est nul; il commence au printemps, se continue pendant l'été, et se ralentit en automne : il suit les progrès de la végétation et s'interrompt avec elle.

La présence de la lumière produit une autre influence réclamée par les plantes avec autant d'instance que celles dont nous venons de nous occuper. Placées dans l'obscurité, elles deviennent plus molles, elles perdent leur couleur, elles souffrent. C'est sous l'action directe des rayons solaires, et par l'intervention du fluide lumineux, qu'elles prennent de la consistance et qu'elles se colorent. Ce principe concourt à la formation des huiles volatiles, des résines, etc. Les plantes qui ont été journellement arrosées par une lumière directe ou diffuse sont en général colorées; elles ont de la saveur et de l'odeur, elles montrent une grande activité médicinale ; les mêmes plantes prises dans un lieu couvert ou obscur, feront un contraste étonnant avec les premières par toutes leurs qualités.

L'air atmosphérique est la cinquième condition qui doit avec les autres agir sur les corps végétaux pour que la vie s'y conserve. Privées d'air, les plantes périssent; il faut qu'elles soient plantées dans ce fluide par leurs feuilles, comme elles le sont dans la terre par leurs racines; l'air pénètre même dans leur intérieur, et roule avec leur sève par globules.

On place l'électricité au nombre des causes extérieures qui exercent une grande influence sur la végétation. Il est vrai qu'en excitant les organes des plantes, le fluide électrique accélère l'exercice de leurs fonctions, et que par là il contribue à leur faire acquérir plus de développement; mais est-il prouvé que ce fluide soit pour les végétaux un agent indispensable comme les cinq circonstances actives que nous venons d'énumérer? Quant à celles-ci, l'absence ou la suspension d'une seule suffit pour arrêter l'action des organes de la plante, et terminer son existence. La terre, la chaleur, la lumière, l'air, deviennent inutiles aux êtres végétants si on leur enlève l'eau. Rendez-leur ce liquide, et soustrayez la chaleur, vous obtiendrez toujours le même résultat. Tous vivent sous l'influence conjointe et harmonique de ces causes extérieures; l'action plus prononcée de l'une d'elles, la faiblesse relative d'une autre, apportent des modifications remarquables dans la composition intime des plantes, altèrent leur énergie médicinale, les rendent moins propres à remplir l'objet auquel on les destinait.

Il est digne de remarque que les grands phénomènes qui caractérisent chacune des saisons dépendent des variations que subissent deux de ces causes. Dans tous les temps, la terre végétale conserve la même nature, l'air atmosphérique est composé des mêmes éléments : le ciel verse de l'eau sur la terre en hiver comme en été. Pourquoi donc la végétation n'est-elle pas toujours également active, également brillante? L'abondance ou la pénurie du calorique et de la lumière produisent toutes les merveilles dont nous sommes les témoins dans chacune des quatre parties de l'année.

C'est du soleil que découlent ces deux puissants agents de la nature vivante; les rayons qui en émanent sont un composé de fluide calorifique et de fluide lumineux. Éloigné de nous en hiver, cet astre ne nous envoie que très peu de chaleur; il ne nous éclaire chaque jour que pendant quelques heures seulement. Les deux principes dont nous parlons sont alors en très petite quantité autour de nous; aussi nos champs sont couverts de glaces; les plantes annuelles ont disparu, les plantes vivaces sont réduites à des racines qui attendent dans la terre le retour d'un temps plus prospère; les arbres sont dépouillés de leur verdure.

Rapproché de nous au printemps, le soleil nous envoie des rayons plus riches de calorique et de lumière. La terre se réchauffe; de tous les points de sa surface sortent des productions végétales; les plantes vivaces produisent leurs tiges; les boutons des arbres se gonflent, un élégant feuillage s'en échappe; alors nos serres s'ouvrent, et les conditions pour la végétation se trouvent si favorables près de nous, que les plantes mêmes des régions méridionales s'en accommodent.

Les rayons calorifiques et lumineux du soleil acquièrent en été la plus grande vivacité possible. Réchauffé pendant le printemps, le sol n'absorbe plus de chaleur; toute la somme de calorique qu'il reçoit reste à sa surface, et stimule les êtres vivants qui la recouvrent. Les flots de lumière qui y arrivent en même temps, se mêlent à ce premier principe, et ces deux fluides, si puissants sur la nature vivante, semblent inonder nos contrées. C'est alors que les plantes engendrent les sucs odorants, les huiles volatiles, les matières extractives, balsamiques, résineuses, colorantes, qui les rendent utiles dans la thérapeutique; c'est alors qu'elles présentent le plus de sapidité, qu'elles exhalent l'odeur la plus forte. C'est dans cette saison que la nature travaille à nous composer des corps médicamenteux.

En automne, l'astre qui illumine et échauffe notre globe continue la marche rétrograde qu'il avait déjà prise en été: de jour en jour ses rayons s'appauvrissent; le temps pendant lequel nous les recevons devient de plus en plus court : l'air et la surface de la terre éprouvent un refroidissement progressif. Tout change autour de nous; le travail de la végétation s'arrête; les plantes vivaces perdent leurs tiges, les arbres leurs feuilles : l'hiver établit son empire sur toute la nature. Quelle main a pu changer ainsi nos destins ? Le soleil s'est éloigné; le calorique et la lumière ont diminué autour de nous.

Cet astre exerce une influence vivifiante bien remarquable sur les végétaux et les animaux; on le voit, en s'avançant sur chaque hémisphère, ranimer ces êtres, exciter l'action de leurs organes, leur donner bientôt une plénitude de vie qui allume en eux le désir de la répandre, de se reproduire. Mais le soleil devrait toujours continuer à agir, s'il voulait maintenir les merveilles dont il est la cause : car son ouvrage ne subsiste qu'autant qu'il reste pour le protéger; s'il s'éloigne, tout disparaît; et aussitôt se produit une autre puissance d'un caractère opposé; c'est celle du froid. On pourrait supposer que d'abord le froid dominait seul sur le globe terrestre, et que la création du soleil changea tout à coup l'ordre de choses qui existait; on pourrait dire que les principes qui en émanèrent vinrent susciter une nature végétale et une nature animale: nous voyons en effet qu'elles se montrent plus puissantes sur l'un et sur l'autre hémisphère, selon que cet astre s'avance de l'un ou de l'autre côté du globe.

En continuant cette même supposition, on pourrait admettre que la chaleur a établi son trône sur la ligne équatoriale, et que le froid a le sien sur chacun des pôles. Ainsi le froid tient sous son sceptre les zones boréales; là, aucune puissance ne balance la sienne, et la mort, son cruel ministre, éloigne de ces parages tous les êtres vivants. Au contraire, dans les régions équinoxiales, la chaleur fait briller le feu de la vie d'un éclat toujours pur. Là, point d'hiver; toujours une végétation pleine de magnificence orne la surface de la terre; avec les fruits renaissent les fleurs, etc.

Si du midi et du nord nous ramenons notre attention dans nos régions tempérées, nous verrons que le froid et le chaud semblent s'en disputer l'empire. En hiver, le tyran des pôles règne sur nous et enveloppe dans une proscription générale tous les êtres végétaux et une grande partie des animaux : il dépeuple nos bosquets, nos prairies; il étend au loin ses conquêtes, et les contrées mêmes du midi de l'Europe souffrent parfois de ses attaques. Le printemps revient nous consoler : la chaleur repousse le froid, et vient établir sa douce domination sur nous; avec elle arrivent l'abondance et les plaisirs; elle fertilise nos champs; c'est elle qui fond les glaces dont ils sont recouverts et qui fait sortir de terre les moissons; ses étendards de fleurs flottent jusque vers les pôles. Mais le partage de l'empire sur les zones tempérées ne se fait pas sans efforts; le froid et le chaud semblent se livrer des combats dont les succès sont douteux et variés. Ne voyons-nous pas au printemps, à des époques où les droits de la chaleur, dans nos latitudes, paraissent bien établis, le froid revenir tout à coup et attrister momentanément toute la nature. Déjà la végétation avait pris une grande activité, nos vergers nous offraient l'espoir d'une abondante récolte ; un froid tardif vient tout détruire. De même, en automne, lorsque la chaleur paraît avoir cédé à la puissance du froid et que nos champs ont pris les tristes couleurs de sa domination, nous éprouvons souvent une suite de belles journées qui nous rappellent les charmes du printemps ; les bosquets reverdissent, ils se couvrent de fleurs printanières : mais, trompeuse espérance ! le froid ressaisit son sceptre, et tout plie sous sa loi.

C'est encore du calorique et de la lumière que procède la puissance des climats, que dépendent les dissemblances que nous remarquons dans les productions de chaque latitude. Placé entre les tropiques, le soleil verse sur ces contrées des torrents de fluide lumineux et de fluide calorifique. Ses rayons s'affaiblissent à mesure que l'on s'éloigne de ces points, et les principes qu'ils apportent deviennent plus rares : en même temps on commence à sentir l'empire du froid, qui toujours, dans la nature, se produit à mesure que celui de la chaleur baisse ; qui toujours se montre d'autant plus fort que celui-ci devient plus faible. La manière dont ces conditions diverses se présentent pour chaque latitude nous explique pourquoi chacune d'elles est recouverte de plantes différentes. Celles des régions équinoxiales vivent au milieu d'un océan de lumière ; leurs organes sont pénétrés d'une grande abondance de calorique. Non seulement elles ne trouveraient pas ces influences stimulantes dans nos contrées, mais elles éprouveraient les atteintes d'une autre cause à laquelle leur délicatesse, leur organisation ne résiste pas ; c'est l'action du froid, qui, même dans la saison la plus favorable à la végétation, vient souvent suspendre brusquement le cours de la sève et arrêter les mouvements des organes du corps végétant.

A l'étude qui nous occupe ici, se lie la question de la préférence que l'on doit donner aux productions exotiques sur les indigènes. N'accordons pas trop à ce penchant qui nous porte à exalter les qualités des choses qui nous viennent de loin, à placer les médicaments composés avec des substances exotiques toujours au-dessus de ceux qui sont formés avec des plantes qui croissent spontanément dans nos bois, dans nos prairies. D'un autre côté, n'oublions pas le désavantage de notre position topographique, et reconnaissons que les productions végétales ne peuvent acquérir dans nos contrées les qualités que leur donne le ciel des régions méridionales. Une grande intensité de calorique et de lumière est une condition nécessaire pour que les plantes produisent de l'huile volatile, du camphre, de la résine, du baume, etc.; aussi la proportion de ces matériaux est-elle toujours bien plus forte dans les plantes du midi que dans les mêmes espèces prises dans le nord : non seulement ces principes si précieux s'y trouvent en plus grande quantité, mais ils paraissent en même temps plus élaborés ; on reconnaît qu'ils sont plus fins, plus délicats, plus exaltés. Trouverons-nous jamais dans nos plantes indigènes un parfum que nous osions placer à côté de celui de la vanille, de la cannelle, de la muscade, etc. : comparées à ces richesses des régions équinoxiales, nos plantes ont une saveur et une odeur plus grossières; elles ne peuvent parvenir à la perfection de composition chimique qui distingue les végétaux des pays dont nous venons de parler.

Quelque louables que soient les tentatives que l'on ne cesse de faire pour remplacer les plantes exotiques par des productions indigènes, nous resterons toujours tributaires des zones où le soleil se montre dans toute sa puissance, et où le froid ne pénètre jamais. D'abord un grand nombre de végétaux ne peuvent vivre que là : c'est seulement là aussi que peuvent s'engendrer la plupart des matières résineuses, balsamiques, etc., dont on se sert en médecine. Ne voyons-nous pas que les plantes du midi qui résistent à l'intempérie de nos climats dégénèrent toujours plus ou moins près de nous; elles n'ont plus la même taille, le même port; les principes dont elles se composent ne sont plus dans la même proportion : la médecine n'en peut tirer un parti aussi avantageux que des individus qui viennent des latitudes où ces espèces croissent spontanément. Ceci est surtout sensible pour les substances dont les propriétés médicinales émanent de principes aromatiques; car celles qui sont seulement huileuses, extractives, etc., peuvent acquérir dans nos régions les qualités qu'on recherche en elles. Ainsi on doit encourager la culture du ricin et de la rhubarbe, et essayer de substituer ces produits de notre sol à ceux que l'on récolte sur une terre étrangère.

Même dans nos serres, les plantes exotiques n'offrent jamais la vigueur qu'elles ont dans leur pays ; elles restent petites, délicates, languissantes. Cependant elles ont une bonne terre ; des arrosements, ménagés avec soin, leur fournissent l'humidité dont elles ont besoin ; des tuyaux artistement construits entretiennent toujours autour d'elles la chaleur qui leur convient ; et la température au milieu de laquelle elles vivent est celle de leur latitude, l'air qui les entoure a la composition chimique de celui que l'on respire dans les lieux où elles sont nées. Que leur manque-t-il ? Dans nos serres, nous ne pouvons procurer aux plantes cette abondance de lumière qu'elles trouvent dans les contrées équinoxiales : ce fluide ne pénètre que rare et diffus dans les habitations que le nord offre aux plantes du midi.

Nous ferons remarquer que l'homme se propose un but différent dans la culture des plantes alimentaires et dans celle des plantes médicinales. Ce sont toujours des sucs mucilagineux, oléagineux, sucrés, de l'albumine, ou de la fécule, qu'il veut obtenir dans les productions qu'il destine à sa nourriture ; et ces matériaux se forment sans l'intervention du fluide lumineux. Au contraire, la vertu médicinale des végétaux tient souvent à la présence des principes extractifs, résineux, balsamiques, de l'huile volatile ; et ces derniers ne s'engendrent que sous l'action de la lumière, que quand ce fluide pénètre en abondance, avec le calorique, le tissu des végétaux. Aussi la puissance du cultivateur ne peut être pour les plantes médicinales ce qu'elle est pour les plantes alimentaires : son industrie ne produira jamais sur les premières les merveilles qu'elle a su créer dans les dernières. Le cultivateur est parvenu à faire gonfler le parenchyme des racines nutritives, à développer le péricarpe des fruits, à y accumuler des sucs savoureux et qui peuvent se convertir en chyle, etc., etc. : le pharmacologiste ne peut obtenir une amélioration comparable à cela dans les racines, les écorces, les feuilles, etc., qu'il destine à former des médicaments ; il ne peut ainsi augmenter la proportion des matériaux d'où procèdent les propriétés médicinales, donner à ces dernières plus de développement, plus d'étendue.

CHAPITRE II.

DU MÉDICAMENT.

Le médicament, *medicamentum*, *medicamen*, *pharmacum*, est une préparation qui réunit trois conditions. 1° Elle est formée de substances minérales, végétales ou animales; 2° mise en contact avec une surface vivante, elle a la faculté de produire un changement dans son état actuel, souvent dans tout le corps; 3° elle est employée dans le traitement des maladies. Nous mettons une différence entre un médicament et un remède. Tout ce qui devient utile en thérapeutique peut porter le titre de remède. Ce mot, du verbe latin *remediare*, remédier, guérir, emporte avec lui l'idée d'utilité; mais il ne suffit pas qu'une chose rende quelque service à l'art de guérir pour qu'elle devienne un médicament; ce dernier doit être un composé de productions naturelles, et recéler la faculté d'agir sur l'économie animale; les avantages que l'on peut retirer de son administration ne sont qu'une condition éventuelle ou secondaire de son administration.

Ainsi nous ne pouvons inscrire sur la liste des médicaments une foule de moyens tirés de l'hygiène, de la physique, etc., comme les exercices musculaires, les gestations, les changements de pays, l'électricité, etc.; ces moyens sont bien des remèdes et des remèdes efficaces, mais on ne peut pas leur donner le titre de médicaments, parce qu'ils n'ont pas l'origine de ces derniers. La matière médicale ne s'occupe que des médicaments; elle laisse à la diététique, à la thérapeutique, les autres secours dont l'art de guérir sait tirer un si grand parti.

La force active qui caractérise le médicament, d'où il tire sa capacité et son utilité, existait dans les substances naturelles qui ont servi à le former : il n'y a même que celles qui la recèlent qui peuvent créer des agents pharmacologiques. Or, cette force a été l'objet, si j'ose ainsi parler, des attentions les plus délicates : dans le laboratoire du pharmacien, elle a été soigneusement conservée; on a éloigné avec soin les causes qui auraient pu l'altérer ou l'affaiblir ; les préparations que l'on a fait subir aux matières dans lesquelles elle résidait n'ont eu pour but que de favoriser son développement. La disposition physique que ces matières ont prise, la forme nouvelle qu'on leur a donnée, ne servent qu'à rendre plus libre, plus facile sur les organes, l'exercice de cette faculté, et plus marqués, plus prononcés, les effets physiologiques qu'elle doit déterminer.

Cette force donne aux médicaments un caractère qui les distingue des autres matières dont l'homme se sert; c'est à sa possession ou aux effets qu'elle provoque que l'on reconnaît le médicament. Ainsi l'aliment offre avec ce dernier de grands rapports : il a la même origine; comme lui, il produit des changements importants dans l'économie animale; enfin il se montre en thérapeutique un puissant moyen de guérison.

Comment donc distinguerons-nous l'aliment du médicament? Il est un point du corps où cette distinction devient facile, c'est la cavité gastrique. Là, ce qui est matière nutritive reçoit une nouvelle forme, de nouvelles propriétés. Dénaturée, décomposée jusque dans ses éléments, la substance alimentaire se transforme en un composé, le chyme, d'où sortent les matériaux réparateurs de l'édifice animal. Il n'arrive rien de semblable aux principes médicinaux; ils conservent leur nature dans les voies digestives; ils n'y subissent pas de décomposition; loin de céder à l'estomac, le médicament modifie son état présent. Les agents pharmaceutiques qui ont une nature alimentaire, comme le bouillon de grenouilles, de limaçons, la décoction d'orge mondé, etc., cessent d'agir comme médicaments lorsqu'ils sont digérés : si malgré ce changement, ils se montrent salutaires, ce n'est plus par leur propriété médicinale, mais par la qualité nutritive qu'ils y ont en quelque sorte substituée.

Le médicament a encore une analogie bien grande avec le poison. Ce dernier provient d'un corps minéral, végétal ou animal; il possède comme les agents pharmacologiques une puissance virtuelle qui entre en exercice par le contact de nos organes. Mais nous arrivons ensuite à une différence fondamentale; la puissance du médicament donne lieu à des effets modérés et passagers: elle modifie seulement les tissus organiques, elle change l'ordre de leurs mouvements, et le thérapeutiste oppose avec avantage les phénomènes qu'elle provoque aux accidents pathologiques. Le poison au contraire dénature le tissu des appareils organiques, il anéantit leur vitalité; il cause un état de maladie, loin de pouvoir être considéré comme un remède. Mais hâtons-nous d'ajouter que c'est seulement cet excès d'activité qui repousse la substance vénéneuse de la thérapeutique; car si on peut restreindre cette activité dans des limites assez étroites pour que son exercice sur le système animal ne soit plus pernicieux, son opération ne diffère plus de celle du médicament; la médecine sait la rendre salutaire. Aussi les substances vénéneuses sont-elles fréquemment employées dans le traitement des maladies; aussi un grand nombre de produits qui appartiennent à la toxicologie, sont-ils devenus des agents efficaces et précieux pour la thérapeutique.

Après avoir déterminé les caractères propres de l'aliment, du médicament et du poison, si nous cherchions à ranger les productions naturelles sous ces trois titres, nous serions tout d'abord obligés de prévenir que c'est l'homme que nous avons en vue; car, dans l'économie générale de la nature, ce qui est pour lui médicinal devient alimentaire ou vénéneux pour un autre être. Les corps qui, sur le globe, entourent chaque animal peuvent être placés, 1° dans la classe des substances qui le nourrissent; 2° dans celle des substances qu'il lui serait funeste de mettre en contact avec ses organes; 3° parmi les matières qui peuvent servir pour combattre ses maladies; 4° ou enfin entrer dans la masse des choses créées qui lui sont inutiles, qui ont une destination étrangère à son être. Mais cette distribution devrait se répéter pour chaque espèce : celle que l'on aurait faite pour un animal ne conviendrait plus à l'autre. Les aliments de celui-ci sont pour celui-là des médicaments, et se comportent comme des produits essentiellement contraires si un troisième les prend. La nature de la matière organique qui compose le corps des divers animaux, le mode d'organisation de chacune de leurs parties, un caractère particulier à leur sensibilité, le nombre et la prédominance relative de leurs appareils, changent pour chaque espèce l'utilité des productions qui se trouvent sur la terre. Les animaux ont leurs substances médicinales déterminées, comme ils ont leur figure, leur port, leurs penchants, leurs habitudes, leurs passions.

Il est très important de considérer la forme sous laquelle se présentent les médicaments. Les productions minérales, végétales et animales, ne peuvent être employées dans l'état où elles se trouvent dans la nature; elles subissent toujours une préparation avant d'être administrées. Chacun des procédés usités dans les pharmacies doit être connu du médecin : il doit également connaître les modifications que ces procédés font éprouver aux substances médicinales. Il voit ces dernières pénétrer dans le laboratoire du pharmacien; il faut qu'il les redemande à leur sortie, qu'il examine ce qu'elles ont perdu, ou ce qu'elles ont gagné; il faut qu'il sache quelle est la composition intime du médicament qu'elles ont formé, quels sont ceux des principes de ces substances que ce dernier a conservés, et quelle influence peuvent avoir sur le caractère, ou au moins sur le développement et sur l'énergie de la propriété de ces principes, les nouveaux attributs qu'ils viennent de revêtir. Comme les préparations magistrales ne diffèrent pas essentiellement des préparations officinales, l'examen que nous réclamons ici est applicable aux unes et aux autres.

La dessiccation des substances végétales et animales est une première opération qu'on leur fait subir, et qui n'est pas sans importance. En privant ces matières de l'humidité qui se trouve dans leur tissu, on détermine le rapprochement des molécules qui se trouvaient écartées les unes des autres; on peut donner lieu à des réactions chimiques, qui modifieront la composition intime de ces productions. Il est essentiel que la dessiccation soit conduite de manière que les substances qui y sont soumises n'éprouvent aucune altération dans leur nature, et que les principes auxquels est attachée la vertu médicinale soient conservés.

La pulvérisation est un moyen mécanique qui a pour objet de détruire la force d'agrégation qui réunit les particules d'une matière médicinale. Administrée en morceaux, son action serait peu marquée; divisée en molécules bien ténues, elle s'applique mieux sur la surface vivante qui la reçoit, elle l'attaque à la fois par un plus grand nombre de points; elle est aussi plus facilement absorbée. Nous ajouterons une autre réflexion. Cette opération conserve tous les matériaux qui composent la substance médicinale: tannin, résine, huile volatile, ligneux, etc., se trouvent pêle-mêle dans la poudre qui en provient. Cette substance n'a perdu que sa conformation extérieure, que ses attributs physiques; tous ses matériaux chimiques sont restés.

Lorsque les agents pharmaceutiques ont un excipient,

ils demandent des considérations bien différentes. Les substances médicinales sont soumises à l'action d'un liquide; ce dernier leur enlève une partie plus ou moins considérable de leurs principes, avec lesquels il contracte une union intime; et ce qui reste des ingrédients qui ont servi à composer le médicament est rejeté : c'est l'excipient, chargé de ces principes, riche des vertus qui y sont attachées, et pourvu des qualités nouvelles qui en émanent, que nous trouvons médicinal.

Les excipients le plus ordinairement employés sont l'eau, le vin et l'alcohol; or ces liquides n'ont pas la faculté de dissoudre les mêmes matériaux; ils ne prennent pas non plus une égale proportion des principes pour lesquels ils ont de l'affinité; de sorte qu'en se servant de la même substance médicinale et de ces trois excipients, on ne composera pas des médicaments qui aient la même nature chimique; on aura des préparations dont les principes constituants seront différents. Mais il est un autre sujet que nous devons considérer dans les excipients, c'est l'activité qui leur est propre. Inerte par elle-même, l'eau, dans un composé pharmaceutique, n'a de puissance que celle qu'elle a enlevée aux matières végétales, animales ou minérales; ou plutôt ce véhicule n'exerce alors aucune impression sur nos organes, et les phénomènes que l'on observe après l'emploi des composés aqueux, d'une décoction, d'une infusion, etc., sont suscités par les principes contenus dans l'eau, sans que ce liquide y prenne aucune part. Mais il n'en sera pas de même quand on se servira du vin ou de l'alcohol; ces excipients ont une vertu stimulante qui se conserve dans les agents pharmaceutiques auxquels ils donnent naissance : cette vertu se développe de concert avec celle des matériaux médicinaux qu'ils ont dissous ; ces excipients contribuent pour beaucoup aux effets qui suivent l'administration des composés dont ils font partie. Ce que nous venons de dire est applicable à l'éther, aux huiles volatiles, à l'ammoniaque liquide, qui servent de véhicules dans quelques formules ; mais comme on ne donne à la fois que quelques gouttes de ces derniers composés, il s'y trouve une trop faible proportion de matériaux médicinaux pour que leur influence soit appréciable. C'est toujours l'action du véhicule qui se manifeste, et les avantages thérapeutiques que ces compositions procurent sont dus à son influence : il ne peut y avoir d'exception que pour le petit nombre d'ingrédients qui ont une énergie très développée et qui produisent des effets sensibles même à très petite dose, comme l'opium, la digitale pourprée, la morphine, la quinine, l'émétine, etc.

Les points de doctrine pharmacologique que nous indiquons ici auraient besoin d'être développés avec soin ; mais entreprendre de les approfondir, ce serait nous approprier le domaine de la pharmacie. Sans doute la partie scientifique de celle-ci appartient à la matière médicale ; néanmoins, pour ne pas donner trop d'étendue à notre travail, nous renverrons, pour tout ce qui concerne la préparation des médicaments, aux savants ouvrages que nous possédons aujourd'hui sur cette intéressante branche des sciences médicales.

Il est souvent question de médicaments simples et de médicaments composés ; on discute la préférence que l'on doit donner aux uns sur les autres. Des praticiens recommandables ont laissé dans leurs ouvrages des preuves du cas qu'ils faisaient des préparations très compliquées; d'autres voudraient proscrire ces longues formules : ils s'en tiennent dans leur pratique à des prescriptions dans lesquelles il n'entre qu'un ou deux ingrédients. Mais a-t-on bien déterminé quelles étaient les conditions qui rendaient un agent pharmaceutique composé, et celles qui devaient le faire réputer simple?

Quand on parle de la composition ou de la simplicité des médicaments, on a en vue ou leur constitution pharmaceutique, ou leurs propriétés médicinales. Sous le premier rapport, nous remarquerons qu'une poudre, un électuaire, une infusion, etc., formée avec une seule production végétale, peut contenir un grand nombre de principes chimiques, du mucilage, de l'extractif, de la résine, de l'huile volatile, du baume, etc. Aux yeux du pharmacologiste, ce médicament sera simple, parce qu'il provient d'une seule substance; à ceux du chimiste, il sera composé, parce que ce dernier y trouvera un certain nombre de matériaux différents. D'un autre côté, une formule qui réunira six, huit substances, et même plus, sera regardée par le premier comme fournissant l'exemple d'une complication : mais si ces substances se ressemblent intérieurement, si elles recèlent les mêmes éléments, leur mélange ne donnera toujours que du mucilage, ou du tannin, ou de la résine, etc. : ces matières proviendront de plusieurs sources à la vérité, mais le chimiste, qui reconnaîtra l'identité de leur nature, déclarera que la préparation pharmaceutique qu'elles forment présente de l'unité, de la simplicité dans sa composition intime.

Dans les recherches qui doivent conduire à juger si des médicaments sont simples ou composés, consulte-t-on les propriétés médicinales dont ils sont dépositaires, on trouve des exemples semblables. Un composé dans lequel entrent plusieurs productions naturelles, peut n'avoir qu'une seule propriété active, ne faire sur les tissus vivants qu'une impression unique, ne susciter qu'un même ordre de phénomènes organiques. Rapprochez la poudre de guimauve, celle de gomme arabique, celle de salep, etc., ou bien mêlez ensemble la petite centaurée, le chardon bénit, la fumeterre, la gentiane, etc., vous aurez des composés dont l'opération sera simple et d'une seule nature. Au contraire, il est des substances naturelles dans lesquelles l'observation découvre une faculté complexe : en contact avec nos organes elles font naître des effets de plusieurs sortes; ainsi la rhubarbe exerce sur les voies digestives une action tonique et une action purgative. N'oublions pas de déclarer que nous entendons parler ici des propriétés que la pharmacologie regarde comme élémentaires ou primitives, de celles qui tiennent à la composition matérielle des médicaments, comme la propriété tonique, excitante, émolliente, purgative, etc.; il ne peut être question des vertus curatives, qui ont une origine plus éloignée, qui n'émanent plus directement des principes qui constituent les agents pharmaceutiques, qui n'ont qu'une existence secondaire et conditionnelle.

Lorsque l'on mêle plusieurs ingrédients pour obtenir un médicament composé, il faut prendre garde de ne pas provoquer des décompositions qui puissent dénaturer les matériaux utiles, et faire perdre à cet agent les vertus qu'il devait avoir et que la thérapeutique attendait de lui. Il faut en même temps connaître si les molécules de nature diverse que l'on rapproche ne vont pas donner lieu à des combinaisons nouvelles : il serait possible que l'on créât alors des produits pleins d'activité d'où le composé tirerait une propriété différente de la sienne, en même temps qu'il se trouverait privé de celle dont il jouissait.

Il est un point important dans l'examen de la composition d'un médicament, c'est la proportion de chacun des ingrédients qui le constituent. Si l'un est très abondant, un autre pour un tiers seulement, un troisième pour une très faible quantité, le médecin estimera avec assez de justesse, à la première vue de la formule, les effets que devra provoquer ce remède. Mais pour porter un jugement solide dans cette occasion, il faut tenir compte du degré de puissance de chacun des composants, estimer leur force relative, avoir assigné entre eux des rangs de supériorité. Que, dans une poudre composée, six parties de gomme arabique soient associées à une partie seulement de quinquina ou de cannelle, ce sera toujours la puissance de cette dernière substance qui se manifestera lors de l'administration de cette poudre. On doit en même temps se représenter la dose que l'on donne à la fois du médicament, et calculer pour quelle somme chaque ingrédient se trouve dans la quantité que l'on emploie et que l'on fait agir sur les organes.

Souvent on mélange plusieurs ingrédients, pour obtenir des préparations pharmaceutiques qui possèdent deux ou trois propriétés distinctes, et qui soient capables, par l'exercice simultané de ces propriétés sur un corps malade, de remplir en même temps plusieurs indications thérapeutiques : mais ce sujet de la science pharmacologique est trop souvent abandonné à la routine. Nous tâcherons de soumettre ces mélanges à des principes raisonnés. Nous examinerons ce que devient la force agissante propre aux substances médicinales de chaque classe, lorsqu'elle se met en jeu en même temps que celle des substances qui ont une autre manière d'agir, qui suscitent un autre mode de médication.

Rappelons ici que, dans un médicament composé, on distingue ordinairement : 1° une base, 2° un auxiliaire, 3° un correctif, 4° et souvent un excipient. On appelle base, *basis*, la substance médicinale qui domine dans la formule, celle dont l'action se fait principalement remarquer, qui suscite les phénomènes physiologiques les plus saillants, celle enfin dont on distingue le mieux les effets après l'usage du médicament. Pour déterminer l'ingrédient qui forme la base d'une préparation pharmaceutique, ne vous attachez pas seulement au volume ou à la dose des corps médicamenteux qui entrent dans sa composition; mais comparez l'activité propre à chacun d'eux. Souvent la matière dont on ne met dans un mélange que quelques grains, en est cependant la base, parce que, douée d'une puissante énergie, c'est l'influence de sa vertu que l'on aperçoit lorsqu'on se sert de ce mélange. C'est sa puissance qui domine dans les effets que ce composé produit.

L'auxiliaire, *adjuvans*, est une substance mise dans une formule pour augmenter l'activité de la base, pour donner plus d'intensité aux effets physiologiques que celle-ci doit susciter. L'auxiliaire doit donc toujours avoir une conformité de propriété avec l'ingrédient principal du composé dans lequel il entre; il faut que leur impression sur les tissus vivants soit de la même nature, ait le même caractère : alors, joignant son action à celle de la base, l'auxiliaire donne à la médication plus d'étendue et d'importance.

Le correctif, *corrigens*, est un ingrédient qui, dans une composition pharmaceutique, a pour fonction de modérer la trop grande activité des matières médicinales au milieu desquelles on le place. Remarquons que l'influence du correctif reste bornée aux surfaces vivantes qui reçoivent directement les médicaments. Cette influence n'existe réellement plus lorsque les molécules de ces derniers sont absorbées et qu'elles circulent avec le sang dans toutes nos parties. Dans l'administration thérapeutique des composés médicinaux, on observe souvent des accidents qui tiennent à une impression trop vive et trop profonde faite sur l'estomac par les ingrédients qui sont la base de ces composés; or, un correctif convient alors pour réprimer l'excessive activité de ces derniers. C'est ordinairement un corps mucilagineux, farineux, sucré, albumineux, ou gélatineux, que l'on emploie pour remplir cet office. Les molécules de ce dernier s'interposent entre les molécules âcres, irritantes, mordicantes, caustiques, des ingrédients plus actifs; les premières retiennent l'action, l'emportement des dernières; écartées les unes des autres, celles-ci ne font plus une impression continue; elles ne causent plus de lésion fâcheuse sur l'organe qui soutient leur contact. Lorsque l'on étend un corps médicamenteux très actif dans l'eau, ce liquide en devient le correctif.

Pour les poudres composées, les électuaires, les pilules, il est important de distinguer les correctifs solubles dans les sucs gastriques, de ceux qui ne le sont pas. Si les substances qui font la base de ces composés ne sont pas susceptibles de se dissoudre dans ces sucs, et qu'on leur donne pour correctifs la gomme, le sucre, ou une autre matière qui s'y unisse et disparaisse en arrivant dans la cavité de l'estomac, les molécules de ces substances n'étant plus séparées par le corps qui devait maîtriser leur activité, se rapprocheront et agiront alors avec violence sur le tissu de l'organe. Si, au contraire, le correctif est une matière insoluble dans les liquides aqueux, comme la poudre de réglisse, de guimauve, etc., il restera sur la surface gastrique, il maintiendra séparés les principes des autres ingrédients du composé, il préviendra l'impression trop vive de ces derniers. Ces précautions sont importantes à observer lorsqu'on veut administrer la gomme-gutte, le sublimé corrosif, le nitrate d'argent, etc., dont l'usage donne souvent lieu à des douleurs d'estomac, à des coliques, etc.

L'excipient, *excipiens*, *constituens*, est la substance qui a servi à faire prendre au médicament la forme pharmaceutique sous laquelle il se présente. Pour convertir en électuaire ou en pilules une poudre médicinale, on y ajoute un corps mou ou liquide, qui alors devient l'excipient de ce composé. Dans les infusions, dans les décoctions, l'eau est l'excipient des substances médicinales avec lesquelles on forme ces agents; dans les teintures, dans les élixirs, c'est l'alcool.

Lorsque l'on fait une formule, l'usage a établi quelques conditions que l'on doit remplir, et que nous ferons connaître ici. On commence par mettre un R, qui signifie *recipe,* ou les lettres PR, qui veulent dire *prenez;* puis on inscrit les noms et les quantités des ingrédients qui formeront le médicament que l'on demande. On défend de mettre sur une même ligne plusieurs de ces ingrédients; on conseille de les placer toujours les uns au-dessous des autres. Il paraîtrait raisonnable et conforme à la liaison naturelle des idées, de commencer par la substance la plus active du remède, puis d'inscrire au-dessous l'auxiliaire, d'arriver au correctif, pour terminer la formule par l'excipient.

Il est prudent d'écrire en toutes lettres les substances médicinales qui entrent dans la composition du médicament, et de ne se permettre les abréviations que pour les choses bien connues, et quand on est bien sûr d'être entendu. Il en est cependant que l'usage a consacrées, et qui sont d'une utilité incontestable. Ainsi, veut-on expliquer que plusieurs substances sont dans un composé pour une égale quantité, on met, après le nom de la dernière, et avant de désigner la dose, les deux lettres āā, ou le mot ana. Pour exemple :

℞. Quinquina en poudre,
Rhubarbe en poudre,
Magnésie blanche, āā, six grains.

Les poids sont une partie essentielle d'une formule. Il y a des médecins qui les écrivent, mais le plus grand nombre emploie les signes suivants. On n'a point encore généralement adopté en pharmacie l'usage des poids décimaux; on continue à se servir des anciens.

℔. indique la livre, ou 16 onces.
℥. — l'once, ou 8 gros.
ʒ. — le gros, ou la drachme, ou 72 grains.
℈. — le scrupule, ou 24 grains.
Gr. — le grain.

On désigne par des chiffres romains, que l'on ajoute à ces signes, le nombre de livres, d'onces, ou de gros que l'on veut avoir: ainsi, ℥ij valent deux onces, ℈iv, quatre scrupules. Une moitié s'exprime par ß; ainsi ℥jß valent une once et demie; ʒß un demi-gros. On a aussi adopté quelques abréviations pour les matières sèches; M. veut dire *manipulus*, ou poignée; pug., *pugillus*, ou pincée : n°, *numerus*, ou le nombre : de même, pour les composés liquides, cochl. signifie *cochlearium*, ou cuillerée; gutt., *gutta*, ou goutte. Quand on laisse au pharmacien le soin de proportionner la quantité d'excipient à la consistance que le médicament doit avoir, on met les lettres initiales Q. S. pour quantité suffisante, ou *quantùm sufficit*. La lettre M, placée au bas des ingrédients d'une formule, veut dire *misce*, ou mêlez. On termine souvent par F. S. A., *fiat secundùm artem*, ou faites selon l'art, en ajoutant le nom pharmaceutique que cette préparation doit porter, comme f. s. a. *pulvis*, ou f. s. a. *potio.*

Le médecin indique ensuite comment doit être administré le remède qu'il prescrit, la quantité qu'il faut en prendre à la fois, la distance à mettre entre chaque dose. Le pharmacien transcrit ces conseils sur l'étiquette du médicament, et les personnes qui entourent le malade ont sans cesse sous les yeux la règle qu'elles doivent suivre. On fait précéder cet avis de la lettre T., transcrivez. Le médecin met enfin la date du jour, et signe. Donnons ici deux exemples :

℞. Eau distillée de roses.
—— de fleurs d'oranger, āā ℥j.
Sirop de safran, ℥j.
Ether sulfurique, ℈j.
Mêlez pour une potion.
T. à prendre une cuillerée d'heure en heure.
Amiens, le N.

℞. Bois de quassia amara concassé, ʒiv
Magnésie blanche, ʒß.
Versez dessus
Eau bouillante, ℔j.
Après 24 heures d'infusion, filtrez.
T. Infusion stomachique, dont on prendra deux cuillerées immédiatement avant chaque repas.
Amiens, le N.

CHAPITRE III.

DE LA FORCE ACTIVE DES MÉDICAMENTS.

Un médicament recèle une force virtuelle qui devient sensible aussitôt que le contact d'une surface vivante en provoque l'exercice. Mais peut-on dévoiler l'essence de cette force agissante, pénétrer les conditions de son existence? Ici les moyens d'investigation employés dans les sciences physiques et chimiques deviennent inutiles. Cette force ne tient pas à des principes qui, dans la composition du médicament, soient différents de ceux qui forment sa substance; elle n'est point attachée à un être particulier dont on puisse déterminer les qualités; en un mot, elle n'est point susceptible d'une démonstration matérielle.

Cependant la raison de cette puissance inhérente aux agents pharmacologiques a, dans tous les temps, piqué la curiosité des médecins. On les voit faire des efforts pour soulever le voile qui la cache à tous les yeux, se livrer à une foule de recherches pour en découvrir la source, pour en connaître la cause. Tous l'attachent à un élément, à une matière; mais cette dernière reste occulte, invisible, insaisissable. Les auteurs de matière médicale eurent un tel désir de fournir des renseignements sur ce point de la doctrine pharmacologique, que ne pouvant saisir dans les médicaments cette force active, ils crurent devoir offrir au moins leurs conjectures sur sa nature dans chaque matière médicinale. Ils commencèrent par supposer qu'elle n'est pas la même dans les substances qui produisent des effets différents; puis ils admirent dans les unes un élément volatil, dans les autres un principe fixe, comme corps dépositaire de cette vertu. Dans certaines productions, ce corps était comparé à une vapeur subtile, à un fluide éthéré; dans d'autres, c'était un sel acide, un sel sulfureux; des médicaments tenaient leur action d'une substance terreuse. On a sérieusement agité la question de savoir si le sel âcre que l'on supposait exister dans les purgatifs, et dans lequel résidait la vertu évacuante de ces agents, avait une qualité acide ou alcaline.

Cependant c'était de l'action, du pouvoir de ces principes imaginaires, que l'on faisait dépendre tous les effets qui suivaient l'emploi des médicaments. On prétendait que ces principes traversaient du mouvement le plus rapide les fluides du corps, qu'ils pénétraient toutes les parties, qu'ils provoquaient dans les organes les changements les plus importants. L'action de ces principes occultes sur les humeurs et sur les solides, opérait, d'une manière soudaine, les variations les plus profondes et les plus étendues; la couleur, la consistance, la complexion, toutes les qualités du sang et de la lymphe subissaient tout à coup une modification; la connexion, la cohésion, la texture, la figure des fibres constitutives des organes, éprouvaient également une mutation.

Dans cette manière de considérer la force active des médicaments, les matériaux gommeux, extractifs, résineux, balsamiques, etc., qui forment la substance des productions médicinales (nous prenons pour exemple les végétales), n'exercent par eux-mêmes aucune influence : ces matériaux servent seulement de retraite ou d'asile aux éléments occultes dont nous venons de parler. On voit avec étonnement que les anciens regardaient comme nuisibles, ou au moins comme inutiles, les impressions exercées par ces matériaux sur les tissus vivants, et les effets organiques qui en sont la suite. Ils cherchaient à les prévenir, comme des produits qui n'étaient que des accidents dans l'opération du remède. C'est dans ce dessein qu'ils ont mis, dans un grand nombre de formules, plusieurs ingrédients dont les uns devaient être les correctifs des autres. Ainsi, dans l'acte de la purgation, on cherchait à empêcher le séné d'irriter la surface intérieure des intestins; on voulait seulement obtenir l'évacuation des humeurs morbifiques; on désirait ne laisser agir librement que les principes qui devaient expulser au dehors ces humeurs. C'est encore cette opinion que les vertus curatives étaient, dans chaque production médicinale, indépendantes des matières dont se composait sa substance, qui a pu porter les pharmacologistes à altérer ces productions, avant de les administrer aux malades, par une longue exposition à la chaleur ou par d'autres procédés. Des praticiens conseillent de n'employer la belladone, la ciguë, etc., que lorsque ces plantes ont perdu par la vétusté leur viscosité, qu'elles sont dépouillées de leur odeur vireuse. On a torturé la scammonée, la rhubarbe, etc., pour les dépouiller de leur action irritante.

Dirons-nous que l'on a voulu aussi expliquer, par une cause mécanique, les effets que les médicaments produisent dans l'économie animale. Les partisans de cette opinion portent leur attention sur les molécules qui constituent la matière des agents pharmacologiques. Ils supposent que dans chacun de ces agents ces molécules ont une figure déterminée ; que dans les uns elles sont en pointes, et dans les autres en coins ; que ceux-ci se composent de sphères, ceux-là de lances, etc. : or, après l'administration de ces médicaments, ils voient ces molécules se porter dans les humeurs et dans les organes, s'insinuer entre leurs parties, leur faire aussitôt acquérir d'autres qualités physiques, donner aux humeurs plus de densité ou plus de fluidité, favoriser ou ralentir leur cours à travers les canaux qui les contiennent, élargir ou diminuer le calibre de ces derniers, etc.

Il est digne de remarque que toujours l'attention des médecins, lorsqu'ils s'occupèrent de la force active des médicaments et des effets qui suivent leur administration, resta fixée sur ces agents. Ils négligèrent tout-à-fait le sujet sur lequel cette force s'exerçait ; ils raisonnaient comme si le corps vivant pouvait se prêter d'une manière passive à toutes les modifications que les substances diverses qui pénètrent dans son intérieur voudraient lui faire éprouver. Ils oubliaient que nous tenons du principe qui nous anime, une force de résistance qui isole la substance liquide et solide de notre être, et empêche tout mélange chimique ou mécanique de la matière médicinale et de la matière organique. Pourquoi chercher dans les principes matériels du médicament, la cause, la raison des changements physiologiques que l'on observe dans l'économie animale après son administration. Ces changements sont exécutés par les organes, et l'agent pharmaceutique n'en est que le provocateur.

La force active des médicaments ne peut se concevoir que comme une tendance qui porte leurs molécules à pénétrer les tissus organisés, à se combiner avec les principes de ces derniers; et les effets sensibles que leur action fait naître, doivent être considérés le plus souvent comme une réaction que la vie détermine dans ces tissus contre cette agression. Lorsqu'en chimie deux corps qui se conviennent se rencontrent, il y a un effort réciproque pour amener une combinaison: mais en matière médicale, l'un des deux corps est animé, et cette combinaison ne peut plus avoir lieu. Dans le rapprochement d'un médicament et d'une partie vivante, le premier obéit à la force qui porte ses principes à s'unir avec la matière organique; mais celle-ci se révolte contre cette tentative; il en résulte une série coordonnée de mouvements qui souvent se manifestent comme des efforts que font les organes contre l'attaque de la substance médicinale. Ne pourrait-on pas figurer un médicament irritant, en contact avec une surface sensible, comme produisant une foule d'aiguillons qui blessent et torturent cette dernière? Tous les changements organiques qui se manifestent alors annoncent l'intention de délivrer cette surface, d'en expulser l'agent irritant. Le resserrement fibrillaire que détermine l'impression d'un tonique ne peut-il pas être regardé comme une retraite qu'opèrent les organes sur eux-mêmes, pour éviter un attouchement qui leur est pénible? Quand on suit l'action d'une substance stimulante sur le corps vivant, ne croit-on pas voir tous les appareils organiques qui le constituent accélérer par synergie leurs mouvements, comme si par cette précipitation ils voulaient fuir les atteintes de la cause qui les aiguillonne? etc.

La force agissante que possède un médicament n'est point attachée à un être physique que recélerait cet agent; cette force tire sa naissance de l'opposition qui existe entre les matériaux chimiques qui le constituent, et les parties vivantes sur lesquelles il s'applique. Ce n'est point l'union de la matière du médicament avec les humeurs ou avec les organes qui donne lieu aux effets, aux changements qui surviennent dans l'économie animale après l'emploi de cet agent; seulement, par son influence sur nos parties, il est la cause déterminante des variations qui se manifestent dans leur état, dans leurs mouvements, dans leurs fonctions.

Si nous ne pouvons dévoiler l'essence de la force active que recèlent les matières médicinales, nous signalerons au moins dans son étude deux points fort importants; c'est l'examen de son caractère et l'étendue de sa puissance. Cette force est une, invariable; elle n'a qu'une manière de se produire, de se manifester. En contact avec une partie vivante, un médicament exerce toujours sur elle le même genre d'impression, il suscite les mêmes effets organiques. Ses propriétés émanent des matériaux qui composent la substance de cet agent, du muqueux, de l'extractif, de la résine, de l'huile volatile, etc., elles ne varient que quand ces principes se dénaturent. Si un composé pharmaceutique acquiert une vertu différente de celle qu'il avait, c'est que, par suite d'une fermentation, ou par le jeu d'affinités établies entre les éléments qui le constituent, il a cessé d'être ce qu'il était, il est devenu un autre corps. Née de la composition matérielle du médicament, sa faculté agissante est fixe comme elle. C'est toujours une action de la même nature, qu'un composé pharmaceutique exerce sur les tissus avec lesquels on le met en contact; et s'il survient tant de variations dans les effets que les mêmes médicaments font naître, c'est dans l'état actuel du corps qu'il faut en chercher l'explication.

Il est un autre point également digne d'intérêt dans l'étude de la puissance des médicaments; c'est l'examen de son énergie, de la vivacité de son développement, de la profondeur, de la ténacité, de la durée de son impression. La faculté d'agir sur nos organes n'est pas égale dans toutes les substances médicinales. Il en est où elle se trouve concentrée: dans une petite quantité de matière, il existe une grande somme d'activité. Un grain d'opium, ou deux grains de tartrate d'antimoine et de potasse, suffisent pour déterminer dans le corps vivant un trouble, une révolution considérable. Dans d'autres substances au contraire, la force active paraît rare et débile: il en faut administrer un volume considérable pour qu'elle produise des effets sensibles.

Cette inégalité de puissance se remarque dans des substances médicinales qui sont douées de la même vertu, qui suscitent le même mode de médication. Trois grains de coloquinte suffisent pour provoquer la purgation; il faudra trois gros de séné et plus pour produire un effet qui soit aussi marqué. La mesure du développement de la force active dans chaque corps médicamenteux est importante à établir, quand on s'occupe des productions que l'on doit regarder comme des succédanés, comme des moyens qui peuvent se substituer les uns aux autres dans la médecine clinique. Il ne suffit pas que les substances médicinales possèdent une activité de la même nature, ni qu'elles fassent sur les organes une impression de la même espèce, il faut encore calculer le degré d'étendue que possède cette activité dans ces diverses productions, et déterminer le volume ou la dose que l'on doit employer de chacune d'elles, pour obtenir un mouvement, une mutation organique d'une intensité déterminée, pour rendre la médication que l'on provoque, capable de remplir les indications thérapeutiques que l'on a en vue. Ainsi le quinquina et la petite centaurée possèdent une propriété tonique; mais il faudra une once de la dernière pour représenter un gros de l'écorce péruvienne : or, veut-on avec ces substances produire des effets comparatifs, on doit regarder ces deux masses si disproportionnées comme couvrant une force médicinale égale. Si une demi-once de quinquina en poudre est nécessaire pour suspendre l'accès d'une fièvre intermittente, quelle dose énorme de petite centaurée ne faudra-t-il pas employer? celle-ci peut-elle réussir, peut-elle devenir fébrifuge si elle n'opère le même mouvement organique que la première?

CHAPITRE IV.

DE L'ACTION QU'EXERCENT LES MÉDICAMENTS SUR LE CORPS VIVANT.

Des parties du corps sur lesquelles on peut appliquer les médicaments.

Les médicaments ne produisent les effets qui ont coutume de suivre leur administration, ils n'ont de pouvoir sur le corps vivant que quand ils sont mis en contact immédiat avec une de ses parties. On sait aujourd'hui quelle confiance méritent les amulettes, qu'il suffisait de porter dans ses vêtements pour en éprouver l'efficacité. Tout produit physiologique ou thérapeutique qui émane de la puissance d'un médicament, supose toujours une adhérence matérielle de ses principes avec un point du système animal sur lequel il agit d'abord, et d'où il étend au loin sa vertu.

Au moment d'étudier l'action qu'exercent sur l'économie animale les agents pharmaceutiques, il est nécessaire de se représenter les divers endroits du corps sur lesquels il est d'usage de les appliquer. On peut remarquer d'abord que les surfaces propres à recevoir des médicaments, sont toujours recouvertes ou par la peau, ou par une membrane muqueuse. Mais on trouve des conditions d'organisation singulièrement diversifiées au-dessous de ces enveloppes, dont l'une recouvre la machine animale en dehors, et dont l'autre tapisse toutes les cavités qui communiquent avec l'extérieur, lorsque l'on parcourt successivement tous les points de l'étendue qu'elles présentent. Là existe une sensibilité exquise; elle se montre obtuse un peu plus loin. L'absorption ne se fait pas avec une activité égale partout. Les communications sympathiques ne sont ni aussi nombreuses, ni aussi importantes dans plusieurs places que dans d'autres. Le voisinage de viscères essentiels à la vie, donne à quelques compartiments des avantages incontestables. D'autres se recommandent par la présence de conduits excréteurs qui y viennent aboutir, parce qu'en agissant sur ces conduits, les médicaments font sentir leur puissance aux organes d'où ils proviennent.

Le pharmacologiste qui recherche sur le corps humain les voies propres à l'application des médicaments, distingue dix endroits ou surfaces qui sont : 1° l'estomac et les intestins grêles; 2° les gros intestins; 3° la peau; 4° la surface des yeux; 5° la membrane pituitaire; 6° l'intérieur de la bouche; 7° la vaste étendue des voies aériennes; 8° l'intérieur du conduit auditif; 9° l'intérieur de l'urètre et de la vessie; 10° dans la femme, le vagin, et, dans quelques cas, la cavité de l'utérus.

De l'estomac et des intestins grêles. Ces dix parties ne fournissent pas des ressources également avantageuses pour médicamenter le corps. Il est des lieux, comme la surface gastro-intestinale, où les agents médicinaux trouvent des facilités singulières pour le développement de leur propriété agissante. D'abord on peut porter dans les voies alimentaires, sans craindre d'altérer la texture de ces parties, une assez forte dose de matière médicinale, pour que son action ait toute l'énergie désirable, pour que tous les appareils organiques sentent sa puissance. De plus, cette surface est couverte de nombreux pores inhalants, qui absorberont promptement les molécules médicamenteuses. Sa sensibilité est très vive, et la grande quantité de nerfs qu'il reçoit de l'appareil cérébral et du trisplanchnique favorisent la transmission, par sympathie, de l'influence médicinale sur tous les points du corps. Intimement lié avec le cerveau, avec le prolongement rachidien, avec le cœur, avec les poumons, l'estomac semble rendre communes à ces organes les impressions que font sur lui les agents pharmaceutiques. Les avantages qu'offre cette surface pour l'application des médicaments sont si bien connus, que la plupart des préparations pharmaceutiques sont destinées pour elle; leur dose est mesurée à sa convenance; et c'est toujours elle que l'on a en vue quand on parle en général de l'emploi d'une substance médicinale.

L'importance de l'organe gastrique est connue depuis long-temps en physiologie: son importance est plus grande encore en pathologie; cependant elle avait été négligée. L'estomac est affecté dans la plupart des maladies : il est peu d'organe qui passe plus souvent que lui à une condition morbide. Dans l'administration des médicaments, il est nécessaire que le praticien considère avec soin quel est l'état actuel de la surface gastrique, qu'il reconnaisse les modifications que doivent opérer dans l'action comme dans les effets de ces agents les diverses dispositions pathologiques où cette surface peut se trouver.

Parmi ces dispositions, il en est une qui se rencontre dans une foule de maladies différentes, et qui appelle toute l'attention du médecin, c'est son irritation ou sa phlogose. Quand ce mode de lésion des voies digestives existe, quand on a reconnu que des points, des endroits, des zones de la surface gastro-intestinale sont gonflés, dans un état de sécheresse, très rouges et couverts d'une injection vasculaire, que leur sensibilité est exaltée, leur température vitale plus élevée, etc., peut-on y porter des substances qui ont une action styptique, tonique, stimulante, irritante, qui recèlent des principes âcres, mordicants, acerbes, la matière tannante, de l'huile volatile, une substance alcaline, etc.? Donnera-t-on aux hydropiques qui auront la langue et les lèvres rouges, une grande soif, une ardeur intérieure, la digitale pourprée, les préparations scillitiques, les pilules de Bacher, le nitrate de potasse, etc.? Bien que l'on couvre alors ces agents du titre de diurétiques, l'expérience prouve qu'au lieu de favoriser la sécrétion urinaire, ils produisent des coliques, des selles liquides, fatigantes, du malaise, etc. L'irritation gastro-intestinale se rencontre souvent dans la phthisie, dans les maladies organiques du cœur, dans les fièvres intermittentes, etc.; sa présence changera nécessairement le mode de traitement que l'on voudrait employer contre ces affections. Cette irritation existe aussi dans les fièvres, dans les phlegmasies; elle acquiert dans ces maladies une grande intensité, elle s'élève souvent jusqu'à la phlogose : c'est alors que le praticien doit respecter scrupuleusement l'estomac et les intestins. Toute agression portée sur ces organes exaspère le trouble fébrile, fait naître des accidents nouveaux, donne à la maladie un caractère fâcheux.

L'action des médicaments sur la surface gastro-intestinale, lorsqu'elle est dans un état morbide, produit deux ordres d'effets. D'abord on doit estimer le produit de ces agents sur le lieu même de leur application, juger l'influence qu'ils auront sur la lésion dont les organes digestifs sont actuellement le siége. Ensuite on doit prévoir les phénomènes qui naîtront des provocations sympathiques qui vont avoir lieu. L'estomac et les intestins, lorsqu'ils sont irrités, deviennent des centres de perceptions : tout ce qui les agace, les offense, semble en même temps agacer, offenser tout le système animal. Les impressions qu'ils reçoivent sont ressenties par toutes les autres parties, qui ont elles-mêmes une susceptibilité morbide dans les affections fébriles ; et ce qui les agite, agite également l'appareil cérébral, l'appareil circulatoire, etc. Ces remarques sont d'un grand prix ; elles ont produit les plus heureuses modifications dans le traitement des affections fébriles : nous devons beaucoup de reconnaissance à M. le professeur Broussais qui a appelé l'attention des praticiens sur ce sujet.

Mais si l'estomac, dès qu'il est malade, impose au praticien la plus grande réserve dans l'usage des substances âcres, amères, etc., il n'en est plus de même quand son tissu est sain. Alors ce viscère brave les impressions les plus fortes, sans perdre sa disposition physiologique, ou s'il la perd momentanément, il y rentre bientôt après. On voit tous les jours des personnes prendre des substances stimulantes, des composés alcoholiques, à des doses très élevées, sans que la cavité gastrique souffre, sans que les digestions se pervertissent. Si les tissus de l'organe gastrique étaient atteints d'un travail phlegmasique, le résultat serait tout différent. Cette agression donnerait lieu à une lésion grave : elle pourrait même amener une altération, une désorganisation aussi prompte que funeste de cet organe [1].

Nous dirons à ceux qui sont d'une excessive timidité, qui montrent de l'inquiétude, toutes les fois qu'il s'agit d'administrer un médicament de la classe des toniques, des excitants, des diffusibles, des purgatifs,

---

[1] Lorsque dans une fièvre ataxique, l'intérieur de la vessie est phlogosé, et qu'une rétention d'urine oblige de recourir à la sonde; si on laisse cet instrument dans la cavité vésicale, le contact de son extrémité y produit en moins de vingt-quatre heures une escarre, et peut même la perforer. La sonde ne cause pas cette lésion quand les tissus de la vessie sont sains. Nous avons fait avec étonnement cette observation à l'Hôtel-Dieu d'Amiens; M. Dupuytren avait vu la même chose à l'Hôtel-Dieu de Paris. C'est encore parce qu'un état morbide donne aux tissus vivants une disposition singulière à s'altérer, que nous voyons dans les fièvres ataxiques, adynamiques, une pression continue sur la peau et sur les muscles du sacrum, des trochanters, causer des escarres, des ulcérations, etc.

des émétiques, que l'estomac est un viscère très vivace, que destiné à recevoir du dehors des corps doués des qualités les plus variées, les plus opposées, il a reçu de la nature une grande force de résistance vitale, qu'il faut que cet organe soit actuellement malade pour que l'action passagère d'un médicament lui soit nuisible.

Nous leur rappellerons qu'il est des moyens de diminuer et même de prévenir les irritations que les substances médicinales qui recèlent des principes âcres, mordicants, etc., ont coutume d'établir sur la surface gastro-intestinale. Il suffit pour cela de partager en plusieurs prises la dose de médicaments que l'on veut faire prendre aux malades, de mettre quelque intervalle entre l'ingestion de chacune d'elles, de mêler à la substance médicinale un corps mucilagineux, farineux ou une poudre inerte qui lui serve de correctif. En empêchant par ces divers moyens le médicament d'offenser la cavité gastrique, on l'empêche aussi de déterminer au loin des provocations sympathiques, d'entraîner dans le désordre pathologique le cerveau, le cœur, etc. N'accordons pas non plus une confiance absolue à la rougeur de la langue, pour en déduire la situation actuelle des voies digestives : la langue peut être irritée seule, et l'estomac conserver son état naturel. On a quelquefois lieu de s'étonner de rencontrer des malades qui supportent sans accidents l'usage à hautes doses, de choses âcres, irritantes, stimulantes, et qui présentaient cependant une langue rouge. Nous venons d'en donner la raison.

Des gros intestins. La surface des gros intestins offre, pour l'application des médicaments, des conditions moins favorables que celles dont nous venons de nous occuper. Cependant il existe sur cette étendue des voies digestives beaucoup de filets nerveux qui se rapportent au grand sympathique, qui correspondent avec les plexus les plus importants de l'économie animale, avec l'appareil cérébral, avec le cœur, les poumons, etc. Elle est aussi le siége d'une absorption très active, et les molécules des préparations pharmaceutiques que l'on injecte dans cette cavité pénètrent dans le torrent circulatoire. Comme les gros intestins n'ont point l'exquise sensibilité dont jouit l'estomac, on administre en lavements des doses doubles ou même triples de substances médicinales : il est des composés très énergiques que l'on n'ose mettre en contact avec la cavité gastrique, et que l'on emploie sans danger en lavements.

Le thérapeutiste établit fréquemment sur les gros intestins des points d'irritation révulsifs, qui se montrent très efficaces dans les affections de la tête, de la poitrine, même de l'organe gastrique : les lavements purgatifs ont une réputation qu'ils justifient par les avantages qu'ils procurent journellement. On doit, avant d'introduire des substances médicinales dans les gros intestins, examiner avec soin l'état dans lequel ils se trouvent : s'il y existe une phlogose, l'application de médicaments âcres, stimulants, etc., serait nuisible, parce qu'elle animerait davantage le travail morbide dont ils sont le siége : de plus, leurs sympathies deviennent, dans ce cas, très actives, et le praticien doit en même temps prévoir les effets des provocations qu'elles opéreraient sur les autres appareils organiques.

Toujours est-il vrai de dire qu'en choisissant la surface des gros intestins pour l'application des médicaments, le médecin ménage la cavité gastrique ; et dans les cas très fréquents où cette cavité est dans un état morbide, il est avantageux de pouvoir porter ailleurs les agents pharmacologiques.

De la peau. On applique souvent des médicaments sur la peau. Il faut examiner quel est le point du corps sur lequel on les place, et se représenter les organes qui se trouvent au-dessous, pour juger de l'étendue et de l'importance des effets qu'ils peuvent déterminer. Nous devons ici rappeler l'état anatomique et physiologique de la peau de l'homme. Cette partie n'est pas chez lui recouverte d'un épiderme rugueux, épais, ni garni de fourrure, d'écailles, comme dans les animaux ; la peau de l'homme reçoit un grand nombre de filets nerveux, elle est douée d'une vive sensibilité, qu'entretiennent, que développent encore l'usage des vêtements et le séjour dans le lit pendant sept à huit heures tous les jours. Au-dessous de l'épiderme très délicat qui tapisse la surface de la peau, se remarque un réseau très épais de vaisseaux capillaires, qui s'épanouit, qui se remplit de sang sous l'influence excitante d'une foule de causes, ce qui décuple alors la vitalité du système dermoïde. Une multitude de suçoirs absorbants se montrent à sa surface : des liens sympathiques l'unissent à toutes les parties. On conçoit facilement que, par cette voie, les médicaments peuvent susciter des changements organiques importants.

Toutefois l'absorption cutanée présente de grandes anomalies dans son exercice ; elle se montre à des intervalles très rapprochés active et languissante : il est des cas où les molécules des médicaments pénètrent rapidement par cette voie ; dans d'autres temps, elles semblent ne s'insinuer qu'avec lenteur dans les pores inhalants qui existent sur la peau. Cette incertitude du praticien sur l'entrée des principes médicamenteux dans le corps malade, nuit à la faveur que prendrait cette manière d'employer les remèdes. Les sympathies de la peau qui sont assez obscures tant qu'elle reste dans son état naturel, se multiplient et sont plus fortes quand cette surface s'irrite, quand sa sensibilité se développe. On doit mettre de la différence entre les frictions que l'on fait avec un composé médicinal et la simple apposition du même composé sur la surface cutanée.

Au fond, les applications de médicaments sur la peau ont produit d'heureux résultats. Les frictions avec les liqueurs alcoholiques, avec l'éther, avec les vins médicinaux, avec le camphre, la scille, la digitale, le mercure, etc., ont reçu depuis long-temps de l'expérience clinique la sanction de leur efficacité. C'est surtout quand l'estomac se trouve dans une condition pathologique, et qu'il repousse les agents médicinaux dont on veut se servir, que le praticien porte ses vues vers la peau, et qu'il trouve heureux de pouvoir faire pénétrer par cette voie les molécules médicamenteuses. Si nous devions nous arrêter plus long-temps sur ce sujet, nous parcourerions toute l'étendue de l'enveloppe dermoïde, nous estimerions la valeur de chaque point pour l'application des médicaments ; au moins, nous noterons ici l'épigastre comme le lieu où les topiques agissent avec le plus de force, où ils trouvent des conditions très favorables pour l'exercice de leur puissance.

Des autres surfaces. Les autres surfaces qui nous restent à examiner sont loin d'offrir le même intérêt que les trois qui précèdent. D'abord elles ne peuvent recevoir que des petites quantités de substances médicinales : la délicatesse de leur texture demande des ménagements; toute application indiscrète de matière active sur ces surfaces, pourrait les blesser, altérer même l'organisation des parties qu'elles recouvrent. Aussi, lorsque l'on veut qu'un médicament étende à tout le système animal la puissance qu'il recèle, lorsque l'on veut qu'il agisse sur tous les appareils organiques, qu'il provoque une secousse qui embrasse tout le corps, ce n'est point sur la surface des yeux, sur celle des narines, dans l'intérieur de l'oreille externe, etc., que l'on place les agents pharmaceutiques; on choisit toujours alors la cavité gastro-intestinale, celle des gros intestins, ou la peau. Quand on applique des médicaments sur les yeux, qu'on les injecte dans le canal de l'urètre, etc., c'est toujours pour obtenir un effet local, pour combattre une affection morbide qui a son siége sur ces parties de l'économie animale.

Du goût et de l'odorat. Deux des surfaces dont nous venons de parler présentent des considérations particulières. L'intérieur des narines et de la bouche renferme des appareils destinés à nous faire pressentir quelle espèce d'action les diverses productions de la nature sont capables de porter sur les tissus de nos organes. Là, l'exercice de la force agissante des médicaments donne lieu à une sensation qui se transmet aussitôt au cerveau, et qui devient une perception. L'impression que ces agents font sur ces deux points du corps est transmise au principe sensitif, qui la raisonne, qui en apprécie les nuances, qui en calcule l'importance. L'effet que produisent sur les autres surfaces les composés pharmaceutiques ne cause rien de comparable à ce qui nous occupe en ce moment.

Aussi se sert-on sans cesse des sens du goût et de l'odorat en matière médicale; on soumet toutes les substances naturelles à leur examen; ils exercent contre chacune d'elles une sorte d'enquête, qui conduit à décider si elles possèdent une force active sans laquelle elles ne peuvent être médicinales; qui permet de plus de dévoiler souvent quel est le caractère de cette activité, et d'apprécier l'étendue de sa puissance. Ces deux sens sont, en pharmacologie, deux guides excellents que l'on consulte sans cesse, et qui fournissent des lumières qu'on ne doit pas négliger, lorsqu'il s'agit de déterminer la valeur des productions avec lesquelles on compose les agents pharmaceutiques. Des savants distingués se sont occupés de cet objet. Linné, Lorry, Haller, Fourcroy, ne l'ont pas jugé indigne de leurs recherches. M. Virey a aussi traité cette matière dans le Journal de pharmacie.

Nous ajouterons une réflexion à l'égard de la surface olfactive. Il est une foule de matières odorantes qui agissent sur elle, par les émanations qui s'échappent de leur substance; il suffit de les approcher du nez pour qu'aussitôt l'appareil sensitif qu'il renferme sente leur action. Mais il est beaucoup de matières qui ne jouissent pas de cette faculté. Celles-ci ne répandent pas autour d'elles des corpuscules odoriférants; elles ne contiennent point de principes volatils, qui puissent se porter d'eux-mêmes sur les nerfs olfactifs. Il ne faut pas pour cela croire que ces substances inodores soient inertes, qu'elles n'aient point de prise sur nos tissus vivants, ou qu'elles ne puissent être médicinales. Appliquez sur la membrane muqueuse de l'intérieur du nez ces mêmes substances pulvérisées, et vous reconnaîtrez qu'elles possèdent une activité souvent très grande; elles demandent seulement un contact matériel et immédiat avec une surface sensible, pour la mettre en jeu.

Comment les médicaments agissent sur le corps vivant.

Au moment de leur administration, les médicaments peuvent donner lieu à des effets qui ne dépendent pas de l'exercice de leur force active: tels sont ceux qu'ils produisent par leur température. Les boissons glacées, les matières froides, font sur les surfaces qui les reçoivent une impression qui détermine un resserrement fibrillaire dans tous les tissus contigus, qui occasione un développement notable de la tonicité des organes que forment ces tissus. On sait que les *glaces* faites avec les sucs des fruits acidules, l'orange, la groseille, etc., ont servi à arrêter des vomissements rebelles, ont combattu avec succès des gastrites. On a vanté les bons effets de l'eau à la glace, dans la fièvre jaune. Les boissons aqueuses qui ont une température douce, relâchent les fibres de l'estomac, rendent les digestions plus lentes. Le contact de l'eau tiède semble pénible pour l'organe gastrique; elle cause du malaise, du dégoût, elle excite même le vomissement. Enfin les médicaments que l'on prend très chauds, portent dans les voies alimentaires une somme de calorique libre qui d'abord stimule l'estomac, exalte sa vitalité: puis, par une irradiation soudaine, la même excitation se propage à tous les appareils organiques et souvent à la peau, où s'établit une abondante diaphorèse.

Lorsque les principes médicinaux sont dissous dans une grande quantité d'eau, on doit compter pour quelque chose la présence du véhicule. Il s'insinue dans les canaux circulatoires, il aborde dans tous les appareils sécréteurs et exhalants, il exerce un pouvoir bien constaté sur les effets diaphorétiques, diurétiques, délayants des agents médicinaux.

Mais ces produits ne peuvent être considérés dans l'action des agents pharmacologiques, que comme des circonstances accessoires; car bientôt la force propre à ces agents se produit, se met en exercice : alors elle couvre, par les phénomènes physiologiques importants et durables qu'elle suscite dans le système animal, tous les effets passagers qui dérivent de la température ou de la forme pharmaceutiques des médicaments. Or, c'est de cette puissance que le médecin doit surtout s'occuper. Cherchons les voies par où elle parvient à se faire sentir à toutes les parties, à soumettre l'économie animale tout entière à son influence. L'observation clinique et les expériences physiologiques prouvent que les médicaments agissent sur le corps vivant : 1° par une impression directe sur les organes qui les reçoivent; 2° par les molécules que l'absorption entraîne dans la masse sanguine; 3° par le jeu des sympathies; 4° par contiguïté d'organes, 5° par révulsion.

De l'action directe des médicaments sur les organes.

C'est la manière la plus simple de concevoir l'action des médicaments. Ces derniers et une surface vivante sont mis en contact immédiat; ce rapprochement ne peut avoir lieu sans que l'agent médicinal ne provoque un changement dans l'état physique et dans la condition vitale de la surface qui le reçoit. Il semble que l'on voie alors les molécules des agents pharmaceutiques opérer, sur les fibres des organes, l'impression d'où dépendent les variations ultérieures que l'on observe dans la disposition de ces derniers. C'est avec cette évidence qu'agissent les toniques, le quinquina, le quassia, etc., lorsqu'on s'en sert pour combattre une faiblesse de l'appareil gastrique. Ces substances arrivent dans la cavité de l'estomac; leurs principes déterminent un resserrement fibrillaire du tissu de ce viscère. Devenu par-là plus robuste, l'estomac exécute avec plus de liberté et de facilité l'importante fonction qui lui est confiée. Il est aussi facile de se représenter l'exercice de la vertu médicinale des collyres que l'on applique sur la surface oculaire, des injections que l'on fait dans les gros intestins, dans le conduit auditif, dans le canal de l'urètre, etc.

Mais les médicaments ne bornent pas leur influence

aux endroits mêmes qui les reçoivent; leur pouvoir se manifeste aussi sur des appareils organiques éloignés du lieu de leur application. Voyons par quelles voies ces agents parviennent à atteindre toutes les parties du système animal.

De l'absorption des molécules médicamenteuses.

L'absorption des principes matériels des médicaments, leur importation dans le sang, leur diffusion dans toutes les parties du corps avec ce liquide, leur impression immédiate sur tous les tissus organisés, sont autant de points de la doctrine pharmacologique, sur lesquels il ne doit rester aucun doute. Aujourd'hui est-il besoin de prouver que les médicaments pénètrent dans le sang. La plupart des phénomènes que l'on aperçoit après leur administration décèlent la présence de leurs molécules dans ce liquide : les principales variations qui se remarquent alors dans les mouvements des organes, et par suite dans l'exercice de toutes les fonctions, sont le produit de l'impression que font ces molécules sur tous les tissus vivants. A mesure qu'elles sont importées par l'absorption dans le sang, les effets physiologiques des médicaments augmentent, prennent de l'intensité : ils diminuent et cessent peu à peu, dès que ces mêmes molécules commencent à s'écouler, à s'échapper du corps par les issues sécrétoires ou exhalantes. Alors elles se retrouvent dans les humeurs excrétées, où elles se font reconnaître par les propriétés physiques et par les qualités qui distinguent les substances auxquelles elles appartenaient. Tous les jours nous voyons l'urine prendre la couleur de la rhubarbe, du safran, etc. : elle contient du nitrate de potasse, quand on fait usage de cette substance. On découvre dans la transpiration cutanée l'huile volatile du citron et les principes des autres matières que l'on a ingérées. L'exhalation pulmonaire contracte l'odeur de l'ail, de l'ognon, de l'alcohol, de l'éther, du camphre, etc. La partie colorante rouge de la garance passe dans toutes les excrétions, et s'unit surtout à la partie calcaire des os. On distingue dans le lait l'amertume de l'absinthe, l'âcreté des crucifères, la fétidité des aulx, lorsque les animaux qui le fournissent ont brouté ces plantes. On sait qu'une partie des principes purgatifs du séné se dépose dans ce liquide trois ou quatre heures après qu'une nourrice a pris la poudre ou l'infusion de cette feuille, etc.

Les matériaux qui produisent les phénomènes que nous venons seulement d'indiquer et que nous aurions pu détailler plus longuement, existaient dans le sang et circulaient avec lui. C'est avec ce liquide qu'ils sont arrivés dans les organes sécréteurs et exhalants ; c'est du milieu de cette chair coulante, où ils se trouvaient simplement interposés, qu'ils sont sortis pour se mêler à la matière des excrétions. Supposerait-on des communications directes par où les molécules médicamenteuses se porteraient des voies digestives à la vessie et aux mamelles? cette objection ne regarderait que l'urine et le lait. Mais pour arriver à la surface cutanée, pulmonaire, et dans les autres issues excrétoires, ces molécules ont dû traverser les vaisseaux sanguins. D'ailleurs les principes des substances médicinales ne se remarquent-ils pas également dans les excrétions, lorsqu'on applique ces substances sur les autres surfaces ? Sept minutes après avoir injecté une solution de prussiate de potasse dans les cellules bronchiques, on a démontré la présence de cette matière saline dans l'urine.

La substance des médicaments pénètre donc dans la masse sanguine, et il faut attribuer la plupart des phénomènes qu'ils suscitent dans l'économie animale à l'impression que leurs molécules exercent sur les tissus organiques. Cependant des physiologistes ont refusé de croire à l'existence des particules médicamenteuses dans le torrent circulatoire, parce qu'on ne pouvait pas les y découvrir. A Lyon, on donna à des chevaux jusqu'à vingt livres d'écorce de chêne. Dans les urines rendues par ces animaux, il y avait une assez forte proportion de tannin, mais on ne put trouver ce principe dans le sang. Darwin rapporte qu'un de ses amis avala deux gros de nitre dissous dans du punch, et mangea une vingtaine d'asperges cuites. Il rendit peu après une urine colorée, qui exhalait une odeur très fétide ; on lui tira du bras quatre onces de sang, dans lequel on ne reconnut pas cette odeur. La sérosité qui s'en sépara ne contenait pas de nitrate de potasse, pendant que cette substance saline existait dans l'urine. On tenta d'autres expériences avec le prussiate de potasse. Le sulfate de fer colorait d'un bleu vif les urines de ceux qui en prenaient, le sérum du sang restait insensible à l'action de ce réactif.

Ces expériences physiologiques sont loin de résoudre la question qui nous occupe. S'il est ordinairement difficile de démontrer l'existence des molécules médicamenteuses dans le sang, c'est que, disséminées dans toute la masse de ce liquide, elles ne se trouvent nulle part en assez grande quantité pour être distinguées par nos sens, ou dévoilées par les agents chimiques. Car, si l'on fait prendre à un animal une forte dose d'une substance médicinale, si les circonstances sont favorables à l'absorption de ses principes, et que cette substance jouisse de propriétés saillantes et faciles à saisir, alors on découvre sans peine ses molécules dans le sang. M. Magendie fit avaler à un chien trois onces d'alcohol étendu d'eau; au bout d'un quart d'heure tout le sang de l'animal était imprégné de l'odeur de cette liqueur. La présence du camphre et de plusieurs plantes odorantes a été également reconnue dans le fluide sanguin par ce physiologiste. *Précis élément. de physiologie*, tome 2, p. 169, 182. MM. Tiédemann et Gmélin, professeurs à Heidelberg, ont aussi trouvé le sang des veines mésentériques et de la veine splénique, et surtout celui de la veine-porte, chargé de l'odeur du camphre, du musc, etc., dans des animaux auxquels ils avaient fait avaler ces substances. (*Recherches sur la route que prennent div. subst. pour passer de l'estom. et du canal intest. dans le sang*, etc., *Paris*, 1821).

Les expériences que M. le docteur Meyer, professeur d'anatomie et de physiologie, vient de publier, peuvent éclairer le sujet qui nous occupe. Il injecta du prussiate de potasse dans les poumons par une ouverture pratiquée à la trachée-artère; peu après il retrouva ce sel dans le sang de l'animal : le sulfate ou l'hydro-chlorate de fer, mêlé avec ce liquide, occasionait un précipité vert ou bleu. Il poursuivit ce prussiate de potasse dans tous les tissus, jusque dans la profondeur des organes; quelques heures après son injection dans les voies pulmonaires, il était répandu sur tous les points du système animal. L'hydro-chlorate de fer signala sa présence dans un grand nombre de parties solides : le tissu cellulaire de tout le corps, les membranes fibreuses, aponévrotiques, ligamenteuses, les membranes séreuses, notamment l'arachnoïde, la plèvre, le péritoine, la membrane muqueuse du canal intestinal, prirent une couleur verte ou bleue, lorsqu'on les arrosa d'une solution de ce réactif; les poumons, les reins, soumis au même agent, se colorèrent aussitôt en bleu. *Journ. complém. du diction. des sc. méd.*, tome 11, p. 22.

Remarquons ici que si les urines se prêtent si facilement à la démonstration des molécules médicamenteuses, c'est que l'organe qui les fournit est la voie par où la nature a coutume d'expulser la plus grande partie des matières que l'absorption entraîne dans le sang, lorsqu'elles ne sont pas susceptibles d'être assimilées. Répandues dans le système animal, les molécules de ces matières étaient partout rares, partout difficiles à saisir. En les poussant par les reins, la nature opère leur rapprochement; elle les concentre, et il devient aisé de signaler leur présence dans l'humeur excrétée qui les recèle.

Au reste, quand on veut découvrir les molécules médicamenteuses dans le sang lui-même, il faut tirer le fluide sanguin que l'on veut soumettre à l'expérience, dans le point du système circulatoire où il doit se trouver le plus de ces molécules. Prises sur les membranes muqueuses ou sur la peau, celles-ci sont mêlées au sang veineux, avec lequel elles arrivent au cœur, pour de là être portées dans les poumons; or, sur la vaste surface des cellules bronchiques, il s'en échappe déjà une quantité notable, que l'air enlève et reporte hors du corps. Les expériences du professeur Orfila (*Toxicologie générale*) prouvent que les molécules des substances qui traversent les voies intestinales des animaux sont abondantes dans l'air que l'expiration ramène des poumons. La ligature de l'œsophage a démontré qu'elles ne provenaient pas de l'estomac. Le sang qui revient des poumons au cœur est donc dépouillé, à son passage dans le système respiratoire, d'une grande partie des molécules qu'il avait reçues de l'absorption. Celles qui lui restent passent avec le fluide sanguin dans les artères; elles se répandent dans toutes les parties du corps; mais alors elles gagnent les surfaces exhalantes, elles arrivent dans les organes sécréteurs, par où une nouvelle portion de ces molécules s'écoule encore. Ces appareils sécréteurs et exhalants sont en effet comme placés autour de l'organisme animal, pour opérer le départ, pour décider l'expulsion de tous les principes qui ne peuvent s'assimiler ni aux humeurs, ni aux solides. Ainsi, dans son cours à travers les organes du corps, le sang éprouve une dépuration continuelle; et lorsqu'il arrive aux veines, il n'a plus qu'un faible reste de tous les principes que l'absorption lui avait fournis. Cependant c'est ce sang purifié que l'on examine le plus souvent; c'est sur le sang veineux des membres qu'ont été faites les recherches d'après lesquelles on a prononcé que les molécules de la substance des médicaments ne pénétraient pas dans le torrent circulatoire.

Ces remarques physiologiques prouvent suffisamment que les effets généraux auxquels l'emploi d'un médicament donne lieu, sont souvent le produit de l'impression que font ses molécules sur les organes vivants, pendant qu'elles circulent avec le sang. Ces effets offrent comme l'expression sensible, extérieure, de l'opération occulte que les molécules de ce médicament font éprouver à toutes les parties du système animal. Maintenant considérons dans l'absorption des substances médicamenteuses, 1° ces substances elles-mêmes; 2° les surfaces sur lesquelles on les applique.

Toutes les matières naturelles qui sont médicinales ne se prêtent pas également à l'acte de l'absorption. Toutes ne sont pas prises avec la même facilité par les suçoirs qui exécutent cette fonction. Les expériences de MM. Tiédemann et Gmélin prouvent que les sels métalliques, le fer, le mercure, sont expulsés en grande partie avec les matières fécales, tandis que l'odeur de l'assa fœtida, du camphre, du musc, etc., n'est plus sensible à la fin des intestins grêles et dans les gros intestins. Les substances que l'on administre en dissolution dans un liquide, celles qui se présentent aux bouches inhalantes unies à la sérosité qu'exhalent les surfaces sur lesquelles on les applique, s'absorbent très vite et avec une facilité que nous ne devons pas méconnaître. Les corps médicamenteux que l'on donne dans un état sec ou pulvérulent, ceux dont les principes ne peuvent contracter d'union avec les liquides qui humectent les surfaces muqueuses et cutanées, entrent avec peine, avec lenteur, dans les conduits qui doivent les transmettre dans le torrent circulatoire. L'absorption des médicaments dont nous parlons ici est ordinairement imparfaite : ils traversent le canal intestinal, sans disparaître entièrement; on les retrouve encore dans les gros intestins. Toutefois une proportion plus ou moins grande des molécules de ces agents pénètre toujours dans le sang : on les y découvre comme celles des autres substances. On peut même demander si ces molécules qui restent étrangères aux liquides animaux, qui s'y maintiennent libres de toute combinaison, n'ont pas plus d'action sur les fibres vivantes lorsqu'elles les abordent, si elles ne font pas sur les tissus organiques une impression plus vive et plus profonde lorsqu'elles les pénètrent avec le sang. On sait de plus qu'une qualité âcre, acerbe, mordicante de ces molécules ne peut être un obstacle invincible à leur admission, à leur introduction dans les conduits absorbants, puisque les composés corrosifs, les poisons brûlants même, y pénètrent, comme on le remarque dans les empoisonnements.

Voyons maintenant les surfaces qui reçoivent les matières médicinales : ces surfaces sont garnies d'une multitude de suçoirs, et ce sont ces derniers qui introduisent les molécules médicamenteuses dans l'économie animale; mais cette action absorbante présente plusieurs considérations. 1° Il faut qu'il s'établisse un contact intime entre la substance médicinale et les bouches inhalantes qui la recouvrent, si l'on veut que l'absorption ait de l'activité. Si l'application de cette substance n'est pas immédiate, elle reste en quelque manière étrangère au système animal, l'inhalation est languissante. 2° Les suçoirs absorbants ne montrent pas la même avidité sur toutes les surfaces; il en est où ils travaillent avec une promptitude, une vivacité, une puissance remarquables; sur d'autres, l'absorption offre une inertie singulière. Le praticien doit donc considérer la condition, la valeur physiologique de la surface sur laquelle il va appliquer un médicament. 3° Les surfaces propres à l'application des agents pharmaceutiques peuvent être dans une disposition morbide : celle-ci modifiera nécessairement l'exercice de leur faculté absorbante. Peut-on attendre un égal produit de l'absorption d'une surface qui serait dans un état de relâchement, qui aurait perdu de sa vitalité, et de celle qui au contraire se trouverait plus chaude, plus sèche, irritée? 4° Il peut arriver que le contact du médicament soit pénible pour l'organe qui le reçoit, et que ce contact provoque des mouvements, des secousses qui détacheront la substance médicamenteuse, qui décideront même son expulsion. Aussitôt après l'ingestion d'un médicament survient-il un vomissement qui ramène cet agent hors de la cavité gastrique, il ne peut y avoir pénétration de ses molécules dans le système animal. Quand l'arrivée d'une substance médicinale dans les intestins excite les contractions musculaires de ces organes, cette substance les traverse avec une vitesse inaccoutumée, elle fait dans leur intérieur un trop court séjour, l'absorption en recueille à peine quelques particules. 5° Une disposition générale de l'économie animale peut aussi nuire à l'exercice de l'absorption des matières pharmacologiques. M. le docteur Magendie a démontré que la pléthore ralentit cette fonction. Il a expérimenté en même temps qu'une effusion de sang, qu'une déplétion des vaisseaux sanguins lui restituait aussitôt toute son énergie : fait important pour le thérapeutiste, puisqu'il lui apprend que l'on doit peu compter sur les effets physiologiques qui dépendent de l'absorption d'un médicament, lorsqu'on l'administre à un malade qui a le pouls fort et plein, chez lequel le sang se porte avec force vers les extrémités artérielles : mais en même temps il voit qu'il suffira de saigner ce malade, de désemplir son système sanguin, pour rétablir chez lui l'action absorbante. Toutes ces remarques intéressent le thérapeutiste dans les cas très fréquents où les avantages qu'il attend d'un médicament dépendent de l'intromission de ses principes dans le corps malade.

De l'action qu'exercent les médicaments par le jeu des sympathies.

Tous les médicaments ne tirent pas leur activité de l'absorption de leurs principes; il en est dont la puissance se propage d'une autre manière. Tout à l'heure c'étaient les artères qui répandaient partout les molécules médicamenteuses, qui par là soumettaient toutes les parties vivantes à l'action de ces dernières. Les nerfs paraissent remplir parfois le même office, et porter aux organes les plus éloignés l'influence des agents pharmaceutiques.

Ce mode de communication, pour être secret et

inconnu dans son mécanisme, n'en est pas moins bien constaté. On a vu des médicaments susciter, peu après leur arrivée dans l'estomac, un trouble général, des phénomènes importants; tous les organes semblaient ressentir leur pouvoir, toutes les fonctions de la vie prenaient un autre mode d'exercice. Cependant le vomissement ramenait au dehors la substance avalée; et elle n'avait rien perdu de son poids ni de son volume.

Les effets organiques qui émanent d'une cause sympathique sont dignes de l'attention du pharmacologiste. Une impression est exerçée sur un point du corps, bientôt elle se répète sur tous les autres; elle semble devenir, d'une manière soudaine, commune à divers appareils organiques. Ces derniers n'ont eu aucune relation directe avec le médicament, cependant ils éprouvent une modification dans leur vitalité actuelle; leurs mouvements prennent une autre mesure; l'exercice de leurs fonctions se fait suivant un autre rhythme. A en juger par les variations qui surviennent dans l'état de ces appareils, on croirait que la substance médicinale agit directement sur leur tissu.

Les médicaments qui étendent leur puissance par le moyen des communications sympathiques, font toujours une impression plus ou moins remarquable sur le lieu où on les applique. Vous faites prendre une cuillerée d'une potion qui contient de l'opium; cette substance change d'abord le mode de vitalité de l'organe gastrique, donne aux nerfs de ce viscère une nouvelle disposition qui se communique aussitôt à tout l'ensemble du système cérébral. C'est alors que vous voyez cesser les accidents spasmodiques qui avaient leur siége dans des organes éloignés. Les agents médicinaux attaquent la surface qui les reçoit, et c'est cette agression qui paraît provoquer le jeu des sympathies ; c'est de ce lieu que part la puissance médicinale, pour se propager aux autres parties de l'économie animale. Ainsi, lorsque l'on administre le kermès minéral, l'ipécacuanha, l'oxymel scillitique, etc, pour en obtenir un effet expectorant, ces substances stimulent d'abord l'estomac, puis, par le ressort des sympathies, leur action excitante se transmet aux organes pulmonaires, auxquels elle redonne de l'énergie, dont elle réveille la force expulsive. L'observation clinique nous montre qu'une cuillerée d'une potion où se trouvent les matières médicinales dont nous venons de parler est à peine arrivée dans l'estomac, que la toux prend un autre caractère, que l'expectoration devient plus facile.

Dans certains médicaments, la puissance médicinale semble sortir d'une double source ; ces agents suscitent un ordre d'effets organiques qui sont une suite bien évidente de l'absorption de leurs molécules ; mais en même temps on voit naître d'autres phénomènes qui procèdent d'une influence sympathique. Aussitôt après l'emploi de l'alcohol, les forces vitales augmentent dans tout le système animal ; cette confortation instantanée est un produit de l'excitation du système gastrique, qui a comme retenti à la fois dans toutes les parties, par l'intermédiaire des nerfs ; puis plus tard se manifestent d'autres effets qui tiennent à l'impression des molécules alcoholiques sur les tissus vivants. De même, la valériane sauvage, le safran, ont une propriété excitante ; l'emploi de ces productions fait naître tous les changements organiques que l'exercice de cette propriété a coutume de produire : mais au milieu de ces changements, on distingue des phénomènes nerveux que les autres substances excitantes ne produisent pas, et dont la plupart ont une origine sympathique.

C'est toujours dans l'appareil cérébral que l'on doit chercher le secret de la transmission de la puissance médicinale par la voie des sympathies. Toutes les impressions nouvelles ou insolites qui s'exercent sur les organes se rendant aussitôt au cerveau, et ce dernier pouvant transmettre aux diverses parties du corps, par d'autres expansions nerveuses, ce qu'il vient de ressentir, le mécanisme de la propagation sympathique de la vertu des médicaments devient facile à concevoir. Le cerveau étant en correspondance directe, à l'aide des nerfs, avec tous les tissus vivants, peut ainsi leur rendre commune une influence qui lui arrive par quelques uns de ses moyens de communication ; une action médicinale, qui semble bornée à un seul point, se répand par ces routes secrètes dans l'économie tout entière. Il serait bien curieux de pouvoir assigner le rôle que jouent dans les phénomènes qui nous occupent les nerfs ganglionaires ou le trisplanchnique. Toutes les parties de ce système nerveux se tiennent, se correspondent ; il est en relation intime avec le cerveau et avec la moelle épinière : il anime les principaux viscères. Sa disposition anatomique n'atteste-t-elle pas l'intention de former un ensemble, un tout des appareils organiques les plus essentiels à la vie ?

Lorsque les avantages que l'on attend du médicament auquel on a recours émanent d'influences sympathiques, il devient important, 1° de considérer l'étendue de l'impression que cet agent fait sur le lieu du corps qui le reçoit; 2° d'étudier les relations que ce lieu entretient avec les principaux appareils organiques. Toutes les surfaces sur lesquelles on applique des médicaments ne sont pas également habiles à mettre en jeu les sympathies; elles n'ont pas toutes des moyens également sûrs pour porter aux autres parties les impressions qu'elles ressentent. On doit surtout examiner la disposition actuelle de celle que l'on choisit. Lorsque la sensibilité de la surface gastrique est affaiblie ou engourdie, les effets sympathiques des agents médicinaux paraissent moins marqués, et naissent avec plus de peine. Cette surface est-elle plus sensible, irritée; les effets sympathiques des médicaments se montrent plus prompts et offrent beaucoup plus d'intensité. Si l'on suit les effets physiologiques que provoquent le camphre, l'arnica, la digitale pourprée, etc., on voit qu'un quart, un cinquième de la dose ordinaire cause, aussitôt après son ingestion, des vertiges, des éblouissements, de l'agitation lorsque la substance médicinale arrive sur une surface qui est dans un état de phlogose. Au contraire, les poisons n'agissent plus dès que l'estomac est frappé de stupeur. On a pu donner impunément de fortes doses d'extrait de noix vomique à des animaux auxquels on avait fait la ligature ou la section des nerfs pneumo-gastriques. M. Dupuy a fait descendre dans l'estomac d'un cheval dont les nerfs de la huitième paire avaient été coupés, deux onces de noix vomique râpée et mise en bols;

cette substance n'a produit aucun effet. La même quantité donnée à un autre cheval qui n'avait pas subi cette opération, l'a fait périr en peu d'heures, après trois accès terribles qui avaient été précédés de convulsions violentes et de roideur tétanique.

Des médecins voudraient n'admettre que la voie des sympathies pour la transmission de la vertu des médicaments, de la partie du corps sur laquelle on les applique à toutes les autres. Selon eux, les médicaments que l'on administre à l'intérieur, par exemple, agissent sur la surface gastrique, et c'est cette impression qui, propagée au cerveau d'abord, et par le moyen des nerfs à tout le système animal, devient la cause des effets physiologiques, ainsi que des produits thérapeutiques qui suivent leur administration. Mais cette hypothèse peut-elle être admise? D'abord il est constant que les molécules des médicaments que nous prenons pénètrent dans le fluide sanguin, qu'elles circulent avec lui. Il est constant que ces molécules ne sont point assimilables, qu'elles n'entrent point dans la constitution du sang. Il est de plus prouvé qu'elles conservent dans ce fluide leurs qualités physiques et chimiques, puisqu'elles reparaissent avec ces dernières dans les humeurs sécrétées ou exhalées. Or comment concevoir que ces molécules pénétreraient avec le sang dans les tissus organiques, qu'elles se trouveraient en contact avec toutes les fibres, et qu'elles resteraient dans l'inertie? N'est-il pas naturel de penser que ces particules agissent sur tous les appareils organiques dans lesquels elles arrivent, et que ce sont ces agressions répétées sur tous les points de l'économie animale, multipliées en quelque sorte par le nombre des fibres qu'elles attaquent à la fois, qui causent les variations que l'on observe dans l'exercice des fonctions de la vie après l'usage des agents médicinaux? Ces derniers ne produisent ils pas les mêmes effets généraux, soit qu'on les porte dans l'estomac ou qu'on les injecte dans les veines? N'obtient-on pas souvent un résultat physiologique semblable, en les appliquant sur la peau, sur la surface interne des gros intestins, ou dans l'estomac?

De l'action que les médicaments exercent par la contiguité des organes.

Il est certain qu'un médicament qui recouvre une partie du corps ne borne pas son action à sa superficie, mais qu'il étend son influence à travers les tissus qui se trouvent au-dessous, et qu'il peut par là atteindre des organes situés assez profondément. L'agent médicinal semble alors propager sa force active par une sorte d'irradiation. Cette force embrasse un rayon souvent assez étendu, et tous les organes compris dans cette limite sentent sa puissance, et l'expriment par les variations que l'on remarque dans leur état actuel, dans leurs mouvements, dans leurs fonctions.

La thérapeutique modifie souvent d'une manière favorable l'état actuel de certains organes, en agissant sur eux par voie de contiguité. C'est ainsi qu'elle veut opérer, lorsqu'elle applique sur la région épigastrique une emplâtre de thériaque, un sachet de quinquina, pour fortifier l'appareil digestif, ou pour faire cesser des vomissements spasmodiques, etc. On met aussi des épithèmes composés de substances toniques, excitantes, émollientes, calmantes, sur la région du foie, de la vessie et des autres organes. L'intention du médecin, dans ces circonstances, est de faire pénétrer la vertu des médicaments de dehors en dedans, depuis la surface externe sur laquelle repose la matière médicinale, jusqu'à l'organe malade dont on veut changer le mode de vitalité. L'imagination pourrait suivre de proche en proche les progrès de cette influence médicinale, en donnant en profondeur et en circonférence une certaine latitude à l'impression que le médicament fait sur le lieu avec lequel on le met en contact.

C'est encore par le mode d'action dont nous parlons que se rendent utiles les cataplasmes, les onguents, dont on recouvre les tumeurs inflammatoires, les congestions froides, les engorgements de glandes, etc. Leur puissance médicinale pénètre les parties sous-jacentes pour atteindre les tissus malades. Dans une phlegmasie des voies pulmonaires avec une toux sèche et fatigante, une cuillerée de looch blanc ou d'une potion d'huile douce et de sirop a pu à peine lubrifier le pharinx et l'intérieur de l'œsophage, que déjà le malade éprouve du soulagement, souvent même rend quelques matières par l'expectoration. Peut-on méconnaître que l'impression émolliente, relâchante, que ce composé onctueux fait le long du canal œsophagien, se transmet alors jusqu'aux organes pulmonaires dont il est très rapproché?

Il ne sera pas inutile de rappeler ici les expériences de M. Lebkuechner, desquelles il résulte que les substances salines, âcres, acerbes, que l'on applique sur une des faces du péritoine pénètrent à travers cette membrane, et se montrent peu de minutes après sur la face opposée, même dans les muscles qu'elle recouvre. Ainsi vingt grains de muriate de fer dissous dans une demi-once d'eau furent poussés dans le ventre d'un chat : quatre minutes après, la face externe du péritoine teignait le papier et prenait une teinte bleue par le prussiate de potasse. On fit la même expérience avec de l'encre noire : au bout de dix minutes, on tua l'animal ; les muscles appuyés sur le péritoine étaient noirâtres, et la face externe de cette membrane noircissait le papier. (*Journ. compl. du Diction. des Sc. méd.*, *tom.* v, *p.* 240.) Nos tissus sont-ils donc perméables pendant la vie, et les principes des médicaments que l'on applique dessus peuvent-t-ils les pénétrer par une sorte d'imbibition ?

Dirons-nous ici que sur quelques surfaces on trouve le moyen d'exciter des appareils sécréteurs, de loin et sans toucher leur tissu ? L'observation physiologique prouve qu'il suffit d'irriter l'extrémité du conduit excréteur d'une glande pour faire entrer celle-ci dans une sorte de turgescence, et accélérer sa fonction sécrétoire. C'est ce que font les émétiques et les purgatifs, lorsqu'ils arrivent dans le duodénum ; l'impression que ressent l'extrémité du canal cholédoque se transmet au foie et au pancréas ; ces organes se mettent dans un état d'orgasme et fournissent une grande quantité de bile et d'humeur pancréatique. C'est encore ce que nous voyons arriver pendant l'usage des masticatoires irritants : toutes les glandes salivaires éprouvent un gonflement, leur action sécrétoire devient excessive, la salive découle en abondance de la bouche.

De l'action des médicaments par révulsion.

Lorsqu'un médicament irrite un point du corps, qu'il y appelle le sang, il crée un foyer de vitalité, de fluxion, et un centre de perceptions morbides. La médecine clinique met souvent en pratique ce procédé, pour déplacer des irritations, des phlogoses imminentes, des spasmes fixés sur le cerveau, sur la poitrine, sur l'estomac, etc. C'est par cet effet physiologique que les pédiluves chauds, chargés de sels ou de savon, les sinapismes, les épispastiques, deviennent souvent des secours si efficaces. C'est aussi en établissant, pendant plusieurs heures, une irritation sur la surface intestinale, que les purgatifs se rendent utiles dans quelques affections de la tête et de la poitrine, enlèvent subitement des céphalées, des étouffements, etc.

On peut encore trouver une sorte de révulsion dans l'opération des médicaments qui deviennent sudorifiques, diurétiques, emménagogues. Le développement subit qu'ils provoquent dans la vitalité de l'appareil cutané, de l'appareil urinaire ou utérin, a souvent sur les autres organes du corps une influence révulsive. La grande somme de vie que reçoit alors celui de ces appareils qui entre en action, le rend momentanément comme un point où aboutissent les mouvements organiques; et s'il existe dans le même temps sur quelques tissus vivants une irritation, même une phlogose récente, encore peu tenace, le travail établi par l'agent médicinal sur la surface de la peau, sur les reins ou sur l'utérus, peut détourner, anéantir, ou au moins diminuer cette affection pathologique.

De l'injection des médicaments dans les veines.

Nous ne ferons ici qu'une simple mention de ce procédé. Il présente trop d'inconvénients, même de dangers, pour devenir jamais usuel. On sait que les partisans de cette manière de médicamenter l'économie animale, insistaient principalement sur les décompositions que la faculté digestive de l'estomac devait opérer dans les principes des matières médicinales, et sur l'altération qu'éprouvaient alors les propriétés curatives dont on les supposait dépositaires. C'était pour les trouver avec la suprême efficacité dont on disait que l'auteur de toutes choses les avait pourvues, que l'on imagina de les verser immédiatement dans les veines. Comme en même temps on admettait que toutes les maladies avaient leur cause matérielle dans le sang, il paraissait incomparablement plus utile de porter immédiatement dans ce liquide les remèdes qui devaient la détruire. Nous nous contenterons d'observer : 1° que les forces gastriques ne dénaturent dans les productions végétales ou animales qui servent à former des médicaments, que les matériaux qui ont une qualité alimentaire, comme le sucre, le mucilage, la fécule, etc. ; mais qu'elles ne peuvent rien contre les principes qui recèlent une propriété médicinale, comme le tannin, l'extractif, la résine, etc. ; 2° que les agents pharmacologiques n'ont pas de vertus curatives qu'ils puissent perdre en passant dans l'estomac, puisque les avantages que procure leur usage, dérivent de l'action qu'exercent sur nos organes les principes dont nous venons de parler, et des effets physiologiques qui en sont la suite.

Le docteur Schwilgué a de plus proposé d'admettre un mode de propagation de l'action des médicaments, par la continuité des tissus organiques : ainsi une impression faite sur l'origine ou sur un point d'une membrane muqueuse se répand fréquemment sur toute la surface : la similitude d'organisation de ces tissus, la communauté de vie qu'ils entretiennent, explique cette propagation. Il voulait aussi que les agents pharmaceutiques étendissent leur puissance par la subordination de certains organes à l'égard des autres : ainsi, en changeant l'état actuel de l'estomac, on influait sur l'appareil cérébral ; il est évident que ce mode de transmission rentre dans celui qui tient à la sympathie. Enfin on a proposé d'admettre un pouvoir sur certains organes en particulier, par suite d'une action générale ; ce qui revient encore ou à l'action qu'exercent les médicaments, par suite de l'absorption de leurs molécules, ou à celle qui procède du jeu des sympathies.

Du pouvoir de l'habitude sur l'action des médicaments.

Si l'on réitère tous les jours l'administration du même médicament, si son action se répète sans interruption sur la même surface, on observe un résultat singulier. La puissance de cet agent pharmacologique paraît s'affaiblir de jour en jour, il perd peu à peu de son énergie, il finit par ne plus produire d'effets sensibles. On le voit alors rester impuissant sur des parties où, peu de temps auparavant, sa présence se signalait par une activité remarquable. Toutefois, l'inertie du médicament n'est ici qu'apparente, car pour lui, il n'a éprouvé aucun changement; il a conservé ses principes, ses qualités physiques et chimiques, toutes ses propriétés: il met encore en jeu la faculté qu'il a d'attaquer les tissus qui sont doués de la vie : mais c'est l'état vital de ces derniers qui n'est plus le même, c'est la susceptibilité des parties sur lesquelles le médicament agit, qui a subi une modification. Comme ce sont les organes qui exécutent les effets immédiats des agents médicinaux, quand ils ne sentent plus l'aiguillon de ces derniers, leurs mouvements naturels ne varient pas; alors ces agents paraissent sans force, sans activité. Quoi qu'il en soit, voilà sans doute un phénomène très curieux pour le physiologiste; il acquiert une autre importance aux yeux du thérapeutiste. Ce dernier apprend, par cette observation, qu'il faut augmenter progressivement la dose des médicaments dont on continue l'usage pendant quelque temps, si l'on veut que l'action de ces médicaments conserve toujours la même étendue, la même intensité. Le fait physiologique qui nous occupe lui montre aussi qu'il est sage de suspendre de loin à loin l'administration des agents dont l'emploi doit durer plusieurs mois, afin que les organes ne deviennent pas, par le pouvoir de l'habitude, insensibles à leur impression.

Ce n'est pas seulement avec la puissance des agents

pharmacologiques que nos parties vivantes parviennent à se familiariser ; on sait qu'elles peuvent aussi émousser la violence des poisons les plus redoutables, braver le contact des substances les plus délétères. Il suffit, pour rendre inoffensive la matière dont on redoute l'action, de n'en prendre d'abord que de très petites doses, d'y ajouter tous les jours quelque chose, d'observer avec soin le produit de ces augmentations successives, pour ne pas les faire d'une manière trop brusque ; car il faut retenir le pouvoir de la matière vénéneuse dans des limites qui l'empêchent d'être nuisible. Ici, les résultats étonnent toujours l'observateur. Il est au fond difficile de concevoir comment l'estomac, par exemple, soutient, sans éprouver de dommage, le contact d'une substance qui a coutume d'éteindre sa vitalité, ou de détruire en un instant sa texture, seulement parce que l'on a commencé à n'introduire dans sa cavité que de très petites quantités de cette substance, et que prévenu en quelque sorte journellement de l'agression qu'il allait recevoir, cet organe s'est mis en mesure d'y résister. La dixième partie, ou même moins encore de ce que l'on prend sans inconvénient, aurait causé les plus grands ravages, si on l'avait porté tout à coup dans l'estomac ; mais si ce viscère a été préparé par l'habitude à soutenir son impression, cette masse de substance vénéneuse ne cause plus de mal.

Nous devons ici examiner le pouvoir de l'habitude, 1° sur les surfaces qui reçoivent immédiatement les médicaments ; 2° sur les tissus vivants dans lesquels leurs molécules pénètrent avec le sang, après leur absorption ; 3° sur les effets qui naissent du jeu des sympathies. Il est facile de constater la faculté qu'ont les surfaces gastrique, intestinale, oculaire, buccale, etc., de se rendre insensibles au contact des médicaments, lorsque l'on réitère tous les jours l'application de ces agents sur elles. L'observation clinique nous montre que la force des composés pharmaceutiques dont on se sert pendant quelque temps, décroît progressivement, et que ces composés finissent par n'avoir plus prise sur les parties, qui d'abord recevaient des atteintes très vives de leur présence. Remarquons qu'une surface peut cesser de sentir l'impression d'un médicament, sans que ce dernier ait perdu son pouvoir sur les autres. Telle substance n'agit plus sur l'estomac, qui a conservé toute son énergie si vous vous en servez en lavement ou si vous la portez sur la surface des yeux, etc. Ajoutons que nos organes n'anéantissent pas avec la même promptitude, avec la même facilité, la force agissante de tous les médicaments. Les substances qui ont une propriété irritante conservent plus long-temps leur activité; celles qui ont une vertu stupéfiante cèdent plus tôt.

Quand une surface est devenue insensible à l'action d'un médicament, ses suçoirs absorbants n'en conservent pas moins leur énergie. Pendant que cet agent est comme inactif sur ce point du corps, ses molécules sont importées dans la masse sanguine; il ne fait plus d'impression sur le lieu qui le reçoit, mais il provoque, dans les mouvements des autres organes et dans l'exercice des diverses fonctions de la vie, des changements qui mettent en évidence son pouvoir.

Bientôt les fibres, les tissus organiques s'habitueront eux-mêmes au contact des molécules qui leur arrivent avec le sang; ils finiront par ne plus sentir leur aiguillon. Le corps entier paraîtra rempli de ces molécules actives, et rien ne viendra déceler leur présence.

L'habitude peut donc rendre une surface presque insensible à l'action d'un médicament, sans garantir les autres organes du corps des atteintes de sa puissance, si l'absorption porte toujours ses molécules dans le sang, et que celles-ci pénètrent des tissus que l'assuétude ne défend pas. Mais cette indépendance de l'action locale et de l'action générale n'a plus lieu pour les effets qui naissent du jeu des sympathies, parce que ces derniers ont leur principe dans la partie médicamentée. Quand les extrémités sentantes, qui s'épanouissent sur une surface, ne sont plus ébranlées par la présence d'un médicament, les communications nerveuses qui transmettaient au loin la vertu de ce dernier paraissent rompues; l'emploi de cet agent ne provoque plus les mouvements sympathiques qu'il avait coutume de faire naître.

Les premières fois que l'on administre certains médicaments, ils font naître des effets que l'on n'aperçoit plus quand la surface qui les reçoit s'est un peu accoutumée à leur action immédiate. Souvent l'arnica trouble les mouvements naturels du canal alimentaire, cause des déjections alvines, lorsqu'on commence à s'en servir. Les premières prises de térébenthine, en pilules, suscitent fréquemment une irritation passagère sur la surface intestinale, elles donnent lieu à des selles liquides. Le camphre, l'assa-fœtida, le vin antiscorbutique, les sucs dépurés, etc., occasionent à quelques personnes un malaise pénible à la région épigastrique, des tiraillements, des gonflements d'estomac, des pneumatoses intestinales, etc., qui cessent dès que les voies digestives se sont habituées au contact de ces substances. Or ces effets sont de véritables accidents dans la médication que suscitent les agents dont nous venons de parler. Ce n'est point de ces mutations transitoires que la thérapeutique attend des avantages, ce ne sont point ces phénomènes momentanés qu'elle oppose aux mouvements pathologiques; aussi, quand, au bout de deux ou trois jours, l'estomac et les intestins se familiarisent avec ces médicaments, et que leur administration ne fait plus naître les effets qui nous occupent en ce moment, leurs principes actifs n'en provoquent pas moins les changements organiques que l'on désirait de leur action, on en retire toujours toute l'utilité que l'on était en droit d'en espérer. Ces produits accidentels des agents pharmacologiques ont si peu d'importance, que les ingrédients qui entrent dans les formules, sous le titre de correctifs, ont ordinairement pour objet de les prévenir, en empêchant les substances qui forment la base du composé, de faire une impression trop vive sur l'organe gastrique et sur la surface intestinale.

On doit distinguer l'habitude dont nous venons d'observer le pouvoir sur les tissus vivants, de ce que l'on nomme encore habitude, lorsque l'on considère l'influence des climats, des saisons, des constitutions atmosphériques, etc., sur l'homme. Ici il n'y a plus un simple anéantissement d'une puissance extérieure par la répétition des mêmes impressions. Sous l'empire d'une autre latitude, d'une autre saison, d'un air doué de qualités différentes, etc., les mouvements des organes ont adopté un mode particulier d'action, les fonctions assimilatrices ont suivi un rhythme nouveau; et c'est lorsque le sang, les organes, tout le système animal a pris une complexion organique spéciale, que le corps passe pour s'être habitué au nouvel ordre de choses au milieu desquelles il vit. Mais alors son état physique, sa constitution intime, sa prédisposition, la nature de ses maladies, tout annonce qu'il n'est plus le même; et si les puissances extérieures ont cessé d'agir sur lui, c'est qu'il s'est mis comme en harmonie avec elles.

CHAPITRE V.

DES EFFETS DES MÉDICAMENTS.

L'action d'un agent pharmaceutique sur le corps vivant donne naissance à une série de mutations, de phénomènes et de résultats que l'on a confondus sous le titre commun d'*effets du médicament*. Cette locution, dans le sens étendu qu'on lui laisse en matière médicale, embrasse divers produits qui ne se développent que d'une manière successive, qui ne dépendent pas tous d'une même cause, et qui souvent se déduisent les uns des autres. Les changements physiologiques que le médicament fait naître aussitôt après son ingestion, dans les mouvements des organes et dans les actes de la vie, et les résultats avantageux que procure son usage, sont exprimés par un même mot; ce sont toujours les *effets* du médicament. Cette confusion d'idées qui devraient toujours être séparées et distinctes, se retrouve aussi dans l'emploi des expressions *vertus, propriétés, facultés*, etc., des médicaments. Quand on se sert de ces titres, on entend parler, tantôt de l'opération organique qui suit immédiatement l'administration des agents médicinaux, tantôt des amendements qu'ils peuvent procurer dans le traitement des affections pathologiques. Ce vice, dans la langue pharmacologique, a dû nuire aux progrès de cette science. Si l'on a si souvent négligé de noter les changements, les phénomènes que les médicaments produisent dans les mouvements actuels des appareils organiques, et dans l'exercice de leurs fonctions, c'est que l'on ne regardait, comme effets à signaler, que les avantages, les améliorations qui survenaient dans l'état de maladie contre lequel on les employait. Dans les observations, dans les expériences qui ont pour objet les facultés médicinales des substances naturelles, on voit souvent des divergences dans les opinions, des dissemblances dans les conclusions, qui n'existent qu'en apparence, et qui ne sont entretenues que par un malentendu; les uns s'occupent des effets primitifs, quand les autres n'ont en vue que les effets curatifs.

L'action d'un médicament pris à une dose convenable, peut se distinguer en deux temps, ou se séparer en deux parties : 1° Son contact avec nos organes provoque le développement de sa force virtuelle; celle-ci se met aussitôt en exercice, et des changements sensibles dans l'état actuel de la surface sur laquelle se trouve cet agent, annoncent sa puissance. Bientôt, soit que les molécules de la substance médicinale pénètrent dans les canaux de la circulation, et que le sang les répande partout; soit que des communications sympathiques propagent aux autres parties l'impression que cette surface éprouve, on voit ordinairement survenir des effets généraux; les actes de la vie suivent un autre rhythme; tous les appareils organiques prennent un autre ordre de mouvements. Ces mutations, suite directe de l'impression du médicament sur le corps vivant, forment le premier temps de son action, et ce que nous appellerons ses *effets immédiats* ou *physiologiques*. 2° Ces changements dans l'état actuel des organes, ces modifications dans leurs mouvements, ce nouveau mode d'exercice imprimé aux fonctions de la vie, peuvent, dans un corps actuellement malade, occasioner quelque résultat important; ils contrarieront les efforts morbifiques, ils arrêteront leurs progrès, ils susciteront des efforts opposés qui deviendront salutaires : la maladie perdra de sa violence, de son intensité; on obtiendra une amélioration marquée dans la situation du malade. Ce résultat donne la seconde partie des effets du médicament; ce sont ceux que nous nommons *secondaires* ou *thérapeutiques*. Au lieu de faire dépendre ceux-ci des premiers, on les a ordinairement attribués à l'exercice d'une propriété ou d'une vertu spéciale. Considérons en particulier ces deux parties de l'action d'un médicament, ou cette succession d'effets que provoque une seule et même administration des agents pharmacologiques.

SECTION PREMIÈRE. *Des effets immédiats des médicaments, ou du produit de leur force active.*

Les effets immédiats des médicaments comprennent ous les changements que le développement de leur activité peut produire dans l'économie animale. Les diverses parties qui composent le corps, en ressentent l'influence; mais les phénomènes qu'elle provoque ne sont pas également faciles à saisir, à constater partout. Les modifications qu'éprouvent le sang et les éléments organiques, resteront toujours soustraites à la perquisition de nos sens : c'est seulement dans le mode d'exercice que prennent les fonctions, que nous pouvons juger de la nature des impressions que les substances médicinales font sur le tissu de nos appareils. Quoi qu'il en soit, dans le corps actuellement soumis à la puissance d'un médicament, on peut chercher à connaître son action ou son pouvoir, 1° dans les fluides, 2° dans les solides, 3° dans les mouvements des organes. Portons successivement notre attention sur chacun de ces sujets.

De l'action que les médicaments exercent sur les fluides du corps.

On distingue plusieurs sortes de fluides dans le corps : nous nous attacherons au sang, à la lymphe et aux humeurs excrétées, et nous essaierons d'offrir quelques considérations générales sur la réalité et sur l'importance des changements que les médicaments peuvent déterminer dans l'état actuel de ces parties liquides.

Action des médicaments sur la lymphe.

Nous nommons lymphe le liquide que contiennent les vaisseaux lymphatiques. Ce liquide n'offre pas toujours la même couleur : on le trouve ordinairement incolore ; cependant il est souvent rosé, quelquefois il a une teinte jaunâtre. La lymphe passait pour être le produit complexe de l'inhalation que les vaisseaux lymphatiques exécutaient sur toutes les surfaces et dans toutes les cavités du corps. Mais on a élevé des doutes sur cette origine de la lymphe, en démontrant par un nombre assez considérable d'expériences que ces vaisseaux n'étaient pas les agents de l'absorption sur les surfaces séreuses, muqueuses, etc. M. Magendie (*ouvr. cité*) adopte l'opinion des anciens physiologistes, qui faisaient provenir la lymphe directement du sang, qui la regardaient comme la sérosité de ce fluide que les radicules lymphatiques recevaient des extrémités artérielles. Notons que si les vaisseaux lymphatiques ne jouissent point de la faculté d'attirer directement, dans leur intérieur, les particules des matières médicinales que l'on applique sur les membranes muqueuses, il ne peut exister dans le fluide qu'ils contiennent que les molécules médicamenteuses que lui transmet le sang.

La lymphe paraît dans l'économie animale une humeur moins vivante, moins animée que le sang. On ne voit pas les propriétés vitales s'exalter, les mouvements organiques s'accélérer dans le point du corps où la lymphe s'accumule, comme cela a lieu pour le fluide sanguin. Cependant la vie de ce liquide n'est pas tellement impuissante, que les matières médicinales puissent exercer sur lui une action chimique, et modifier sa composition intime par la combinaison de leurs principes avec les siens ; ce serait donc les modifications que ces composés pharmaceutiques susciteraient dans la vitalité des parties de la lymphe que nous aurions à recueillir, à constater.

En admettant que les molécules des médicaments se mêlent au fluide lymphatique, et qu'elles circulent avec lui, que pourrait-on en conclure ? comment décider si la présence de ces molécules produit quelque changement dans l'état actuel de ce composé humoral ? comment déterminer la nature, saisir le caractère de ce changement occulte? Tout ceci reste nécessairement hypothétique. Nous ne répéterons pas que tel médicament incise les parties constitutives de la lymphe, corrige sa viscosité, divise ses molécules concrétées, fond les épaississements morbifiques qui se sont formés dans son cours, etc.; que tel autre lui rend sa consistance naturelle, répare sa détérioration, etc, etc. La physiologie a repoussé ce langage de la science pathologique; elle doit également le faire proscrire de la matière médicale.

Action des médicaments sur les liqueurs excrétées.

Ici les effets opérés par les médicaments deviennent très apparents. La simple inspection des humeurs qui sortent du corps, les fait connaître, suffit même pour déterminer en quoi ils consistent. Il est facile de voir si une matière médicinale que l'on a introduite dans le corps, imprime à une excrétion des qualités particulières; si dans la couleur, dans l'odeur, dans la saveur de l'humeur que l'on examine, on retrouve les principes immédiats qui entraient dans la composition du médicament que l'on a employé. En abordant ce sujet, nous devons faire une remarque importante; c'est que les changements qu'éprouvent les excrétions après l'usage des substances médicamenteuses, dépendent de combinaisons chimiques qui ont lieu entre les molécules de ces substances et celles des humeurs animales. Ces changements ne procèdent plus de l'exercice de la vertu des médicaments. Nous savons que cette vertu ne se met en jeu que par le contact des parties vivantes, et que les effets qui suivent son développement, sont effectués par ces parties elles-mêmes. Or nous ne trouvons dans les humeurs excrétées ni la vie qui fait ressortir les impressions des médicaments, ni les efforts organiques qui constituent leurs effets.

Ces humeurs doivent être considérées ici comme des matières que les organes repoussent, comme des liquides que les forces vitales viennent d'abandonner, qui dès lors restent étrangers à la vie. Ces humeurs obéissent aux lois physiques; la température animale ne les pénètre plus; elles n'ont qu'une chaleur communiquée par les parties au milieu desquelles elles se trouvent. Aussi voyons-nous leurs principes se désunir, et créer des combinaisons nouvelles; aussi éprouvent-elles des altérations remarquables dans leurs qualités sensibles, pendant qu'elles séjournent dans les réservoirs qui leur ont été destinés. Les excrétions entrent dans le domaine de la nature morte, aussitôt qu'elles sortent des pores organiques des appareils qui sont chargés de les composer. C'est alors que les molécules des médicaments qui arrivent en même temps à ces issues sécrétoires et exhalantes contractent avec elles des unions décidées, dirigées par l'attraction chimique, d'où naissent les variations qu'éprouvent leur couleur, leur odeur, etc. L'urine, suintant dans les bassinets des reins, se laisse teindre en jaune par les principes de la rhubarbe qui s'échappent avec elle par cette voie. Le fluide perspiratoire peut dissoudre, en sortant de la peau, des particules colorantes qui étaient toujours restées étrangères au fluide que contiennent les artères et les veines. Toutes les substances qui sont de nature à manifester leur présence dans un liquide, communiquent des qualités nouvelles aux excrétions. De même, si les os prennent si facilement une teinte rouge lorsque l'on fait usage de la garance, c'est que la partie calcaire de ces soutiens de la machine vivante offre une inertie, une absence de vitalité qui permet à la matière colorante de cette racine de la pénétrer et de se combiner avec elle. Il n'est pas sans intérêt de répéter qu'en expulsant les molécules médicinales que le sang avait reçues, la nature les rassemble vers les issues excrétoires par où elle repousse tout ce qui lui est inutile. Toutes les molécules de la masse sanguine viennent ainsi se réunir, s'accumuler dans la matière excrétée; c'est ce qui fait qu'on les y aperçoit bien, pendant que leur présence dans le sang et dans les organes était difficile à constater.

Mais à quoi nous sert-il de connaître que les agents pharmacologiques peuvent modifier la composition intime et les qualités sensibles des humeurs excrétées? Nous savons que ces humeurs vont sortir du corps; nous savons aussi que les modifications qu'elles éprouvent de la part des médicaments n'ont lieu que quand elles sont hors des organes vivants. La thérapeutique ne peut donc rien s'en promettre dans le traitement des maladies. La pharmacologie ne peut non plus en tirer aucune lumière pour découvrir les effets secrets, les mutations occultes que les médicaments provoquent dans le sang ou dans la lymphe. Il n'y a guère qu'une occasion où l'art de guérir se sert des changements que les agents pharmaceutiques causent dans les excrétions; c'est lorsque l'on modifie, par exemple, la composition chimique de l'urine, et que, par l'usage de substances convenables, on la charge de principes alcalins, afin de saturer l'acide urique et de prévenir la formation des graviers, des calculs, que cet acide forme dans les reins, les uretères, la vessie, en cessant de rester en dissolution dans le fluide urinaire, en se solidifiant. Voyez les *Recherches de M. Magendie sur les causes, etc., de la gravelle*, Paris, 1818. On pourrait peut-être chercher à dissoudre, à liquéfier les calculs de la vésicule du fiel, en donnant à la bile une nature et des qualités propres à opérer cet effet.

Action des médicaments sur le sang.

Nous arrivons au fluide le plus important de l'économie animale. Comme la pathologie lui avait assigné un grand rôle dans nos maladies, les auteurs de matière médicale attachèrent un grand intérêt aux changements que les agents pharmaceutiques devaient opérer dans l'état intime, dans la disposition actuelle de ce liquide vivant.

Pour éclairer l'étude des mutations que les médicaments peuvent occasioner dans le sang, nous devons distinguer ce fluide en deux parties: 1° celle qui constitue sa substance propre, qui se régénère par une véritable nutrition, qui porte à tous les tissus vivants les matériaux de leur réparation journalière, qui enfin mérite le nom de chair coulante, que Bordeu avait donné à la totalité de la masse; 2° la partie du sang qui comprend toutes les matières qui pénètrent sans cesse dans les canaux circulatoires, et que fournissent les absorptions des membranes muqueuses, séreuses, celle de la peau, etc., etc. Dans cette partie de la masse sanguine sont comprises les molécules des médicaments, celles des épices, celles de nos boissons, etc., etc. Ces divers principes restent étrangers à la substance du sang, bien qu'ils circulent confondus avec elle, et après un certain temps, ils sortent par les appareils sécréteurs ou par les surfaces exhalantes du corps.

Le pharmacologiste qui cherche à pénétrer l'effet que l'emploi d'un médicament peut produire dans le sang, voit où son attention doit se porter. Il est évident que c'est dans la première partie de la masse sanguine que cet effet s'effectuera, et que la seconde en contiendra seulement la cause. Mais les changements que l'action d'un agent médicinal fera subir au sang consisteront-ils en une modification dans la matière organique, dans la composition chimique de ce liquide ; ou bien ces changements n'intéresseront-ils que la vitalité de cette chair coulante, sans produire aucune variation dans sa nature intime ? Si le sang est animé d'un principe de vie, ce dernier doit empêcher tout mélange des molécules médicinales avec les matériaux du fluide sanguin ; il ne laissera s'opérer dans ce fluide aucune mutation intestine qui soit le produit de cette cause physique.

Peut-on mettre en doute que le sang n'ait un mode particulier de vitalité ? Pour moi les vaisseaux sanguins et le liquide contenu dans leur intérieur ne forment qu'un seul et même système organique qui a une vie commune. Une artère, un capillaire privé de sang, et le fluide que ces canaux recélaient recueilli dans un vase, sont deux éléments du même tout : réunis, ils jouissent d'une vie collective; ils la perdent en se séparant. Comment douterai-je de la vie d'un fluide qui répare sa substance par un acte éminemment vital, la nutrition? Seule, cette fonction suffirait pour prouver que l'être dans lequel elle s'exécute appartient à la nature vivante : et l'on refuserait de reconnaître dans le sang un principe qui l'anime? Ne voit-on pas que, quand ce fluide aborde avec plus de force ou en plus grande quantité dans un tissu vivant, les phénomènes de la vie y augmentent aussitôt; que, dans les affections pathologiques, il change sa complexion comme les autres organes, il se montre tantôt plus épais, tantôt plus ténu, etc.; que sa diminution dans le corps cause la faiblesse; qu'il est ordinairement abondant dans les personnes d'un tempérament robuste? Comment croire qu'un liquide dont la soustraction hors des vaisseaux qui le répandent dans tout le corps cause la mort, ne soit pas pénétré du principe qui nous fait vivre?

S'il était permis de conserver des doutes sur la vitalité du sang quand il est en grosses colonnes dans les troncs principaux des artères et des veines, et qu'il obéit passivement à l'impulsion que ces canaux lui communiquent, ces doutes pourraient-ils encore exister quand ce fluide a pénétré dans les vaisseaux capillaires, qu'il fait partie intégrante du tissu matériel des organes, qu'il prend part à leurs mouvements, à leurs opérations, etc.?

Je ne répugnerais même pas à penser que ce liquide

si abondant en fibrine prend, dans les canaux vivants qui servent à sa circulation, une sorte d'organisation; qu'il forme comme un réseau susceptible de se dilater et de se resserrer; qu'enfin ses parties ne roulent pas les unes sur les autres sans ordre et en confusion. N'est-ce pas sur cette organisation intestine du sang qu'il faudrait chercher les effets des médicaments? Ces agents n'auraient-ils pas la faculté de modifier cette texture, cette disposition du fluide sanguin? Les stimulants, qui tout à coup rendent le pouls plus grand, l'artère plus dilatée, d'un calibre plus gros, ne font-ils pas prendre aux parties du sang une situation nouvelle, d'où résulte un gonflement de toute sa masse, ce qui lui fait occuper plus de place, et distend les canaux qui le contiennent? Les acidules produiraient-ils un effet opposé, condenseraient-ils les parties du sang? est-ce pour cela qu'ils rendent le pouls moins large, etc.? Dans l'état de maladie et même de santé, on voit un pouls petit, peu sensible, acquérir tout à coup de la plénitude et du développement: or ces turgescences artérielles ne dépendent-elles pas d'un autre arrangement que prennent subitement les parties constituantes du sang? Est-ce seulement l'action vitale des canaux artériels qui fait que, dans les angoisses causées par l'issue prochaine d'une affaire très importante, la personne intéressée offre, alternativement et à très peu de distance, un pouls plein et un pouls très serré? Le sang semble éprouver une expansion et dilater l'artère, dans la joie; ce liquide est comme contracté, dans la crainte.

Concluons que les médicaments, pendant qu'ils

soumettent le corps tout entier à leur puissance, ne restent pas sans action sur le fluide sanguin; mais ne cherchons pas à déterminer d'une manière précise quels sont les changements que chaque substance médicinale décide en lui. Sans doute ces changements ne dépendent pas d'une union chimique ou d'une combinaison nouvelle entre les principes du médicament et les principes du sang; aussi nous ne répéterons pas que telle substance diminue la viscosité, l'épaississement de ce fluide; que telle autre lui rend la consistance qu'il a perdue; qu'il existe des agents propres à inciser les parties du sang, à les atténuer, à les fondre, en un mot capables de changer, d'une manière soudaine, son état intime et ses qualités physiques, etc., etc. [1]. Si les médicaments causent quelque mutation instantanée dans le sang, elle procède de l'impression que les molécules médicamenteuses exercent sur les parties constituantes de cette chair coulante; elle tient au nouvel arrangement que prennent celles-ci par suite de l'impression de ces molécules. Ces agents peuvent aussi amener peu à peu une modification plus durable dans la complexion intime du sang, en imprimant à son action assimilatrice un autre mode d'exercice, en rendant sa nutrition plus active, ou au contraire en ralentissant le rhythme actuel de

[1] Les mots délayants, incrassants, atténuants, incisifs, fondants, fréquemment employés dans les anciens auteurs de matière médicale, servaient à désigner des mutations, des opérations, que l'on supposait produites dans les fluides du corps par les agents médicinaux.

cette fonction réparatrice dans le liquide qui nous occupe.

Il serait sans doute intéressant de pouvoir soulever le voile qui cache les mutations intestines que chaque espèce de médicament fait éprouver au sang; mais, sans cesse contenu dans ses vaisseaux, ce fluide ne se laisse nulle part apercevoir ; et ces mutations restent toujours occultes. Nos moyens ordinaires d'investigation, nos sens sont inutiles ou impuissants pour pénétrer ce mystère, et nous ne pourrions offrir sur ces effets secrets que des conjectures. Remarquons que la réalité elle-même de ces effets n'est qu'une supposition très vraisemblable : poussant plus loin nos prétentions, voudrions-nous deviner leur nature, leur caractère? Ici se présente un vaste champ ouvert aux hypothèses, nous n'y pénétrerons pas.

De l'action que les médicaments exercent sur les solides du corps.

Il est important d'expliquer ici ce que nous entendons par solides du corps. Nous ne pouvons avoir en vue la fibre simple ; on sait que celle-ci n'est qu'un être idéal, on ne peut la soumettre à l'examen des sens. Il serait ridicule de vouloir constater son état actuel, il le serait bien plus de vouloir déterminer les variations qu'elle éprouve après l'administration d'un agent pharmacologique. Nous ne serons pas plus favorisés pour la fibre composée ; celle-ci ne peut être isolée sans perdre la vie qui l'animait. Elle forme la trame essentielle des organes ; mais, pendant qu'elle appartient à la composition de ces derniers, il est impossible de démêler les changements particuliers que provoque en elle la substance qui agit sur le corps.

Il faudrait, au surplus, décider quelle est l'espèce de modification que l'on veut découvrir dans les solides organiques, après l'usage des médicaments. Est-ce la composition élémentaire de la fibre que l'on veut atteindre, comme l'annoncent des auteurs de matière médicale ; ou bien est-ce seulement la disposition physique, la longueur, la cohésion, la densité, etc., des filaments ou des lames qui forment le tissu de nos organes, que l'on prétend faire varier ? Le premier effet supposerait un changement profond, imperceptible aux sens, qui aurait lieu dans la nature intime de la matière organique, et qui serait le produit du mélange ou de l'union chimique des éléments de la substance médicinale avec ceux des solides du corps. Or la vie repousse de semblables agrégations, les rend impossibles; elles détruiraient la texture naturelle des organes où elles s'opéreraient. Le second résultat est le seul que la physiologie puisse admettre. Il suppose seulement une disposition nouvelle de la fibre, que déterminent, par leur impression directe, les molécules médicamenteuses. Les changements dont nous parlons ici n'intéressent que la situation physique des solides vivants ; mais ces changements ont toujours lieu dans la profondeur même de nos organes, et nous ne pouvons directement les constater ni décrire en quoi ils consistent [1].

---

[1] Les termes humectants, relâchants, condensants, styptiques, supposent des changements opérés dans la situation, dans la disposition des fibres organiques.

Ces solides élémentaires ou primitifs, par leur rapprochement, leur entre-croisement, leur mélange dans des proportions variées, composent tous les tissus que nous présente le corps vivant. Ces tissus eux-mêmes, en se réunissant, forment les organes, les viscères, les appareils dont l'ensemble constitue l'édifice animal. Chacune de ces parties a un mouvement déterminé, remplit une fonction dont le mode d'exercice est soumis à une mesure fixe : ne peut-on pas, en observant les variations qui se manifestent dans ce mouvement ou dans cette fonction, apprécier l'espèce d'impression que ressent le tissu de l'appareil qui l'exécute, juger la modification qu'il en éprouve? Il est reconnu que toutes les atteintes que le matériel de nos organes reçoit de la part d'un agent médicamenteux sont aussitôt représentées fidèlement au dehors par les changements que subit l'action actuelle de ces organes; l'opération intérieure d'un médicament s'exprime ainsi sur tous les points du corps, d'une manière sensible et apparente, dans les différences que l'on remarque entre le mode d'activité que chaque partie suivait au moment où on l'a administré, et celui qu'elles offrent à l'examen de l'observateur pendant que ce médicament tient l'économie animale sous son influence.

La nature des changements qui se manifestent alors nous conduit à reconnaître le caractère de la force que le moyen pharmacologique met en jeu. Celui qui remarque qu'un excitant cause un sentiment agréable de chaleur dans la région épigastrique, éveille l'appétit, rend la digestion plus prompte, le retour de la faim plus rapproché, ne voit-il pas que cet agent a stimulé le tissu de l'estomac, a développé sa vitalité, a augmenté ses facultés naturelles? Qu'un opiatique, au contraire, annulle un besoin déjà prononcé de prendre des aliments, ou qu'il suspende l'opération digestive qui était commencée; n'est-il pas évident qu'il a frappé de stupeur les fibres de l'appareil gastrique, ou au moins qu'il a perverti ses mouvements? Le pouls plus vif ou plus fréquent après l'emploi d'un médicament alcoholique ne prouve-t-il pas que le tissu du cœur souffre alors une impression qui aiguillonne ses fibres contractiles? Les évacuations alvines, les coliques, les gonflements du ventre, etc., pendant l'opération des purgatifs, démontrent bien qu'il existe une irritation dans les voies alimentaires, etc.

Il est très important de remarquer que les solides vivants ou les tissus organiques ne sont pas tous également sensibles à l'impression des principes médicamenteux. Il en est sur lesquels ces principes ont plus de prise que sur les autres; tels sont les tissus des organes digestifs et respiratoires, celui du cœur, ceux des vaisseaux artériels et capillaires, celui du cerveau et de ses annexes, des membranes muqueuses, séreuses, des organes sécrétoires, de la peau, etc. L'aiguillon des substances médicinales paraît émoussé, lorsque l'on considère ensuite sa puissance sur le tissu cellulaire, sur les ganglions lymphatiques, sur les aponévroses, les cartilages, etc. C'est pour cela qu'un médicament qui répand également ses molécules actives dans toutes les parties du corps, semble ne pas produire une impression de la même force sur tous les points du système animal; c'est pour cela que l'intensité de ses effets varie selon que l'on observe ces derniers sur des organes plus ou moins vivants.

Ce principe est d'une haute importance en thérapeutique, parce que l'état de maladie modifie la susceptibilité de tous nos tissus, rend les organes diversement sensibles à toutes les impressions extérieures. Il est facile de reconnaître que dans les phlegmasies, dans les fièvres, l'appareil cérébral, l'appareil circulatoire, les poumons, l'estomac et les intestins, etc., sentent plus vivement l'action des agents pharmacologiques. Toutes ces parties sont alors dans une condition morbide, et les particules médicamenteuses, que le sang répand partout, attaquent plus fortement leurs tissus. Il est des organes sur lesquels les médicaments n'ont aucune prise tant que le corps conserve sa disposition naturelle, et qui deviennent très sensibles à leur action aussitôt qu'ils sont dans un état de phlogose : nous citerons l'arachnoïde, le péritoine, la plèvre, etc. Telle est même la différence qu'une disposition pathologique établit dans l'opération des remèdes, que lorsqu'un organe est atteint d'inflammation, c'est sur lui que semble se porter toute la puissance du médicament que l'on vient d'administrer au malade. Ainsi un médicament tonique, donné à petites doses dans une affection inflammatoire, irrite l'endroit qui est phlogosé; il y cause plus de chaleur, de tension, de douleur, pendant que la force corroborante de cet agent est à peine perçue par tous les autres organes. Lorsque la sensibilité momentanément exaltée de cet endroit sera revenue au degré de développement qui lui est naturel, ce même tonique n'agira plus sur lui, à la dose que nous avons supposée; il ne produira plus le même effet. Celui qui a un ulcère, un cautère, un vésicatoire, y éprouve des élancements douloureux, aussitôt qu'il prend plus de vin ou de liqueurs alcoholiques qu'il n'a coutume de faire; les molécules de vin et d'alcohol, que le sang introduit dans tous les tissus, mordent davantage sur les points où il y a un gonflement fluxionnaire. Ces boissons donnent un produit analogue sur les régions de la peau qui sont recouvertes de dartres, d'érysipèle, d'une éruption phlegmasique, pendant que le reste de la surface cutanée semble ne point ressentir la présence de leurs molécules. Dans le début d'un rhume, d'une affection catarrhale qui exalte la susceptibilité des tissus pulmonaires, les agents stimulants exaspèrent la toux, la rendent plus fréquente, plus forte. Dès qu'il y a irritation des méninges, les toniques et les excitants provoquent un redoublement des phénomènes morbides, aggravent la céphalalgie, le délire, l'agitation, l'accablement, par leur action sur ces membranes, etc., etc.

Ainsi, les médicaments se montrent d'autant plus puissants, que l'on s'arrête pour suivre les progrès de leur opération à des parties animées d'une plus grande somme de vitalité. Ainsi les mêmes organes peuvent être tantôt plus tantôt moins affectés par l'impression des mêmes agents médicinaux. Par suite d'un développement insolite de la sensibilité, une substance qui paraissait inerte suscitera des changements profonds et très marqués dans l'état actuel du corps. La maladie met les forces sensitives dans une condition nouvelle; et c'est en opérant sur cette condition acquise que le médicament rend son action évidente. Après des essais tentés avec le castoréum sur des personnes en santé, on s'est cru autorisé à conclure que cette substance n'avait aucune vertu; cependant, administrée à des individus tourmentés d'accidents spasmodiques, des praticiens recommandables l'ont trouvée efficace et utile. (Barthez, *Nouv. Elém. de la Scienc. de l'hom.*, *tom.* 2, *pag.* 225.) La disposition morbide du système nerveux donne-t-elle au castoréum une aptitude médicinale qu'il perd dès que les nerfs reprennent leur disposition naturelle?

D'un autre côté, dans les maladies avec faiblesse, dans celles où les tissus organiques paraissent dans un état de relâchement, où leur vitalité est amoindrie, les médicaments produisent des effets physiologiques moins marqués : les parties vivantes sont moins sensibles à leur impression; celle-ci paraît se faire avec peu de force et de vivacité, et les organes qui l'éprouvent font moins d'efforts pour la repousser. Aussi, pour obtenir dans cette circonstance la médication d'un agent pharmaceutique avec son intensité ordinaire, il faut en donner une dose beaucoup plus forte.

De l'influence que les médicaments exercent sur les fonctions de la vie.

Les médicaments agissent sur les tissus organiques du corps; ces tissus servent à former des appareils; ces derniers exécutent des fonctions dont on connaît le mode habituel d'exercice. Un agent médicinal produit-il un changement dans l'état actuel d'un tissu, aussitôt il survient un changement dans les mouvements de l'organe auquel ce tissu appartient : la fonction que cet organe remplit se fait d'une manière différente et avec des modifications particulières. Or c'est à ces variations sensibles et apparentes qu'il faut s'attacher, lorsque l'on veut juger la propriété des agents pharmacologiques : par la nature de ces variations, on appréciera le caractère de l'impression ressentie par les tissus vivants, on connaîtra la modification qu'éprouvent ces derniers ; par leur durée, on estimera l'énergie de la puissance que ces agents mettent en jeu.

La méthode que nous suivrons pour connaître la propriété d'un médicament consistera dans l'examen et dans l'estimation des changements qui se manifesteront dans chacune des fonctions de la vie, après l'administration de cet agent, et pendant qu'il soumet le système animal à son influence. L'ensemble de ces changements donne les effets physiologiques, ou ce que nous appelons la médication de chaque moyen pharmaceutique. On remarque ces effets, on les recueille en examinant successivement, 1° la digestion, 2° la circulation, 3° la respiration, 4° les sécrétions et les exhalations, 5° la nutrition, 6° les sensations, 7° la locomotion, etc., ou mieux encore en portant alternativement son attention sur les appareils qui exécutent ces fonctions. Toujours est-il vrai qu'en rapprochant les modifications que chacun des actes de la vie offre dans son exercice, pendant qu'un médicament agit sur le corps, on obtient une collection de phénomènes, dans laquelle il est facile de démêler un ordre qui les rattache les uns aux autres, qui coordonne le tout. On est conduit alors à considérer la médication comme une perturbation physiologique qui a son mode de développement, ses attributs propres, et dans laquelle on peut noter un début, un état et une terminaison.

Mais le mouvement provoqué dans l'économie animale par un médicament ne devient général que quand on prend une dose assez élevée de cet agent pour que tous les tissus en ressentent la puissance. Si l'on n'administre qu'une très faible quantité de substance médicinale, son action reste bornée à la surface qui la reçoit. Il y a donc des médications qui se passent tout entières sur l'endroit avec lequel le médicament se trouve en contact, et des médications générales qui embrassent tous les appareils organiques, qui se composent de phénomènes que l'on remarque sur tous les points du corps, dans l'exercice de toutes les fonctions de la vie.

Des médications locales.

Lorsque l'on emploie les médicaments à des doses très faibles, on n'obtient que des opérations locales sans phénomènes généraux. C'est seulement sur la partie où la substance médicinale se trouve que l'on peut observer le produit de son action. S'il paraît quelque mutation dans des lieux éloignés, ce sont toujours des effets sympathiques passagers et peu importants.

Une médication locale n'offrira donc qu'une modification dans l'état actuel d'une partie vivante, qu'une variation dans l'exercice d'une fonction. Quand on donne, comme moyen stomachique, deux cuillerées d'infusion de quassia, ou une cuillerée de vin d'absinthe, l'organe gastrique seul éprouve une impression dont il soit possible d'apprécier le produit. Corroboré ou excité par la présence de l'agent médicinal, cet organe exécute d'une manière plus parfaite et plus facile l'élaboration des aliments qui arrivent dans sa cavité. Un collyre n'agit que sur les tissus de l'œil; son pouvoir se borne à corriger la situation morbide de cet appareil. L'injection que l'on pousse dans l'urèthre ne peut changer que le mode de sécrétion, ou la disposition organique de la membrane muqueuse qui recouvre l'intérieur de ce canal, etc., etc.

Le pharmacologiste qui soumet les médications locales à un examen approfondi voit d'abord que deux causes les font varier. La première procède du médicament : selon la diversité de nature des agents pharmacologiques, selon l'espèce d'impression qu'ils exercent sur la surface médicamentée, celle-ci se livre à des mouvements différents, elle fournit à l'observation une série dissemblable de phénomènes physiologiques. La substance qui irrite une surface, celle qui relâche son tissu et affaiblit sa vitalité, une autre qui détermine un resserrement de ses fibres, etc., donneront lieu à des effets particuliers, qui n'auront entre eux aucune analogie. Une autre cause qui donne aux médications locales une physionomie tout-à-fait distincte, c'est la dissemblance d'organisation des parties sur lesquelles on les provoque. Porté successivement sur l'œil, sur la membrane pituitaire, sur la surface bronchique, sur celle des voies intestinales, le même médicament fait naître des mouvements, des efforts différents. Chacun de ces appareils répond d'une manière qui lui est propre à l'agression qu'il ressent. C'est l'endroit médicamenté qui exécute les effets des agents pharmacologiques; voilà pourquoi ces effets ne sont plus les mêmes sur les lieux qui n'ont pas une forme anatomique semblable, qui se composent de pièces différentes, qui ne jouissent pas de la même somme de vitalité, qui remplissent des fonctions opposées.

Des médications générales.

Tous ceux qui ont écrit sur la matière médicale avaient observé les changements physiologiques qui forment les attributs de la médication générale. Tous parlent des variations survenues dans la circulation du sang, dans la respiration, dans la chaleur vitale, dans les phénomènes cérébraux, digestifs, etc., pendant l'action des médicaments sur l'économie animale; mais ils n'ont point accordé à ces effets immédiats de la puissance médicinale toute l'importance qu'ils méritent. Occupés des causes morbifiques que les médicaments devaient détruire, ou expulser hors du corps, la plupart d'entre eux regardèrent comme des produits insignifiants, quelquefois même comme des accidents, les effets, les phénomènes dont nous parlons. Nous qui ne croyons pas à des vertus curatives absolues et occultes dans les agents médicinaux, mais qui pensons que ces derniers ne se rendent utiles en thérapeutique que par les mutations qu'ils provoquent dans les tissus ou dans les mouvements des organes malades, nous attacherons un grand prix à l'étude de ces effets. Une médication générale sera pour nous cet état particulier du système animal que l'action d'un médicament fait naître, et qui est caractérisé par des variations dans l'exercice des fonctions de la vie, par divers attributs qui se manifestent sur tous les points du corps. Mais il ne faut pas mettre sur la même ligne, voir du même œil, tous les effets que suscite un agent pharmacologique. Il est des symptômes majeurs dont on doit considérer avec un grand intérêt le développement et l'intensité, pour en saisir toutes les suites. Il en est d'autres qui sont presque insignifiants, et auxquels on doit peu s'arrêter. Nous établirons donc une sorte de subordination parmi tous les changements organiques qui suivent l'administration des médicaments.

Les variations que ces agents font éprouver aux mouvements naturels des appareils qui président aux fonctions essentielles à la vie; les modifications que subissent la vie cérébrale, la circulation, la respiration, les sécrétions, les exhalations, les digestions, la nutrition, etc.; les mutations plus profondes qui ont lieu dans le système animal, quand ces modifications durent pendant quelque temps, et que les actes de la vie assimilatrice, suivant un nouveau mode d'exercice, impriment à l'économie tout entière une autre disposition : voilà des effets importants que le pharmacologiste doit recueillir avec soin; parce qu'ils donnent le caractère de la puissance du médicament, qu'ils indiquent les modifications que cet agent fait subir aux organes dans leur état actuel. Il sera attentif quand il apparaîtra de la céphalalgie, de la pesanteur de tête, de la somnolence, quelque changement dans les facultés morales, des aberrations dans la vision ou dans l'exercice des autres sens, du désordre dans l'action musculaire : ces effets apprennent que le médicament agit sur l'appareil cérébral, qu'il change sa condition physiologique, qu'il donne à cet appareil un autre mode d'influence sur les parties qui reçoivent de lui le principe de leurs mouvements[1].

Mais avec ces effets notables, on en remarque d'autres qui méritent moins l'attention du médecin, parce qu'ils ont une existence passagère, parce qu'ils ne sont pas constants, et surtout parce que ces effets restent inutiles pour la thérapeutique ; telles sont les sensations fugaces et difficiles à définir que l'on ressent intérieurement pendant qu'un médicament soumet l'économie animale à sa puissance. Nous mettons encore au

---

[1] Il est des difficultés de plus d'un genre à vaincre, lorsqu'on s'occupe de recueillir les effets physiologiques des médicaments. Nous noterons ici une des plus fortes, c'est que les malades ne croient pas devoir s'arrêter à tous les sentiments qu'ils éprouvent après l'ingestion d'un agent médicinal. Il leur semble que dans ce qui a rapport à la médecine, on doit seulement noter ce qui est violent ; ils regardent avec indifférence les phénomènes que le pharmacologiste désire connaître. Les hommes forts surtout ne parlent des effets immédiats des médicaments que quand on les sollicite par des questions. Il arrive même souvent qu'un malade qui prend un médicament ne peut rendre compte de ses effets après la première prise ; il ne les a pas remarqués : mais s'il en prend une deuxième dose, éveillé par les questions du médecin, il expose avec fidélité, avec exactitude les phénomènes que l'agent médicinal lui a fait éprouver.

nombre des produits que le pharmacologiste doit placer sur une ligne secondaire, les changements que les humeurs excrétées ou exhalées éprouvent dans leurs qualités physiques : la coloration ou l'odeur que l'on remarquera dans l'urine, dans la transpiration cutanée, etc., sont des phénomènes plus curieux qu'utiles. Que le vinaigre, au moment où il arrive dans l'estomac, cause un frisson à une personne, et fasse, au contraire, éprouver un sentiment de chaleur à une autre, voilà des anomalies qui dépendent d'une susceptibilité particulière de ce viscère, et qui ne sont pas des effets opposés dans la médication de cet acide, etc., etc. C'est pour n'avoir pas établi cette différence entre les effets sensibles qui suivent l'emploi d'un médicament, et avoir confondu des détails insignifiants avec les phénomènes essentiels de son opération, que l'on voit des médecins élever des doutes sur l'utilité de l'étude de ces effets.

Cette étude nous paraît au contraire assurer à la médecine pratique un brillant avenir. Si le traitement des fièvres a éprouvé tout récemment une amélioration si heureuse, ce n'est pas seulement parce qu'on a mieux connu les lésions qui les accompagnent, mais aussi parce qu'on a mieux étudié l'action physiologique des remèdes qu'on leur opposait. En considérant les lésions du corps malade, on a pu juger si l'opération de ces remèdes devait être salutaire.

C'est encore parce que les médecins italiens observent sans méthode les effets physiologiques des médicaments qu'ils confondent sous le titre de contre-stimulants des agents qui n'ont entre eux aucune analogie, l'ipécacuanha, le tartre stibié, le nitrate de potasse, l'aconit, la digitale pourprée, la noix vomique, les acides, la gomme-gutte, les émollients, etc. Comme ils ne suivent point d'ordre dans l'investigation des phénomènes que ces agents provoquent, qu'ils ne rattachent pas ces phénomènes aux appareils organiques d'où ils sortent, qu'ils n'établissent point entre eux de rang, de priorité, de valeur, ils arrivent à regarder ces agents comme identiques, parce qu'ils aperçoivent, après leur administration, un même effet ou un même signe. Aussitôt après l'emploi des acides, du nitre, de l'ipécacuanha, on observe souvent une pâleur de la peau, des frissons, un refroidissement instantané de tout le corps; voilà le motif sur lequel ils se fondent pour admettre une propriété semblable dans ces productions si distinctes sous le rapport de leur nature chimique et de leur puissance sur les tissus vivants. Une observation plus longue et plus méthodique aurait appris que ces phénomènes sont passagers, sans importance réelle pour la thérapeutique; qu'ils naissent sympathiquement à la peau à cause de l'impression que ressent alors la surface gastrique. Elle leur aurait offert bientôt des effets organiques plus constants, plus durables, plus précieux, plus propres à combattre les lésions morbides, et ils auraient vu que ces effets sont bien distincts pour chacun de ces agents. Les médecins italiens regardent un sentiment de langueur, une angoisse fugace, la petitesse du pouls, des frissons légers, comme des signes d'une médication contre-stimulante. Mais est-ce là toute l'opération du médicament? N'apparaît-il pas alors dans les divers appareils organiques du corps bien d'autres phénomènes et des phénomènes plus importants? Ce sont les changements que le médicament produit dans ces appareils, c'est la modification qu'il fait éprouver à leur tissu, qu'il doit constater; parce que c'est avec ces effets qu'il combattra les lésions morbides, qu'il fera cesser les maladies.

Il est aussi entendu que la médication générale comprend l'ensemble des mouvements, des mutations que le médicament provoque dans toutes les parties du corps. Dans l'étude de ces mouvements ou de ces mutations, le pharmacologiste évitera de s'arrêter à l'examen d'un produit particulier, et surtout de négliger pour lui tous les autres. Un médicament excitant est administré; il stimule tous les tissus vivants, il accélère l'exercice de toutes les fonctions, le pouls devient plus fréquent, la température animale s'élève, etc.; par suite de la disposition actuelle de l'individu médicamenté, ou aidé par l'action d'une chaleur extérieure, la force de cet agent développe surtout la vitalité de l'organe cutané, et une sueur abondante a lieu : ou bien si c'est une femme, l'influence du médicament excitant sur l'utérus, a déterminé l'écoulement des règles, etc., etc. Le pharmacologiste se gardera bien de noter seulement ces évacuations, de ne considérer le pouvoir du médicament que sur les appareils organiques par où elles ont lieu. Cet effet, tout important qu'il est, n'offre toujours qu'un symptôme isolé, détaché du tout physiologique auquel il appartient, qu'un produit qui doit être réuni aux changements que l'on remarque en même temps dans les autres parties du système animal. En pharmacologie, nous aurons bien une médication excitante, mais nous ne pourrons admettre de même une médication sudorifique, une médication emménagogue, une médication diurétique, etc., parce que ces dernières ne représenteraient qu'une fraction de phénomènes qui étaient liés entre eux, qui étaient inséparables dans leur développement. Une diaphorèse, l'éruption des règles, l'écoulement des urines, après l'emploi d'un agent pharmacologique, sont bien des effets immédiats de cet agent ; mais ils tiennent à d'autres mutations qui surviennent en même temps dans le corps, et il faut avec soin les rattacher à ces dernières : c'est là l'objet que remplit l'étude de la médication générale. Les excitants, les émollients, les narcotiques, sont également employés pour provoquer la sueur, pour faire couler les urines, ou pour décider l'éruption des règles ; et dans la pratique de la médecine, souvent ces agents, si différents par leur nature et par leur propriété active, servent à établir les mêmes évacuations. Celui qui se bornerait à examiner leur effet sur la peau, sur les reins ou sur l'utérus, les croirait dépositaires d'une vertu semblable, tandis que s'il étudie la médication générale qu'ils produisent, s'il observe l'influence que ces agents exercent sur les divers appareils organiques, il reconnaîtra qu'ils n'ont pas le même genre d'activité, et qu'ils ne font pas sur les tissus vivants la même espèce d'impression. Si leurs effets se ressemblent sur un point du corps, il verra qu'ils diffèrent sur tous les autres.

Nous ferons ici une remarque au sujet des substances qui ont une activité violente, et qui deviennent des poisons lorsqu'on en donne à la fois une quantité trop forte; c'est que, dans ce dernier cas, elles produisent des phénomènes nouveaux, elles font naître un autre ordre de symptômes, et que l'on ne retrouve plus, dans le trouble morbide qu'elles suscitent, les effets qui caractérisaient leur médication, lorsqu'on les administrait à une dose plus faible. Ce n'est pas une simple différence d'intensité que l'on trouve dans leur opération; on voit presque un changement de caractère. Ainsi, quelques gouttes d'acide sulfurique étendues dans de l'eau, et donnant à ce liquide une saveur aigrelette, fournissent une boisson douée d'une propriété tempérante, et dont on se sert avec avantage pour réprimer l'ardeur fébrile, éteindre une soif ardente, etc.; seulement, si l'acidité de la liqueur était trop prononcée, elle irriterait l'organe gastrique et occasionerait une cardialgie passagère. Mais lorsque l'acide est concentré, il a une action caustique qui donne lieu à des phénomènes bien différents; son abord sur la surface de l'estomac désorganise les tissus qui composent ce viscère; il cause une série d'accidents qui n'ont plus de rapport avec les effets qu'il provoquait lorsqu'il était médicament.

Il en est de même pour un grand nombre de matières médicinales : à petites doses, elles déterminent des changements physiologiques dont la thérapeutique sait se servir avec avantage; à fortes doses, ce sont des moyens violents; le désordre qu'ils font naître prend un caractère pathologique et n'a plus rien de commun avec la médication de ces mêmes matières. On cite des accidents occasionés par le safran, la muscade, le nitrate de potasse, etc., dont on avait pris des quantités trop élevées : on ne peut plus comparer ces produits à ceux que donnent ces substances à la dose où l'on s'en sert ordinairement dans la pratique de la médecine.

Pour un certain nombre de substances naturelles que l'on a introduites dans la matière médicale, il faudrait en quelque sorte convenir de deux doses : 1° d'une dose médicinale ; 2° d'une dose pathologique. La première sera celle que l'on suit dans l'emploi thérapeutique des médicaments : administrés dans la proportion déterminée par cette mesure, ces agents causent des opérations organiques momentanées et modérées, à l'aide desquelles on peut combattre des accidents morbides. Toutefois cette mesure a une certaine latitude ; elle permet de provoquer des effets bornés à une seule partie, ou de faire naître un mouvement général ; mais, dans tous les cas, ces variations sont toujours restreintes dans des limites assez étroites pour que l'action du médicament ne soit pas pernicieuse. La dose pathologique est toujours très-élevée. Donnés à la quantité que nous avons ici en vue, les agents pharmaceutiques, loin de pouvoir rendre quelque service à l'art de guérir, déterminent un véritable état de maladie. On les voit alors produire des lésions graves dans les organes, attaquer profondément leur tissu, anéantir la vie qui les anime.

N'oublions pas au reste que la dose médicinale, comme la dose pathologique, doivent se mesurer sur l'état actuel du corps. Or cet état est modifié par l'influence des saisons, des climats, des constitutions atmosphériques, du genre de nourriture dont on use habituellement, de la profession que l'on exerce, etc. L'âge établit des différences majeures dans la quantité de médicament que l'on peut administrer; et le même poids d'un agent qui, dans un adulte, ne produit que des effets médicinaux, occasione une affection pathologique si on le donne à une époque avancée de la vie ou dans l'enfance. Le sexe, le tempérament, présentent aussi des dispositions organiques que le praticien doit consulter avant de déterminer la dose qu'il fera prendre d'un composé pharmaceutique. Mais aucune cause n'est plus digne de l'attention du médecin que l'état de maladie. La condition morbide des tissus, des organes, des appareils organiques modifie d'une manière véritablement étonnante l'action habituelle ou physiologique des substances médicinales. On voit alors le même médicament causer l'apparition de phénomènes nouveaux ou insolites, et ne plus provoquer les effets qui ont coutume de suivre son emploi. La disposition particulière où se trouvent actuellement les organes sur lesquels se porte la puissance des moyens thérapeutiques, explique ces dissemblances. C'est ainsi que se conçoit ce que les médecins italiens ont désigné sous le nom de *tolérance*, dont ils ont fait une faculté qui donnerait à l'estomac et à tout l'organisme animal le moyen de résister à des doses très élevées de tartre stibié, de digitale pourprée, de gomme-gutte, sans en être offensés, sans que l'on aperçût les effets ou plutôt les accidents que provoqueraient ces mêmes doses dans l'état de santé. Cependant cette faculté est une concession illusoire : l'observation prouve que les agents irritants dont nous venons de parler, peuvent blesser les voies digestives, offenser des tissus organiques, allumer des phlogoses, et ces lésions rester occultes ; les symptômes de la maladie empêchent qu'on ne découvre dans ce cas les signes qui attesteraient l'existence de ces lésions. La situation pathologique des organes ne leur permet plus de répondre aux agressions qu'ils reçoivent, ou de manifester les altérations qu'ils éprouvent. L'estomac peut être phlogosé sans qu'il y ait vomissement : quand la tunique musculaire des intestins est dans un état fluxionnaire, on irrite en vain leur intérieur, on n'obtient pas de déjections : quand le cerveau est sous le poids d'une congestion sanguine, on ne ressent plus la douleur ou les perceptions sont obtuses ; alors un médicament qui irrite l'appareil cérébral n'excite plus d'accidents : au contraire, s'il existait des symptômes cérébraux, ils cessent, parce que la condition morbide de l'encéphale suspend, arrête l'influence nerveuse qui les entretenait, etc., etc. On peut ainsi faire beaucoup de mal sans en être averti.

De l'importance des changements que les médicaments déterminent dans l'exercice des fonctions de la vie.

Guidés par une théorie humorale ou mécanique, les anciens attribuaient l'existence des maladies à une altération secrète des humeurs ou des solides. Soumise à l'esprit qui régnait en pathologie, la matière médicale s'occupait seulement des changements occultes que les médicaments devaient opérer dans la constitution intime de tout le corps. En administrant ces secours, le thérapeutiste avait la prétention de corriger directement les altérations qui existaient dans le sang et dans les fibres des organes, et c'est en rétablissant ces parties dans leur condition naturelle qu'il voulait rétablir la santé. L'observation clinique nous a rendus moins confiants dans la toute-puissance des agents pharmacologiques; et quand nous nous en servons, c'est toujours pour déterminer, dans l'état actuel du corps malade, un changement physiologique qui puisse devenir favorable. Si, dans le traitement des affections pathologiques, nous ne pouvons que modifier la disposition vitale des tissus vivants, donner une autre mesure d'action aux divers appareils organiques, diriger à notre gré l'exercice des fonctions, au moins le pouvoir du médecin, dans ce sens, est très étendu. L'empire que lui procurent sur l'économie animale les moyens médicinaux mérite d'être signalé.

Il n'est pas d'organe important dont il ne puisse changer le mode de vitalité et les mouvements, en employant les agents que lui livre la pharmacie. Avec eux, on le voit maîtriser dans toutes ses parties la machine vivante; il peut faire passer les forces vitales depuis la plus forte exaltation jusqu'à leur prochaine extinction, et pousser les appareils organiques jusqu'au dernier degré d'activité, ou les ramener à une lenteur voisine d'une inaction complète. En un mot, l'exercice de tous les actes de la vie semble subordonné à sa volonté, lorsqu'il est armé des instruments de la matière médicale.

Supposons chacun des appareils organiques du corps, libre d'altération matérielle, dans sa condition physiologique, et voyons tout ce que peut sur ces appareils le pharmacologiste. Veut-il hâter l'élaboration des aliments et la formation du chyle, il administre un excitant avec la nourriture : il suspendrait ces opérations vitales, s'il avait intérêt de le faire, en employant une substance narcotique. Avec les toniques, il corrobore l'organe gastrique, et rend plus parfaite la digestion des matières nutritives, plus abondante la proportion des principes réparateurs qui en sortent. Avec les émollients, les laxatifs, l'exercice de la fonction digestive sera ralenti, et les matières fécales, plus liquides, plus abondantes, emporteront hors du corps des éléments qui devaient être assimilés au sang et aux tissus vivants.

Le pouvoir du pharmacologiste n'est pas moins étendu sur l'exercice de la circulation du sang, qu'il peut accélérer ou retarder, en soumettant les organes préposés à cette fonction, à la puissance d'agents convenables. Avec les stimulants, il augmente la fréquence, la vivacité du pouls; l'impulsion que le sang communique dans sa marche à tous les appareils organiques, réveille leur vitalité et détermine un développement des forces de la vie; de cet effet est sorti le titre de cordiaux, que ces agents prennent, quand on ne veut indiquer, de leur action générale, que ce produit isolé. Avec d'autres substances, le médecin ralentit le pouls, et il peut pousser ce ralentissement à un point vraiment étonnant : souvent il le rend irrégulier. Avec les toniques, il lui fait acquérir de la force, de l'énergie, etc.; il est très commun de voir des hémorragies déterminées par l'influence des stimulants ou des toniques sur l'appareil circulatoire. La chaleur animale éprouve aussi des variations remarquables après l'emploi des agents médicinaux : quand les vaisseaux capillaires sont excités, et que le sang les traverse avec une rapidité plus grande que de coutume, la température du corps paraît plus élevée ; on observe ce produit toutes les fois que le corps est soumis à l'action des stimulants. C'est lui seulement que l'on a en vue quand on donne à un médicament le titre d'échauffant ou de thermantique. Si alors on fait prendre un médicament acidule ou tempérant, la chaleur vitale éprouve une diminution soudaine, et l'on nomme cet agent rafraîchissant ou antiphlogistique.

La respiration est également comprise dans les fonctions dont le pharmacologiste peut faire varier l'exercice. Il est des médicaments qui accélèrent les mouvements d'inspiration et d'expiration ; il en est qui les ralentissent. On peut, par leur moyen, diminuer ou élever la quantité de fois que, dans un temps donné, un air nouveau se précipitera dans les vésicules bronchiques : par suite on exerce sur les phénomènes chimiques de la respiration, sur la conversion du sang veineux en sang artériel, une influence très importante, parce qu'elle est féconde en conséquences.

Le pouvoir des médicaments sur les organes sécréteurs et exhalants est bien connu ; c'est surtout sur le produit de ces organes que les partisans de la médecine humorale se sont plu à considérer l'action des substances médicinales. Non seulement on peut augmenter ou diminuer le volume des humeurs sécrétées et exhalées, mais on peut aussi changer leur nature habituelle, leur faire acquérir des qualités nouvelles et insolites. Tantôt en se servant des purgatifs et des émétiques, le médecin stimule le foie, et provoque une sécrétion exubérante de bile; tantôt il dirige vers le système cutané une excitation puissante, et établit sur cette surface une abondante diaphorèse; ou bien il favorise l'action sécrétoire des reins, et fait rendre une grande quantité d'urine, etc., etc.

Quand on désigne des médicaments par les titres de sudorifiques, de diurétiques, d'emménagogues, d'expectorants, de galactopées, de spermatopées, c'est seulement leur opération sur un organe sécréteur ou sur une surface exhalante que l'on indique; alors on néglige, j'ai presque dit on supprime tous les autres effets que produisent les agents médicinaux.

La nutrition n'échappe pas à l'empire que le pharmacologiste exerce sur le système vivant. On ne peut pas constater les modifications qu'un médicament fait actuellement éprouver à l'exercice occulte de cette fonction. On ne peut pas saisir les variations que subit l'assimilation des principes nourriciers aux fluides et aux solides, pendant qu'un médicament agit sur le corps. Mais après un certain temps de l'usage de cet agent, on apercevra dans l'économie animale, dans l'état extérieur des parties, dans leur embonpoint ou leur amaigrissement, dans la fermeté des tissus ou dans leur mollesse, des signes qui révéleront bien que la substance médicinale a fait prendre un autre mode à l'exercice de l'assimilation. Le pouvoir que les médicaments mettent entre les mains du médecin, lorsqu'ils impriment un autre rhythme aux fonctions nutritives, est tel qu'il peut modifier en peu de temps la constitution intime du sang et des tissus vivants, donner au corps une autre constitution organique, lui faire subir une sorte de rénovation. Cette grande transmutation qu'opère un usage prolongé des médicaments, est un instrument bien puissant de thérapeutique dans les maladies chroniques. Cette transmutation est un produit nécessaire de la nouvelle manière que les agents pharmaceutiques maintiennent dans l'exercice des fonctions assimilatrices, pendant tout le temps qu'on les emploie.

C'est principalement sur l'appareil cérébral qu'il importe au pharmacologiste de suivre et d'étudier l'action des médicaments. Les impressions que leurs molécules font sur le cerveau, sur le cervelet, sur le prolongement rachidien, les provocations que ces parties reçoivent sympathiquement des organes, des surfaces que les médicaments attaquent, sont les sources d'une multitude de phénomènes qui apparaissent dans les perceptions, dans les facultés morales, dans les mouvements musculaires, même dans l'exercice de la circulation, de la respiration, etc.

Il est bien connu que les médicaments qui stimulent l'organe encéphalique, la moelle épinière et leurs membranes, développent la vitalité des autres appareils. La vie cérébrale ne peut recevoir d'extension, sans qu'aussitôt les organes des sens ne deviennent plus subtils, les perceptions plus vives, sans que les masses musculaires ne se sentent incitées, sans que le pouls ne s'accélère, etc. Par leur action sur l'appareil cérébral, les stimulants raniment d'une manière soudaine les forces de la vie qui paraissaient épuisées, anéanties. Qui n'a pas observé l'influence des liqueurs alcoholiques sur nos facultés morales? L'intelligence s'agrandit, la mémoire est plus riche, l'imagination offre une fécondité merveilleuse, pendant que ces liqueurs soumettent l'organisme animal à leur puissance. L'homme moral lui-même n'échappe pas à l'empire du pharmacologiste, et, en agissant sur l'encéphale, les médicaments modifient, augmentent ou diminuent les facultés de l'âme.

Lorsque ces agents impriment à l'appareil cérébral une excitation trop forte ou que celle-ci dure trop longtemps, ils font sortir cet organe de sa condition naturelle. Ce changement d'état est annoncé par de nouveaux phénomènes; de la céphalalgie avec un sentiment de chaleur dans la tête, des vertiges, des éblouissements, de l'agitation musculaire, etc. Si l'action du médicament s'est portée principalement sur le prolongement rachidien, si les nerfs du système ganglionaire en reçoivent des atteintes et que leur influence naturelle soit altérée, on observe des irrégularités dans les battements du cœur, le pouls devient inégal; le jeu du diaphragme est moins libre, la respiration gênée, difficile; d'autres symptômes qui partent de l'estomac, des intestins, comme des gonflements ou des pneumatoses, du tumulte, des coliques, des vomissements, etc., en sont les produits.

Les agents pharmaceutiques qui excitent l'encéphale appellent le sang vers ce viscère; ils peuvent décider une congestion qui, comprimant la substance cérébrale, suspendra l'influence accoutumée que les nerfs portent dans toutes les parties. Alors il y a de l'accablement, les sensations sont obtuses, les facultés de l'âme abattues ou troublées ; les membres n'ont pas de force, ils n'obéissent plus à la volonté, etc. On s'étonne qu'un pareil état, si souvent provoqué par le vin, les liqueurs alcoholiques, l'opium, etc., offre si peu d'inconvénients, se dissipe si facilement.

Tous les jours on emploie en médecine des substances auxquelles on a donné le titre de sédatives ou de calmantes, parce que, diminuant la vitalité de l'appareil cérébral, elles servent à ralentir les mouvements de la vie lorsqu'ils sont trop précipités, les oscillations des fibres organiques lorsqu'elles sont trop rapides. D'autres productions, la noix vomique, récèlent des principes qui attaquent le cerveau et surtout le prolongement rachidien d'une manière particulière : ces principes déterminent des contractions involontaires et douloureuses des muscles soumis à la volonté, donnent lieu à des roideurs, à des mouvements convulsifs des membres, causent des contractions fixes du diaphragme et des muscles intercostaux qui rendent la respiration laborieuse.

En considérant ainsi dans ses détails le pouvoir que la pharmacologie exerce sur le corps humain à l'aide de ses agents, on a lieu de s'étonner tout à la fois, et de son étendue, et de son importance. Tous les appareils organiques semblent obéir à la voix du médecin ; on croirait que toutes les fonctions de la vie se rangent sous sa domination, dès qu'il met en jeu les moyens de la matière médicale. Un tel pouvoir lui offre des ressources aussi multipliées qu'efficaces, dont il dispose dans le traitement des maladies. Nous savons que le médecin ne peut détruire directement la cause du mal que dans quelques cas seulement; mais par les effets immédiats des médicaments, par les changements que ces derniers suscitent dans les tissus organiques et dans l'exercice des fonctions, il peut toujours attaquer efficacement les lésions morbides, combattre les symptômes prédominants qui menacent de devenir pernicieux, opposer un trouble médicinal à un trouble pathologique. Avec les agents pharmacologiques, le médecin soutient les efforts critiques, il les dirige, assure leur réussite, et se montre alors le ministre attentif de la nature. D'autres fois il décide lui-même une crise artificielle, suscite des évacuations abondantes par les selles, par les sueurs, par les urines, etc. Toujours c'est la puissance des médicaments qu'il met en exercice sur le corps malade, et c'est des effets organiques qu'elle provoque que dérivent les succès et les avantages qu'il obtient.

SECTION DEUXIÈME. *Des effets secondaires des médicaments.*

De la nature de ces effets.

Les effets que nous nommons secondaires suivent les effets immédiats : ils en sont une dépendance; il y a entre eux une filiation nécessaire comme de la cause à son produit. Les effets secondaires forment le second temps de l'action des médicaments. Nous avons vu ces agents, par l'exercice de leur propriété, soumettre l'économie animale à une opération plus ou moins marquée, plus ou moins étendue : les organes ont éprouvé un changement momentané dans leur état, dans leur activité; les fonctions qu'ils exécutent, ont subi une variation : or ce mouvement général doit avoir un résultat. Dans l'état de santé, cette agitation, ce trouble se soutient sans peine : le calme de la santé renaît ordinairement aussitôt que le médicament cesse d'agir. On ne remarque guère, après que la médication a eu lieu, et qu'elle a parcouru toutes ses périodes, qu'un peu de fatigue ou de malaise, surtout si cette médication a été forte et longue, si elle a donné lieu à quelque évacuation abondante. Ce produit, tout insignifiant qu'il paraît, constitue cependant les effets secondaires.

Mais, dans un corps actuellement malade, ces effets prennent une tout autre importance. Les fonctions de la vie suivent alors une marche vicieuse; les appareils organiques se livrent à des mouvements désordonnés. C'est au milieu de ce trouble pathologique que le médicament vient établir celui que détermine la force dont il est pourvu. Les symptômes de la médication se mêlent, se confondent avec ceux de la maladie. Il est impossible que l'action de ce médicament n'influe pas sur le développement, sur la marche, sur les attributs de l'affection morbide; cet agent diminuera quelques accidents, il ajoutera à l'intensité de plusieurs autres; il produira surtout un changement dans la disposition actuelle des tissus malades. La médication occasionera une amélioration dans la maladie, comme elle pourra exaspérer sa violence. Or ce changement, quelle qu'en soit la nature, donne toujours les effets secondaires des médicaments.

Ces effets ne peuvent pas être nommés *curatifs*, puisqu'ils ne sont pas toujours favorables au malade. Le mot curatif, emportant avec lui l'idée d'un amendement dans une affection pathologique, ne peut être appliqué à un effet secondaire que quand quelque chose d'utile le constitue. Mais si l'opération d'un médicament reste sans avantage marqué pour l'individu qui l'a pris, si surtout les changements que cet agent a provoqués dans l'économie animale ont occasioné de nouveaux accidents, ont donné à la maladie un surcroît de vigueur, les suites de son action peuvent-elles encore être qualifiées effets curatifs? Nous leur laisserons donc, quand nous en parlerons d'une manière générale, le nom d'effets secondaires.

Il est nécessaire d'établir, en matière médicale, une distinction entre les effets immédiats et les effets secondaires des médicaments.

Pour lire avec fruit les ouvrages de thérapeutique, il est convenable que l'esprit distingue, 1° des effets qui suivent immédiatement l'administration des médicaments, qui dépendent de l'impression qu'ils font sur nos organes; 2° des effets ultérieurs qui procèdent de ceux dont nous venons de parler, lorsqu'ils ont lieu dans des corps malades. Les mots *qualités*, *vertus*, *propriétés*, *facultés*, si souvent prononcés en matière médicale, s'appliquent indifféremment à ces deux sortes de produits; ainsi ces mots ne vont plus indiquer pour nous cette force qui, par son influence sur le corps vivant, déterminait une mutation cachée dans les fluides et dans les solides, ou une variation apparente dans l'exercice des fonctions : ils nous annonceront autre chose ; ils représenteront la cause supposée des avantages curatifs que l'on obtient de l'emploi des agents pharmacologiques.

C'est toujours un produit curatif ou secondaire, et non pas un effet immédiat que l'on a en vue, quand on attribue à un médicament une qualité, vertu ou faculté fébrifuge, béchique, stomachique, antiseptique, antispasmodique, désobstruante, fondante, antiscorbutique, calmante, anodine, adoucissante, etc., etc. Les effets que ces titres désignent ne tiennent plus, comme une suite nécessaire, à l'impression des médicaments sur les organes; ces effets ne sont plus un produit obligé du contact de leurs principes avec les parties vivantes. Il faut une condition particulière du corps pour qu'ils paraissent; il faut un état déterminé de maladie pour qu'ils se manifestent. C'est quand un médicament fait cesser les accidents morbides que chacun de ces mots suppose, ou au moins quand il diminue l'intensité de la cause qui les entretient, que l'on reconnaît la propriété fébrifuge, béchique, anodine, adoucissante, etc. ; ces titres ne sont que le signe représentatif des amendements obtenus ; mais ils n'annoncent rien de réel, de positif, dans les agents pharmaceutiques qui les portent.

Quoi qu'il en soit, le défaut de distinction entre deux choses si différentes, les effets immédiats et les effets secondaires, l'emploi des mêmes expressions pour les désigner, ont jeté de la confusion dans la pharmacologie, et engendré des discussions, des contradictions qui cessent et se jugent aussitôt que l'on sépare ces deux sortes de produits.

Tous les observateurs savent que de larges vésicatoires suscitent, quelques heures après leur application, une excitation dans le système vivant : le cours du sang est accéléré; les forces circulatoires, plus développées, rendent le pouls plus fort, plus vif; la chaleur animale augmente; il survient de la soif, de l'agitation, etc. Ce grand mouvement dépend de la pénétration des molécules irritantes de la cantharide dans le sang, de leur action sur les tissus vivants, et sans doute de la provocation sympathique que la lésion locale de ces épispastiques communique à tous les appareils. Baglivi a signalé les dangers de cette excitation dans les maladies inflammatoires, dans le début des fièvres : il avait remarqué qu'alors les vésicatoires exaspéraient tous les accidents de la maladie, qu'ils ajoutaient au trouble fébrile, qu'ils causaient du délire, etc. Cependant il se trouve, d'un autre côté, un observateur, le docteur Whytt, qui annonce à la société royale de Londres, en 1758, que l'action de ces topiques, loin d'accélérer les mouvements des artères, ralentit au contraire la vitesse du pouls; et il appuie sur un grand nombre d'observations cette assertion opposée à l'expérience journalière. Comment concilier ces deux sentiments contradictoires? Rien de plus simple. Baglivi a observé les effets immédiats des vésicatoires; Whytt les a négligés et n'a tenu compte que des effets secondaires ou thérapeutiques. C'est le lendemain du jour où il avait appliqué ces topiques, et même plus tard, qu'il constate, non pas leur action, mais bien le produit de cette action, car il ne trouve alors que le résultat avantageux que celle-ci a procuré. On voit de même, dans quelques situations pathologiques du corps, les toniques et les excitants diminuer la fréquence morbide du pouls.

Il faut aussi distinguer les effets immédiats des effets secondaires, pour entendre Huxham, lorsqu'il rapporte qu'ayant donné divers médicaments cardiaques dans une gangrène de jambe, ces remèdes ne produisirent aucun *effet*. Il est évident que ce praticien veut dire aucun bien ; car ces médicaments auront mis en jeu, sur le corps malade, l'influence qui procède de leurs principes chimiques ; ils auront provoqué, dans sa situation actuelle, les changements qu'ils ont coutume de déterminer ; mais ces effets immédiats auront été inhabiles ou inefficaces pour borner les progrès du mal et changer le caractère de la maladie.

Il y a deux manières de répondre à cette question. Quelles sont les vertus d'un médicament ? Si vous dites qu'il fortifie le tissu des organes, ou qu'il le relâche ; qu'il accélère les mouvements des appareils organiques, ou qu'il les ralentit ; qu'il irrite les surfaces sur lesquelles on l'applique ; enfin qu'il altère l'ordre naturel ou l'ordre actuel d'une fonction, vous indiquez toujours son effet immédiat. Lorsque vous répondez qu'il possède une vertu tonique, excitante, émolliente, purgative, etc., vous annoncez par un seul mot l'ensemble de changements organiques que fait naître son opération ; vous supposez connue, par cette seule indication, la série des mutations qu'il provoque dans tous les tissus vivants, dans tous les appareils organiques, dans tous les actes de la vie. Mais quand, interrogé sur la propriété d'un médicament, vous répondez qu'il a une vertu antiscorbutique, antispasmodique, fébrifuge, etc., alors vous vous attachez à un autre ordre de produits, que vous ne pouvez obtenir que sur des individus actuellement atteints du scorbut, de spasmes, de la fièvre, etc.; vous supposez des effets secondaires qui auront été curatifs. Les résultats que vous annoncez dépendent d'une action première, et cette action, vous la passez entièrement sous silence; vous séparez, par abstraction, les résultats de la cause d'où ils procèdent.

Ce sera encore un effet immédiat que vous aurez en vue, si vous présentez un composé pharmaceutique, comme diurétique, sudorifique, emménagogue, expectorant, etc.; mais alors, au lieu d'embrasser tous les phénomènes qui suivent l'usage de ce composé, vous vous bornez à étudier son pouvoir sur un organe ou sur un appareil organique; vous observez seulement le produit de son action sur les reins, sur la peau, sur l'utérus, ou sur les poumons; vous négligez tous les phénomènes qu'il a pu susciter dans les autres parties de l'économie animale.

Caractères qui distinguent les effets immédiats des effets secondaires.

En mettant en parallèle les caractères qui appartiennent à l'action première des médicaments, et ceux qui distinguent les produits sur lesquels on s'est fondé pour accorder à ces agents des propriétés curatives, on saisit facilement toute la dissemblance qui existe entre ces deux choses.

A. 1° Chaque médicament recèle une force agissante, inhérente aux principes chimiques qui le constituent. Toutes les fois qu'il se trouve en contact avec une partie vivante ; cette force apparaît, se met en jeu ; les changements qu'elle occasione dans les mouvements actuels des organes, dans les fonctions de la vie, prouvent son existence, décèlent sa nature.

2° Ce que l'on nomme propriété curative ne tient point ainsi à l'essence, ne sort pas de la composition chimique des agents pharmacologiques : cette propriété n'est qu'une fiction dont l'esprit se sert pour concevoir ou expliquer les avantages que procurent ces agents.

B. 1° Les effets immédiats d'un médicament renaissent toujours avec fidélité chaque fois qu'on le met en usage ; constamment cet agent donne lieu à un mode de médication qui est lui et de la même espèce. Les phénomènes qu'il détermine pourront offrir une grande dissemblance dans leur intensité, se montrer très prononcés sur un individu, et dessinés moins fortement sur un autre ; mais on reconnaîtra toujours que ces effets immédiats sont de la même nature, que cette médication se compose des mêmes éléments. Un excitant stimulera les tissus vivants et provoquera les mutations qui dépendent de cette agression. Un tonique corroborera les organes, augmentera la solidité de leur matériel. Les purgatifs irriteront la surface intestinale, feront naître les mouvements organiques qui accompagnent cette impression, etc., etc.

Les effets immédiats d'un médicament, ou la médication qu'il détermine n'a pas besoin, pour être la même opération physiologique, de représenter scrupuleusement et sans aucune exception les mêmes symptômes, les mêmes signes, les mêmes attributs. Dire, par exemple, que le séné a des effets différents, parce que sur un individu il occasione à peine trois ou quatre selles, qu'il donne lieu à une super-purgation chez un autre, qu'il fait vomir un troisième, etc., ce n'est pas opposer une objection bien puissante à la proposition que nous venons d'avancer; car ces produits, en apparence si éloignés, ne prouvent pas une dissemblance fondamentale entre ces trois médications. L'action d'un purgatif consiste en une irritation de la surface gastro-intestinale, laquelle entraîne une excitation des organes sécréteurs et exhalants qui y aboutissent, détermine des évacuations alvines, etc. Sur le premier individu, l'irritation des voies intestinales est restée faible, peu intense; les sécrétions y ont été peu abondantes. Le deuxième a éprouvé une impression plus vive, elle a en même temps duré plus long-temps; enfin l'estomac du troisième n'a pu souffrir le contact de la substance médicinale, elle a été rejetée par le vomissement. Mais ces produits si divers tiennent à une même opération première, et le médicament a toujours agi de la même manière.

On voit souvent le tartre stibié, au lieu de faire vomir, occasioner des déjections par le bas. Cette substance saline n'a point pour cela changé sa manière d'agir; mais, par une disposition particulière des organes de l'individu médicamenté, son impression ne provoque pas le vomissement, elle se propage sur la surface intérieure des intestins, elle donne lieu au phénomène de la purgation. Il y a plus; quand l'estomac est actuellement irrité, le contact du tartrate antimonié de potasse peut allumer une phlogose dans ce viscère : cependant cette substance a toujours mis en jeu la même force active : dans cette circonstance elle cause un effet pathologique.

Les appareils dont un état morbide change le mode de sensibilité, des organes dont les tissus ont éprouvé une altération plus ou moins étendue, plus ou moins profonde, ne peuvent répondre de la même manière à des impressions qui cependant restent identiques. De la part du médicament, il n'y a point de variation; c'est la même activité qu'il produit, c'est une impression semblable qu'il fait : mais les organes qui sentent son action se trouvant dans des conditions différentes, elle n'amène plus les mêmes résultats; quelquefois elle occasione des mouvements inaccoutumés, des phénomènes insolites. Toutefois le caractère du médicament que l'on emploie se reconnaît toujours, et le fond des effets immédiats qu'il provoque reste le même.

2° Les effets curatifs n'ont point cette constance. On voit trop souvent le médicament qui passe pour le plus efficace dans un genre d'affection pathologique, tromper l'attente du praticien, quelque soin que ce dernier mette dans son administration. Il arrive plus : au lieu des résultats favorables que l'expérience avait habitué à attendre d'un médicament, il peut fournir un produit tout opposé; le même remède, au lieu de soulager le malade, rendra son état plus grave, il augmentera la lésion pathologique, fera naître de nouveaux accidents. C'est cette instabilité des effets curatifs qu'Hoffmann signalait, quand il a dit que le même médicament employé dans les mêmes maladies, avec les mêmes précautions, à la même dose, dans le même temps, fait du bien à l'un, devient inutile à l'autre, souvent nuit à un troisième.

On demande s'il y a des toniques absolus, c'est-à-dire des agents dont l'administration produise toujours une augmentation de vigueur dans l'économie animale, qui soit sensible pour l'individu, et qui occasione un exercice plus libre et plus facile des fonctions. Non sans doute, il n'existe pas de toniques qui aient cette faculté. Mais ici ce n'est plus un effet simple que vous voulez; vous désirez un résultat qu'aucun médicament ne peut procurer constamment et dans tous les cas. Le produit que vous demandez restera toujours conditionnel; le plus ordinairement il se rapportera aux effets secondaires ou thérapeutiques. Si par tonique absolu vous entendiez un agent qui ait la faculté de déterminer un resserrement fibrillaire du tissu des organes, d'ajouter à leur vigueur organique, nous vous présenterions les amers, le quinquina, la gentiane, le quassia, etc. Leur usage ne manque jamais de développer la tonicité dans tous les tissus vivants. Si, dans les phlogoses, ces substances provoquent des phénomènes nerveux, de l'accablement, divers accidents nouveaux, etc., c'est encore en agissant de la même manière; mais dans ce cas, leur opération étend, anime la lésion morbide; elle est nuisible.

C. 1° La propriété agissante d'un médicament est unique; jamais elle ne suscite une médication d'un genre différent de celle qu'il est de son essence de faire naître. Ici il ne faut pas confondre les effets secondaires avec le produit primitif de l'impression de la substance médicinale. Un médicament mucilagineux ou gélatineux possède une faculté émolliente, il relâche les tissus organiques, il diminue leur vitalité, il rend leurs mouvements plus faibles: cependant il est des cas où on le jugerait doué d'une propriété contraire, où il semble produire un effet fortifiant. Lorsque dans les maladies inflammatoires, dans les phlegmasies des tissus membraneux, il y a abattement, accablement, anxiété, une boisson émolliente rend quelquefois au malade l'usage de ses forces. Chercherons-nous dans cette boisson une vertu fortifiante? attribuerons-nous à cette dernière le changement avantageux dont nous parlons? Non sans doute. Il est évident que ce sont des effets secondaires ou thérapeutiques que nous venons de signaler. Le médicament émollient, par l'exercice de sa puissance, a calmé la phlogose qui existait dans les tissus malades, a modéré l'irritation du système circulatoire: l'amélioration que l'on a obtenue procède de cette opération.

De même l'estomac est échauffé; son extrême susceptibilité trouble l'ordre de ses fonctions: on administre du petit-lait, du bouillon de poulet, des adoucissants. Bientôt la disposition morbide de l'organe gastrique se dissipe, l'appétit revient, les digestions se montrent plus régulières. Ces boissons ont paru alors causer un effet tonique ou fortifiant. Cependant elles n'ont pu produire qu'une propriété émolliente; mais dans cette circonstance, l'exercice de cette dernière calme un organe irrité, et par là rétablit son action naturelle. Ce résultat est encore un effet secondaire ou thérapeutique.

L'opium cause ordinairement un engourdissement général. Eh bien, on rencontre des personnes qui, dans des moments de malaise et d'accablement, se sentent renaître, et reprennent l'usage de leurs forces, aussitôt qu'elles ont avalé quelques cuillerées d'une potion opiacée. Si l'on dit que dans cette occasion l'opium produit des effets inusités, au moins on conviendra que ce sont des effets thérapeutiques, car la force narcotique n'a pas varié; ici elle a servi à corriger l'état morbide où se trouvait le système nerveux; elle a ramené son influence à une mesure plus naturelle : le retour des forces est la conséquence de ce changement.

2° Les effets curatifs n'ont point l'unité des effets immédiats; on les voit comme se multiplier, lorsque, dans la pratique de la médecine, on fait usage des mêmes agents pharmacologiques dans des maladies différentes. Aux yeux du praticien, chaque médicament semble alors réunir en lui un assemblage de vertus thérapeutiques, qui se manifestent à mesure qu'il se sert de ce moyen contre de nouvelles affections. Ainsi ouvrons les auteurs de matière médicale, nous verrons que telle substance qui n'est dépositaire que d'une propriété excitante, possède les vertus stomachique, antiscorbutique, vermifuge, béchique, fébrifuge, apéritive, etc. De Haen avait remarqué la diversité des produits curatifs qu'un seul médicament peut occasioner, et son expérience lui avait appris qu'avec des agents différents, même opposés, on pouvait produire le même résultat thérapeutique, quand, sous le titre commun d'antiphlogistiques, il réunissait le quinquina, l'émétique, les vésicatoires, l'opium, le nitre, l'oxymel scillitique.

Dans l'exercice journalier de la médecine, nous voyons les vertus curatives du même agent médicinal se diversifier sans fin; ici il se montre fébrifuge, là il est antispasmodique, plus loin il devient utile dans une autre maladie, etc. Cet agent recèle une force agissante, immuable dans son essence, constante dans ses effets, dont le développement fait toujours naître des changements organiques semblables, que l'on modifie seulement, en augmentant ou en diminuant la dose à laquelle on administre cet agent. Mais il n'en est pas de même pour les résultats que la thérapeutique devra à son action : ils varient comme les espèces de maladie contre lesquelles on se sert de ce médicament. Ainsi, disposez dans une salle d'hôpital une série de malades, attaqués d'affections différentes : supposons que le premier ait l'estomac affaibli, relâché; que ses digestions se fassent péniblement et avec langueur; que le second soit tourmenté d'une diarrhée par oligotrophie des intestins; que le troisième ait une céphalalgie qui tienne à cette mauvaise disposition des premières voies; que le quatrième soit atteint d'une fièvre tierce, le cinquième du scorbut, etc. Donnez à tous ces malades le même médicament, le vin de quinquina, par exemple : ce composé pharmaceutique fera constamment la même impression; il fortifiera d'abord le système digestif: bientôt, et par l'extension de sa puissance médicinale, il augmentera le ton, l'énergie vitale des divers appareils organiques. Sur tous ces malades, cet effet immédiat aura lieu de la même manière, et conservera le même caractère; or il pourra se faire que cet effet devienne utile contre les divers genres de maladies que nous avons énumérées. Il rétablira chez le premier individu l'exercice des digestions, et deviendra stomachique. Le second verra sa diarrhée se modérer d'abord et cesser bientôt; cet agent sera alors astringent. La céphalalgie du troisième se dissipera également, aussitôt que les organes gastriques auront repris leur condition naturelle; le vin de quinquina montrera une vertu céphalique. Le quatrième le trouvera fébrifuge. Les accidents du scorbut se dissiperont peu à peu chez le cinquième, etc. Toutefois ces produits utiles ne sont pas certains: l'opération première du médicament est bien la cause commune d'où ils procèdent tous; mais ces produits ne la suivent pas d'une manière obligée, et le médecin qui a mis cet agent en usage, n'était pas sûr de les obtenir.

CHAPITRE VI.

DE L'ACTION THÉRAPEUTIQUE DES MÉDICAMENTS:

Les anciens voyaient toujours les médicaments agir sur les causes des maladies ; nous, au contraire, nous les voyons toujours agir sur les organes. Ils s'occupaient seulement des améliorations que la thérapeutique en retirait; nous nous occuperons d'abord des changements que leur impression occasione dans les tissus vivants, dans les mouvements des appareils organiques, dans l'exercice des fonctions, et c'est de là que nous ferons sortir les avantages qu'ils procurent à l'art de guérir. Quand ces agents diminuent les accidents d'une maladie, c'est par les effets immédiats qu'ils suscitent, soit qu'ils exercent une action purement locale, comme les stomachiques, ou une action générale, comme les émollients, dans les phlogoses; les excitants, dans le scorbut, etc.; ou une action à la fois générale et locale, comme les emménagogues, dans la rétention du flux menstruel; les diurétiques stimulants, dans les œdèmes, etc.; ou une action dérivative ou révulsive, comme les vésicatoires, les sinapismes, etc.

Il est toutefois des médicaments qui se rendent utiles par une influence spéciale sur la cause même des accidents morbides. Mais cette manière d'agir n'appartient qu'à très peu de ces agents, et ne se remarque que dans quelques affections pathologiques. Nous citerons comme moyens médicinaux, qui vont directement agir sur la cause du mal, plusieurs vermifuges qui semblent jouir de la propriété de faire périr les vers intestinaux, d'être pour ces animaux une matière délétère et contraire à leur organisation. Il en sera de même de l'emploi du soufre dans les maladies psoriques, quand cette substance détruit l'insecte qui les entretient. Nous ajouterons l'albumine, quand on s'en sert dans les empoisonnements par le sublimé corrosif, peut-être le mercure, dans les maladies vénériennes, etc. Les avantages que procurent ces médicaments dans les maladies que nous avons désignées, ne sont plus le produit des effets physiologiques qu'ils déterminent. Ces effets deviennent même alors inutiles, quelquefois ils sont évidemment nuisibles. C'est pour cela qu'un praticien attentif choisit toujours des vermifuges appropriés à l'état des individus auxquels il les administre. Il ne donnera pas la sementine, matière douée d'une faculté excitante, à ceux qui ont une irritation des voies alimentaires, une sensibilité de l'abdomen, une menace de phlogose dans ces parties; mais il aura recours à l'huile de ricin, bien douce, qui, en même temps qu'elle détruira les vers, exercera sur les intestins une influence émolliente favorable, etc.

Quoi qu'il en soit, nous allons ici oublier le très petit nombre de secours médicinaux qui se portent sur les causes morbifiques et les anéantissent, pour continuer à examiner la grande masse de ceux dont l'utilité thérapeutique dérive de l'impression qu'ils font sur les organes, et des changements qu'ils déterminent dans l'exercice actuel des fonctions de la vie : cette condition est applicable à la presque généralité des moyens de la matière médicale. En continuant l'exposition de nos principes généraux de pharmacologie, nous ferons abstraction des autres.

Il n'existe pas dans les médicaments une faculté spéciale qui soit distincte de leur action physiologique, et à laquelle on puisse attribuer les effets curatifs qui suivent leur emploi.

Une seule puissance effective réside dans les médicaments, c'est celle qui tient à leur composition chimique, à la nature des principes dont ils sont formés, et qui provoque les phénomènes organiques que l'on observe après leur administration. Ces agents ne sont pas de même doués d'une propriété dont l'exercice amènerait des effets curatifs, d'une vertu qui produirait nécessairement un amendement dans des maladies déterminées. Une série de propositions va servir d'appui ou de preuve à cette assertion.

1° Un médicament ne cause jamais d'amélioration dans une maladie, que d'abord il n'ait mis en jeu son activité, et provoqué une opération organique dans le corps malade. Il y a entre les effets immédiats et les effets curatifs une telle liaison, qu'il faut toujours que les premiers précèdent les derniers. Si dans les agents pharmaceutiques la vertu curative était indépendante de la puissance agissante, serait-il indispensable que le développement de celle-ci se fît avant que l'autre se manifestât?

2° Lorsque, par vétusté, par une mauvaise préparation, ou de toute autre manière, le médicament a perdu la faculté d'agir sur les organes vivants; ou, mieux encore, lorsque, par la puissance de l'habitude, ou par une constitution particulière à l'individu qui emploie cet agent, les organes sont insensibles à son action, que son administration ne cause aucun mouvement, aucune mutation dans le système animal, il devient aussitôt inutile comme moyen thérapeutique; il n'a plus la faculté ni de soulager ni de guérir. Les mêmes causes qui annulent la force active des médicaments, anéantiraient donc aussi leurs vertus curatives, si l'on voulait que celles-ci eussent une existence positive, séparée dans ces agents.

3° Les médicaments qui provoquent les mutations les plus étendues dans le système vivant, qui occasionent les ébranlements les plus profonds, les secousses les plus violentes, sont aussi ceux dont l'utilité thérapeutique est le mieux démontrée, et ceux dont on conteste le moins la puissance curative. On saisit sans peine le bien que procure l'emploi du tartre stibié, de l'opium, du quinquina, etc.; ces secours, que l'art de guérir nomme héroïques, laissent après eux un résultat favorable ou fâcheux qu'il est toujours facile de déterminer. On ne peut pas apprécier avec cette évidence l'influence bienfaisante du petit-lait, de tous les moyens, enfin, dont les effets immédiats sont peu sensibles. La cause des amendements qui suivent leur usage, reste souvent équivoque; on ne sait si on doit rapporter ces amendements à l'action débile de ces remèdes. De plus, quand le thérapeutiste les emploie seuls, il croit rester dans l'inaction, se confier dans les ressources de la nature, faire une médecine expectante. Or, reconnaître que l'efficacité curative des agents pharmacologiques se proportionne toujours à l'énergie de leur action première sur les parties vivantes, n'est-ce pas avouer que l'une tire son origine de l'autre ?

4° L'existence d'une faculté spéciale qui produirait les effets curatifs, ne peut se démontrer dans les médicaments. Pris dans l'état de santé, on ne découvre rien dans les phénomènes physiologiques qu'ils suscitent, que l'on doive rapporter à l'exercice de cette faculté, qui puisse déceler son influence actuelle. Dira-t-on qu'elle reste latente, qu'elle ne se montre que quand la maladie contre laquelle l'auteur de toutes choses l'a destinée à agir, provoque son développement ? Mais alors chaque médicament pouvant rendre des services réels dans un certain nombre de maladies différentes, il faudrait admettre que toutes ces vertus curatives, distinctes entre elles, existent rapprochées et sans confusion dans cet agent, et que chacune d'elles entre en jeu aussitôt qu'elle rencontre la maladie contre laquelle elle doit servir.

5° Quelquefois les médicaments, au lieu de se montrer utiles et de calmer les phénomènes morbides auxquels on les opposait, produisent une exaspération fâcheuse dans les symptômes de la maladie, et donnent à l'affection pathologique une plus grande violence : supposera-t-on que ces agents possèdent encore une autre propriété pour produire ces accidents ? Personne ne doute que ceux-ci ne soient la suite de l'impression inopportune, déplacée, que le médicament a portée sur les tissus malades : pourquoi ne ferions-nous pas dériver de la même source les effets plus heureux, les succès que la thérapeutique retire, dans d'autres circonstances, de l'emploi de ce même agent ?

6° Il est connu que les secours pharmacologiques, pour être utiles dans le traitement d'une maladie, ont besoin d'être administrés à propos. Tel moyen qui procure des avantages sûrs au début d'une maladie fébrile, ne conviendra plus dans le milieu de cette affection, nuira même, si l'on s'en sert à la fin : s'il existait dans les médicaments une vertu positive, affectée à la guérison de telle ou telle maladie, le succès de leur administration dépendrait-il ainsi de l'époque où l'on y aurait recours ? serait-il subordonné au talent, à l'adresse du praticien qui met ces agents en usage ? Si le médecin est obligé de suivre la marche et les progrès de la maladie pour se décider dans l'application des remèdes ; si c'est sur la nature des accidents qui se manifestent que le praticien se règle pour choisir ses médicaments, ces agents ne sont donc pour lui que des instruments à l'aide desquels il fait dans le corps malade toutes les opérations organiques qui promettent d'être salutaires.

7° Ajoutons que les circonstances extérieures qui ont le pouvoir de causer un changement, une révolution, dans l'état actuel du corps, sont susceptibles de faire pour lui l'office d'un agent pharmacologique, de devenir des remèdes efficaces. Faudra-t-il attribuer à ces circonstances des vertus curatives ? Une grande peur a guéri la fièvre intermittente, parce qu'elle a suscité un violent ébranlement dans toute la machine, au moment où l'on attendait l'accès, au moment où le mouvement fébrile allait naître. Une indigestion est quelquefois devenue un accident salutaire. La privation totale d'aliments est une ressource diététique dont on s'est servi avec succès pour déraciner des affections vénériennes invétérées, ou guérir des maladies cutanées opiniâtres : on conçoit assez quelle altération doit occasioner un pareil procédé dans l'état intime des solides et des fluides. On voit souvent une maladie nouvelle faire cesser des maladies anciennes contre lesquelles les secours de la pharmacologie restaient impuissants. Dans la thérapeutique des anciens, qui connaissaient peu de médicaments, on trouve un grand nombre de ces moyens qui se rendent utiles par leur action perturbatrice, et dans lesquels on ne peut supposer des facultés curatives. Ils faisaient souffrir la soif à leurs malades, ce qui allumait la fièvre et causait une anxiété cruelle ; ils les exposaient à un soleil ardent, ils les obligeaient à des exercices forcés, etc., etc.

Concluons que les médicaments tirent de leur force active la propriété de guérir les maladies, ou de soulager les malades, que les avantages qu'ils procurent ne procèdent pas de l'exercice d'une vertu spéciale destinée à les produire. Les mots faculté, propriété, qualité, etc. ; fébrifuge, antispasmodique, béchique, antiscorbutique, etc., ne doivent être pris que comme des locutions de convention, dont on se sert dans le langage médical, non point pour désigner une chose réelle, un être effectif, mais pour annoncer un produit probable de la mise en usage du composé dont on parle, dans les maladies que ces adjectifs désignent. Un médicament auquel on attribue une vertu fébrifuge sera toujours un tonique, un excitant, ou même un narcotique que l'on aura employé avec succès dans une fièvre intermittente. De même, un agent béchique n'est qu'un émollient, un excitant, ou un calmant, dont on se sert contre la toux. Dans un antiscorbutique, nous retrouverons souvent le médicament excitant, qui s'était montré déjà fébrifuge et béchique; mais ici sa puissance médicinale est dirigée contre une affection différente : elle combat le scorbut, etc. Sans doute ce fut la reconnaissance qui fit admettre des propriétés curatives. L'homme qui se sentit soulagé par l'usage d'une production naturelle, éprouva comme le besoin de remercier en elle une puissance secrète à laquelle il devait sa guérison et le bonheur dont il jouissait.

D'où procèdent les avantages que procurent les agents pharmacologiques.

Le médecin qui arrive au secours d'un malade voudrait bien que les composés pharmaceutiques dont il va se servir possédassent, comme l'assurent des auteurs de matière médicale, la faculté de faire cesser les accidents morbides, qu'ils eussent une vertu réelle, positive pour rétablir sa santé. Malheureusement ce précieux privilége n'existe pas dans les agents médicinaux : ils n'offrent au praticien que des moyens actifs à l'aide desquels il peut susciter dans les tissus malades tous les genres de modifications qui lui promettent quelque avantage. Le médecin n'entre dans les intérêts de l'homme qui l'appelle, il ne travaille à le soulager, qu'en agissant sur ses organes, souvent en augmentant momentanément son malaise ou ses souffrances. On le voit alors exécuter dans le corps malade diverses sortes d'opérations médicinales : tantôt il imprime à tous les appareils organiques, à l'aide des alcoholiques, des diffusibles, une impulsion qui presse leur activité, et livre tout le système vivant à une agitation momentanée; tantôt, plus modéré dans l'administration de ces agents, il se contente de ranimer les forces vitales et de les soutenir par de nouvelles doses convenablement rapprochées. D'autres fois, recourant aux préparations opiacées, il produit un effet contraire, il affaiblit l'action des parties vivantes, détend surtout celles qui sont tourmentées par un spasme ou par une irritation. Avec les excitants, il donne aux fonctions de la vie qui sont languissantes une mesure d'exercice plus active et plus régulière; avec les tempérants, il ralentit celles qui s'exécutent avec trop de rapidité. Il fortifie les tissus relâchés, et corrobore leur complexion avec les agents toniques; il relâche ceux dont les fibres sont trop rapprochées, et qui ont un excès d'énergie, avec les émollients, etc. Assez souvent il irrite une surface et y détermine un centre de fluxion dérivatif ou révulsif, à l'aide duquel il parvient à faire cesser des spasmes, à déplacer des phlogoses qui occupent des parties éloignées. L'irritation des purgatifs sur les voies intestinales, celle des épispastiques sur les divers points de la peau où on les place, nous offrent des exemples de ces agressions, de ces lésions, de ces déchirements que la thérapeutique produit dans la vue d'être utile.

En recourant aux composés pharmaceutiques, le médecin invoque donc le secours d'agents qui commencent par être perturbateurs : en les employant, il sait bien s'il stimulera les organes, ou s'il modérera la rapidité de leurs mouvements ; s'il fortifiera les tissus vivants, ou s'il diminuera leur tension ; s'il irritera une surface, s'il augmentera une sécrétion, etc. ; mais il ne doit rien assurer au-delà ; le bien que le malade peut retirer de cette opération organique est l'ouvrage de la nature. Toutefois l'expérience du praticien, éclairée par les lumières de la physiologie, lui fait connaître s'il doit compter sur le résultat thérapeutique qu'il espère ; elle rend pour lui plus ou moins probable l'amélioration qu'il cherche à obtenir en provoquant le mouvement que le médicament va déterminer.

Remarquons qu'en thérapeutique la probabilité prend un caractère particulier qui la fait sortir du calcul ordinaire. Lors de l'administration d'un remède, l'espoir de réussir à réprimer ou à calmer les accidents de la maladie est surtout fortifié par la présence dans le corps malade de cette force intérieure qui veille à sa conservation et qui, dans ces moments de trouble, fait des efforts sans cesse renaissants pour rétablir la santé. Pendant qu'un médicament développe sa puissance, la nature de son côté cherche à s'aider des phénomènes organiques qu'il produit ; car c'est elle qui effectue la guérison des maladies, qui décide du succès des moyens dont on se sert. Aussi, voit-on les mêmes affections pathologiques céder à des traitements très différents et quelquefois opposés. Si les médicaments avaient reçu le don de guérir quelques maladies déterminées, il faudrait toujours prendre ceux qui jouiraient de cette faveur, et il n'y aurait qu'une manière de traiter les affections semblables. L'art de guérir n'est pas astreint à cette régularité. Les praticiens, dans une même maladie, ne tiennent pas la même conduite : les uns ont recours à des agents que les autres n'emploient pas; tous suivent des méthodes curatives particulières, et, chose remarquable, tous obtiennent des succès, qu'ils apportent pour justifier leur pratique. Nous avons donné la solution de ce problème; c'est la nature, et non point les médicaments, qui dans les affections pathologiques, rappelle les appareils organiques à leur condition normale. Les agents pharmaceutiques sont bien la cause occasionelle de cet heureux résultat; ils le décident en excitant une modification salutaire dans l'état actuel des tissus malades, en provoquant des évacuations par divers émonctoires, en aidant des efforts qui promettent d'être utiles, etc.; mais ce n'est pas d'une manière directe que ces agents ont rétabli le calme; et la cessation du désordre morbide n'était pas une suite obligée de la mise en jeu de leur propriété agissante. Aussi, de ce que deux maladies ont été guéries par les mêmes moyens pharmacologiques, on n'est pas autorisé à conclure qu'elles dépendaient des mêmes lésions.

C'est ici que nous devons parler de ce que nous nommons l'industrie thérapeutique. Cette industrie consiste à savoir tirer le meilleur parti possible des agents médicinaux, à multiplier les ressources dont l'art de guérir peut disposer, à en créer quand les secours ordinaires restent insuffisants ou inefficaces. Il n'est pas rare de rencontrer des médecins dont le génie fécond invente de nouveaux remèdes, à mesure que la maladie occasione de nouveaux accidents. Ils emploient des médicaments dont souvent on s'est déjà servi, mais ils les rendent plus puissants, plus utiles par une manière inusitée de les appliquer. Tantôt, élevant brusquement la dose que le malade en prend, ils savent en tirer des avantages inattendus, cette hardiesse éclairée est couronnée du succès; ou bien, provoquant plusieurs médications à la fois ou successivement, ils parviennent, par une savante combinaison, à obtenir un produit que ces mêmes médications isolées n'auraient pu procurer. Donnant à des effets physiologiques semblables un degré plus élevé de force, d'intensité, de durée, mesurant ces effets à la gravité de l'affection pathologique à laquelle ils les opposent, ils arrivent, avec le même composé pharmaceutique, à des résultats qui ont été refusés à ceux qui, plus timides ou moins adroits, n'ont pas suivi les mêmes principes. Il est digne de remarque que les praticiens qui se distinguent par une plus grande habileté à manier les agents pharmacologiques sont ceux qui ne croient pas à l'existence des vertus curatives, qui ne cherchent dans les médicaments que des instruments à l'aide desquels ils puissent détruire les lésions pathologiques, arrêter les mouvements morbides qui en dépendent.

C'est parce que les composés pharmaceutiques ne recèlent point en eux une puissance spéciale pour guérir, que la dose et le mode d'administration des remèdes les plus renommés décident toujours des succès qu'ils procurent. Il ne suffit pas que le malade prenne le médicament que demande son état, il faut encore que les effets immédiats de ce dernier aient une étendue, une intensité proportionnée à celle de la lésion ou du désordre pathologique que l'on veut faire cesser. Nous trouvons ici un principe de thérapeutique qui nous semble mériter quelque attention. Dans le traitement d'une maladie, choisissez toujours l'espèce de médicament que réclame la nature de cette affection; voilà un premier point : mais en même temps, donnez cet agent à une dose telle que son opération médicinale soit de force à lutter contre la lésion morbide : il faut que la mutation physiologique qu'il fera naître se montre capable de contre-balancer ce qui produit la maladie. Voulez-vous déplacer une irritation fixée sur un viscère, par l'action révulsive ou dérivative d'un vésicatoire ? une première condition pour réussir est de régler la grandeur de ce topique sur l'importance de la phlegmasie que vous cherchez à attirer sur un autre point. Que pourrait faire un petit épispastique contre une affection qui occuperait une certaine étendue et qui serait profonde? De même, irez-vous opposer à un accès de fièvre intermittente la force active contenue dans douze ou quinze grains de quinquina en poudre? Pour empêcher cet accès de naître, pour résister à l'effort fébrile, il faut susciter dans l'économie animale un mouvement général; plusieurs gros de l'écorce péruvienne sont nécessaires pour obtenir cet effet. Une congestion sanguine existe vers la tête, elle fait craindre un épanchement, l'apoplexie; un praticien se borne-t-il à prescrire l'infusion d'une plante céphalique? La propriété seule de cette boisson pourrait-elle détruire une cause aussi grave? Une personne éprouve habituellement des accidents spasmodiques qui dépendent de l'excessive mobilité de son système nerveux; espérera-t-on la guérir, en lui faisant prendre une infusion de fleurs de tilleul, ou quelques pilules antispasmodiques? Il est évident que l'appareil cérébral de cette malade doit éprouver une modification, qui ne peut être produite que par un ensemble de moyens hygiéniques et médicinaux.

Il est donc une condition importante à remplir dans la pratique de la médecine, c'est de mettre entre l'intensité du mal et la puissance du médicament, de la proportion, de l'égalité; il faut que la puissance du dernier soit assez forte pour intervertir la marche de la maladie, pour abattre les symptômes dominants, pour ramener les tissus ou les organes malades à leur condition naturelle. Dans l'art de guérir, comme dans l'art militaire, les moyens d'attaque doivent en général se mesurer sur ceux de résistance; s'il y a des exceptions, elles dépendent, dans l'un et l'autre cas, de l'habileté de celui qui dirige le combat.

Ces principes de thérapeutique conduisent, non seulement à choisir des médicaments convenables et à en bien régler la dose, ils conduisent en même temps à suivre un mode d'administration qui assure leur efficacité. Celui qui se persuade que les agents pharmaceutiques recèlent des vertus curatives, et que ce sont elles qui guérissent les maladies, se croit dispensé de surveiller les effets immédiats de ces agents, de s'assurer si ces effets acquièrent tout le développement nécessaire. Le médicament a été administré, cela suffit:

on attend avec confiance les avantages qui doivent être la suite de son emploi. Mais le praticien qui n'oublie pas que les secours pharmaceutiques tirent leur utilité de l'action première qu'ils exercent sur les tissus vivants, des modifications qu'ils leur font éprouver, ne néglige pas l'observation de ces dernières, et il les fait naître avec toutes les circonstances propres à assurer leur succès. S'il donne un tonique pour rétablir l'intégrité des digestions, pour favoriser l'élaboration des matières nutritives, il le fait prendre immédiatement avant l'heure des repas, afin que l'impression corroborante de cet agent soit encore comme présente dans l'organe gastrique au moment où il travaillera à la formation du chyme. S'il a recours à une teinture alcoholique, pour dissiper un état général de faiblesse et d'épuisement, il n'en fera pas prendre une grande quantité en une fois, pour n'y plus revenir; mais il donnera, toutes les trois heures, par exemple, une cuillerée de ce composé stimulant, afin d'entretenir, de rendre permanent dans tout le système animal, le développement de vitalité qu'il provoquera, etc.

Pour apprécier les avantages que les médicaments procurent à la thérapeutique, il est nécessaire d'étudier les effets immédiats qu'ils produisent.

Ce qui intéresse le médecin dans l'action des agents pharmacologiques, ce sont sans doute les résultats de leur administration; et s'il pouvait toujours connaître les avantages que ces agents procureront, il semble qu'il lui serait assez indifférent de savoir quels phénomènes organiques ils ont fait naître; mais il n'est pas possible de séparer ces deux choses. Comme les produits curatifs émanent de l'exercice de la force active des médicaments, comme ces produits sont la suite des changements qu'éprouvent alors les tissus malades et même tout le corps, il faut constater l'existence de ces changements; il faut de plus étudier leur nature, apprécier leur importance, leur étendue, si l'on veut rapporter toujours à leur véritable cause les amendements dont le praticien peut être le témoin; si l'on veut éviter de les attribuer au médicament que l'on a employé, lorsqu'ils découlent d'une autre source.

C'est par rapport aux avantages, aux améliorations qui surviennent après l'administration d'un composé pharmaceutique, que l'on peut surtout répéter avec l'oracle de Cos, *experientia fallax*. Depuis la naissance de l'art de guérir, on ne s'est servi des agents médicinaux que pour en constater les effets curatifs. Les observations, les essais se sont multipliés à l'infini. Chaque substance médicamenteuse a été l'objet des recherches d'un grand nombre de praticiens. Qu'est-il résulté de cette multitude innombrable de faits? Des discussions, des contradictions, des doutes; et la matière médicale est encore une collection de conclusions trompeuses, d'annonces décevantes, plutôt qu'une véritable science.

Si jusqu'ici la matière médicale n'a pas pris part aux progrès des autres branches de la médecine, c'est qu'elle n'a jamais eu de principes bien établis, qu'elle n'a jamais offert une doctrine qui lui fût propre. Le médecin, imbu de l'idée qu'il existe dans les médicaments des vertus curatives, ne s'occupe que de leur recherche : pour lui la matière médicale est toujours de la thérapeutique, et lorsqu'il étudie l'action d'un moyen pharmacologique, c'est seulement pour découvrir les maladies que ce moyen peut guérir. Administre-t-il à un malade un médicament, il s'attache aux accidents morbides pour apprécier la diminution qu'ils éprouvent, et il ne manque jamais de rapporter à son influence tout ce qu'il survient d'avantageux dans la marche de la maladie, dans le développement des symptômes. Il conclut toujours comme si l'emploi du remède et le mieux obtenu se tenaient et découlaient nécessairement l'un de l'autre : *post hoc, ergo propter hoc.* C'est sur cette base fragile que l'on voulait asseoir les fondements de la science des médicaments ; elle se composait trop souvent de ces observations qu'une fausse expérience enfante, et auxquelles la crédulité donne de l'importance.

Quand on se représente le nombre d'affections pathologiques dans lesquelles la nature triomphe toute seule de la cause du mal; quand on réfléchit que nos parties vivantes ont une tendance spontanée à revenir à des mouvements réguliers, dès qu'elles s'en sont écartées [1] ; quand on est tous les jours témoin d'amé-

[1] C'est cette tendance, plus puissante dans la jeunesse, qui fait que l'on obtient plus de succès, toutes les circonstances étant égales, dans nos salles de militaires, dans les colléges, dans les pensionnats, dans les séminaires, que dans la pratique civile, dans les hospices de vieillards.

liorations momentanées ou durables, qu'il faut rapporter à l'influence du principe qui nous anime : comment peut-on espérer, après l'usage d'un médicament, de démêler toujours ce qui émane de son opération, de le distinguer de ce qui appartient aux forces médicatrices? Dans le cours d'une maladie dont nous supposerons même la fin malheureuse, la nature ne se laisse vaincre qu'après de longs et fréquents combats, dans lesquels les avantages ont été souvent balancés : comment opérer un départ exact du produit particulier de chacun des moyens que l'on a mis en usage pendant ces révolutions, pendant ces grands mouvements? Néanmoins il est des praticiens qui ne manquent jamais d'attribuer au médicament dont ils viennent de se servir tous les mieux, même passagers, qu'ils remarquent. C'est en général d'après cette marche qu'ont été dressées les listes des vertus qui, sans choix, sans critique, figurent confusément à la suite de chaque substance médicinale dans les anciennes matières médicales.

Mais la force médicatrice de la nature n'est pas la seule cause d'erreur que doit éviter le médecin qui s'occupe de constater les propriétés des agents médicinaux. Pendant que les maladies parcourent leurs diverses périodes, combien ne survient-il pas d'amendements qui sont causés par les circonstances hygiéniques qui entourent les malades et qui agissent sur eux! La puissance de ces causes extérieures est très forte, très étendue, et le plus souvent elle reste inaperçue. Or, fidèle au principe que l'on a adopté, de rapporter à l'action du médicament toutes les améliorations qui se manifestent après son administration, on ne tient aucun compte des influences qui partent d'autres points, et qui suffisent cependant pour intervertir l'ordre des mouvements morbides, pour calmer les accidents les plus menaçants, même pour rétablir la santé. Combien de fois n'a-t-on pas vu un changement dans la température de l'air ou dans sa constitution hygrométrique, une nouvelle saison, le passage du malade dans un autre pays ou dans une habitation différemment exposée, la diète absolue, une nourriture inaccoutumée, des exercices journaliers, des émotions soudaines, des passions de l'âme, etc., devenir des moyens puissants de guérison? Chacune de ces circonstances, prise isolément, exerce, sur l'économie animale, un pouvoir qui égale au moins celui des agents pharmacologiques. Elles ont souvent, seules, procuré des succès thérapeutiques qui feraient la réputation du médicament auquel on les attribuerait; mais, réunies et agissant d'une manière méthodique et simultanée, ces circonstances hygiéniques acquièrent un pouvoir plus remarquable encore : elles provoquent dans le corps malade des mutations, des révolutions, qui se sont fréquemment montrées salutaires; elles ont déraciné des maladies qui avaient bravé la puissance de toutes les ressources pharmacologiques.

Cependant, dans les observations qui ont pour objet la recherche des propriétés des médicaments, on néglige le calcul de ces influences hygiéniques, et l'on attribue aux agents médicinaux des résultats curatifs auxquels ils n'ont quelquefois pas contribué.

Sans doute, nous signalons ici la source de ces éloges immodérés qui ont été accordés à des substances inertes, que nous refusons aujourd'hui d'inscrire sur la liste des productions médicamenteuses, ou à des objets insignifiants, que l'on regarde comme incapables de rendre quelque service dans le traitement des maladies.

Est-il donc un moyen de mettre l'esprit à l'abri des séductions dont nous venons de parler? Existe-t-il une méthode propre à distinguer les guérisons qui sont la suite de l'action qu'un médicament exerce sur le corps malade, de celles qui s'effectuent pendant qu'on le met en usage, mais sans qu'il y ait aucune part? La pharmacologie peut-elle offrir un procédé à l'aide duquel on puisse prévenir ces erreurs, qui sont si préjudiciables à l'art de guérir? On trouvera une garantie, sinon absolue, au moins la plus solide possible, dans l'observation, dans l'examen des effets immédiats que provoquent les médicaments, puisque c'est de ces effets que procèdent les avantages thérapeutiques dont ils sont la cause. Pour ne point s'égarer dans les jugements que l'on porte sur le mérite d'un agent pharmacologique, il faut s'occuper d'abord de son action première sur les tissus vivants, connaître tout ce pu'il peut faire éprouver aux divers appareils organiques; puis se représenter les lésions pathologiques dont on lui attribue la guérison, leur caractère, leur étendue, leur ténacité. Alors, mettant en regard l'opération du remède et la maladie, le médecin verra s'il y a entre ces deux choses une liaison, si la première a pu détruire la dernière, si elle a pu faire peu à peu ou brusquement disparaître la cause organique qui entretenait le trouble morbide.

Quand les éloges donnés à un remède ne peuvent se justifier par le caractère, ou seulement par l'énergie de son action, restez dans le doute, demandez de nouvelles observations, appelez-en à un nouveau jugement. Il faut toujours que les effets physiologiques qu'une substance naturelle provoque expliquent les cures que l'on assure avoir obtenues de son administration. Il existe entre ces deux objets le rapport obligé d'une cause à son effet : or c'est ce rapport qu'il faut justifier. Voilà le fond essentiel, la matière propre de la pharmacologie. S'il n'y a point de proportion entre l'action que le médicament exerce sur le corps malade, et la lésion pathologique qu'il passe pour avoir combattue; si cette action est trop faible, si elle dure trop peu de temps; si les modifications qu'elle détermine dans les tissus vivants ne sont pas opposées à celles d'où dépend l'état de maladie; si elle ne peut pas opérer le retour des parties affectées à leur condition naturelle; si enfin il vous paraît impossible que la physiologie donne la raison de l'utilité de cet agent, regardez les guérisons attribuées à son usage comme appuyées sur une fausse expérience.

Le médecin doit toujours avoir sous les yeux les effets immédiats d'un médicament, lorsqu'il veut décider quel intérêt ce dernier peut inspirer. Ainsi, propose-t-on d'introduire une substance nouvelle dans la thérapeutique; ou bien essaie-t-on de ramener sur la scène un remède ancien, de lui faire jouer un rôle plus important que celui qu'il y a joué? le médecin qui voudra estimer sa valeur thérapeutique, examinera d'abord sa composition chimique et ses qualités sensibles, qui déjà lui permettront de prévoir s'il peut tenir les promesses de ceux qui le vantent; ensuite il le mettra en action sur l'économie animale, il suivra le développement de sa puissance sur tous les appareils organiques, il recueillera avec soin les modifications qu'il provoque dans les tissus vivants. C'est seulement quand il aura constaté le pouvoir de ce nouveau secours qu'il connaîtra quelles sont les affections dans lesquelles on doit l'employer, à quelle espèce de lésions pathologiques on pourra avec confiance opposer sa force active. Pourvu de ces données, le médecin prononcera sur le mérite de cet agent; il se sera garanti de toutes les illusions qui assiégent celui qui s'occupe de vérifier les facultés des composés médicinaux.

Une autre marche ramènerait toujours au même point la science des médicaments. Rassemblez tous les jours des observations sur les avantages curatifs que procurent les agents pharmacologiques; tentez sans fin de nouveaux essais : vos travaux ne vous donneront que des conclusions fausses, des attributions erronées, si vous ne constatez d'abord l'action physiologique de chacun de ces agents, pour y trouver la raison des effets thérapeutiques qui suivent leur administration [1]. La noix vomique, proposée comme

[1] Cette marche est celle que nous avons vu suivre récemment à deux hommes célèbres. M. Hallé, dans son rapport sur les effets d'un remède proposé pour le

remède, a été jugée en très peu de temps: on a connu bientôt et l'étendue de ses facultés et les limites de son pouvoir curatif. Le sulfate de quinine a pris, aussitôt après sa découverte, la place qu'il doit occuper parmi les moyens médicinaux, parcequ'on s'est d'abord arrêté à ses effets physiologiques. Il n'y a véritablement que ces effets qui donnent une doctrine à la pharmacologie.

Il est des effets curatifs qui ne paraissent qu'après un usage prolongé des agents pharmacologiques.

Quand on donne un médicament tonique dans une faiblesse d'estomac, le bien que procure son impression sur l'organe gastrique s'aperçoit aussitôt après son administration; l'exercice de la digestion devient plus libre et plus facile. De même, après l'emploi d'un purgatif et d'un émétique, on peut juger si l'opération de ces évacuants a été favorable au malade. Mais cette évidence des effets thérapeutiques n'est pas aussi prompte ni aussi frappante toutes les fois que l'on a recours aux moyens de la matière médicale. Il est des avantages curatifs que l'on ne peut découvrir que par un usage continué et prolongé des mêmes agents médicinaux.

Ce n'est souvent qu'après plusieurs semaines qu'il

---

traitement de la goutte, et M. Chaussier, dans celui qu'il a fait sur le même sujet, ont tracé des modèles à imiter toutes les fois que l'on aura un nouvel instrument de thérapeutique à juger.

est possible d'estimer les amendements causés par les jus d'herbes, par les eaux minérales, par des pilules extractives, etc., etc., que l'on prend journellement. L'étude des effets curatifs qui suivent ainsi tardivement l'usage des agents pharmacologiques présente des considérations particulières. D'abord il est rare que ces effets qui se sont établis si lentement soient le produit simple de l'action du médicament que l'on a employé. D'autres causes ont toujours contribué à les réaliser; et le changement salutaire que l'on obtient est un résultat complexe auquel ont concouru une réunion d'influences distinctes qu'il faut signaler et démêler. Le médicament a pu avoir une grande part dans l'amélioration qui s'est opérée pendant qu'on en faisait usage; mais il n'a point tout fait seul, il a été aidé efficacement par des circonstances actives, qui modifiaient dans le même temps le corps malade, et dont la puissance ne doit point être méconnue. Nous citerons, comme les principales, le genre de nourriture qu'a pris le malade, les divers exercices auxquels il s'est livré, un changement de pays, de saison, etc.

De plus, il s'établit souvent entre l'action des moyens hygiéniques et l'action des moyens pharmacologiques une corrélation, qui amène des résultats importants, des avantages remarquables. Ceux-ci naissent de la réunion, de l'accord de ces moyens, et cessent de se produire quand ces derniers sont séparés, quand ils agissent isolément. Ainsi, à un individu dont les digestions étaient lentes et imparfaites, vous administrez un médicament tonique, vous lui conseillez en même temps des aliments substantiels et en quantité suffisanté : vous obtenez alors des effets particuliers, des phénomènes nouveaux, que ce médicament ne produit pas quand on le donne seul. La matière alimentaire qui n'aurait pas été convenablement élaborée par les organes gastriques, fournit à cause de l'influence corroborative du médicament, une grande abondance de principes réparateurs; cet agent devient par là cause éloignée des changements organiques qui dériveront de la répartition de ces principes dans toutes les parties du corps, et de leur assimilation au sang et aux tissus vivants.

Souvent, à deux causes qui ont une action conjointe, et qui donnent des effets communs, il vient encore s'en joindre d'autres, dont il faut apprécier les influences particulières, dont on doit tenir compte dans le résultat obtenu. Supposons, par exemple, que l'individu dont nous parlions tout à l'heure, et à qui on donne à la fois un tonique et une nourriture choisie, quitte brusquement la vie inactive qu'il menait pour se livrer à des exercices spontanés, ou qu'il monte tous les jours à cheval ou en voiture; combien l'effet stimulant du mouvement musculaire, ou le pouvoir tonique de la gestation, n'aura-t-il pas de part au rétablissement de la nutrition dans les fluides et dans les solides, au retour des forces et de la santé! Si le malade avait abandonné la ville, pour aller habiter une campagne située sur une colline sèche, cette circonstance deviendrait un événement important dans le calcul des causes médicinales qui ont changé l'état morbide de son corps, et amené la guérison de sa maladie.

Cette nouvelle efficacité qu'acquiert un moyen pharmacologique quand son opération est fécondée par celle d'un moyen hygiénique, a dû frapper les médecins et leur donner le désir de la faire tourner au profit de la thérapeutique. C'est aussi l'objet que l'on se propose lorsque l'on dirige contre une seule maladie un ensemble de secours tirés de l'hygiène et de la matière médicale, et que l'on combine leurs effets particuliers de manière à les faire tendre vers un but commun. Ces collections d'agents divers, disposés dans un ordre savant et raisonné, forment une *méthode curative*. Là le médicament n'a plus une action simple; le développement de sa force médicinale occasione, outre le résultat thérapeutique qui lui est ordinaire, d'autres produits qui dépendent de ce que des influences qui lui sont étrangères se mettent en jeu en même temps que la sienne, et s'unissent avec elle. Là un agent médicinal multiplie sa puissance, et fait naître des changements organiques inaccoutumés.

La puissance des méthodes curatives sur le corps malade est étendue : elle peut modifier la composition actuelle du sang et la constitution des tissus vivants. Une méthode curative donne un nouveau mode d'exercice à toutes les fonctions assimilatrices; ce nouveau mode devient permanent, au moins pendant quelque temps : alors toutes les parties du corps réparent leur matériel et se nourrissent d'après une mesure réglée par cette méthode elle-même : l'état intime des humeurs et des solides éprouve un changement; le système animal tout entier subit progressivement une profonde transmutation. Aussi les médecins n'ont-ils recours à ces grands moyens de la thérapeutique que pour combattre des causes très graves de maladie, ou pour déraciner les affections les plus invétérées.

Il est impossible de suivre la marche de la révolution qu'une méthode curative suscite dans l'économie animale, et de noter les progrès des modifications qu'elle détermine dans toutes les parties du corps. Cependant on voit fréquemment paraître dans les individus soumis à la puissance de ces réunions de moyens pharmacologiques et hygiéniques, des phénomènes qui décèlent les mutations intestines et secrètes que nous voulons ici signaler. Bordeu, *Malad. chroniq.*, répète souvent que l'usage des eaux minérales produit une petite fièvre. Il cite l'histoire d'un jeune débauché, qui était tombé dans un grand état de marasme, qui n'avait plus ni force ni appétit, et qui ne pouvait s'aider d'aucun de ses membres. La boisson des eaux chaudes de Baréges et les bains tempérés rappelèrent l'appétit et les forces; mais alors la fièvre commença à paraître, et il se forma sur la peau une éruption semblable à celle de l'*herpes* miliaire : enfin, au bout de soixante jours, après des sueurs et un écoulement d'urines troubles, la santé s'était rétablie. Clerc, dans son Histoire de l'homme malade, rapporte l'observation d'une princesse à qui il fit prendre du lait pendant trois mois et demi; au moment où sa situation s'améliora, elle éprouva une démangeaison universelle. Les observations cliniques de tous les jours présentent des faits analogues. On voit les malades pour qui on a institué une méthode curative éprouver des accès de fièvre, des hémorrhagies, des abcès, des éruptions de diverses natures, etc. : l'époque où se manifestent ces efforts critiques est ordinairement celle où la maladie s'affaiblit, où l'on voit s'effacer jusqu'aux traces de son existence dans le corps vivant.

Si nous devions ici traiter de la composition des méthodes curatives, nous dirions que l'on y distingue des moyens positifs et des moyens négatifs, qui tous contribuent aux succès qu'elles procurent. Les premiers sont les médicaments que l'on emploie, les circonstances hygiéniques que l'on fait agir sur l'individu que l'on traite, etc.; les seconds sont la diète, l'abstinence de café, du vin et des autres choses auxquelles le malade était habitué. L'interruption seule des influences qu'il ressentait journellement agit sur lui comme une cause qui aurait une existence effective; et le pouvoir qui résulte de ces secours négatifs doit être pris en considération, lorsqu'on veut juger d'où émane la puissance thérapeutique d'un traitement méthodique. On pourrait aussi établir une sorte de préséance ou de rang entre les moyens qui forment une méthode curative, et distinguer, 1° les secours principaux ou primaires; 2° les secours auxiliaires; 3° les secours explétifs.

Le thérapeutiste doit étudier la nature et connaître l'étendue de la lésion qui fait la maladie.

Toute maladie suppose une ou plusieurs lésions de tissus, d'organes ou d'appareils organiques. Ces lésions consistent en un changement d'état, en une modification matérielle ou vitale de ces parties. Elles se manifestent par deux sortes de signes. Ou ceux-ci sont directs, ils se voient sur l'endroit même qui est malade, comme la pâleur ou la rougeur, le gonflement ou la diminution de volume, la résistance ou le ramollissement, la température élevée ou abaissée, le mode de sensibilité, etc.; ou bien ces signes sont éloignés, se trouvent dans l'action des organes, dans les variations que subit l'exercice de leurs fonctions, comme la lenteur ou la rapidité de leurs mouvements, la force ou la débilité de ces derniers, les sécrétions plus ou moins abondantes qu'ils fournissent, les altérations diverses qu'offrent les matières excrétées, etc. Les premiers signes sont sûrs; par eux le praticien prend une notion exacte des lésions qui existent. Mais ces signes manquent, ils restent occultes dans les affections qui occupent les organes situés dans les diverses cavités du corps : on ne peut déterminer la nature des lésions qu'éprouvent ces derniers qu'à l'aide des signes éloignés ou du second ordre. Aussi n'est-on pas toujours d'accord sur les maladies qui attaquent les organes intérieurs, tandis qu'il y a rarement dissidence d'opinions lorsqu'on peut s'éclairer des signes directs.

On ne doit s'arrêter aux symptômes, aux signes, aux phénomènes morbides, que pour arriver à connaître toutes les lésions qui existent dans le corps où ils se manifestent. Le médecin qui les recueille pour en composer une maladie et pour trouver la place qu'elle doit occuper dans un cadre nosographique, perd de vue ce qui cause, ce qui entretient la maladie. Celui qui voit dans les symptômes des guides propres à le conduire vers les parties lésées, à lui découvrir le caractère et l'étendue du mal, reconnaît promptement ce qu'il doit craindre et ce qu'il doit tenter. Le premier demande en hésitant *quelle est la maladie;* le deuxième cherche *où elle est,* et y prend, si j'ose ainsi parler, les ordres de la nature.

Nous ne saurions trop recommander aux jeunes médecins, lorsqu'ils approchent un malade, de parcourir successivement les divers appareils organiques de son corps. Nous est-il permis de citer ici en exemple la conduite que nous tenons dans nos exercices cliniques? Nous commençons par la tête, qui renferme le cerveau, le cervelet, les méninges; nous suivons le prolongement rachidien; nous recherchons avec attention toutes les altérations que l'appareil cérébral peut éprouver; nous les découvrons dans la douleur, la chaleur, la tension, la pesanteur, les perceptions insolites, etc., que ressent le malade dans les divers points que cet appareil occupe: tout ce que présentent de nouveau, d'inaccoutumé, ses facultés morales, nous sert aussi de guide: nous puisons dans l'exercice des organes des sens et des actes qu'exécutent les muscles, des renseignements précieux pour arriver au même but. De la tête nous passons à la poitrine: nous examinons avec soin la situation actuelle des organes pulmonaires, puis de l'appareil circulatoire; nous consultons à la fois, pour connaître la disposition de ce dernier, le cœur, les artères et la température animale. Arrivé à la cavité abdominale, nous constatons par l'examen des lèvres, de la langue, par l'application de la main, par la pression, par le nombre et les qualités des déjections, etc., la condition présente des viscères qui y sont contenus. Nous n'oublions pas l'appareil urinaire; enfin, nous interrogeons la peau, l'expression de la figure, etc. Au moyen de cette enquête séméiotique, il n'échappe rien. On arrive facilement à la lésion principale. S'il en existe de secondaires, elles sont notées ; si, par le progrès de la maladie ou pendant sa durée, celles-ci prennent du développement, on les a vues naître, on les a suivies, on n'est pas surpris, ni trompé.

Ce qui semble par-dessus tout recommander cette méthode, c'est qu'elle conduit à bien juger le caractère, la nature des lésions pathologiques, et, par suite, qu'elle montre les moyens médicinaux que ces lésions réclament, le degré de force qu'il faut donner à l'opération des remèdes, comment il faut les employer. Si cette méthode fait clairement apercevoir les indications que le praticien doit remplir, elle lui montre en même temps les contre-indications qu'il doit respecter. Une lésion occupe un appareil organique; cette lésion réclame un médicament doué d'une vertu déterminée: mais un autre appareil également malade sera offensé par le même agent, son état actuel en proscrit l'emploi, etc. Ces vœux opposés ne peuvent échapper, en suivant la marche que nous venons de tracer.

En étudiant les maladies par les appareils organiques, il en résulte cet avantage, que l'on ne verra plus les médecins faire, en observant le même malade, des maladies différentes, parce qu'ils ne les approcheront pas avec des idées préconçues, qu'ils ne négligeront pas des symptômes qui leur paraîtront peu importants, pour en grossir d'autres qui offrent plus de rapports avec leur doctrine. En passant en revue tous les appareils organiques, aucune lésion ne peut échapper, on ne peut point défigurer les faits, on ne peut plus opérer des associations arbitraires de symptômes.

Il semble tout d'abord que les recherches cadavériques, en mettant à découvert les lésions qui entretiennent les maladies, doivent apprendre quelles sortes de secours le thérapeutiste peut leur opposer; mais cet espoir est loin de se réaliser. Dans nos amphithéâtres, les parties que la maladie attaquait ne sont plus ce qu'elles étaient pendant la vie. Des circonstances qui formaient des indications thérapeutiques précises, qui appelaient des secours médicinaux bien déterminés, ont disparu; des causes qui suscitaient des symptômes fâcheux, des phénomènes menaçants, ne s'aperçoivent plus; la mort les a effacés. Un froid uniforme remplace dans le cadavre les exaltations de température qui étaient si sensibles, et qui fomentaient tant d'accidents divers. La pâleur, la lividité s'est substituée aux rougeurs, aux auréoles qui recouvraient les tissus malades. Où il y avait une tension très prononcée, on remarque de la flétrissure, de la laxité; on ne trouve plus la raison de cette ardeur intérieure qui tourmentait si cruellement le malade, de l'éréthisme, de l'aridité des surfaces, de l'excès de sensibilité qu'il éprouvait pendant la vie, de l'agitation à laquelle il était en proie. Ce ne sont donc point des lésions telles qu'on les découvre dans les cadavres que le médecin est appelé à combattre; mais ce sont les lésions telles qu'elles existaient avant la mort, telles que des symptômes plus ou moins nombreux les révélaient, qu'il doit traiter: c'est celles-ci qu'il attaque avec des remèdes, des moyens actifs; c'est sur les lésions vivantes que l'impression de ces derniers peut opérer un changement salutaire.

N'oublions pas de plus que les ouvertures des cadavres nous mettent sous les yeux le produit de la maladie plutôt que la maladie elle-même. Ce que l'on contemple alors est la cause, j'allais dire le travail de la mort. Les effrayants désordres qui frappent notre imagination justifient le diagnostique du praticien; ils découvrent ce que l'affection pathologique a été; ils permettent de deviner la marche qu'elle a suivie, de se représenter les changements progressifs que les parties malades ont éprouvés pour arriver à l'état où on les trouve. Mais le thérapeutiste a besoin de se rappeler que les altérations qu'il vient d'examiner ne se sont effectuées qu'à la longue, qu'elles ont eu un commencement et un accroissement, que dans le temps qu'elles ont mis à se former, on peut établir plusieurs périodes. Ces réflexions sont d'une grande importance; car, en fréquentant nos amphithéâtres, en observant les modifications qu'éprouvent les tissus, les lésions que subissent les viscères, les désorganisations dont sont susceptibles toutes nos parties, on reste surpris de leur nombre, de leur étendue, de leur gravité; puis, en mesurant à ces altérations pathologiques la puissance de nos moyens médicinaux, on est découragé, on reconnaît toute leur insuffisance. Peut-on voir les tissus organiques endurcis, changés de nature, ou bien ramollis et pulpeux; des viscères convertis en masses tuberculeuses, atrophiés, ou au contraire prodigieusement augmentés de volume, transformés en une substance toute différente, etc.; des cavités remplies d'un liquide séro-puriforme, leurs parois couvertes d'exsudations gélatineuses, de végétations, d'ulcérations, etc., etc., sans se demander ce que peuvent faire, contre de pareils désordres, nos médicaments et tous les moyens dont la thérapeutique peut disposer?

Les recherches d'anatomie pathologique tendraient donc à diminuer la confiance que les remèdes doivent inspirer au praticien, à faire même naître contre eux une fâcheuse prévention. Mais nous avons déjà dit que ce n'étaient pas les lésions telles qu'elles existent dans les cadavres que l'on prétend combattre avec les secours thérapeutiques. Ces lésions ont alors atteint leur terme; elles ont dépassé le point où l'on pouvait en suspendre le cours, où l'on pouvait surtout réparer les altérations matérielles qu'elles produisent. Ces lésions ont eu un commencement, un développement; alors qu'elles étaient récentes, légères, qu'elles n'avaient pas pénétré profondément, qu'elles n'avaient pas modifié, dénaturé les tissus, ou opéré d'autres désordres graves, etc., elles n'étaient pas au-dessus des ressources de la thérapeutique: il y avait de la proportion entre ces lésions et la puissance ou l'effet des agents médicinaux. Il n'est plus difficile de concevoir alors que ces agents procurent la guérison d'affections qui sont de la même classe que celles dont nous venons d'exposer les produits anatomiques, qui tendent à amener le même désastre, puisqu'on les a attaquées dans leur début, et avant qu'elles aient causé tout le mal que dévoilent les ouvertures de cadavres. L'utilité des instruments thérapeutiques dépend ordinairement de l'époque où on les met en action. Tel moyen qui aujourd'hui détruirait sûrement un travail morbide, restera inhabile ou insuffisant quelques jours plus tard.

Remarquons que ce sont surtout les botanistes, les chimistes, qui ont doté les productions naturelles et les composés pharmaceutiques des vertus merveilleuses qu'on leur attribue dans les ouvrages de matière médicale. Ce sont les savants étrangers à la pratique de la médecine, étrangers surtout aux travaux anatomiques, qui parlent avec une confiance illimitée de la toute-puissance des médicaments et des cures qu'ils opèrent. Ouvrant fréquemment des cadavres, ayant journellement sous les yeux les lésions qui entretiennent les maladies, les anatomistes prennent souvent une opinion inverse : ils ne peuvent concevoir que ces lésions cèdent jamais à l'action de nos moyens médicinaux ; ils finissent par dédaigner ces derniers, ils deviennent injustes envers eux.

Nous concluons que c'est une lésion vivante que le thérapeutiste traite ; qu'il doit, pour reconnaître l'espèce de secours qu'elle réclame, se la représenter telle qu'elle est pendant la vie, avec sa couleur, sa température, les modifications de sa sensibilité, et qu'il est nécessaire qu'il l'attaque en temps opportun, avant qu'elle ait détruit la texture naturelle des parties où elle a son siége, s'il veut que l'opération des agents thérapeutiques se montre efficace.

Nous ajoutons que ces principes donnent à la pratique de la médecine une base solide qu'elle n'avait pas. L'art de guérir est-il encore tout conjectural,

1° quand il détermine les lésions qui constituent les maladies, quand il assigne leur siége, qu'il mesure leur étendue, qu'il annonce les modifications matérielles qu'elles font éprouver aux organes? 2° quand il annonce d'avance les effets physiologiques que les remèdes produisent, quand il prévoit l'opération première des instruments auxquels il a recours? Sans doute le produit thérapeutique de cette opération reste toujours éventuel, incertain; trop souvent il ne répond pas à l'attente du praticien: mais la médecine peut-elle espérer de guérir toutes les lésions dont nos organes sont susceptibles? les limites de son pouvoir n'ont-elles pas été posées par le Créateur lui-même?

CHAPITRE VII.

DE LA CLASSIFICATION DES SUJETS DE LA PHARMACOLOGIE.

Tous ceux qui se sont occupés de la matière médicale ont toujours essayé de ranger dans un cadre méthodique les nombreux sujets dont s'occupe cette science; chacun a donné un système particulier de distribution. Nous ne comprenons pas dans ce nombre les auteurs qui ont suivi l'ordre alphabétique; car ce sont les noms qu'ils ont disposés d'une manière méthodique dans leurs ouvrages, et nullement les choses. Les savants qui s'attachèrent plutôt aux productions végétales, animales et minérales dont on se sert pour composer des médicaments, qu'à ces derniers eux-mêmes, ont cru pouvoir adopter les modes de division usités dans l'histoire naturelle. Ils se sont emparés des systèmes et des méthodes botaniques, zoologiques et minéralogiques. Mais l'esprit dans lequel ont été conçus ces arrangements des êtres créés est étranger à la doctrine pharmacologique. Nous ne pouvons profiter, en matière médicale, des avantages que ces arrangements procurent, quand on veut étudier tous les corps de la nature. 1° On concevra facilement combien le naturaliste doit estimer un mode de distribution à l'aide duquel sont rapprochés les êtres qui se conviennent par leur organisation, par leurs facultés, par leurs caractères. 2° On reconnaîtra de même quel auxiliaire la mémoire trouve pour retenir les noms imposés à ces êtres dans une combinaison méthodique ou systématique, où chacun d'eux a une place fixe, invariable : la place qu'ils occupent et les noms qu'ils portent deviennent des idées associées qui se réveillent l'une par l'autre : les distributions employées en histoire naturelle sont des sortes de mnémoniques dont chacun reconnaît l'utilité. 3° Enfin on sait que l'élève, avec ces systèmes et ces méthodes que j'appellerais presque des machines métaphysiques, peut arriver de lui-même à savoir le nom de toutes les productions qu'il rencontre. Ce qu'il y a de singulier, c'est que ce sont ces productions elles-mêmes qui le conduisent à l'endroit où leur nom se trouve inscrit. Ce procédé a quelque chose de magique, et mérite assurément d'être remarqué. Ce sont là les conditions que l'on désire obtenir en histoire naturelle, des distributions méthodiques ou systématiques, et ces conditions restent sans application dans la science pharmacologique.

Des auteurs ont pris dans la chimie leurs moyens de classification. Ils ont réuni les objets qui avaient de l'analogie par leur composition intime, et qui fournissaient à l'analyse les mêmes principes. D'autres ont consulté les qualités sensibles des substances médicinales, et les ont distinguées en amères, en aromatiques, en insipides, en fétides, etc. Nous trouvons dans les ouvrages de pharmacie, les composés médicamenteux disposés dans un ordre pris de leurs formes pharmaceutiques : on examine successivement les poudres, les pilules, les infusions, les décoctions, les sirops, etc. Tous ces modes de distribution offrent des avantages particuliers, et méritent tour à tour la préférence, selon que celui qui s'en sert a le dessein de s'occuper des productions naturelles qui sont susceptibles de devenir des médicaments, ou de traiter des compositions que l'art pharmaceutique produit avec elles. Mais si l'on veut étudier les effets immédiats que ces agents suscitent dans l'économie animale, ou déterminer les avantages que la thérapeutique sait tirer de leur opération, ces distributions ne peuvent plus conduire au but qu'on se propose.

Il est évident que les médicaments doivent fournir eux-mêmes les caractères qui servent à les éloigner ou à les rapprocher. Or quels caractères peuvent être pour nous préférables aux effets physiologiques que suscite chacun d'eux. C'est l'impression qu'un médicament fait sur les tissus vivants, ce sont les phénomènes auxquels il donne lieu dans le jeu, dans l'action des appareils organiques qu'il faut consulter, pour déterminer la place qu'il doit occuper dans une distribution méthodique des agents médicinaux. Une classification qui, en présentant au lecteur la masse des sujets de la pharmacologie, lui dévoilera la nature de la propriété agissante de chaque substance, ce qui indique en même temps le parti que l'art de guérir peut en retirer, réunira sans doute des conditions aussi favorables que ces sortes de méthodes le comportent.

Il est bon de se rappeler ici que les médicaments possèdent la propriété d'agir sur nos organes, que cette propriété est toujours identique, que son exercice donne lieu à des effets constants ; il est bon de se rappeler ensuite que les effets curatifs de ces médicaments ne sont qu'un produit conditionnel, incertain, qui ne suit pas d'une manière obligée leur action sur le corps malade ; alors on reconnaît que ces deux bases n'offrent pas une égale solidité, lorsqu'il s'agit d'élever sur elles un système de classification. Par l'espèce d'impression qu'un agent médicinal exerce sur les tissus vivants, par la nature des phénomènes organiques qu'il détermine, il conservera toujours la place qu'il aura prise dans un cadre pharmacologique, il y sera retenu par un caractère fixe et stable ; mais si vous admettez les vertus curatives comme éléments de vos combinaisons, votre travail se complique et n'a plus d'unité. Un médicament se montre utile dans plusieurs genres de maladies, il fait valoir des succès qui lui donnent des droits égaux pour entrer dans plusieurs classes : celle qui lui appartient semble indéterminée, et on le voit successivement reparaître parmi les béchiques, parmi les fébrifuges, parmi les antispasmodiques, etc. De plus, cet agent ne justifiera pas toujours l'attente du praticien qui s'en servira ; dans beaucoup d'occasions, la vertu dont on le supposait dépositaire ne se montrera pas ; alors il paraîtra avoir usurpé la place qu'il occupe dans la distribution pharmacologique. Combien de substances béchiques restent inefficaces contre la toux ! combien d'accidents nerveux résistent aux antispasmodiques ! etc.

Les classifications où l'on admet comme le produit d'une force réelle et spéciale les amendements que procurent les médicamens, font naître des inconvénients graves. C'est ici surtout que nous devons signaler le danger de ces dénominations qui présentent comme positive une propriété qui n'existe pas, et qui font perdre de vue l'impression que le médicament porte sur les tissus malades, les variations organiques qui suivent son emploi. Un praticien repousse une substance médicinale, parcequ'elle est stimulante : il reconnaît que l'exercice de sa propriété exaspérerait tous les accidents morbides; mais il met aussitôt en usage une autre substance qui a une faculté agissante de la même nature, qui produira tout autant de mal, parcequ'elle se présente avec un titre captieux qui séduit son jugement. Ce n'est plus un excitant qu'il administre, c'est un carminatif, c'est un dépuratif, c'est un fondant, etc. On expose avec beaucoup de sagesse les motifs qui font redouter l'action d'un composé pharmaceutique, et l'on donne, sous un nom différent, une autre préparation qui provoque les mêmes effets immédiats. Dans les observations cliniques, on rencontre fréquemment de ces contradictions, qui prouvent combien il est dangereux d'accorder de l'importance aux expressions pharmacologiques qui supposent des vertus curatives. On doit établir comme loi dans la science des médicaments, que tout arrangement systématique de ces agents n'aura lieu qu'en consultant la nature de l'impression qu'ils font sur les tissus vivants; qu'en prenant pour guides les changements qu'ils produisent dans les divers appareils organiques du corps.

Dans la distribution que nous allons proposer, il y a autant de classes de médicaments qu'il y a de modes de médication bien déterminés par leur caractère, par leurs attributs, par les phénomènes qui leur sont propres. Chaque association représente une propriété médicinale particulière, qui se retrouve dans toutes les substances naturelles qu'elle comprend. Nous ne prétendons pas que cette propriété soit identique dans ces divers corps médicamenteux ; l'expérience prouve aussi qu'elle n'a pas le même degré d'énergie partout : mais il suffit, pour justifier ces rapprochements, qu'elle offre la même nature, qu'elle suscite les mêmes mouvements organiques ; il suffit que les substances de chaque classe provoquent une médication dont le fond soit semblable. Nous noterons, dans un examen séparé des productions naturelles, les particularités qui appartiennent à l'action médicinale de chacune d'elles. Dans une dernière division, nous mettons les agents pharmacologiques qui ne peuvent être placés dans les premières collections ; nous les laissons là jusqu'à ce que leurs médications, mieux déterminées, permettent d'ajouter de nouvelles divisions à celles que nous proposons.

On remarquera que les substances végétales qui sont dépositaires de la même vertu ont ordinairement une ressemblance frappante par leur composition chimique. Formées des mêmes matériaux, on trouve assez naturel qu'elles recèlent la même propriété agissante, qu'elles fassent naître les mêmes effets. Ces substances ont aussi des qualités sensibles analogues : n'oublions pas que c'est toujours la même force qui se produit, soit qu'elle agisse sur les organes du goût et de l'odorat, soit qu'elle s'exerce sur les autres tissus vivants :

ce que ressentent les premiers peut donc servir à deviner ce qu'éprouveront les autres.

Chaque classe nécessite ensuite des subdivisions. Il faut donner aux productions qui viendront s'y réunir un arrangement qui favorise l'exposition de leur histoire individuelle. C'est pour ces divisions secondaires que nous aurons recours aux méthodes de l'histoire naturelle. Nous examinerons les plantes médicinales par familles botaniques. Les matières qui se rapporteront au règne minéral seront soumises à la marche que suit la chimie. Les substances animales sont si peu nombreuses dans chaque classe que l'on apercevrait à peine le lien qui les unirait. Toutefois, en faisant ainsi concourir ensemble les divers moyens que l'on peut employer, lorsque l'on tente de placer dans un cadre méthodique les sujets de la matière médicale, il me semble que nous offrirons soit les productions qui servent à composer les médicaments, soit ces derniers eux-mêmes, dans l'ordre le plus convenable à l'étude de la science pharmacologique.

TABLE SYNOPTIQUE

De la classification des médicaments.

		Classes.
MÉDICAMENTS	qui fortifient le tissu des organes.	1re. TONIQUES.
	qui stimulent le tissu des organes.	2e. EXCITANTS. 3e. DIFFUSIBLES.
	qui relâchent le tissu des organes.	4e. EMOLLIENTS.
	qui modèrent la trop grande activité des organes . . .	5e. TEMPÉRANTS.
	qui diminuent la vie cérébrale.	6e. NARCOTIQUES.
	qui irritent la surface interne des intestins.	7e. PURGATIFS.
	qui irritent surtout la surface gastro-duodénale. . . .	8e. ÉMÉTIQUES.
	qui troublent les mouvements naturels des intestins. . .	9e. LAXATIFS.
	dont le mode d'action est mal déterminé, ou qui ne peuvent entrer dans les classes précédentes.	10e. *Incertæ sedis.*

CLASSE PREMIÈRE.

MÉDICAMENTS TONIQUES.

SECTION I. *Considérations générales sur les médicaments toniques.*

Les médicaments que nous réunissons ici sous le titre commun de toniques, *medicamenta tonica*, de τόνος, ton, tension, roideur, ont été aussi appelés corroborants, de *corroborare* (*robur*), fortifier, rendre plus fort; styptiques, de στύφω, je resserre; astringents, d'*astringere*, serrer, rétrécir, etc. La propriété agissante que recèlent ces médicaments détermine dans les organes vivants une modification de leur tissu qui spécifie leur opération, et que nous allons essayer de faire connaître.

Pour saisir le produit de l'impression que les médicaments de cette classe exercent sur les tissus vivants, il faut les voir successivement en contact avec des parties vivantes, 1° dans une disposition naturelle, 2° dans un état de relâchement, de faiblesse morbide, 3° tourmentées par une irritation, ou par une phlogose.

Si l'organe sur lequel on cherche à étudier l'action d'un médicament tonique a la somme de vigueur qui lui convient, si ses mouvements se font avec le degré de force et de liberté que comporte la santé, l'influence de cet agent devient difficile à suivre : pendant qu'il agira sur le corps, les organes ne changeront pas ordinairement leur mesure d'activité; la circulation, la respiration, les sécrétions, etc., conserveront la régularité dont elles jouissaient. Ce que peut alors opérer de plus remarquable le médicament dont nous parlons, c'est de communiquer un peu plus d'énergie aux appareils qui exécutent ces fonctions, de donner un peu plus de facilité au jeu des organes; mais le pharmacologiste trouvera-t-il dans ces légères mutations des caractères saillants, des symptômes qui puissent servir à former un tableau de la médication tonique? Ce n'est pas sur des personnes en santé qu'il est facile de démontrer la nature de la propriété active des médicaments de cette classe, parceque les effets physiologiques qu'ils provoquent ne se prononcent pas sur elles.

Les organes sur lesquels la force tonique va s'exercer se trouvent-ils affaiblis, leur tissu est-il relâché, ramolli ou dans un état d'oligotrophie; l'impression tonique suscite des changements évidents dans la condition actuelle de ces organes. En les faisant remonter de la disposition morbifique où ils sont tombés au degré d'énergie vitale qui leur est naturel, ces agents produisent des phénomènes qu'il est facile de constater. Les mouvements étaient faibles, ils deviennent plus forts: dans chacune des fonctions, l'effet de ce changement se manifeste; on peut même dire que plus le relâchement des tissus vivants est considérable, plus le pouvoir des agents toniques s'aperçoit visiblement.

Quand la force des organes a dépassé la mesure qui lui est habituelle, quand leurs propriétés vitales sont trop développées, les médicaments toniques trouvent encore une condition favorable à la démonstration de leur vertu. En ajoutant à la vigueur déjà trop grande des tissus vivants, ils jettent le trouble dans l'économie animale, et l'état pathologique qu'ils font naître prouve que leur propriété a une nature corroborante; c'est toujours une phlegmasie ou une hémorrhagie qu'ils occasionent. Si l'on administre ces agents à un individu actuellement atteint d'une irritation ou d'une inflammation, on voit encore le caractère de la faculté qui nous occupe se déceler : à peine les molécules toniques auront-elles été absorbées, que le travail local augmentera; la tension, la chaleur, la douleur, tous les accidents s'exaspéreront sur la partie malade; le trouble morbide général prendra en même temps plus d'intensité, le pouls sera plus vif, la peau plus aride et plus chaude, etc.

Déjà nous pourrions décider quel est l'effet que les médicaments de cette classe opèrent dans le système animal; toutefois nous ajouterons que les substances toniques, appliquées en poudre, en cataplasmes, en emplâtres, en lotions, produisent un rétrécissement subit des ouvertures qui aboutissent à la peau, qu'elles rapetissent sensiblement leur diamètre ordinaire; que ces substances, en contact avec les membranes muqueuses, dessèchent momentanément leur surface, en occasionant la constriction des pores qui les humectent; que, mises sur une plaie récente, elles arrêtent l'écoulement du sang; qu'elles diminuent visiblement les œdèmes des membres; qu'elles restituent aux parties vivantes relâchées, tuméfiées, mollasses, leur tension, leur volume habituel, etc. L'impression que les agents toniques font sur les tissus vivants, détermine un resserrement de leurs fibres : celles-ci se rapprochent, se condensent, et les organes qui en sont composés acquièrent une plus grande force matérielle. Ce mouvement intestin de la substance organique est lié à un développement de la tonicité de la partie où il s'exécute. Cette modification fibrillaire des organes rend à la fois leur texture plus solide et leurs mouvements plus énergiques, plus robustes. Cette confortation instantanée s'aperçoit souvent dans le jeu des appareils organiques, dans l'exercice des fonctions.

Il est facile de concevoir comment la mutation organique, que provoquent les agents toniques, peut devenir tantôt le remède d'affections entretenues par un état de faiblesse, tantôt la cause d'accidents qui tiennent à un excès de force. On voit également pourquoi ces agents provoquent des effets si peu apparents ; leur opération sur l'économie animale n'intéresse que la tonicité des organes, que le genre de contractilité à laquelle Bichat avait donné le nom d'insensible, parce que son exercice se fait d'une manière imperceptible, et que son développement ne suscite aucun phénomène ostensible. Seulement le tissu organisé où il a lieu devient plus ferme, plus dense ; en pressant sur lui, on sent qu'il résiste davantage, et en voyant agir l'ensemble organique qu'il forme, on reconnaît que ses mouvements ont acquis une force nouvelle.

SECTION II. *Des substances naturelles qui ont une propriété tonique.*

Les trois règnes fournissent des produits doués de la vertu tonique. Nous commencerons par l'examen des végétaux dans lesquels elle se trouve.

A. *Des substances végétales toniques.*

Quand l'homme examine des substances médicinales, et qu'il cherche à dévoiler le secret de leur vertu, la première épreuve à laquelle il les soumet, c'est à celle des sens du goût et de l'odorat. Or, mis sur la langue, les végétaux toniques donnent une saveur amère ou styptique. L'organe olfactif les trouve inodores ou très peu aromatiques.

Les matériaux qui dominent dans la composition chimique des substances végétales toniques sont un principe extractif, le tannin, l'acide gallique, et dans quelques unes une matière alcaline. Si l'on y découvre de la résine et de l'huile volatile, ces corps y sont ordinairement pour une proportion si petite, que l'on ne peut apprécier l'influence qu'ils exercent dans l'action médicinale des productions qui les recèlent. Les chimistes démontrent aussi, dans plusieurs végétaux toniques, la présence de la fécule et du mucilage : mais que peut opérer la force adoucissante, relâchante ou émolliente de ces principes sur les tissus vivants, puisqu'au moment où elle doit se mettre en exercice, d'autres matières plus puissantes développent leur propriété, et déterminent des changements opposés à ceux que tendent à produire les principes que nous venons d'indiquer? La vertu tonique paraît attachée, dans les végétaux, à l'extractif, au tannin et à l'acide gallique; dans les quinquinas, elle émane surtout d'un alcali végétal : ces matériaux n'existent pas ensemble dans toutes les productions qui ont une vertu tonique; ils ne sont pas non plus pour des proportions égales dans toutes les plantes qui jouissent de cette vertu. Rappelons ici en peu de mots la nature et les propriétés de chacun de ces produits de la végétation.

De l'extractif.

Ce principe est très abondant dans la constitution intime d'un grand nombre de substances végétales toniques; les chimistes l'ont nommé extractif, parcequ'il forme la plus grande partie des extraits pharmaceutiques. On l'a d'abord regardé comme un des matériaux immédiats des corps végétants : on lui donnait pour caractères d'être d'un brun foncé, brillant, cassant lorsqu'il était sec, d'une saveur amère, soluble dans l'eau, dans l'alcohol, insoluble dans l'éther. On avait remarqué que quand ce principe s'était combiné avec l'oxygène, il refusait de se dissoudre dans l'eau; mais que l'alcohol continuait de s'en emparer : on le désignait alors sous le nom d'extractif oxygéné. La plupart des chimistes n'admettent plus aujourd'hui cette matière au nombre des principes des végétaux; ils pensent que l'extractif est un produit complexe, un composé d'acide, de substance colorante, de matière azotée, etc. L'extractif que contiennent les végétaux toniques exerce toujours sur les organes une impression qui affermit leur tissu matériel, développe leur ton, leur énergie. L'action de ce principe a quelque chose de doux ; il n'a point l'âpreté, la violence que montre le tannin, qui appartient aussi à la composition intime de ces végétaux. Les effets de l'extractif sur les parties vivantes avec lesquelles on le met en contact sont plus lents, plus modérés, et se prêtent mieux au désir du thérapeutiste, lorsqu'il les fait servir à corriger l'atonie, la faiblesse d'un organe ou d'un appareil organique qui demande des ménagements, qui a une grande susceptibilité.

Du tannin.

Le tannin, qu'on avait de même regardé comme un principe immédiat du corps de certaines plantes, a été, dans ces derniers temps, placé parmi les produits complexes de la végétation. M. Chevreul pense que c'est un composé d'acide gallique, de matière colorante, et de plusieurs autres substances. Le tannin n'a pas toujours les mêmes propriétés. Toutefois il se dissout difficilement dans l'eau froide, mais très aisément dans l'eau chaude. Il décompose l'émétique, et forme, avec les éléments de ce sel, une combinaison qui n'a que peu d'action sur l'économie animale. Il précipite la gélatine, et forme avec elle un corps insoluble : on ne doit pas administrer les substances qui contiennent ce principe, et qui en tirent leur propriété, dans du bouillon, dans du petit-lait, dans des véhicules enfin où la gélatine existe. Le tannin se comporte de même avec l'albumine : lorsqu'on veut mettre à l'état sirupeux les infusions et les décoctions qui renferment du tannin, on doit employer le sucre, et ne point se servir de blanc d'œuf pour clarifier le sirop. La matière tannante ne paraît plus un composé identique, quand on la traite par l'alcohol. Celui que l'on obtient de la noix de galle est absolument insoluble dans ce liquide. Au contraire, cet excipient s'empare du tannin qui existe dans le cachou, dans l'écorce de saule.

Le tannin exerce une action très prononcée sur les organes vivants; mis dans la bouche, il produit une forte astriction, qui semble rétrécir subitement l'étendue de cette cavité. Ce principe détermine une impression analogue sur les autres parties; il décide un resserrement soudain de leurs fibres: cet effet devient quelquefois si marqué, il est ordinairement si brusque, qu'il cause des accidents. L'emploi des substances dans lesquelles le tannin est abondant, comme la noix de galle, le cachou, etc., donne lieu fréquemment à des douleurs d'estomac, à de l'oppression, qui annoncent que ce viscère supporte péniblement la présence de ces matières actives.

De l'acide gallique.

L'acide gallique est encore un principe générateur de la vertu tonique. Cet acide est toujours uni au tannin; il cristallise en petites aiguilles blanches, brillantes; il a une saveur acide faible, et laisse dans la bouche quelque chose de sucré: l'eau bouillante dissout le tiers de son poids d'acide gallique, tandis qu'il n'est soluble que dans vingt parties d'eau froide. L'alcohol a beaucoup d'affinité avec cette matière. Les sels à base de deutoxyde ou de tritoxyde de fer sont décomposés par l'acide gallique pur, qui forme un précipité bleu dans les premiers, et d'un brun noir dans les seconds. L'acide gallique agit de concert avec le tannin sur les tissus vivants; il concourt, avec ce dernier, à créer la puissance médicinale tonique dans les substances végétales qui contiennent ces principes.

Des alcalis organiques toniques.

Nous exposerons plus loin les qualités physiques et chimiques des matières alcalines que recèlent les quinquinas. Nous ferons en même temps connaître ce qui spécifie leur opération médicinale.

Compositions pharmaceutiques.

Les productions dont nous allons nous occuper servent à former un grand nombre de préparations; elles prennent différentes figures dans le laboratoire du pharmacien. On peut d'abord les administrer en substance, en les réduisant en poudre fine: avec celle-ci on peut faire des électuaires, des pilules. En se servant de l'eau, du vin ou de l'alcohol, on enlèvera aux matières végétales toniques les principes d'où émane leur vertu médicinale, et on obtiendra de nouveaux composés. Dans ce cas, le médecin ne perdra pas de vue la nature et les qualités du véhicule qu'il emploie. L'eau laissera agir les principes qu'elle se sera appropriés, sans gêner l'exercice de leur puissance, mais sans ajouter à son intensité. Le vin et l'alcohol ne connaissent pas cette inertie; ces excipients conservent la faculté stimulante qui leur est propre; et dans les préparations dont ils font partie, dans les vins médicinaux, les teintures, les élixirs, les quintessences, etc., cette faculté se développe en même temps que celle des matériaux dont ils ont dépouillé les ingrédients toniques; elle modifie, elle augmente les effets immédiats que ces derniers provoquent. Nous renverrons à la classe des diffusibles (IIIe classe) l'examen du produit organique ou physiologique que fait naître l'exercice simultané de la double vertu que recèlent les vins et les teintures toniques.

L'eau sert à former des infusions et des décoctions toniques. Comme les principes chimiques d'où dérive la propriété qui nous occupe, sont fixes et nullement évaporables, on peut s'aider de l'intervention du calorique pour en faciliter la dissolution : aussi met-on souvent les ingrédients qui les recèlent infuser dans l'eau chaude. On verse ce liquide bouillant sur les matières végétales concassées ou coupées par morceaux; ou bien on les fait bouillir pendant quelque temps dans cet excipient [1]. En ajoutant aux ingrédients toniques une petite portion de magnésie, on augmente la faculté dissolvante de l'eau, et on obtient souvent des préparations plus chargées. On fait, avec

[1] Lorsqu'on met macérer des substances médicinales dans un excipient, on doit avoir l'attention d'agiter de temps en temps le vase, afin de changer les rapports respectifs du liquide et de la matière médicinale, d'éloigner de cette dernière les parties du liquide qui sont saturées de principes actifs, et de mettre en contact avec elle des portions de véhicule qui aient encore à satisfaire leur tendance à la combinaison.

les plantes toniques, des sucs dépurés qui possèdent une efficacité bien constatée. L'art du pharmacien sait convertir en sirop les infusions, les décoctions, les sucs dépurés, les vins médicinaux. C'est en faisant évaporer la partie liquide de ces composés pharmaceutiques que l'on forme les extraits, médicaments souvent employés dans la thèrapeutique, et dont un grand nombre appartient à la classe des toniques.

Nous allons maintenant examiner les végétaux auxquels sont applicables ces considérations générales. Pour mettre de l'ordre dans cette étude, nous adopterons la marche suivie par les botanistes, nous réunirons les plantes toniques par familles naturelles. Nous reconnaîtrons que souvent les végétaux qui se ressemblent par leur extérieur, par leur organisation, ont une analogie aussi remarquable dans leur composition chimique et dans leurs vertus pharmacologiques.

Famille naturelle des gentianées [1].

Ce groupe de végétaux présente un exemple bien frappant de l'analogie qui existe souvent entre les formes extérieures des plantes et leur propriétés médicinales. En effet, toutes les gentianées ont une sa-

---

[1] Nous avons profité des recherches de M. Decandolle, consignées dans son *Essai sur les propriétés médicales des plantes*, 2e édition, Paris, 1816. Nous ne pouvions choisir un meilleur guide pour déterminer les rapports qui existent entre les caractères botaniques des plantes et leurs vertus.

veur amère et très peu d'odeur : toutes recèlent une propriété dont l'exercice sur les tissus vivants détermine un développement de leur tonicité. Dans les diverses régions du globe, des plantes de cette famille fournissent à la médecine des médicaments corroborants, stomachiques, fébrifuges, vermifuges, etc. A la gentiane jaune, à la petite centaurée et à la ménianthe que nous employons, on a substitué d'autres espèces dans les autres pays, et partout on a trouvé dans cette famille, des toniques d'une grande efficacité.

GENTIANE. *Gentianæ rubræ radix* [1]. GENTIANA LUTEA L. Cette plante vivace est une des plus grandes espèces de son genre : elle croît dans les pâturages secs des montagnes : elle habite les Alpes, les Pyrénées, les Vosges, etc. On la distingue de loin dans les prairies, parceque les bestiaux n'y touchent point. C'est la racine de ce végétal que réclame la médecine; cette racine est grosse, très allongée ; elle offre comme une série d'anneaux très rapprochés les uns des autres, ce qui donne à son extérieur un aspect rugueux. Une écorce brune recouvre cette production, son intérieur est d'un jaune vif, sa substance présente une texture spongieuse ; une amertume très intense décèle en elle une grande activité médicinale. On ne doit prendre ces racines pour l'usage de la médecine, que quand elles ont trois à quatre années d'existence. Il faut ce temps pour que la végétation ait pu former les sucs propres d'où émanent leurs vertus.

---

[1] Nom pharmaceutique.

Haller avait remarqué que la gentiane exhalait une odeur qui rappelait celle d'une espèce d'aconit. M. Planche a constaté que l'eau distillée de cette racine recélait un principe nauséabond volatil, qui agit sur le cerveau à la manière des plantes vireuses. Ce chimiste prit une cuillerée à bouche de cette eau distillée : il eut aussitôt de fortes nausées, et au bout de trois minutes il éprouva une sorte d'ivresse qui se prolongea pendant plus d'une heure. Mise en macération dans l'eau à une température chaude, la racine de gentiane éprouve une fermentation vineuse; à l'aide de la distillation, on retire de ce mélange une eau-de-vie d'un goût désagréable et qui conserve l'odeur de la gentiane. On prépare cette liqueur dans les Vosges et dans le Jura.

MM. Henry et Caventou ont soumis la racine de gentiane à l'analyse chimique. Ils en ont retiré : 1° un principe d'une belle couleur jaune, sans odeur, d'une amertume aromatique très forte. L'eau froide a peu d'action sur ce principe, cependant il la rend très amère : l'eau bouillante en prend davantage, et le laisse en partie se précipiter par le refroidissement. Il se dissout très facilement dans l'éther et dans l'alcohol, et s'en sépare par l'évaporation spontanée, sous forme de petites aiguilles cristallines jaunes. Les acides affaiblissent la couleur jaune de ce principe, et le dissolvent en quantité très notable : ces dissolutions sont d'une très forte amertume. Ce principe paraît entrer en combinaison avec la magnésie, il perd alors une partie de sa saveur amère. Ces chimistes le regardent comme un corps doué de propriétés particulières : ils proposent de lui donner le nom de *gentianin*.

2° Un principe odorant, qu'ils pensent être une huile volatile très fugace, et qu'il est difficile de coercer. Ce principe n'a aucune amertume : en distillant de l'eau sur la gentiane, on obtient un liquide incolore, d'une odeur extrêmement forte et repoussante, sans autre saveur qu'un peu d'âcreté. Cependant des traces du principe amer passent à la distillation.

3° Une matière identique avec la glu, qui est sans odeur et sans saveur, se dissout dans l'éther, mais reste indissoluble dans l'eau, l'alcohol froid, les acides et les dissolutions alcalines. L'alcohol bouillant en prend très peu, et cette substance se précipite par le refroidissement.

4° Une matière huileuse, verdâtre, qui jouit de toutes les propriétés reconnues aux huiles fixes.

5° Une très petite quantité d'un acide libre, de nature végétale.

6° Du sucre incristallisable; c'est lui qui, avec la matière colorante fauve et le principe amer, forme la très grande partie de la masse extractive que donne la gentiane dans nos pharmacies ; la saveur amère de l'extrait de gentiane est précédée d'une saveur sucrée.

7° Une matière gommeuse qui se rapproche du salep.

8° Une matière colorante fauve.

9° Du ligneux.

On ne trouve dans cette racine ni amidon ni inuline. Si les décoctions de gentiane se troublent par le refroidissement, cet effet dépend de la séparation du principe amer, dont l'eau chaude est plus avide que l'eau froide. (*Journal de pharmac.*, tom. 7, p. 173.)

On administre la gentiane en poudre. On peut composer avec cette poudre des électuaires et des pilules. Nous venons de voir que les principes actifs de cette racine étaient peu solubles dans l'eau, aussi remarquons-nous que les décoctions et les infusions aqueuses de gentiane sont peu usitées. D'une autre part nous savons que ses principes ont plus de tendance à s'unir au vin et à l'alcohol, et les pharmacopées nous apprennent que l'on a composé avec cette racine des vins médicinaux, des teintures, des élixirs qui jouissent d'une grande réputation. Elle est un des principaux ingrédients de la teinture stomachique de Whytt, de l'élixir de Peyrilhe, et de plusieurs autres préparations estimées. L'extrait de gentiane entre fréquemment dans la composition des pilules amères que l'on administre sous des titres différents, selon l'espèce d'indications que l'on veut remplir avec elles.

Les diverses préparations que fournit la gentiane exercent sur les tissus vivants une impression qui les affermit, et qui détermine un développement de leur force tonique. Après leur administration, les organes ont plus d'énergie, leurs mouvements annoncent plus de vigueur, les fonctions qu'ils exécutent sont plus libres, plus parfaites. Ces effets paraissent surtout sensibles quand un état de débilité nuit actuellement à l'intégrité des actes de la vie. Alors la gentiane, par son influence corroborante sur chacun des appareils organiques, sert à rétablir successivement dans leur mesure naturelle l'exercice de toutes les fonctions.

D'abord on voit le produit de l'action de cette substance sur les organes digestifs; puis, après l'absorption de ses molécules, on suit son pouvoir sur l'appareil circulatoire, sur toutes les parties, etc. Il n'est pas rare d'observer, quand on emploie ce remède pendant quelque temps, une commotion artérielle due à son influence; le pouls devient plus vif, plus élevé, la figure se colore, le malade éprouve de la céphalalgie, des saignements de nez, etc., etc. Dans les effets médicinaux que produit la gentiane, nous reconnaissons bien l'opération des matériaux amers (du gentianin), que cette racine contient en abondance; mais nous ne comptons pas l'influence du principe volatil, odorant, qu'elle paraît aussi recéler. Ce principe n'agit sur le système nerveux que quand on l'a concentré, comme dans l'eau distillée de la gentiane. Dans les autres composés que cette racine sert à former, ce principe est plus rare; il n'est jamais assez abondant dans la dose que l'on en prend à la fois, pour que sa puissance se manifeste, et produise quelque changement physiologique que l'on doive apprécier dans l'usage médical de cette production.

La propriété tonique de la gentiane annonce qu'elle sera un remède puissant, toutes les fois que la thérapeutique désirera corroborer les tissus vivants, augmenter la force de leurs mouvements. Les praticiens louent son efficacité contre les aigreurs, contre les diarrhées, contre les défauts d'appétit, contre les digestions lentes et imparfaites, contre les coliques, les pneumatoses, les nausées, et contre diverses autres affections de l'appareil digestif. Mais on veut aujourd'hui plus de précision dans les indications thérapeutiques. Il faudrait d'abord décider quelles sont les lésions qui produisent les accidents dont nous venons de parler, alors on concevrait facilement si la gentiane est capable de les détruire. Il est évident que cette racine sera un remède sûr, lorsqu'on l'emploiera pour dissiper une débilité purement vitale du système digestif, pour lui rendre la vigueur qu'il a perdue. Si les tuniques de l'estomac et celles des intestins sont plus minces, dans un état d'oligotrophie, ou bien si elles sont ramollies, relâchées, la gentiane en donnant plus d'activité à la nutrition dans ces tuniques, restaurera les organes qu'elles forment, corrigera leur altération matérielle; par ce moyen elle rétablira l'intégrité des digestions. Lorsque le praticien veut seulement agir sur le système digestif, soit pour dissiper son atonie, soit pour corriger une lésion organique; il se contente de susciter des médications locales. Aussi donne-t-il de petites doses de gentiane; huit à douze grains de sa poudre, trois à six grains d'extrait, deux cuillerées de vin de gentiane, ou une cuillerée à café des teintures dont cette racine fait la base. On a soin de prendre ces agents immédiatement avant les repas, afin que le moment où l'estomac ressent l'influence de leur vertu tonique, soit celui où l'arrivée des aliments dans ce viscère, vient provoquer le développement de sa vitalité, et l'obliger à un travail que sa faiblesse rendait pénible et incomplet. Cette substance pourra encore servir toutes les fois que l'on voudra changer la condition actuelle de la surface intestinale. Ainsi lorsqu'elle est tourmentée par une phlegmasie chronique, couverte d'ulcérations superficielles, on peut au moyen de la gentiane occasioner un changement brusque, instantané dans l'état morbide de cette surface. On a vu ce mouvement perturbateur opérer un heureux effet. Il suffit souvent d'irriter les membranes muqueuses, pour les rappeler à leur condition physiologique.

On recommande encore l'usage journalier de la gentiane, quand la bile a perdu ses qualités stimulantes ou sa composition naturelle, quand, devenue inerte, elle ne remplit plus son office dans l'exercice de la digestion. Cette altération du liquide biliaire suppose une lésion du foie: ce viscère est dans un état d'oligotrophie, il est moins volumineux qu'il n'était: ou bien son tissu a éprouvé une modification matérielle, il est mou, il tend à tomber dans une dégénérescence graisseuse. On peut opposer la gentiane à ces altérations organiques : l'impression des molécules de cette substance est propre à rétablir la nutrition dans le parenchyme hépatique, et à changer par là sa condition pathologique.

On conseille les préparations pharmaceutiques de la gentiane dans les affections arthritiques : on sait que les amers ont la réputation d'être favorables à ces affections. On donne encore la gentiane à petites doses dans ce cas : on en continue l'usage pendant long-temps. Il semble que ce soit dans la régularité qu'elle donne aux fonctions digestives, et dans l'état d'énergie qu'elle maintient dans le centre épigastrique, qu'il faille chercher la raison du bien qu'elle procure. La gentiane est un des ingrédients de la poudre du duc de Portland, et de plusieurs autres remèdes proposés contre la goutte.

La gentiane a reçu de grands éloges pour ses vertus fébrifuges : on lui a attribué la guérison de fièvres quotidiennes, tierces, double tierces, etc.; mais on sait que les succès à l'aide desquels on veut prouver l'existance de ces vertus dépendent souvent de la saison, du régime, ou d'une autre cause méconnue. Toutefois nous ne voulons ici que restreindre et non contester les avantages que l'on peut obtenir de l'emploi de la gentiane dans les fièvres intermittentes. Dans ces maladies, on donne de fortes doses de la poudre ou du vin de gentiane : on pourrait aussi se servir de sa teinture alcoholique : on rapproche ces doses de manière à déterminer une médication générale. C'est de cette grande et profonde mutation, c'est de ce développement instantané des forces de la vie, que découle la faculté qu'ont les médicaments toniques de repousser un accès de fièvre qui devait bientôt paraître. Cullen a remarqué que la gentiane seule agit faiblement contre ces maladies; il a expérimenté que son effet curatif était plus sûr quand on y ajoutait une petite proportion de noix de galle, de tormentille ou de bistorte. La gentiane ne contient pas de tannin, ni d'acide gallique; les additions proposées par ce praticien portent ces principes dans la production dont nous nous occupons, elles rapprochent sa composition chimique de celle des substances que l'expérience clinique présente comme les plus efficaces contre les maladies périodiques.

On donne tous les jours le vin et l'élixir de gentiane

dans les maladies scrophuleuses. On fait prendre ces composés d'une manière continue : on en administre une cuillerée le matin, à midi et le soir ; on maintient en quelque sorte, pendant très long-temps, le corps malade sous l'influence tonique du remède. Ces composés ont alors un pouvoir très étendu sur la digestion et sur les autres fonctions nutritives. Le seul rétablissement de l'intégrité de ces fonctions opère déjà un changement salutaire dans les fluides et dans les solides : mais le vin et l'élixir de gentiane n'agissent-ils pas contre la cause même des maladies scrophuleuses? Nous placerons ici la recette de l'élixir amer de Peyrilhe que l'on conseille journellement à toutes les personnes qui ont le teint pâle, la figure bouffie, le tissu cellulaire très développé, les glandes lymphatiques engorgées, etc. ; ce remède ne peut avoir du succès que quand les voies digestives ne sont pas irritées, quand il n'existe pas de phlegmasie occulte de quelque viscère, ou d'autre lésion matérielle que l'action stimulante de ce médicament pourrait aggraver ou faire dégénérer d'une manière fâcheuse.

℞ Racine de gentiane concassée ℥ j.
Carbonate de potasse concret ʒ ij.
Eau-de-vie commune. ℔ ij.

Laissez ce mélange en infusion, à une température douce, pendant cinq à six jours, en agitant de temps en temps la liqueur; puis filtrez pour vous en servir.

La thérapeutique peut recourir avec confiance au vin de gentiane et aux autres agents pharmaceutiques formés avec cette substance, dans les affections scorbutiques. On donne encore la gentiane contre les vers intestinaux. Sa qualité amère peut faire périr ces animaux; son impression tonique sur le canal alimentaire détermine leur expulsion, s'oppose ensuite à leur reproduction.

Enfin on fait avec cette racine des pois qui servent à entretenir les cautères.

Plusieurs autres espèces indigènes de gentiane ont été portées sur la liste des productions médicinales. On a surtout noté les G. AMARELLA, L. G. CRUCIATA, L. Ces plantes ont une saveur très amère, une force tonique très prononcée. Elles peuvent fournir des agents thérapeutiques efficaces.

On a apporté des Indes orientales un bois médicinal qui porte en Asie le nom de chirayita, et dans le commerce celui de chiretta. Ce bois provient du GENTIANA CHIRAYITA, Roxburgh, sous-arbrisseau qui se plaît sur les montagnes. Les habitants de l'Indostan, du Bengale, emploient sa tige et sa racine en décoction et en poudre. Ils la vantent comme un remède sûr contre les fièvres intermittentes, la goutte, l'inertie des organes digestifs. Les Anglais commencent à prescrire cette substance : elle sera probablement adoptée par la médecine française. (*Virey*, Journ. de pharmacie, tom. 7, pag. 224.) MM. Lassaigne et Boissel, pharmaciens, ont analysé la chirayita; ils en ont extrait, 1° une matière amère d'un jaune foncé, 2° une matière colorante d'un jaune brunâtre, 3° une résine, 4° de la gomme, 5° de l'acide malique, 6° du malate de potasse, 7° des sels minéraux, 8° de la silice, 9° quelques traces d'oxide de fer. (Même ouvrage, pag. 283.)

PETITE CENTAURÉE. *Centaurium minus.* La plante que nous employons en médecine sous le nom de petite centaurée n'est point, selon M. Decandolle, le *gentiana centaurium* de Linné, qui est rare en France, mais une variété de cette plante dont on vient de faire une espèce sous le nom de CHIRONIA PULCHELLA. FL. FR. ERYTHRÆA CENTAURIUM, Richard. Celle-ci est annuelle, elle vient dans tous les bois, elle est très commune dans quelques uns; elle se fait remarquer dans les mois de juillet et d'août par ses jolies fleurs d'un rouge très vif formant une sorte de corymbe terminal.

On se sert en médecine de sa tige et de ses sommités fleuries. Ces productions médicamenteuses sont inodores, mais elles ont une amertume très prononcée. On a observé que les corolles de la fleur avaient peu de saveur, et que les principes actifs de cette plante résidaient surtout dans les rameaux, les feuilles et les calices. M. Vauquelin a expérimenté que la décoction de petite centaurée précipitait en vert la dissolution de sulfate de fer, et qu'elle n'exerçait aucune action sur la gélatine, sur le tartre stibié ni sur le tannin. M. Moretti s'est occupé de l'analyse comparative de la racine de gentiane et des sommités de la petite centaurée: d'après ses recherches, ces dernières contiennent, 1° un acide libre, 2° une matière muqueuse, 3° une substance extractive amère, 4° de la chaux, 5° une certaine quantité d'extractif oxygénable, 6° de l'acide hydrochlorique que l'on peut supposer uni à la chaux. (*Journal de pharmac.*, tom. v. pag. 98.)

L'eau s'empare des principes amers de la petite centaurée, elle s'approprie en même temps son activité : aussi donne-t-on fréquemment cette plante en infusion et en décoction. On en prépare un extrait que l'on conserve dans les pharmacies, et dont des praticiens se servent assez souvent. On administre encore la petite centaurée en poudre. On peut en former un vin médicinal et une teinture.

La petite centaurée recèle une propriété tonique : l'existence et la nature de cette propriété sont faciles à constater. D'un côté, on voit cette plante fortifier les tissus relâchés, remonter l'action affaiblie des organes au ton qui leur est naturel, rendre à leurs fonctions languissantes un mode régulier d'exercice qu'elles n'avaient plus. D'un autre côté, les agents médicinaux tirés de cette plante sont nuisibles dans les irritations morbides, dans les phlegmasies, dans tous les cas où les parties vivantes ont trop d'énergie, une vitalité trop développée. Peut-on méconnaître, dans ces effets organiques, l'influence de la force médicinale à laquelle nous donnons le titre de tonique ? On a remarqué que quelquefois la petite centaurée troublait l'état actuel des voies alimentaires, qu'elle déterminait des évacuations alvines. Ce produit, qui a lieu assez fréquemment lorsqu'on commence l'usage d'un médicament amer, peut dépendre de l'impression insolite que ses principes exercent sur la surface des intestins ; il cesse ordinairement aussitôt que l'habitude a familiarisé cette surface avec leur contact, ce qui arrive à la quatrième ou cinquième prise du médicament. Cet effet peut aussi avoir lieu parceque la surface des voies alimentaires est actuellement échauffée ou irritée ; alors on doit cesser l'emploi de ce remède ;

les évacuations alvines attestent qu'il blesse l'intérieur des intestins.

On conseille la petite centaurée dans tous les désordres de la digestion, qui ont leur source dans la débilité des organes chargés de cette importante fonction. On prescrit, avant chaque repas, une tasse d'infusion de cette plante, trois ou quatre grains de son extrait, ou une cuillerée de sa teinture alcoholique. On veut corroborer l'appareil gastrique au moment où il va entrer en exercice pour l'élaboration des matières alimentaires; une médication locale suffit; aussi c'est toujours à petites doses que l'on emploie les toniques comme moyen stomachique. Mais si l'on désire rétablir l'assimilation sur tous les points du corps, lorsqu'un état de faiblesse la rend languissante, on doit élever la dose du médicament tonique, et généraliser modérément sa médication. Il faut que l'influence de cet agent ait réveillé la tonicité, la vitalité des tissus organiques, à l'instant où les principes nourriciers viennent les pénétrer, si l'on veut que ces tissus les retiennent et se les approprient.

Les auteurs vantent la petite centaurée comme un moyen favorable dans les affections goutteuses. Elle entre dans plusieurs préparations pharmaceutiques que l'on regarde comme propres à éloigner les accès de la goutte, à diminuer leur intensité, même à combattre le principe morbifique qui les produit. Pour obtenir ce résultat, on recommande un usage journalier et prolongé de ces remèdes. Il est évident qu'ils ne doivent être permis qu'aux personnes d'une complexion molle, d'un tempérament lymphatique. Les individus secs, irritables, pléthoriques, ne pourraient supporter, sans éprouver bientôt des accidents variés, comme une commotion artérielle, de l'agitation, de la céphalalgie, de l'insomnie, des douleurs d'estomac, etc., l'action journalière d'un agent qui sans cesse déterminerait un resserrement des fibres de leurs organes, qui les irriterait à force de répéter ses attaques.

C'est surtout contre les fièvres intermittentes que l'on a prodigué des éloges à la petite centaurée. On l'a présentée comme un fébrifuge indigène qui rendait inutiles tous les remèdes exotiques. On a apporté une foule d'observations en faveur de l'efficacité de cette plante dans le traitement des maladies dont nous parlons. Nous soumettrons au lecteur plusieurs réflexions. La petite centaurée tire ses propriétés des principes amers qu'elle contient; elle n'a, par sa composition chimique, aucune analogie avec le quinquina, que l'on a toujours en vue quand on traite des médicaments fébrifuges. De plus, comment administre-t-on cette plante? on fait prendre au malade plusieurs tasses par jour de son infusion ou de sa décoction : si on la donne en poudre, c'est à la dose d'un demi-gros ou d'un gros. Or, ces quantités de l'agent médicinal qui nous occupe, peuvent-elles provoquer cette situation de tout l'organisme animal, ce développement des forces de la vie qui s'oppose à la naissance d'un accès de fièvre? Ce n'est pas ainsi que l'on se conduit avec le quinquina. D'abord les doses que l'on donne de cette substance sont plus fortes que celle à laquelle on a coutume d'employer la petite centaurée; de plus, on les réitère, on les rapproche les unes des autres, afin que tout le corps sente promptement la vertu tonique de l'écorce péruvienne : car c'est la manière de se servir d'une substance médicinale qui crée sa propriété fébrifuge. Celui qui tenterait d'obtenir avec la petite centaurée les mêmes succès qu'avec le quinquina, doit d'abord penser que la force active du dernier est dix fois, peut-être, plus puissante que celle de la première plante. Il faudrait donc, pour rendre les chances égales, décupler la dose de la petite centaurée, si l'on voulait obtenir des effets comparables à ceux que fait faire une dose d'écorce du Pérou, ce qu'il serait impossible de pratiquer, vu le volume considérable de poudre que le malade serait obligé d'avaler. Quoi qu'il en soit, lorsqu'on abandonne à la nature la guérison de ces affections, comme dans les fièvres intermittentes printanières, il peut être avantageux de mettre le malade à l'usage d'une infusion de petite centaurée, qui soutient l'énergie des organes digestifs. Cette boisson est également recommandable dans la convalescence des longues maladies qui ont affaibli tout le système, lorsque les voies digestives sont absolument libres d'irritation. L'estomac et les intestins, journellement corroborés par l'action de cette infusion tonique, donnent plus de perfection à l'élaboration des matières alimentaires, et préparent des éléments réparateurs plus abondants et mieux conditionnés, dont l'assimilation à toutes les parties du corps amène le retour des forces et un prompt rétablissement de la santé.

MÉNIANTHE. *Menianthes, trifolium fibrinum, trifolium palustre.* MENIANTHES TRIFOLIATA. L. Cette plante habite les lieux aquatiques : on trouve souvent dans les marais, des endroits qui en sont recouverts. On la reconnaît à ses feuilles radicales portées sur de longs pétioles, et composées de trois folioles; ce qui lui a fait donner le nom de *trèfle d'eau, trèfle des marais.* Ses fleurs, d'un blanc rougeâtre, sont assez grandes; leur corolle monopétale offre cinq divisions qui sont frangées intérieurement; ce qui les rend très agréables à la vue: cette plante ornerait nos parterres, si elle se prêtait aux désirs des amateurs, si elle voulait recevoir les soins de la culture.

On emploie les tiges et surtout les feuilles de la ménianthe; elles sont à peu près inodores, mais elles ont une amertume très prononcée. M. Tromsdorff s'est occupé de l'analyse chimique de cette plante; il a vu qu'elle perdait, par la dessiccation, 75 parties pour 100 de son poids. Son suc exprimé contient une matière féculente composée d'albumine, 0,75, et de résine verte, 0,25: cette matière se coagule et se sépare du suc par l'ébullition. On y trouve un extractif très amer, azoté, une matière animale particulière, une gomme brune, de l'acide malique, de l'acétate de potasse, une fécule blanche, soluble dans l'eau bouillante, qui se précipite par le refroidissement. On donne rarement la ménianthe en poudre: on en fait des infusions, des décoctions, un suc dépuré, un extrait aqueux que l'on emploie très fréquemment. Le vin et l'alcohol se chargent aussi des principes médicinaux de cette plante, et deviennent des médicaments efficaces. On pourrait dans l'action des agents pharmaceutiques que fournit la ménianthe, distinguer ce qu'elle opère sur les voies digestives et ce que font ses molécules sur tous les tissus organiques après leur absorption. C'est l'impression immédiate que ressentent l'estomac et les intestins lorsqu'on donne de fortes doses de ménianthe, qui cause la cardialgie, les nausées, même le vomissement, et plus tard les coliques, le trouble dans les intestins, et les déjections alvines, etc., dont l'usage de cette plante est alors suivi. J'ai toujours vu ces accidents avoir lieu chez des militaires à qui je donnais en 1820, comme remède fébrifuge, un, deux et même trois gros d'extrait de ménianthe, que l'on mettait en bols avec la poudre de la même plante, et que le malade prenait en quelques heures, avant l'époque de sa fièvre. Ces effets ne se manifestent pas lorsque l'on n'administre la ménianthe qu'à petites doses; ils sont prononcés lorsque les voies alimentaires sont rendues plus sensibles par un état d'irritation. Mais l'usage de la ménianthe provoque une autre partie d'effets qui, pour rester plus secrets, n'en constituent pas moins ce qu'il y a de plus utile dans son opération, n'en est pas moins la source des avantages principaux que l'on peut en retirer. Je veux parler de la modification que les molécules de cette plante font éprouver à tous les tissus organiques après leur absorption, de la corroboration que ces tissus ressentent alors, de l'énergie qu'en reçoit tout le système animal. Or, ce changement est indépendant des effets que produit la ménianthe dans l'appareil digestif : ces derniers peuvent manquer, sans que les autres perdent de leur force et de leur utilité.

Les médicaments tirés de ce végétal sont faciles à se procurer, et d'une grande efficacité; on peut s'en servir avec confiance toutes les fois que l'on veut fortifier le tissu relâché des organes, et le ramener au degré de tension qui lui est naturel. On les administrera lorsque l'on aura à combattre l'inertie, la débilité de l'appareil digestif, et que cette lésion sera purement vitale ; qu'elle tiendra à un décroissement de l'influence des nerfs : un verre d'infusion de ményanthe, ou de trois à six grains de son extrait, pris avant chaque repas, rétabliront assez l'énergie de cet appareil, pour que la digestion qui succédera à cette médication locale soit plus facile et plus régulière. Le vin ou l'alcohol de ményanthe, à petites doses, conviendraient également. Continués pendant quelque temps, ces médicaments corrigeront aussi quelques lésions matérielles, l'oligotrophie et le ramollissement des tissus de l'estomac et des intestins, qu'accompagnent souvent le dégoût, le défaut d'appétit, des digestions pénibles, imparfaites, etc. On pourra appliquer avec avantage cette méthode curative aux toux humides, aux expectorations abondantes, qui annoncent un relâchement morbide dans la membrane muqueuse des voies aériennes.

La ményanthe jouit d'une grande réputation comme moyen fébrifuge. Si l'on veut, par l'influence de sa force médicinale, suspendre le cours de la fièvre, empêcher l'accès de se développer, il faut la donner à haute dose, et faire que tout le système ait acquis une énergie insolite au moment où l'effort fébrile doit avoir lieu. Quand on se contente de faire prendre tous les jours deux ou trois doses de ce médicament, c'est par une influence plus lente, et probablement par suite d'un exercice plus actif des fonctions assimilatrices, que la ménianthe occasione la guérison des fièvres intermittentes. Toutefois les essais que j'ai tentés avec cette plante pour obtenir la guérison des fièvres quotidiennes, tierces et double tierces, ne lui ont pas été favorables, j'ai reconnu que le quinquina conservait une supériorité qui ne pouvait être méconnue ni contestée.

On recommande l'emploi de cette plante dans les affections arthritiques. On prétend que l'usage journalier de sa poudre ou de son infusion éloigne les accès de la goutte, diminue leur intensité; mais il peut être dangereux, dans ces maladies, de reproduire plusieurs fois chaque jour, sur les mêmes organes, une opération qui resserre leur tissu, anime leur tonicité. Des praticiens justement célèbres ont remarqué que les personnes qui avaient, pendant long-temps, usé de remèdes amers, devenaient sujettes à des accidents graves, à des dyspepsies rebelles, à des hydropisies, à des névroses, etc. Ces accidents sont sûrement le produit d'irritations, de phlogoses, que l'action trop souvent répétée des toniques a allumées dans quelques points de l'abdomen. On doit, avant d'administrer la ménianthe aux goutteux, consulter leur complexion, leur tempérament.

On lui a de plus attribué une vertu emménagogue; il est possible que l'exercice de la propriété tonique de cette plante, en augmentant les forces dans tout le système, en animant surtout celles de l'appareil utérin, ait quelquefois déterminé l'écoulement des menstrues, qu'un état de débilité et de langueur retenait. Mais le nom de cette plante, de μὴν, μηνὸς, mois (μήνης menstrues), et de ἄνθος, fleur, ne pourrait-il pas expliquer pourquoi on l'a mise au rang des remèdes emménagogues ? Ce motif ne serait pas avantageux à la ménianthe. En botanique, les noms génériques ne sont pas significatifs. De plus, les propriétés que les botanistes accordent aux végétaux ne sont pas toujours confirmées par l'expérience clinique.

La ménianthe est placée au rang des médicaments antiscorbutiques. Par son influence sur les fonctions digestives, et par son action sur toutes les parties vivantes, cette plante deviendra un secours précieux dans les affections scorbutiques qui seront associées à un relâchement, à une atonie des organes. Enfin, des médecins ont assuré qu'ils avaient vu la ménianthe combattre des céphalées périodiques, faire cesser des spasmes, des palpitations de cœur, etc. Ces accidents décèlent ordinairement une lésion dans l'appareil cérébral et dans la moelle épinière, comment concevoir que l'action de la ménianthe sur ces parties ait pu effacer cette lésion ?

Famille naturelle des composées.

Cette famille naturelle, l'une des plus nombreuses du règne végétal, fournit des sujets à cette classe. Nous trouvons des espèces douées de la propriété tonique, parmi les corymbifères, les cynarocéphales et les chicoracées.

1. *Corymbifères.*

Aunée. Inula helenium. L. Cette plante vivace croît spontanément dans quelques provinces de la France ; elle habite les lieux un peu humides : on la connaît aussi sous le nom d'*enula campana*. On se sert, en médecine, de sa racine, qui est volumineuse, rameuse, brune au dehors et blanchâtre en dedans. Cette racine se coupe en morceaux que l'on fait sécher. Sa saveur, qui semble d'abord rance, devient bientôt d'une amertume très prononcée, avec quelque chose d'âcre et de résineux ; elle a une odeur particulière. On ne récolte cette racine que la seconde ou la troisième année ; il faut que plusieurs tiges se soient succédé au-dessus d'elle, et que les sucs propres qui doivent la remplir aient eu le temps de se former.

La chimie avait trouvé dans la composition de cette racine une substance extractive, une résine cristallisable, de l'albumine végétale, une matière blanche, solide, qui, par sa nature, paraissait tenir le milieu entre le camphre et l'huile volatile. M. Rose a depuis signalé l'existence, dans la racine d'aunée, d'une sorte de fécule, de couleur grise, odorante, qui se dissout dans l'eau chaude, et se précipite lorsque la liqueur se refroidit. On l'obtient en faisant bouillir dans l'eau les racines d'aunée, et en abandonnant, pendant quelques heures, la décoction à elle-même. Elle occupe le fond du vase, sous la forme d'un précipité. Cette matière paraît être un principe particulier de la végétation : M. Thomson lui a donné le nom d'*inuline*. La racine fraîche contient de l'acide acétique et des acétates de potasse et de chaux.

On donne la racine d'aunée en poudre ; on en fait des infusions aqueuses qui sont fréquemment employées ; on l'administre aussi en décoction. On en tire un extrait que les pharmaciens conservent dans leurs officines. Les praticiens ont souvent recours au vin d'aunée, que l'on compose en mettant une once de cette racine infuser dans deux livres de vin. L'alcohol se charge aussi de ses principes ; mais cette teinture est rarement employée seule ; on s'en sert pour préparer instantanément le vin d'aunée.

La propriété tonique de cette racine paraît émaner surtout de la substance extractive amère qu'elle contient. Si l'inuline concourait à la produire, il faudrait mettre toujours en usage la décoction chaude, afin d'obtenir cette propriété avec toute l'intensité dont elle est susceptible : car on sait que l'inuline ne peut exister dans l'infusion faite à froid, et que ce principe se précipite de la décoction à mesure qu'elle perd son calorique, qui paraît être un intermède nécessaire de son union avec l'eau.

Les effets immédiats que produit l'aunée sont ceux qui caractérisent la force médicinale tonique. Les composés pharmaceutiques qui en proviennent fortifient le tissu des organes, réveillent leur énergie vitale, favorisent l'exercice des fonctions qui leur sont confiées. Ces composés augmentent l'appétit, rendent les digestions plus faciles, donnent de la force au pouls, etc. Il est facile de faire découler de cette action tonique tous les avantages curatifs que l'on a attribués à l'aunée. Il est facile de justifier les éloges que les praticiens ont accordés à cette production, par l'influence que sa vertu tonique exerce sur les parties malades, par la nature des changements organiques qu'elle oppose aux accidents morbides contre lesquels on dirige son activité. On regarde l'aunée comme propre à augmenter le cours des urines, ou à faire couler la sueur. Cet effet peut être la suite de l'impression tonique que les molécules actives de l'aunée font sur le tissu des reins ou de la peau, de la plus grande activité que prennent ces organes. Une diaphorèse, ou des urines plus abondantes, après l'administration de l'aunée, peuvent aussi tenir à ce que l'on a donné cette substance dans un véhicule aqueux, que l'on a pris une forte quantité de ce dernier, et que l'humidité introduite dans le sang s'écoule par l'issue sécrétoire des reins, ou bien par la surface exhalante de la peau.

On conseille l'aunée dans les affections de la poitrine, sans chaleur, sans irritation, lorsque la toux est humide et l'expectoration abondante. On a éprouvé les bons effets de cette substance, dans ce que l'on a appelé asthme pituiteux, à la fin des catarrhes pulmonaires, quand ils sont devenus chroniques, et qu'ils ne sont pas entretenus par une phlogose latente du tissu pulmonaire: on donne la poudre ou le vin d'aunée; on en fait prendre de petites doses, que l'on réitère plusieurs fois chaque jour. Ces agents exercent sur les poumons une impression tonique qui fortifie leur tissu, réveille leur énergie vitale; cette même impression ranime la force expulsive de ces organes, et rend l'expectoration plus facile. Peu à peu elle corrige la disposition morbide qui entretient la sécrétion des mucosités que les malades rendent en si grande quantité.

On prescrit les préparations d'aunée dans les vices de la digestion que l'on dit être produits par la faiblesse des organes digestifs: mais il faudrait bien déterminer quelles sont les lésions qui causent cette faiblesse. Ces préparations obtiennent des succès journaliers dans les lésions vitales qui dépendent d'un affaiblissement de l'influence des nerfs sur les organes qui nous occupent : elles seront également avantageuses dans plusieurs lésions matérielles, dans l'oligotrophie ou la diminution de volume des tuniques de l'estomac et des intestins, du foie, etc., lorsqu'il y aura ramollissement du tissu de ces parties, etc. Ce sont encore des petites doses d'aunée que l'on fait prendre dans ces affections, comme dix à douze grains de poudre de cette racine, un demi-verre de son infusion, deux cuillerées de son vin, quatre ou six grains de son extrait. On veut seulement fortifier l'appareil digestif; on se borne à susciter une médication locale qui, existant dans toute sa force au moment où les aliments arrivent dans l'estomac, imprime au travail de la digestion une activité dont l'opération tonique de l'aunée est la cause première.

Il est des toux, des oppressions et d'autres accidents dont le siége apparent est dans l'appareil respiratoire, qui cependant sont dus au mauvais état des premières voies. Les auteurs conseillent l'aunée dans cette occasion : mais il faut reconnaître de quelle nature est la lésion des organes digestifs. L'aunée convient si c'est un état de relâchement, d'inertie de ces organes qui cause les accidents dont nous parlons : mais cette plante serait nuisible, si l'estomac était tourmenté par une irritation morbide.

On conseille les médicaments que l'on forme avec l'aunée à la fin des catarrhes de la vessie. L'influence qu'ils exercent sur tout le système animal, l'impression directe que leurs molécules font sur la surface interne de la vessie, lorsqu'elles sont portées avec les urines dans cette cavité, peuvent contribuer à corriger la situation morbide de la membrane muqueuse qui la recouvre, à rappeler cette membrane à son état naturel.

On place l'aunée parmi les agents emménagogues. Dans les occasions où une débilité de tout le corps ou bien l'inertie de l'utérus occasione la rétention ou la suppression de l'écoulement menstruel, la décoction, l'extrait, ou le vin fait avec cette substance seront des secours recommandables. La force corroborante qu'ils mettent en jeu explique leur utilité, soit qu'on observe ses effets sur l'ensemble du corps, ou seulement sur l'appareil utérin. On croit facilement aux succès que l'on attribue à l'usage de ces agents dans la chlorose.

On a eu recours à l'aunée pour détruire les vers intestinaux. Il n'est pas prouvé que cette matière ait la propriété de faire périr ces animaux, de les tuer par une influence spéciale exercée sur eux; mais il est constant qu'en augmentant le ton et l'énergie vitale du canal alimentaire, elle occasione souvent l'expulsion de ces hôtes dangereux. L'aunée, vue comme vermifuge, n'agit pas sur les vers, mais sur les voies intestinales, et cette faculté nouvelle découle encore de sa force tonique.

On s'est servi de la racine d'aunée à l'extérieur: c'est encore de son action tonique qu'elle tire dans ce cas son utilité; elle avive les ulcères; on conseille de l'appliquer en cataplasme sur ceux qui sont scrophuleux. On a composé un onguent d'aunée avec lequel on a traité la gale.

Tussilage. Tussilago farfara. L. Cette plante, que l'on nomme aussi *pas-d'âne*, préfère les lieux humides; on la rencontre cependant dans les terrains secs. Elle est remarquable par ses fleurs jaunes, qui paraissent vers la fin de l'hiver, et long-temps avant les feuilles; elles sont portées sur de petites tiges uniflores, recouvertes d'écailles. On se sert, en médecine, des feuilles et des fleurs; ce sont surtout ces dernières que nous employons : dans d'autres pays on préfère les feuilles.

Les fleurs du tussilage sont odorantes, d'une saveur légèrement amère; les feuilles ont une amertume plus prononcée. Cette plante paraît contenir un principe extractif, peut-être un peu de tannin. Le sulfate de fer noircit légèrement l'infusion aqueuse des feuilles et des racines. On administre les fleurs du tussilage en infusion; on en compose aussi un sirop: on donne les feuilles en décoction.

L'effet immédiat que ces composés pharmaceutiques suscitent dans l'économie animale est peu prononcé. On n'aperçoit pas dans l'action des organes, après leur administration, des changements que l'on puisse faire dépendre de l'impression que leurs molécules exercent sur les tissus vivants. La vertu du tussilage est très débile; elle l'est encore davantage dans les fleurs que dans les feuilles. Sans la petite proportion de principes amers et acerbes que la nature a ajoutés à la constitution chimique de ces productions, elles ne mériteraient pas de figurer parmi les sujets de la matière médicale. Néanmoins, dans une distribution méthodique où les médicaments seront rapprochés ou éloignés, d'après le caractère de leur activité, le tussilage devra se trouver avec les toniques.

Cette plante est renommée comme un puissant béchique, comme une production pectorale. On vante ses effets dans les rhumes, les toux, les catarrhes; on donne alors l'infusion sucrée ou le suc de tussilage. On a peine à concevoir comment cette plante a pu, avec sa faible propriété tonique, opérer les guérisons qu'on lui attribue. Comme on prend cette boisson très chaude, et dans le lit, ne pourrait-on pas croire que c'est en excitant une douce diaphorèse, en appelant les humeurs à la peau, qu'elle parvient le plus souvent à soulager l'organe pulmonaire? On sait qu'une transpiration générale et forte guérit souvent des toux, des rhumes, etc. : les succès des fleurs de pas-d'âne pourraient bien dépendre de cette cause, et sa vertu tonique ne contribuerait en rien à ces heureux résultats. Des praticiens conseillent l'infusion de tussilage, même dans les maladies inflammatoires des poumons; c'est sans doute reconnaître l'impuissance de cette boisson que de la conseiller dans des affections où sa force médicinale serait si nuisible, si elle avait plus d'énergie. Le nom de cette plante, de *tussis*, toux, et de *ago*, je chasse, n'en aurait-il pas imposé à certains esprits?

On vante l'emploi de cette plante dans la phthisie scrophuleuse; mais peut-on ajouter confiance aux cures qu'on lui attribue, quand on se représente, d'un côté la faiblesse de son activité, et de l'autre la gravité des lésions organiques qui constituent la maladie dont il s'agit? Des témoignages imposants porteraient à croire que le suc de feuilles récentes de tussilage, pris chaque jour à la dose de plusieurs onces, a procuré une prompte amélioration dans les ulcères scrophuleux, a enfin favorisé leur cicatrisation. (Voyez *Cullen, Mat. médic.; Bodard, Essai sur les propriétés du tussilage.*) On conçoit difficilement qu'une plante douée d'une faculté si peu développée puisse dompter la cause si rebelle, si invétérée des affections scrophuleuses. On sent le besoin de nouvelles observations pour juger le mérite de cette plante comme remède de ces affections.

II. *Cynarocéphales.*

CHARDON-BÉNIT. *Carduus benedictus. Carduus sanctus.* CENTAUREA BENEDICTA. L. Cette plante se trouve dans la Provence, dans le Dauphiné; elle est commune en Espagne; elle croît spontanément dans l'Europe méridionale. On se sert des feuilles et des sommités fleuries. Le nom spécifique de cette plante atteste assez l'importance que l'on attachait à ses vertus.

Cette plante est peu odorante, mais elle a une amertume très intense. Elle contient une grande abondance de principes amers qui sont solubles dans l'eau, dans le vin et dans l'alcohol. On prétend qu'elle recèle du nitrate de potasse. Cueillie dans sa pleine végétation, comme au commencement de juin, cette plante est remplie d'un suc propre rougeâtre, qu'elle ne contenait pas plus tôt, et qui paraît plus tard se dissiper. On administre le chardon-bénit en poudre, et plus souvent en infusion. On en fait rarement des décoctions, parceque, plus chargées de principes médicinaux, ces boissons font une impression pénible sur l'estomac, elles troublent les mouvements naturels du canal alimentaire, elles occasionent le vomissement et d'autres fois des déjections alvines. On conserve dans les pharmacies l'extrait de ce végétal. Peyrilhe se servait souvent du vin de chardon-bénit.

Les médicaments tirés de cette plante provoquent sur les organes le mouvement qui caractérise l'action des toniques; les tissus vivants se resserrent, leur énergie se développe; aussi la conseille-t-on dans toutes les maladies où les appareils organiques sont relâchés et dans un état d'inertie. La puissance corroborante de ces agents se borne aux voies digestives, lorsqu'on n'en prend que des petites doses; mais elle se généralise et se manifeste sur tous les points du corps, dès qu'on en donne une quantité plus forte : les principes du chardon-bénit se répandent alors dans tout le système animal. On accorde à cette plante une vertu sudorifique : l'exercice de sa force tonique sur la peau tend bien à favoriser, à exciter la fonction perspiratoire de cette surface; mais cet effet reste insensible, et, pour provoquer une diaphorèse, il lui faut des auxiliaires. Quand le chardon-bénit a fait couler la sueur, on le donnait en infusion dans l'eau; on faisait prendre cette boisson chaude et à grande dose; de plus, on tenait le malade au lit, bien couvert. Or, dès que l'on remplit ces conditions, tous les liquides sont propres à établir le phénomène dont nous venons de parler. Cette plante passe en même temps pour diurétique : les mêmes substances que les auteurs donnent comme capables d'augmenter l'exhalation cutanée sont ordinairement vantées par d'autres observateurs pour exciter le cours des urines : en voici la raison. Quand on a introduit dans le corps une surabondance d'humidité, il faut qu'elle s'écoule par la peau ou par les reins ; et quand une de ces deux issues se refuse à la laisser passer, elle s'écoule par l'autre. Souvent la faculté active de la substance médicinale dont on s'est servi n'a pas contribué à cette évacuation.

Le chardon-bénit est renommé comme un puissant stomachique. Par ce mot, on entendait une propriété qui se rapportait à l'estomac, qui devait toujours lui être favorable. Lorsqu'on s'attache aux lésions diverses que cet organe peut éprouver, on voit facilement qu'il n'y a pas de remède stomachique absolu. Si l'infusion, l'extrait et le vin de chardon-bénit ont dissipé des inappétences, des diarrhées, ont rétabli l'exercice des digestions qui se faisaient péniblement ; ou il y avait une lésion vitale de l'estomac, ce viscère ne recevait plus l'influence nerveuse qui vivifiait son tissu ; ou bien les tuniques du canal alimentaire se nourrissaient mal, elles avaient diminué de volume ou éprouvé un ramollissement. L'action du chardon-bénit a rappelé leur vigueur dans le premier cas ; restauré leur matériel dans le second ; et dans l'un comme dans l'autre, elle a rendu aux fonctions digestives leur intégrité. La même substance serait nuisible si les désordres dont nous venons de parler dépendaient d'un état d'irritation, d'une phlogose, ou d'une induration des tissus de l'estomac ou des intestins.

Le chardon-bénit passe pour un fébrifuge dont de nombreux succès ont constaté l'efficacité. Mais pour que cette plante suspendît le cours d'une fièvre intermittente, il faudrait en donner la poudre ou le vin à des doses élevées, et susciter, au moment où l'on attend l'accès, une médication qui embrassât tout le système. On pourra amoindrir progressivement l'intensité de la fièvre, et la faire peu à peu cesser, si tous les jours on fait prendre au malade trois ou quatre tasses d'infusion de chardon-bénit, ou trois demi-verres de son vin médicinal. Doit-on parler aujourd'hui de l'emploi de cette plante dans les fièvres ataxiques ou malignes, où on la conseillait comme capable d'opérer d'abord la séparation des principes morbifiques que l'on croyait exister dans le sang, puis de déterminer leur expulsion hors du corps? C'est cette faculté occulte qui lui a valu la réputation d'un puissant alexipharmaque.

On a recommandé cette plante aux goutteux dans l'intervalle des accès, et à ceux qui étaient tourmentés par des douleurs rhumatismales chroniques.

On prétend que le chardon-bénit a guéri des pleurésies, des péripneumonies. On a peine à concevoir comment les composés pharmaceutiques que fournit cette plante auront pu devenir utiles dans des affections que toute impression tonique ou excitante doit irriter, exaspérer. Voici nos conjectures. On aura administré l'infusion de chardon-bénit dans le début de ces phlegmasies; alors le travail inflammatoire était encore superficiel, peu tenace, mal établi : cette boisson aura provoqué une abondante sueur, une diaphorèse très prononcée : la fluxion cutanée sera devenue une force révulsive à l'égard de la lésion qui existait sur les organes pulmonaires ; celle-ci encore à son début aura été éteinte, enlevée, par le travail de la peau. Vers la fin de ces maladies, une légère infusion de chardon-bénit peut aussi servir à animer les forces expultrices des poumons, à favoriser l'expectoration, à soutenir les efforts critiques de la nature. Au reste, on s'étonnerait davantage de voir l'usage d'une plante tonique conseillé dans des phlogoses de viscères, si l'on ne savait que ce ne sont pas toujours des praticiens qui ont déterminé les vertus dont on dit les plantes dépositaires dans les ouvrages de botanique et même de matière médicale.

On s'est servi du chardon-bénit comme d'un remède anthelminthique. Sa qualité amère et sa faculté tonique expliquent les succès qu'elle a obtenus dans les affections vermineuses.

CHAUSSE-TRAPE. *Calcitrapa*. CENTAUREA CALCITRAPA. L. On connaît aussi cette plante sous le nom de chardon étoilé, *carduus stellatus*. Elle croît spontanément dans toute l'Europe. Elle se plaît dans les lieux stériles et pierreux. On la trouve aussi dans les prairies sèches.

M. Figuier, professeur de chimie à Montpellier, a soumis la chausse-trape à l'analyse chimique. Il a vu qu'elle ne contenait pas de tannin. Les principes qu'il a découverts dans sa constitution sont : 1° une matière résiniforme ; 2° une substance animalisée ; 3° une substance gommeuse; 4° de l'acétate de potasse, du sulfate de potasse et du sulfate de chaux, du muriate de chaux et de potasse; 5° une matière colorante verte; 6° une petite quantité d'acide qu'il soupçonne être de l'acide acétique. (*Bullet. de pharmac.*, tom. 1, p. 195.) M. Petit, pharmacien à Corbeil, s'occupe de déterminer la nature du principe amer du chardon étoilé. Comme la noix de galle occasione un précipité dans la décoction des fleurs de cette plante, il serait possible que ce principe appartînt à la classe des alcalis organiques. (*Journ. de pharmac.*, septembre 1822.) On se sert de la tige avec ses feuilles, de sa fleur et de la racine. Les feuilles sont les parties de la plante dont la saveur amère est le plus développée. On donne la racine en infusion dans l'eau, et surtout dans le vin.

L'impression que cette plante exerce sur les organes fortifie légèrement leur tissu. Cet effet immédiat lui donne une place parmi les agents doués d'une force tonique. Des auteurs accordent à cette plante une vertu diurétique; mais nous aurons souvent l'occasion de remarquer qu'une excrétion plus forte du liquide urinaire ne prouve pas toujours que les reins ont senti une impression médicinale.

On assure avoir donné avec succès le suc des feuilles de la chausse-trape contre les fièvres intermittentes: on en faisait prendre aux malades, au moment du frisson, de quatre à six onces. On s'est aussi servi de la poudre et de l'extrait de cette plante, ainsi que de l'infusion de ses fleurs. En administrant une forte dose de ces composés toniques, on peut susciter une médication générale, et empêcher par là le frisson de naître. Le docteur Gilibert a trouvé dans cette plante indigène un remède efficace contre des fièvres tierces, des fièvres double tierces et quartes. M. Chrestien, médecin de Montpellier, a également été satisfait de sa propriété fébrifuge.

BARDANE. *Bardana. Lappa major.* ARCTIUM LAPPA. L. Cette plante croît dans les lieux incultes; elle est commune autour des villages. On se sert de sa racine, qui est grosse, noirâtre à l'extérieur, blanche intérieurement; elle a une saveur douceâtre, un peu amère et acerbe.

Cette racine paraît contenir un peu d'extractif, de l'amidon, du mucilage. La tige et les feuilles fournissent, par la combustion, une grande quantité de potasse. Elles recèlent aussi du sel de nitre: quand on les fait sécher et qu'on les brûle, on voit des particules de ce sel fuser de temps en temps. On donne la racine de bardane en décoction dans l'eau. L'alcohol se charge de plusieurs de ses principes chimiques.

La force médicinale de la bardane a peu de développement; les effets qu'elle produit sont toujours peu marqués, parceque cette plante contient une très faible proportion de principes amers ou toniques. On la regarde comme un sudorifique puissant; elle ne fait couler la sueur que quand on l'administre en tisane, qu'on la donne chaudement et en grande quantité. Or une diaphorèse dans ce cas est un phénomène organique auquel la puissance médicinale a eu peu de part. Nous ne trouvons plus dans la racine de bardane cette faculté corroborante dont l'exercice favorise le travail de la peau, en augmentant l'énergie du cœur et des vaisseaux sanguins, en ajoutant à la force propulsive du sang, en éveillant surtout la vie de l'organe cutané. On dit également que cette plante est diurétique : une excrétion plus copieuse d'urine, après l'usage de la tisane de bardane, n'est pas un indice bien solide que cette plante a exercé quelque influence sur l'action sécrétoire des reins. On rend alors par les urines l'humidité que la boisson a introduite dans le corps. On ne voudra pas sans doute faire jouer un grand rôle à la potasse et au nitrate de potasse que les chimistes retirent de cette plante ; ces sels y sont en trop petite quantité : quand on réfléchit à la dose de sel de nitre que quelques morceaux de racine peuvent porter dans cinq à six tasses de décoction, on cesse de penser que les molécules salines contenues dans la bardane puissent contribuer aux vertus de cette plante.

On vante la tisane de bardane dans les rhumatismes et dans la goutte. Si cette boisson est chaude, en portant les forces vitales à la peau, en épanouissant le réseau capillaire qui la recouvre, en déterminant enfin une diaphorèse bien prononcée, elle peut affaiblir les douleurs rhumatismales, ou soulager les parties tourmentées par la goutte ; mais ce n'est plus de la vertu tonique de cette plante que procèdent ces avantages curatifs.

Nous dirons la même chose de l'emploi de cette boisson dans le traitement des maladies syphilitiques. La tisane de bardane ne peut point agir contre le principe de ces maladies. Sa débile propriété tonique n'est pas capable non plus de remédier au désordre que ces affections produisent à la longue dans les humeurs comme dans tous les tissus vivants. Si la décoction de bardane est utile dans le traitement de la syphilis, c'est sans doute pour modérer l'irritation que les remèdes mercuriels exercent sur les voies digestives et sur tous les organes. Cette boisson peut aussi servir, quand elle augmente l'action exhalante de la peau, à entraîner les molécules de ces remèdes hors des vaisseaux, et à prévenir un séjour qui, prolongé, deviendrait nuisible.

On conseille la bardane dans les maladies du système dermoïde; M. Alibert emploie la décoction de cette racine dans celles où l'on remarque de l'aridité sur la peau. Si la force tonique de cette plante avait plus d'énergie, elle ne conviendrait pas dans des affections cutanées, qui sont associées à un état de chaleur ou d'irritation.

On emploie à l'extérieur les feuilles de bardane : on les applique pilées et réduites en cataplasmes sur les ulcères rebelles, sur les croûtes laiteuses, etc.

III. *Chicoracées.*

Chicorée sauvage. *Cichorii herba, radix.* Cichorium intybus. L. Cette plante vivace croît spontanément sur les bords des chemins. On la cultive pour la nourriture des bestiaux. On prétend que les moutons, qui, par leur complexion molle, sont très sujets aux maladies par atonie, se portent mieux, ont plus d'énergie, quand ils prennent cette nourriture tonique.

La chicorée sauvage n'a point d'odeur, mais elle se distingue par une amertume considérable, quand elle est parvenue à son entier développement [1]. A cette époque de sa végétation, la chicorée est remplie dans toutes ses parties d'un suc propre, laiteux, qui en découle aussitôt que l'on fait une incision à la tige, aux feuilles, à la racine, etc. Nous n'avons point encore une analyse chimique bien exacte de ce suc, qui se remarque dans la plupart des espèces de la famille des chicoracées. Il contient sans doute une matière extractive et un principe résineux. On a trouvé dans la chicorée du nitrate de potasse, du sulfate de potasse, et un muriate. On emploie principalement les feuilles de cette plante : on en fait une décoction en les mettant bouillir quelques instants dans l'eau : on en tire un suc dépuré dont on se sert fréquemment, soit seul, soit mêlé à celui de cresson de fontaine, de fumeterre, etc. On conserve dans les pharmacies l'extrait de chicorée sauvage, que l'on administre seul, et

---

[1] Les feuilles radicales de la chicorée que le jardinier a su soustraire à l'influence de la lumière sont tendres, blanches, à peine amarescentes. Ces feuilles ne contiennent que des sucs mucilagineux; elles sont alimentaires. Les matériaux d'où procède leur puissance médicinale ne sont pas encore formés à cette époque de la végétation. On prend quelquefois cette plante un peu plus avancée en âge, pour la faire cuire et la manger avec de la viande ou une sauce convenable; elle commence alors à être d'une amertume plus prononcée; ses matériaux pharmacologiques sont en partie composés. La chicorée cuite devient dans ce cas un aliment médicamenteux qui a souvent procuré des succès.

qui est aussi l'excipient d'une foule de pilules que l'on donne sous les titres variés de pilules stomachiques, fondantes, apéritives, etc.

La chicorée sauvage a une action tonique : l'impression qu'elle exerce sur les tissus vivants affermit la complexion des organes, augmente leur énergie. L'observation prouve que cette plante fortifie l'appareil digestif; son usage augmente visiblement l'appétit, favorise l'exercice de la digestion. Tous les effets, soit immédiats soit curatifs, qu'elle produit, dérivent de sa faculté tonique. C'est pour ressusciter la vigueur affaiblie des systèmes organiques qu'on la donne dans les maladies avec atonie. Mais comment expliquerons-nous les vertus thérapeutiques que l'on désigne par les titres d'apéritives et de fondantes, et dont on dit que la chicorée sauvage jouit au plus haut degré? Ces vertus devaient fondre les épaississements de la lymphe, les coagulations des humeurs qui avaient donné naissance aux engorgements, aux obstructions des viscères. L'anatomie pathologique a dévoilé les causes et la nature des affections que l'on comprenait sous ces dénominations, et la faculté fondante de la chicorée s'est évanouie. C'est aussi dans cette intention thérapeutique que l'on a nommé la chicorée sauvage une plante savonneuse : cette plante contient un suc blanc qui imite l'eau dans laquelle on a dissous du savon ; et comme ce dernier composé chimique jouit de la réputation d'être un puissant agent pour liquéfier les humeurs épaissies, dissiper les obstacles qui se forment dans leur cours, on a concédé au suc de la chicorée la même vertu.

La chicorée sauvage, avec sa puissance tonique, peut rendre des services signalés à l'art de guérir. On emploie avec succès son extrait, son infusion, dans les vices de la fonction digestive qui tiennent au relâchement, à l'inertie de l'estomac et des intestins. Il y a alors une simple lésion vitale, un affaiblissement de l'influence que les nerfs portent sur ces organes : ou bien ils sont le siége d'une lésion matérielle, comme un ramollissement ou une oligotrophie, un amincissement de leurs tissus. Les composés pharmaceutiques que l'on tire de la chicorée ont été recommandés contre les épaississements récents des tuniques du canal alimentaire ; ils seraient nuisibles s'il y avait actuellement un travail de phlogose dans ces parties. On les conseille lorsque la sécrétion de la bile est pervertie ; mais cette affection peut reconnaître des causes bien distinctes. Il est incontestable que la chicorée sauvage a combattu avec succès des lésions du foie. Cette plante convient quand ce viscère tend à l'induration, quand son tissu éprouve un ramollissement, quand il y a une oligotrophie ou diminution de volume de cet organe. Comme ces dégénérescences dépendent toutes d'une perversion de l'action nutritive du foie, on conçoit qu'une même impression peut leur être opposée. Les molécules de la chicorée sauvage, en arrivant au foie, lui donnent une autre mode de vitalité, de nutrition et d'absorption : peu à peu il perd sa condition morbide et revient à son état physiologique. Cette plante convient aussi dans les maladies de la rate qui ont le même caractère. On a souvent vu des jaunisses, des coliques hépatiques, cesser peu à peu, pendant que l'on employait, tous les jours et à petites doses, l'infusion ou la décoction de chicorée sauvage ou l'extrait de cette plante. Ce tonique, doux, modéré, procure des succès refusés à d'autres agents, qui, plus puissants, agacent, tourmentent par leur impression immédiate les voies digestives.

On a aussi recours à la chicorée sauvage dans les maladies de la peau. On choisit alors le suc dépuré, l'extrait ou la décoction de cette plante; le malade emploie ces agents médicinaux tous les jours; le traitement dure pendant plusieurs semaines. Sans lui accorder une vertu dépurative, dont il serait trop long de discuter ici la nature et les effets, nous ferons remarquer que l'on peut trouver dans la force tonique de cette plante la raison des avantages qu'elle a procurés dans ces maladies. L'influence que les principes amers de la chicorée exerceront sur le système cutané développeront sa tonicité; ce changement peut déjà servir à améliorer l'état morbide de la peau. Ajoutons que l'usage continué quelque temps de ce végétal donnera aux fonctions nutritives un mode d'exercice plus régulier, et qu'une assimilation plus active dans le sang et les tissus vivants a souvent été une cause de guérison dans les affections cutanées qui étaient associées à une disposition cachectique, à une complexion détériorée.

On conseille la chicorée sauvage contre les fièvres intermittentes. Ce n'est pas ordinairement pour suspendre le cours de ces maladies que l'on se sert de cette production. On la recommande principalement dans les fièvres d'accès rebelles, qui ont amené dans l'économie animale un désordre général, qui ont engendré un état de cachexie. Alors on associe l'usage journalier de la chicorée sauvage à d'autres agents médicinaux, à un régime approprié, à un exercice corporel, à un changement de pays, etc. On travaille à rendre l'assimilation plus active, à rétablir la vigueur des organes, à opérer une mutation profonde dans le corps, qui fasse cesser la maladie et qui en répare les suites.

Chacun sait que l'on trouve aujourd'hui dans le commerce la poudre de racines de chicorée qui ont été torréfiées : on ajoute cette poudre à celle du café pour obtenir une décoction plus chargée. Cet usage était connu dans le nord, et surtout en Prusse, longtemps avant qu'il s'introduisît dans nos provinces. Par l'action du feu, les principes chimiques de la chicorée ont éprouvé une modification; la racine a pris une couleur noire; elle a perdu de sa saveur amère. La poudre de cette racine communique à l'eau une teinture qui approche de celle du café; mais ce qui manquera toujours à la décoction du succédané indigène, c'est l'arome si agréable de la graine du cafier, c'est surtout l'influence stimulante et féconde en sensations délicieuses que cette dernière exerce sur tout le corps, et principalement sur le cerveau, dont elle anime agréablement la vitalité.

PISSENLIT, *taraxacum*, *dens leonis*; LEONTODON TARAXACUM, L. Cette plante vivace est très commune dans les lieux incultes. L'analogie botanique, sa composition chimique et ses propriétés médicinales la rapprochent de la précédente : aussi dans les préparations pharmaceutiques, on substitue fréquemment ces deux plantes l'une à l'autre.

On emploie les racines et les feuilles du pissenlit. On doit avoir l'attention de ne prendre les feuilles pour l'usage médicinal que quand la plante est dans son entier développement: les feuilles naissantes ne contiennent pas encore de principes médicinaux, et se mangent en salade. Le pissenlit est inodore, il est rempli d'un suc laiteux et amer, dans lequel la chimie a trouvé une grande proportion d'extractif, une résine verte, de la fécule, une matière sucrée, du nitrate de potasse et de chaux. Le suc de la racine est plus amer que celui des feuilles. On administre le pissenlit en infusion dans l'eau bouillante, et surtout en décoction. Le suc dépuré de cette plante est très usité pendant le printemps et l'automne. On fait un extrait de pissenlit auquel on a souvent recours. M. Planche a trouvé dans cet extrait de l'acétate de chaux. Cette plante s'ajoute quelquefois aux bouillons de veau, de poulet, de grenouilles, etc.

Les principes amers du pissenlit font sur les tissus vivants une impression tonique: les effets immédiats qui suivent l'usage de cette plante attestent qu'elle développe le ton, l'énergie des organes. La tisane ou l'extrait de pissenlit excite l'appétit, imprime aux forces gastriques plus d'activité: ce produit est surtout marqué quand ces forces sont actuellement languissantes. On a vu les composés pharmaceutiques de ce végétal, et surtout l'extrait pris à une dose élevée, donner lieu à des déjections alvines: ces agents, par leur action directe sur la surface gastro-intestinale, troublaient les mouvements naturels des intestins. Dans d'autres cas, le pissenlit a occasioné un accident opposé; il a resserré le ventre, amené la constipation. Ces résultats divers dépendent de la disposition où se trouvent les voies digestives, lorsque ces toniques viennent les soumettre à leur puissance. Parlerons-nous de la vertu diurétique que l'on accorde à cette plante, lorsque nous savons qu'un écoulement plus abondant d'urine est un symptôme insidieux auquel l'eau, qui sert de véhicule aux principes actifs d'un médicament, peut donner lieu, sans que ces principes eux-mêmes y aient contribué par une influence particulière sur les reins?

Si le pissenlit a obtenu une grande réputation en thérapeutique, c'est surtout parcequ'on l'a cru capable de rendre les humeurs plus fluides, lorsqu'elles avaient pris une densité morbide, de corriger l'épaississement du sang, auquel on attribuait un grand nombre de maladies. On cite en faveur de cette propriété du pissenlit une observation qui paraît concluante. On a expérimenté que des personnes dont le sang, tiré de la veine, était couenneux, ayant pris tous les jours trois à quatre onces du suc de cette plante, avaient, au bout de deux à trois mois, un sang plus fluide, et qui ne se couvrait point d'une croûte inflammatoire, comme auparavant. Ce changement dans la constitution intime du fluide sanguin pendant l'usage du pissenlit était un fait remarquable. Mais en soumettant ces observations à un examen attentif, on découvre qu'elles ont été faites pendant le printemps; que c'est en sortant de l'hiver qu'on a trouvé le sang très épais, et que c'est au commencement de l'été que, vu de nouveau, il a paru liquéfié. Or, Ramazzini nous apprend que l'influence de la saison seule produit ce changement, cette modification, surtout dans les habitants des campagnes. Tous ceux dont les veines contiennent au printemps un liquide épais et glutineux, ont, à l'entrée de l'été, un sang plus rouge, et qui a perdu de sa densité. *De agricolar. morbis.*

La concession faite au pissenlit, d'une vertu propre à diminuer la consistance des humeurs, conduisait à regarder les médicaments qui en sont formés comme des remèdes fondants qui devaient être très efficaces contre les engorgements, les obstructions des viscères. Mais les altérations organiques que l'on connaît sous ces noms ne dépendent pas d'un épaississement du sang ; le plus souvent elles sont le produit éloigné d'une irritation méconnue, d'une phlogose sourde et latente, qui a long-temps fatigué des organes, qui, en viciant leur mode de nutrition, a modifié, déformé les tissus qui les constituaient, et qui a fini par changer totalement leur nature. Les propriétés du pissenlit sont alors impuissantes; les molécules de cette plante ne pénètrent même plus dans les parties malades; c'était le développement de ces lésions qu'il fallait prévenir.

Le pissenlit est recommandé avec instance contre les jaunisses, les vices de sécrétion de la bile, les tuméfactions, les endurcissements du foie, etc. On donne alors l'extrait à la dose d'un demi-gros, répétée deux fois et plus le jour, ou le suc dépuré, dont on prend quatre onces le matin et le soir, etc. Lorsqu'il n'existe point actuellement d'ardeur, de sensibilité dans les voies digestives ni dans la région du foie; qu'au contraire on remarque un défaut de ton, d'activité, dans l'appareil hépatique, ces moyens sont indiqués; mais il ne faut pas pour cela supposer que cette plante ait la faculté spéciale d'agir sur le foie. Nous ne croirons pas plus à sa vertu dépurative. Son utilité dans les maladies de la peau, que nous ne contesterons pas, peut se concevoir par son influence tonique sur le système cutané, et par l'exercice plus régulier et plus actif qu'elle donne aux fonctions nutritives. Le pissenlit a été jugé convenable dans quelques hydropisies. Des praticiens le recommandent dans une foule de maladies; toujours c'est l'action tonique de cette production végétale qui est la cause des avantages que l'on a obtenus; et il ne faut pas y supposer des vertus distinctes pour chaque espèce de bien qu'elle procure.

Bien des personnes ordonnent, dans le début des fièvres et des phlegmasies, la tisane de pissenlit et celle de chicorée sauvage, comme un remède délayant et rafraîchissant. Il est constant que la force tonique de ces plantes ne serait pas propre à diminuer la consistance du sang, à faire baisser la chaleur fébrile: son exercice sur les tissus organiques produirait plutôt dans ce cas des effets opposés. Mais on fait ces boissons très légères; elles contiennent si peu de principes actifs que l'on ne peut même plus décider si leur usage détermine quelque modification dans les organes; alors l'exercice de la propriété tonique de ces plantes sur l'économie animale est devenu insignifiant; la tisane de pissenlit, comme celle de chicorée sauvage, n'agit plus que par son véhicule : c'est, comme on le dit, une boisson aqueuse.

Famille des simaroubées.

QUASSIA, *quassiæ lignum;* QUASSIA AMARA, L. Arbre de moyenne grandeur qui croît spontanément à Surinam, et qui, en 1772, a été porté à Cayenne, où il s'est multiplié. Le quassia se plaît au bord des fleuves et dans les terrains humides. Son nom vient de celui d'un nègre appelé Quassi, qui fit connaître les bons effets que l'emploi de ce végétal procurait dans les fièvres de mauvais caractère. Ces fièvres sont très répandues à Surinam, pays humide et malsain; elles y deviennent souvent d'une violence extrême. Le traitement par le quassia a produit des succès signalés. On se sert de la racine et de l'écorce de cet arbre. On doit choisir les racines qui sont d'une moyenne grosseur ; les plus volumineuses contiennent moins de matériaux actifs. Le bois de quassia que l'on trouve dans le commerce, en bûches assez grosses, est la partie de cet arbre la moins riche en principes médicinaux, la moins convenable pour les usages thérapeutiques. Ce bois est blanc, léger; il se pulvérise difficilement.

Le quassia est inodore, mais toutes les parties de cet arbre, la racine, le corps ligneux, l'écorce, les feuilles, les fleurs, les fruits, sont remplis de principes amers. Ces principes y paraissent concentrés et très actifs; ce qui donne au quassia une amertume d'une intensité qui a été remarquée par tous les observateurs. On est également frappé de la durée et de la force de cette sensation; il suffit que la langue touche le quassia pour qu'elle se perçoive; la plus petite parcelle, mise dans la bouche, la produit d'une manière marquée. Une partie de la racine du quassia communique une qualité amère à cent parties d'eau, de vin ou d'un autre véhicule. Ce n'est pas seulement l'énergie ou la permanence de la sensation que nous devons ici signaler; nous devons de plus noter la pureté de l'amertume, qui, dans le quassia, est dépouillée de toute âcreté, de toute impression styptique. Cette amertume n'est point désagréable; le quassia ne fait point d'impression fâcheuse sur l'estomac; il ne cause jamais de nausées.

Cette production médicinale ne contient que des principes amers; elle ne recèle ni acide gallique, ni tannin. Thomson a soumis à l'analyse chimique l'infusion du quassia: il a vu que l'eau, en se chargeant des matériaux de cette substance, prenait une couleur citrine; qu'en évaporant le liquide, il restait une matière jaune brunâtre qui conservait un certain degré de transparence, et qui ne tardait pas à devenir cassante. Thomson considère cette matière comme le principe amer obtenu dans un état d'isolement. L'infusion du quassia n'éprouve aucun changement par l'addition du tartre stibié, de l'infusion de noix de galle, du sulfate de fer, et de la gélatine animale; l'acétate de plomb produit un précipité blanc très abondant. Les principes de cette substance s'unissent facilement à l'eau; l'intervention de la chaleur est au moins superflue, et les infusions de quassia sont aussi amères et aussi chargées que les décoctions. L'eau distillée de quassia a de l'amertume ; cette substance contient sans doute un peu d'huile volatile qui s'élève dans la distillation. Le quassia cède ses principes actifs au vin et à l'alcohol : sa teinture est très usitée à Surinam. On fait un extrait de cette racine, que l'on ordonne, sous forme de pilules, aux personnes qui ont de la répugnance pour les autres préparations à cause de leur saveur. On se sert rarement de la poudre de cette matière. Dans ces derniers temps, on a imaginé de construire des verres ou gobelets en bois de quassia, dans lesquels on laisse séjourner, pendant quelques instants, de l'eau ou du vin que l'on avale ensuite avec les matériaux amers que le liquide a dissous.

On a observé avec assez d'attention les effets physiologiques du quassia. Leur nature prouve que cette substance met en jeu sur les organes une propriété tonique. Les médicaments que fournit le quassia ouvrent l'appétit, développent les forces gastriques, favorisent la digestion. Ordinairement ceux qui commencent à s'en servir s'aperçoivent qu'ils mangent davantage, et que la faim renaît plus tôt qu'elle n'avait coutume de faire. On a remarqué que le quassia, même à haute dose, ne précipitait pas le cours du sang, ne rendait pas le pouls plus fréquent, n'élevait pas la chaleur animale (Bergius, *Mat. med.*; Murray, *App. med.*); mais ces attributs ne doivent pas faire partie des changements organiques que provoquent les agents toniques ; au contraire, ils caractérisent la médication excitante. Le quassia fortifie les tissus vivants, il anime l'énergie actuelle des appareils organiques ; mais il n'accélère pas leurs mouvements, il ne fait pas prendre aux fonctions un mode d'exercice plus rapide. Il est digne d'attention que la substance médicinale dont nous observons la puissance ne trouble pas l'action naturelle du canal alimentaire ; elle n'est pas, comme un grand nombre d'autres amers, sujette à occasioner des déjections alvines, à provoquer des nausées, ou même le vomissement, quand on commence à s'en servir. J'ai vu quelques femmes, douées d'une extrême susceptibilité, éprouver, après avoir pris l'infusion aqueuse de quassia, des contractions involontaires des muscles, des mouvements brusques des bras et des jambes. Ces effets sont-ils dus à l'impression qu'un des principes de cette substance porte sur les nerfs de la surface gastrique et sur le prolongement rachidien ?

Le caractère de la puissance médicinale du quassia indique qu'il sera une ressource thérapeutique efficace dans les vices de la fonction digestive qui dépendront du relâchement, de la faiblesse, des organes chargés de l'opérer : la perte de l'appétit, des pesanteurs après les repas, des flatuosités intestinales, des déjections trop précipitées ou trop tardives, etc. On donne, un peu avant chaque repas, une petite dose de cette substance tonique, comme deux cuillerées de son infusion, une cuillerée du vin chargé de ses principes, une cuillerée à café de sa teinture, quatre grains de son extrait, etc. ; ces agents réveillent la tonicité de l'estomac, ils font renaître sa vigueur organique, au moment où la nourriture vient provoquer son action. Ces composés soutiennent de plus cette vigueur pendant le temps que dure l'élaboration des aliments et leur conversion en chyle. On conseille le quassia dans quelques vomissements spasmodiques; il est évident que s'il existait de l'irritation dans les voies alimentaires cette substance médicinale deviendrait nuisible.

On vante l'emploi du quassia dans la goutte. En soutenant le ton des organes gastriques, cette substance rendra quelques services aux personnes attaquées de cette maladie. Si l'usage des amers en général est favorable aux goutteux, le quassia, qui est un amer pur, ami des organes, pourrait réclamer la préférence sur les autres. On cite des succès obtenus de l'emploi de cette substance dans la leucorrhée: sa force tonique a pu modifier l'état morbide de la membrane muqueuse vaginale et tarir une excrétion que cet état entretenait. Quand la leucorrhée dépend d'une irritation de cette membrane, le succès du quassia n'est plus aussi sûr. On a trouvé dans cette production un bon vermifuge.

Le quassia a signalé son efficacité contre les fièvres intermittentes. La nature de sa propriété, l'énergie de son action sur le corps vivant, sont de sûrs garants que le praticien qui dirigera avec habileté la puissance de ce remède en sera satisfait. Si l'on a l'intention de suspendre tout-à-coup le cours de la fièvre, il faut administrer les composés du quassia à hautes doses; on les donnera à petites doses, que l'on répètera tous les jours, si l'on veut seulement diminuer l'intensité des accès et les anéantir peu à peu. Les propriétés de cette substance ont été si bien reconnues en Amérique que tous les praticiens la substituent au quinquina dans le traitement des fièvres intermittentes. Ils donnent le quassia en décoction ou en infusion. (Rob. Thomas, *Méd. pratiq.*, trad. de M. Cloquet, tom. 1, p. 23.)

On ne s'est pas contenté d'employer cette production médicinale comme un secours thérapeutique; on a voulu de plus faire servir sa puissance tonique à la conservation de la santé. On a conseillé l'infusion ou le vin de quassia, comme moyen hygiénique, aux personnes qui mènent une vie sédentaire, aux hommes de cabinet, etc., pour combattre les effets nuisibles du repos, et pour conserver à tous les organes une énergie que l'inaction tend sans cesse à leur enlever.

SIMAROUBA; QUASSIA SIMARUBA, L.; F. SIMARUBA GUYANNENSIS. Arbre très élevé, qui habite les lieux sablonneux à Cayenne, à la Guiane, à la Jamaïque. On se sert en médecine de l'écorce, que l'on nous apporte en lanières, roulées ou repliées sur elles-mêmes, souvent longues de plusieurs pieds. Cette écorce est légère, blanchâtre; elle offre une texture fibreuse, solide; elle se réduit avec peine en poudre. En quittant la plante fraîche, cette écorce laisse couler un suc laiteux : celle de la racine contient plus de principes que celle de la tige ou des branches; elle est aussi plus estimée pour les usages thérapeutiques.

Le simarouba, remède familier dans les lieux où on le récolte, n'a été connu en Europe qu'en 1713; il doit son crédit aux succès qu'on lui a attribués dans le traitement des épidémies de dysenteries qui ont régné à Paris en 1718 et en 1723. L'ipécacuanha ne réussissait pas dans ces maladies meurtrières; le simarouba se montra plus favorable : il n'en fallut pas davantage pour élever tout d'un coup la réputation de ce nouveau moyen médicinal, et pour lui faire concéder des propriétés merveilleuses. Une observation plus calme a dissipé le prestige, et le simarouba est venu prendre, parmi les toniques, une place que lui assigne le caractère de sa puissance, et la nature des effets immédiats que suscite son exercice sur nos organes.

Le simarouba est inodore; mais cette production végétale se fait remarquer par une amertume très prononcée, à laquelle ne se mêle aucune âcreté. L'eau, le vin, l'alcohol, dépouillent le simarouba de ses principes actifs. M. Morin de Rouen a fait des recherches sur la composition chimique du simarouba : il a trouvé dans cette écorce, 1° de la quassine, matière amère, entièrement soluble dans l'eau et dans l'alcohol : la dissolution aqueuse de cette matière n'éprouve aucun changement de la part du persulfate de fer, des nitrates de plomb et de cuivre, et du perchlorure de mercure: ce corps offre toutes les propriétés du principe amer du quassia; 2° une matière résineuse; 3° une huile volatile ayant l'odeur du benjoin; 4° de l'acide malique et des traces d'acide gallique; 5° un sel ammoniacal; 6° de l'acétate de potasse; 7° du malate et de l'oxalate de chaux; 8° de l'oxide de fer, de la silice, des sels minéraux; 9° de l'ulmine et du ligneux. (*Journal de pharmacie*, février 1822, p. 57.) On donne le simarouba en poudre, à la dose de douze à vingt-quatre grains, même à celle d'un demi-gros, selon l'intensité que l'on veut donner aux effets que cette substance produit. On en fait aussi une infusion, en mettant deux ou trois gros de cette écorce concassée macérer dans une livre d'eau, à une douce température. On peut s'aider de la faculté qu'a le calorique de favoriser la dissolution des principes végétaux, et faire bouillir cette substance dans l'eau. On administre les infusions et les décoctions de simarouba par petits verres, ou seulement par cuillerées, selon l'indication que l'on veut remplir.

Le simarouba exerce évidemment une action tonique sur nos organes; il réveille leur contractilité fibrillaire, et affermit leur tissu. Le changement organique auquel il donne lieu est surtout sensible lorsqu'on suit ses progrès, et que l'on observe son caractère sur une surface relâchée, sur des appareils organiques dont la vitalité a éprouvé un décroissement. Lorsque l'on prend une forte dose de poudre de simarouba, ou que l'on se sert d'une infusion ou d'une décoction très chargée des matériaux de cette écorce, il arrive souvent qu'elle fait sur la surface gastrique une impression pénible, et qu'elle est rejetée par le vomissement. C'est pour avoir observé cet effet, qu'une susceptibilité particulière de l'estomac peut, dans certaines maladies, rendre plus fréquent, que Desbois de Rochefort s'est cru autorisé à mettre, dans sa Matière médicale, le simarouba au nombre des agents émétiques. Mais une substance qui provoque le vomissement n'est pas pour cela douée d'une propriété émétique; celle-ci provoque une série de changements physiologiques qui sont essentiels à son opération, et qu'on ne voit pas naître après l'emploi du simarouba.

Les avantages que la thérapeutique retirera du

simarouba, découleront toujours d'une seule et même source, de la faculté tonique qu'il possède. Cherchons à justifier, par l'exercice de cette faculté, la célébrité dont cette écorce jouit dans le traitement de la dysenterie. Les praticiens qui préconisent ses qualités curatives, défendent son emploi dans le début et dans la vigueur de la maladie. Ils la proscrivent s'il existe une diathèse inflammatoire, si le malade éprouve de fortes coliques, si le sang vif et abondant des déjections annonce que l'irritation des voies intestinales est très intense. Ils ne commencent à employer le simarouba que quand la dysenterie est à sa fin et qu'elle traîne en longueur, surtout quand le ténesme et la chaleur commencent à diminuer, quand les selles s'épaississent et deviennent moins fréquentes.

Ces conditions éclairent suffisamment le pharmacologiste sur les succès qu'a procurés cette substance médicinale dans les irritations, les phlogoses intestinales. Si la membrane muqueuse qui tapisse l'intérieur des voies alimentaires est seule dans un état morbide, l'impression tonique du simarouba lui donne tout-à-coup un autre mode de vitalité, de sécrétion, d'action. Ce qu'il reste de phlogose sur cette membrane suffit pour entretenir les accidents dysentériques; mais ce travail inflammatoire n'est plus de nature à pouvoir être ranimé par le contact du simarouba. C'est alors que l'on voit le changement organique que cette écorce suscite, déterminer le retour de cette membrane à sa condition première ou physiologique. Sous l'influence de cet agent, les capillaires se resserrent sur eux-mêmes; le sang qu'ils contiennent rentre dans les gros vaisseaux; les ulcérations de cette membrane se cicatrisent, et la source des sécrétions et des exhalations morbides qui affluaient dans le canal alimentaire se tarit.

N'oublions pas que, dans leurs phlegmasies, les membranes muqueuses ne repoussent pas toujours l'application des substances toniques, excitantes ou irritantes, comme les phlegmasies qui occupent les membranes séreuses ou le parenchyme des viscères. Quand l'inflammation est superficielle, quand elle n'attaque pas les tissus qui sont sous la membrane muqueuse, quand le travail inflammatoire n'a pas causé de dégénérescence dans les organes malades, le contact d'un tonique, ou même d'un irritant, arrête souvent les progrès du mal, peut même rétablir les parties affectées dans leur condition physiologique. Tous les jours on guérit des ophthalmies par des topiques irritants. On voit les ulcérations des gencives et de l'intérieur de la bouche se cicatriser promptement, dès que l'on applique sur elles des amers styptiques, le quinquina, etc. Le tartre stibié a souvent dissipé des irritations gastriques qu'il semblait devoir exaspérer. Avouons toutefois que cette thérapeutique hardie ne peut être confiée qu'à un praticien sage et prudent, qui suivra les progrès de la médication et s'assurera qu'elle n'aggrave pas le mal, au lieu de le guérir. Les auteurs qui ont employé avec succès le simarouba dans la dysenterie, préviennent que si les premières doses de cette substance ne soulagent pas, il serait dangereux d'insister plus long-temps sur son usage. On conçoit que si l'impression de cet agent tonique sur la surface malade n'amène pas tout d'abord un changement favorable, la même agression, trop de fois répétée, deviendrait nuisible. On administre dans cette maladie douze à quinze grains de simarouba en poudre, ou deux cuillerées de l'infusion ou de la décoction de cette écorce, de trois heures en trois heures. On donne en lavement ces derniers composés, lorsqu'on veut agir principalement sur la surface des gros intestins.

On s'est servi avec succès du simarouba dans les flux séreux des autres surfaces muqueuses, dans quelques gonorrhées, dans les toux humides avec une expectoration abondante de mucosités, dans les leucorrhées, etc. La faculté tonique de cette substance est toujours la cause des succès qu'elle procure : l'opération de ses molécules, que le sang porte sur le lieu malade, en fournit l'explication.

On parle de l'efficacité du simarouba dans les pertes utérines : si cette écorce, introduite dans les voies digestives, a réellement contribué à modérer, à suspendre l'écoulement immodéré des règles, c'est en développant la tonicité de l'utérus, en déterminant un resserrement de son tissu, soit que cet effet procédât de l'impression directe que les molécules du simarouba portent sur cet organe, après leur absorption, ou qu'il tînt à ce que l'action styptique de cette substance sur la surface gastrique se transmet sympathiquement à l'appareil utérin.

On a employé la vertu tonique du simarouba à la guérison des fièvres intermittentes. Le témoignage d'observateurs estimables prouve son efficacité; la nature de son activité démontrait d'avance au pharmacologiste qu'il pouvait avec confiance y avoir recours dans ces maladies. On a enfin mis en usage, avec succès, le simarouba dans les affections vermineuses.

Famille naturelle des rubiacées.

Cette famille naturelle se distingue, en botanique, par l'importance des végétaux qu'elle renferme et par la diversité des usages auxquels nous les faisons servir. Les plantes qui nous donnent le café, l'ipécacuanha, le quinquina et la gomme kino, se trouvent rapprochées dans cette famille. La classe des toniques réclame ces deux dernières substances.

QUINQUINA. *Cortex peruvianus.* On donne ce nom aux écorces de plusieurs espèces d'arbres dont les botanistes ont formé le genre CINCHONA.

Histoire naturelle du quinquina.

Les arbres qui fournissent le quinquina sont ordinairement de moyenne grandeur, ils ont leurs branches et leurs feuilles opposées, celles-ci sont entières; leurs fleurs sont en panicules terminaux dans la plupart des espèces. Ces arbres croissent dans les immenses forêts des Andes de l'Amérique méridionale. Ils sont surtout abondants dans la province de Quito. On les retrouve aussi aux environs de Santa-Fé. On a retiré une si grande quantité de quinquina du Pérou, depuis près de deux cents ans, et on a pris si peu de soins de la conservation et de la propagation des arbres auxquels on enlevait cette écorce, qu'ils y sont devenus rares. On vient d'annoncer, dans le Journal de pharmacie, que les racines de ces arbres ont été employées comme remèdes, et que leurs propriétés ont paru supérieures à celles des écorces de ces mêmes végétaux.

Il paraît que c'est en 1636 que les Espagnols commencèrent à connaître l'efficacité du quinquina dans les fièvres. Un Indien en fit prendre à un militaire, qui obtint une prompte guérison. Mais une circonstance particulière vint en 1638 donner à ce nouveau remède une grande célébrité. L'épouse du comte Del Chinchon ou Cinchon, vice-roi du Pérou, était atteinte d'une fièvre tierce qui résistait à tous les moyens et qui la mettait dans un danger pressant. Le quinquina fut proposé, et son usage fit promptement cesser une maladie que les autres secours de la pharmacie n'avaient pu vaincre. Cette guérison fit un grand bruit, et mit en vogue ce fébrifuge. On apporta le quinquina en Espagne en 1640 : les jésuites de Rome le firent connaître en Italie en 1649 : ils en avaient reçu une grande quantité d'Amérique et le distribuaient en poudre sous le nom de poudre des jésuites. En 1679, Louis XIV acheta le secret de ce remède d'un chevalier anglais nommé Talbot; c'est depuis la publication de ce secret, en 1682, que l'on a reçu en France des écorces de quinquina, et que cette production est devenue un objet de commerce. Comme tout ce qui est nouveau, le quinquina trouva des sectateurs enthousiastes et des ennemis aveugles ou prévenus. Les esprits sages consultèrent l'expérience clinique, et la cause du quinquina fut gagnée. Les débats eussent été moins longs et surtout moins scandaleux, si l'on avait soumis ce moyen médicinal à une sorte d'enquête pharmacologique, en constatant d'abord le caractère de sa puissance, en étudiant les effets immédiats que son exercice fait naître dans l'état actuel des organes : cet examen préliminaire aurait conduit à bien régler l'administration de cette écorce ; il aurait surtout fourni des données sûres, pour décider si elle pouvait produire les guérisons qu'on lui attribuait, ou occasioner les accidents dont on l'accusait.

On distingue plusieurs sortes de quinquina : nous nous contenterons ici de citer les suivantes, auxquelles on donne en pharmacie le titre d'officinales.

1° Le QUINQUINA *gris de Loxa*. Fourni par le CINCHONA CONDAMINEA, Humboldt et Bonpland, C. OFFICINALIS. L. Arbre élégant, rempli d'un suc propre jaunâtre, qui découle aussitôt que l'on fait une incision à son écorce. Il croît près de Loxa. Ce quinquina est en écorces minces, compactes, bien roulées ; leur surface extérieure est lisse ou peu raboteuse, marquée de petites crevasses transversales, d'un brun rouge foncé ; leur surface interne est lisse, d'un rouge pâle. Ces écorces ont une amertume mêlée d'une stypticité très prononcée : elles ont une odeur faible.

2° Le QUINQUINA *orangé*. Celui-ci provient du C. LANCIFOLIA. Mutis. Il est pesant, compacte, dur, roulé en tubes plus gros et plus épais. Les écorces ont leur surface externe plus raboteuse, plus chagrinée ; les fentes circulaires plus profondes. Au-dessous de l'épiderme grisâtre qui les recouvre, elles ont une couleur brune-rougeâtre ; la poudre est orangée-pâle. Ce quinquina est fortement amer, mais peu styptique : il a une odeur aromatique agréable. Il recèle des principes qui stimulent les tissus vivants ; aussi, parmi les effets organiques qu'il fait naître, on remarque l'accélération du pouls, le développement de la chaleur animale, qui sont des produits d'une faculté excitante. L'existence de cette faculté, dans le quinquina orangé, doit être notée avec soin par le thérapeutiste.

3° Le QUINQUINA *jaune* ou *calisaya*. C. CORDIFOLIA. Mutis. Écorce compacte en tubes et en gros morceaux peu roulés, d'un jaune pâle à l'intérieur, recouverte d'un épiderme fin, grisâtre, très adhérent. Sa poudre est plus pâle que celle du précédent, d'une amertume considérable, dépourvue d'arôme sensible; le sens du goût y découvre peu de stypticité. Ce quinquina ne paraît contenir que des principes amers. Il a une propriété seulement tonique : il n'exerce sur les organes aucune impression qui puisse les stimuler. Les médecins anglais font beaucoup de cas de ce quinquina; ils le regardent comme plus énergique, dans les fièvres, que les autres sortes. Ils estiment que sa vertu fébrifuge a une force double de celle du quinquina ordinaire : au moins cette écorce non aromatique devra être préférée, quand on aura lieu de redouter toute espèce d'influence excitante.

4° Le QUINQUINA *rouge*. Il se tire du C. OBLONGIFOLIA. Mutis. Cet arbre, un des plus grands du genre *cinchona*, porte des feuilles qui ont depuis un pied et demi jusqu'à deux de longueur. Ses fleurs blanches exhalent une odeur agréable que l'on compare à celle de l'oranger. Son écorce sèche présente une couleur rouge foncée : elle a une saveur moins amère que les précédentes, mais elle est remarquable par une grande stypticité; elle est inodore. Ce quinquina a une force tonique très puissante; on le recherche, surtout quand on veut fortifier l'appareil digestif, suspendre des évacuations qui tiennent à l'inertie de son action naturelle, etc.

5° Le QUINQUINA *blanc*. Il appartient au C. OVALIFOLIA. Mutis. Cet arbre croît dans le royaume de Santa-Fé. Les écorces qui en proviennent sont d'une couleur blanchâtre, minces et dures : elles ont une amertume nauséabonde, mêlée d'une saveur acerbe bien légère. Ce quinquina est tout-à-fait inodore.

Au Pérou, un directeur était chargé de soigner la récolte du quinquina, et de diriger cette opération. Aussitôt que l'écorce est détachée du tronc d'un cinchona, on la transporte rapidement à l'air libre, on l'expose au soleil brûlant de ce climat. Cette brusque dessiccation est nécessaire pour conserver au quinquina toutes ses qualités naturelles. Exposée à l'humidité, cette substance éprouve promptement une fermentation intestine, qui détériore ses principes médicinaux. (Bonpland, *Bullet. de pharm.*, tom. I.) Toutes les écorces que l'on récolte au Pérou et à Santa-Fé sont d'abord mises ensemble ; c'est alors que l'on s'occupe de les assortir, pour les livrer au commerce. Ce sont toujours les différences extérieures que présentent ces écorces, et les impressions qu'elles font sur les organes des sens, que l'on consulte pour opérer ce choix. On examine leur forme physique, leur largeur, leur épaisseur, leur pesanteur, leur roulage, l'état de leur épiderme, l'aspect de leur tissu, leur texture, leur solidité, leur ténacité. On s'attache aussi à leurs qualités sensibles, à leur couleur, à la force de leur amertume, au degré de stypticité qui l'accompagne, à l'odeur qu'elles exhalent, etc.

Il n'est pas toujours facile d'assigner à quelles espèces botaniques de cinchona appartiennent les écorces que l'on trouve dans les pharmacies sous le nom commun de quinquina. Il règne dans la détermination des noms qu'on leur donne un arbitraire incontestable. Nous savons que l'âge peut établir une grande dissemblance entre les écorces du même arbre : celles des jeunes rameaux ne ressemblent pas à celles du tronc. La saison dans laquelle on les recueille produit des variations très sensibles entre elles. Les soins de dessiccation et de conservation dont elles sont l'objet exercent une influence remarquable sur leurs qualités physiques. N'est-il pas probable que souvent on sépare, comme distinctes, des écorces qui proviennent des mêmes espèces de cinchona, pendant que l'on en confond d'autres qui tirent leur origine d'espèces différentes ? Ceux qui désireront des détails plus étendus sur la substance médicinale qui nous occupe consulteront le Traité des fièvres intermittentes de M. Alibert, les savantes Recherches de M. Laubert sur le quinquina, consignées dans le deuxième volume du Journal de médecine militaire, 1816; le Mémoire que M. Virey a inséré dans le Journal de pharmacie, sur le même sujet; et l'Histoire abrégée des drogues simples par M. Guibourt, tom. I, p. 350.

Analyse chimique du quinquina.

Les chimistes se sont beaucoup occupés du quinquina. Leurs travaux sur cette écorce ont même contribué aux progrès de l'analyse végétale. D'abord, ils se contentaient de reconnaître dans cette production, à l'aide de réactifs convenables, les principes qu'elle contenait. Mais ils ont poussé plus loin leurs prétentions : ils ont voulu obtenir pur et isolé chacun des matériaux qui entrent dans la constitution intime du quinquina, soumettre ces matériaux à un examen spécial, signaler leurs qualités distinctives, etc. Tel a été le but des recherches de Bucquet, Cornette, Saunders, Schot, Fourcroy, etc.; de MM. Seguin, Vauquelin, Deschamps le jeune, Reuss, Gomès de Lisbonne, Pfaff, Laubert, etc.

M. Vauquelin a trouvé dans l'écorce péruvienne du ligneux, du mucilage, un acide propre qui s'y trouve en combinaison avec la chaux, et que l'on nomme acide kinique, une matière brune, soluble dans l'eau, et une matière résiniforme. Cette dernière ne paraît pas identique dans toutes les espèces de quinquina. Elle est très amère, peu soluble dans l'eau froide, elle s'unit très bien à l'eau chaude. L'alcohol s'en empare avec avidité. C'est par ces matières, brune et résiniforme, que sont produits les précipités que le tartre stibié, la noix de galle et la gélatine occasionent dans les infusions de quinquina. M. Vauquelin pense que plus elles sont abondantes dans une écorce, plus l'énergie médicamenteuse de celle-ci est développée. Aussi donne-t-il comme mesure propre à indiquer la bonté d'un quinquina, l'abondance de précipité que l'on obtient en versant dans une infusion aqueuse de l'écorce que l'on veut éprouver les réactifs dont nous venons de parler.

M. Pfaff, professeur à Kiel, a soumis la matière résiniforme à un examen approfondi. Ses recherches lui ont prouvé d'abord que ce n'était pas un principe simple; elles l'ont conduit à la regarder comme un composé dont les parties, également solubles dans l'eau et dans l'alcohol, ne pouvaient être isolées par ce moyen. Il pense que la substance qui précipite l'infusion de noix de galle est la véritable cause de l'amertume du quinquina; que la matière qui forme un précipité avec la gélatine animale diffère tout-à-fait de ce principe amer, qu'elle appartient à cette modification de tannin qui colore en vert les dissolutions de fer, et qui existe dans quelques mauvaises espèces de quinquina sans le principe amer. *Journal de pharmacie*, 1815.

M. Reuss, professeur de chimie à l'université de Moscou, a continué les recherches des savants qui l'avaient précédé. Il a trouvé dans cette substance un principe qu'il nomme amer cinchonique, et dont les caractères sont : une saveur amère, sa solubilité dans l'eau et dans l'alcohol, la couleur verte qu'il donne aux sels ferrugineux, le précipité qu'il dépose avec la noix de galle. Il a également distingué dans les matériaux du quinquina la substance qu'il désigne par le titre de rouge cinchonique, et qu'il caractérise par son insipidité, sa couleur rouge, sa grande solubilité dans l'alcohol, son peu d'affinité pour l'eau, son altérabilité par l'oxygène, son union constante avec l'amer cinchonique.

En soumettant tout récemment à une analyse raisonnée le quinquina de Loxa, M. Laubert a découvert

1° une matière verte, de nature résineuse, qui a quelques unes des propriétés des huiles essentielles; 2° une matière jaune, amère, soluble dans l'eau et dans l'alcohol, insoluble dans l'éther; 3° une résine blanche cristalline; 4° un principe colorant, d'un rouge brun, sans amertume, mais styptique; 5° un peu de gomme; 6° de la fécule; 7° un acide libre; 8° du cinchonate de chaux. Ce savant pensait que les matériaux du quinquina n'étaient pas encore bien déterminés. Nous désirions avec lui que les progrès de la chimie végétale appliqués à l'analyse du quinquina nous fissent mieux connaître chacun des principes qui constituent cette écorce.

Nos désirs s'accomplissaient alors que nous les formions dans la première édition de cet ouvrage. M. Gomès de Lisbonne avait signalé dans le quinquina l'existence d'un principe particulier, blanc, cristallisable, qu'il avait nommé cinchonin. MM. Pelletier et Caventou pensèrent que ce principe pouvait bien être un alcali végétal. Ils firent l'extraction de cette nouvelle substance, et la soumirent à une série d'essais. Leurs recherches ont éclairé l'histoire chimique du quinquina, et enrichi la matière médicale de plusieurs agents nouveaux. Les succès qu'ils viennent d'obtenir doivent avoir une grande influence sur le sort futur de la science des médicaments: chacun verra les avantages que la chimie végétale procure à la médecine; les analyses des productions médicamenteuses se multiplieront; la pharmacologie les fera servir d'appui à sa doctrine.

MM. Pelletier et Caventou ont d'abord examiné le

quinquina gris (*Analyse chimique des quinq.*; etc. Paris, 1821); ils en ont extrait,

1° La cinchonine, substance de nature alcaline, qui dans l'écorce du Pérou est unie à l'acide kinique : c'est principalement en elle que réside le pouvoir du quinquina. Nous examinerons plus loin ce principe.

2° Une matière grasse verte, soluble dans l'alcohol bouillant; elle s'en précipite en partie par le refroidissement; très soluble, même à froid, dans l'éther sulfurique, ayant un peu d'âcreté. (Laubert.)

3° Une matière colorante rouge insoluble, ou le rouge cinchonique de M. Reuss, très peu soluble dans l'eau et même dans l'éther : l'eau bouillante en dissout une petite quantité; l'alcohol, surtout chaud, en est très avide : les acides favorisent sa dissolution dans l'eau; les alcalis décident aussi l'union du rouge cinchonique avec ce liquide, il lui communique une couleur rouge brune très intense : ce principe du quinquina paraît avoir alors subi une modification dans sa nature intime, il a des propriétés nouvelles.

4° Une matière colorante rouge soluble, ou matière tannante, qui jouit des propriétés que les chimistes accordaient au tannin. Cette matière est d'un rouge brunâtre, se dissout dans l'eau et l'alcohol, a une saveur acerbe, précipite en vert foncé les dissolutions ferrugineuses, donne avec la colle animale un dépôt abondant, etc.

5° Une matière jaune, soluble dans l'eau, l'alcohol et même l'éther, sans saveur marquée, ne paraissant pas jouer un grand rôle dans l'action du quinquina.

6° L'acide kinique, découvert par M. Vauquelin.

Ce principe est très soluble, très acide; il n'est point amer; il peut cristalliser. Il est combiné en partie avec la chaux.

7° De la gomme.

8° De l'amidon.

9° Du ligneux.

MM. Pelletier et Caventou ont ensuite procédé à l'étude chimique du quinquina jaune. Ils en ont retiré:

1° Une base salifiable particulière et différente de la cinchonine du quinquina gris. Ils ont désigné cette base sous le nom de *quinine :* nous en traiterons à part plus loin.

2° Une matière colorante rouge insoluble, ou le rouge cinchonique, qui a les mêmes propriétés que dans le quinquina gris.

3° Une matière colorante rouge soluble, ou matière tannante, qui ne diffère de celle du quinquina gris que par la propriété qu'elle a de précipiter les sels de fer en bleu, au lieu de les précipiter en vert.

4° Une matière grasse, à la couleur près, en tout semblable à celle du quinquina gris.

5° Du kinate de chaux.

6° De l'amidon.

7° Du ligneux.

8° Une matière colorante jaune.

Les chimistes dont nous exposons ici les brillantes découvertes, ont voulu connaître la composition chimique du quinquina rouge : ils ont trouvé dans cette écorce la cinchonine du quinquina gris, et la quinine du quinquina jaune. D'après leurs recherches, ce quinquina se compose,

De cinchonine unie à l'acide kinique,
De quinine unie au même acide,
De rouge cinchonique,
De matière colorante rouge soluble, ou tannin,
De matière grasse,
De matière colorante jaune,
De kinate de chaux,
D'amidon,
De ligneux..

Nous remarquerons de plus que la base salifiable est moins abondante dans le quinquina gris que dans le quinquina jaune, puisque l'on n'a retiré du premier que deux grammes de cinchonine par kilogramme d'écorce, pendant que le quinquina jaune donne neuf grammes de quinine. Le quinquina rouge réunit les deux bases salifiables en quantités bien supérieures à celles que nous venons d'indiquer, puisque d'un kilogramme de quinquina rouge on a retiré huit grammes de cinchonine, quantité quadruple de celle que recèle le quinquina gris, et dix-sept grammes de quinine, c'est-à-dire presque le double de ce que fournit le quinquina jaune. Le rouge cinchonique existe aussi en plus grande abondance dans le quinquina rouge que dans les autres: c'est le quinquina gris qui en contient le moins. La matière tannante est pour une proportion plus petite dans la constitution du quinquina jaune que dans celle des quinquina gris et rouge. La gomme ne se trouve que dans le quinquina gris.

On a cherché à déterminer quels étaient, dans les produits que la chimie retirait de l'analyse du quinquina, ceux d'où émanaient ses propriétés actives ou médicinales. Cette recherche doit être aussi simple que celle qui a pour objet de noter dans une formule les ingrédients d'où procèdent les vertus du composé qu'elle représente. En considérant chacun des matériaux immédiats du quinquina, il est facile de voir que le ligneux, la fécule et le mucilage ne peuvent contribuer à la force active de cette substance. Le quinate de chaux n'est pas inactif; mais ce n'est pas de ce composé salin que nous ferons procéder les vertus de l'écorce péruvienne. Nous n'en placerons pas le siége dans la matière verte ni dans la matière jaune, qui ont peu de saveur, ni dans le rouge cinchonique, qui est insipide, très peu soluble dans les liqueurs aqueuses. Nous ne voulons pas nier la puissance que doit exercer sur les organes la matière tannante que recèle le quinquina : celle-ci joue sans doute un rôle dans l'action thérapeutique de cette écorce : toutefois il est impossible de ne pas s'adresser à la quinine et à la cinchonine, lorsque l'on veut démontrer la source du pouvoir médicinal du quinquina. Ces bases salifiables agissent fortement sur l'organe du goût; leur administration provoque, comme nous le verrons, des effets physiologiques très prononcés, très sensibles dans l'économie animale : l'expérience clinique proclame tous les jours leur efficacité. Voilà sans doute les agents de la puissance du quinquina, les principes dépositaires de sa force médicinale. Nous rappellerons ici que M. le docteur Chomel a administré à la dose de deux onces les matières résineuse et ligneuse du quinquina dépouillées de la base salifiable, contre une fièvre intermittente, que ces matières n'en ont pas interrompu les accès, et que le sulfate de quinine, employé seul ensuite, a immédiatement suspendu cette fièvre. *Traité des fièvres*, page 302.

Préparations pharmaceutiques que l'on fait avec le quinquina.

On administre le quinquina sous une foule de formes pharmaceutiques distinctes. On en fait un grand nombre de préparations dissemblables. On le donne en poudre, en électuaire et en pilules. On charge l'eau, le vin, l'alcohol de ses principes actifs. En mettant macérer dans l'eau froide ou chaude cette écorce pendant un certain temps, on obtient une infusion; la liqueur est peu colorée, parceque le rouge cinchonique est peu soluble dans l'eau. On rend cette infusion plus chargée, en ajoutant une petite portion de magnésie. J'emploie ordinairement une once de quinquina en poudre ou concassé finement, et un gros de magnésie, pour une livre de véhicule. Après vingt-quatre heures d'infusion, la liqueur est d'un rouge brun assez foncé.

En évaporant jusqu'à siccité la macération ou l'infusion aqueuse du quinquina, on a l'extrait sec de cette écorce, ou le sel essentiel de Lagaraye. Cet extrait est un composé de kinate de chaux, de gomme, de matières colorantes, mais il contient très peu de sel cinchonique : aussi les praticiens sont-ils en défiance sur ses propriétés.

On peut faire bouillir le quinquina dans l'eau, et le donner en décoction. Cet excipient dissout alors la cinchonine, qui, dans cette écorce, est unie à l'acide kinique : il dissout en même temps le tannin, une portion de rouge cinchonique, la matière colorante jaune, le kinate de chaux, la gomme et l'amidon : ces substances entraînent même une quantité notable de matière grasse. La décoction reste claire, tant que l'eau est bouillante; mais, en se refroidissant, ce véhicule se trouble, parceque le tannin qui s'unit à l'amidon forme un composé insoluble dans l'eau froide. Une partie du rouge cinchonique et de la matière grasse se séparent aussi, et, en se précipitant, elles entraînent avec elles de la cinchonine. Pour diminuer cet inconvénient, et conserver à l'eau tous les principes médicinaux qu'elle enlève au quinquina par l'ébullition, il faudrait augmenter la masse du dissolvant. Si l'on évapore la décoction chargée des principes du quinquina, on obtient un extrait dont on se sert fréquemment. Cet extrait aqueux et mou contient non seulement tous les principes de l'écorce du Pérou qui sont solubles dans l'eau, mais encore plusieurs substances qui se dissolvent par l'intermède des premières à un certain degré de concentration. On a expérimenté que, dans le traitement des fièvres intermittentes, l'extrait de l'écorce péruvienne n'avait pas l'efficacité curative de sa poudre, et l'on attribue l'infériorité du premier à la modification que les matériaux constitutifs du quinquina éprouvent pendant sa confection. Quoi qu'il en soit, cette préparation possède une faculté tonique très développée ; et, tous les jours, elle rend à l'art de guérir des services signalés. En ajoutant à l'infusion ou à la décoction de l'écorce péruvienne, une proportion suffisante de sucre, on compose le sirop aqueux de quinquina.

Le vin est souvent employé comme excipient pour dépouiller la substance qui nous occupe, de ses propriétés médicinales. Le vin, dans ce composé, joint à la force tonique des principes du quinquina la force stimulante qui lui est propre. Les effets organiques, comme les produits curatifs, qui suivent l'administration de cet agent pharmaceutique, dépendent d'une double source : aussi doit-on soigner la qualité du vin que l'on choisit pour cette préparation. Les succès du vin fébrifuge, qui aujourd'hui a tant de crédit, tiennent plus qu'on ne le croit à ce qu'on s'est servi, pour le composer, d'un vin très alcoholique et très stimulant. Il paraît même que dans des vins fébrifuges qui ont joui d'un grand crédit, on ajoutait au vin une proportion assez forte d'alcohol. En donnant, avec le sucre, de la consistance à ce vin médicinal, on a le sirop vineux de quinquina, dont les vertus sont au-dessus de celui qui est fait avec la décoction aqueuse de cette écorce.

L'alcohol a beaucoup d'affinité avec les bases salifiables du quinquina : aussi les teintures que l'on prépare en pharmacie avec cette substance ont-elles toujours joui d'un grand crédit. L'alcohol enlève, avec la quinine et la cinchonine, les matières colorantes de l'écorce péruvienne, et même un peu de matière grasse; il ne néglige que les principes qui contribuent le moins aux qualités médicinales du quinquina, comme la gomme, l'amidon, le kinate de chaux. Les teintures de quinquina gagnent beaucoup à être préparées avec de l'alcohol très fort. Ces composés ont beaucoup d'énergie : les principes de l'écorce du Pérou semblent agrandir leur activité en se combinant avec cet excipient. Les teintures de quinquina réclament l'attention des praticiens, toutes les fois que l'alcohol ne peut pas blesser les voies gastriques, ou que quelque symptôme particulier ne repousse pas sa force stimulante. En épaississant avec le sucre ces teintures, on les transforme en sirops alcoholiques ou en ratafias de quinquina : si l'on fait évaporer le véhicule de ces teintures, il reste l'extrait alcoholique de l'écorce péruvienne, dont la puissance n'est pas équivoque.

Propriétés pharmacologiques du quinquina.

L'étude des propriétés de l'écorce péruvienne est sans doute la partie la plus intéressante de son histoire. Mais pour découvrir la vérité, au milieu de tous les éloges que l'on a prodigués à cette substance, à travers les merveilles que l'on raconte de ses vertus, il faut d'abord déterminer le produit physiologique de son action première, saisir le caractère de l'impression qu'elle exerce sur les tissus vivants, suivre les changements que cette impression fait éprouver aux appareils organiques, dans leur vitalité, dans leurs mouvements et dans l'exercice de leurs fonctions. Cette recherche nous montrera que cette production recèle une faculté tonique. Nous verrons que, sous son influence médicinale, le tissu des organes s'affermit, que leur énergie vitale augmente. Cette plus grande somme de vigueur se retrouve dans la manière dont tous les actes de la vie s'exécutent. L'expérience journalière ne démontre-t-elle pas que le quinquina, à petites doses, ouvre l'appétit, qu'il facilite l'opération digestive, qu'il la rend plus parfaite et plus régulière; qu'à des doses plus élevées, ses principes pénètrent dans la masse sanguine, se répandent dans tous les organes; qu'alors le quinquina suscite des phénomènes généraux, qu'il exerce une action évidente sur l'appareil circulatoire, qu'il donne de la force au pouls, qu'il élève la température animale, etc. Les personnes qui prennent, pendant huit ou dix jours, de grandes quantités de cette substance, comme cela se pratique dans le traitement des fièvres intermittentes, éprouvent souvent une céphalalgie intense, des saignements de nez, de l'agitation la nuit; la figure devient plus colorée, les urines sont rouges, etc. Ajoutons que le quinquina est un moyen précieux dans les maladies produites par le relâchement, la débilité des organes. On le donne pour fortifier l'estomac, pour faire cesser des sueurs affaiblissantes, pour remonter les phénomènes physiologiques à la mesure d'activité qui convient à la santé. D'un autre côté, il est évidemment nuisible dans tous les cas où les forces vitales sont en excès, où il y a de la chaleur, de l'irritation, de la phlogose, etc. On sait qu'alors il exaspère le travail phlegmasique, qu'il l'étend à d'autres tissus, à d'autres appareils. Ainsi, dans les fièvres, lorsque les voies digestives sont actuellement irritées ou phlogosées, le quinquina, par son impression sur la surface gastro-intestinale, cause de la soif, une ardeur intérieure, des pneumatoses intestinales, des coliques, etc. Mais bientôt après on aperçoit l'opération de ses molécules sur tous les tissus organiques : cette substance donne plus de vivacité au pouls, plus d'âcreté et de sécheresse à la peau ; son action sur l'appareil cérébral se décèle par les phénomènes nerveux qui apparaissent après l'administration de cette substance, du délire, des soubresauts de tendons, de l'agitation, de l'insomnie, de l'accablement, etc. On a vu souvent le quinquina faire prendre à la maladie un caractère ataxique ou adynamique. Ne retrouvons-nous pas le caractère de la force tonique dans toutes les circonstances où l'on met cette substance en usage, et quel que soit le résultat de son administration ?

Par son caractère, la force active du quinquina ne diffère pas de celle qui réside dans les autres productions au milieu desquelles nous la plaçons dans la classe des toniques. Mais ce qui rehausse le mérite du quinquina, ce qui lui assure une supériorité incontestable, c'est le développement, l'énergie de sa puissance sur l'économie animale. Sous un petit volume de cette substance, il réside une faculté active dont l'exercice fait naître des effets organiques très marqués. Il faudrait une quantité souvent considérable de la plupart des autres matières pour opérer un changement physiologique aussi prononcé. C'est la concentration, l'étendue de la puissance tonique dans le quinquina, qui rend cette écorce si précieuse pour l'art de guérir : ce sont ces qualités qui expliquent pourquoi le médecin obtient, avec elle, des succès que l'emploi des autres substances de la même classe ne procurerait pas.

Pris à une forte dose, le quinquina signale son action sur la surface gastro-intestinale, par le sentiment de chaleur qu'il fait ressentir dans l'estomac. Cette impression cause souvent de l'oppression, de la pesanteur; elle jette quelquefois le trouble dans les mouvements naturels du canal alimentaire; alors il survient des nausées, des vomissements, ou des coliques et des déjections alvines. Mais ces symptômes sont accidentels; ils dépendent d'une susceptibilité trop vive, souvent morbide, de l'estomac et des intestins. L'impression tonique que le quinquina exerce sur ces derniers tend plutôt à resserrer le ventre; c'est ce qui arrive ordinairement quand on s'en sert à petites doses.

Emploi thérapeutique du quinquina.

La thérapeutique a fréquemment recours au quinquina et aux nombreuses préparations que la pharmacie a su en former. Comme la force active de ces composés est très puissante et sûre dans ses effets, beaucoup de praticiens les conseillent toutes les fois qu'ils rencontrent l'indication d'employer un agent tonique. De là vient que l'on met si souvent en usage l'écorce péruvienne dans l'exercice de la médecine. De là vient qu'obtenant des succès de ce remède dans un grand nombre de maladies différentes, on a supposé qu'il recélait des propriétés curatives distinctes, que l'on dénommait par les titres de stomachique, fébrifuge, antiseptique, nervine, antiscorbutique, etc. L'observation démontre dans le quinquina une faculté qui fortifie le tissu des organes, qui réveille leur tonicité: toutes les autres vertus procèdent de celle-ci.

On célèbre les bienfaits du quinquina dans les faiblesses d'estomac, dans les anorexies, dans les digestions pénibles, etc. : il réussit lorsque ces accidents tiennent à un état de relâchement et d'inertie de l'appareil gastrique, ou lorsqu'ils sont le produit du ramollissement ou de l'oligotrophie des tissus gastriques et intestinaux. On prend, avant les repas, de six à douze grains de poudre de cette écorce, deux cuillerées d'infusion ou de décoction, ou quatre à six grains d'extrait de la même substance. L'impression que cet agent tonique exerce sur la surface de l'estomac détermine un développement de l'énergie vitale de tous les organes qui concourent à l'acte de la fonction digestive. Cette corroboration, s'effectuant au moment où les aliments arrivent dans la cavité gastrique, assure que la conversion de ces derniers en chyme, et la formation du chyle qui doit suivre, se feront dans un ordre régulier. Toutes les sortes de quinquina peuvent alors procurer les mêmes avantages. On conseille aussi cette substance pour arrêter les diarrhées; on l'a opposée avec succès à celles qui avaient pour cause des ulcérations de la surface intestinale, lorsque ces dernières étaient superficielles, et qu'il n'existait pas de dégénérescence dans les tissus du canal alimentaire; alors on préférera les écorces qui ont une stypticité marquée, on demandera du quinquina gris ou du quinquina rouge.

Quand le lait n'est pas digéré, et qu'il cause la diarrhée, ne trouve-t-on pas dans le quinquina un moyen ordinairement efficace pour faire cesser ces accidents? Les personnes en santé, dont les forces digestives sont affaiblies, prennent avec succès, pendant quelques jours, cette même substance, pour remonter le ton de leur estomac, ouvrir leur appétit, et rendre leurs digestions plus faciles. Toujours il ne faut pas oublier que l'on n'administre, dans ces occasions, que des petites doses de l'écorce du Pérou, parceque l'on ne veut susciter chaque fois qu'une médication locale.

Les auteurs de matière médicale se sont beaucoup occupés de l'usage du quinquina dans les maladies fébriles, et cependant cette matière est encore livrée à d'importantes discussions. Les praticiens reconnaissaient que cette écorce devait être proscrite dans le début des maladies aiguës et dans toutes les affections fébriles, lorsque le pouls a de la vivacité et de la dureté, que la peau est aride, les urines ardentes, la langue rouge ou sèche, ainsi que la gorge, lorsque le malade éprouve un sentiment intérieur de chaleur, *ardor viscerum, etc.* Bergius, *Mat. med.*

Néanmoins on conseillait fréquemment le quinquina dans les fièvres; on croyait devoir invoquer son secours toutes les fois que dans le cours de ces maladies il se manifestait de la faiblesse, et que l'on se voyait menacé de l'adynamie. L'observation, qui n'éclaire plus quand l'autorité d'une doctrine subjugue l'esprit, semblait autoriser et justifier ce mode de traitement. Un praticien laborieux (M. Broussais) appelle l'attention des médecins sur l'état des voies digestives pendant l'existence de ces affections, auxquelles on donnait le nom de fièvres essentielles. Il annonce que la surface interne de l'estomac et des intestins est alors irritée, phlogosée; il fait observer que cette lésion est prouvée pendant la vie par les symptômes, et après la mort par l'examen des parties dont nous venons de parler. Il demande comment on peut se décider à mettre une substance pleine de principes acerbes, styptiques, mordicants, en contact avec des organes qui sont rouges, gonflés, plus chauds, plus sensibles. Il avertit que cette substance augmente la soif, l'ardeur intérieure qui tourmente le malade, qu'elle cause des coliques, des déjections liquides et fétides, le gonflement douloureux de l'abdomen, un accablement plus prononcé, etc.

La doctrine pharmacologique, qui s'attache principalement aux effets immédiats des remèdes, qui trouve dans ces effets la raison de leur utilité, ne pouvait manquer d'entendre cet appel, de comprendre toute l'importance de cette découverte. S'il y a irritation ou phlogose des organes digestifs, on ne peut y porter des médicaments qui font sur les parties qu'ils touchent une impression âcre ou styptique, sans s'exposer à exaspérer l'état morbide de ces organes, à donner plus d'intensité au feu phlegmasique qui les détruit, à provoquer même d'une manière sympathique le développement de phlogoses nouvelles dans les autres appareils organiques. D'un autre côté, la doctrine pharmacologique ne considère pas seulement le produit de l'action locale du quinquina; elle suit ses molécules dans toutes les parties du corps après leur absorption; elle recueille les effets de leur impression sur tous les tissus.

Dans les fièvres, les lésions sont multiples; les principaux appareils organiques du corps sont irrités, phlogosés, dans une condition morbide. Combien les tissus du péricarde, du cœur et des canaux artériels, des poumons, de l'arachnoïde cérébrale et spinale, du cerveau et de ses dépendances, etc, etc., ne doivent-ils pas se trouver offensés par l'action des principes du quinquina ! Que la lésion dominante se montre dans l'appareil circulatoire (fièvre inflammatoire), sur la surface gastrique (fièvre bilieuse), dans l'intérieur des intestins (fièvre muqueuse), dans l'appareil cérébral (fièvres ataxiques et adynamiques), peu importe ; la puissance du quinquina tourmente alors tout le système animal. Combien de fois n'a-t-on pas vu cette substance rendre le pouls plus vif, plus fort, la chaleur animale plus âcre, causer du délire, de l'agitation, des soubresauts de tendons, une congestion cérébrale avec affaissement, etc., imprimer à la maladie un caractère pernicieux qu'elle n'avait pas d'abord !

Ce que l'expérience clinique vient de découvrir, la doctrine pharmacologique l'aurait démontré, en appelant les praticiens à l'étude des effets immédiats des médicaments. Il ne pouvait échapper à personne que le quinquina, agent tonique, ne pouvait convenir dans des maladies où tous les appareils organiques sont surexcités, plus sensibles, ont une température plus élevée, une activité qui demande à être réprimée, etc. Est-il quelqu'un qui puisse nier aujourd'hui que les fièvres en général se montrent plus bénignes, que celles d'un mauvais caractère sont plus rares, depuis qu'on leur oppose un traitement tempérant et adoucissant, qu'on pratique des évacuations sanguines, et que l'on repousse le quinquina ?

Le quinquina jouit d'une célébrité qui paraît inébranlable dans le traitement des fièvres intermittentes. Il est devenu le remède par excellence de ces sortes de maladies. Il sert de mesure pour estimer la valeur des autres moyens fébrifuges que l'on ne manque jamais de comparer à l'écorce du Pérou. On pourrait trouver la raison de cette efficacité curative dans l'influence fortement tonique de cette substance, et présenter la corroboration de tous les appareils organiques, la somme de vigueur que reçoit l'économie animale au moment où l'on attend la fièvre, comme la cause qui s'oppose à sa naissance. L'observation bien constatée que, pour rendre le quinquina fébrifuge, il faut en prendre une grande quantité, qu'il faut qu'il soit en pleine action sur le malade à l'époque où l'accès doit se développer, qu'il ne fait plus que donner une nouvelle force aux accidents fébriles si l'opération du remède et la fièvre se rencontrent ensemble, donne à cette explication un degré de probabilité qu'un grand nombre de phénomènes physiologiques envieraient. Mais la pharmacologie peut ajourner cette question jusqu'au moment où la pathologie aura découvert la source de la périodicité de ces fièvres. On ne concevra bien la qualité fébrifuge du quinquina que quand on saura à quoi tient le retour régulier des mêmes mouvements morbides ; pourquoi, à des distances fixes, réglées fréquemment sur la marche diurne du soleil, le corps éprouve tout-à-coup un trouble violent, qui cesse entièrement au bout de quelques heures, pour renaître encore après un espace de temps déterminé.

On suit deux procédés différents pour guérir les

fièvres d'accès avec le quinquina. Si l'on veut en suspendre brusquement le cours, il faut donner cette substance en poudre, à la dose de deux gros, une demi-once, même six gros, selon les circonstances; on divise cette quantité en prises d'un demi-gros, et on les fait prendre délayées dans un peu de vin ou d'eau : on peut aussi en former des bols. On modifie le mode d'administration de ce remède de plusieurs manières; mais le point essentiel, c'est que la dose entière du fébrifuge soit employée dans les six, huit ou dix heures qui précèdent le moment présumé où la fièvre doit arriver. On met une demi-heure de distance entre chaque prise, et l'on prend ses précautions pour que la dernière soit ingérée une heure au moins avant la fièvre. Si l'on a choisi le vin de quinquina, on le donnera par cuillerées, répétées à des intervalles assez rapprochés pour que le malade en ait avalé douze à seize à l'heure où l'accès est attendu. Il est clair que l'on veut obtenir, dans ce cas, une médication générale, et que la vertu fébrifuge du quinquina émane du mouvement que cette substance provoque dans le corps malade. Mais il est encore une autre manière de traiter les fièvres intermittentes; c'est de chercher à diminuer peu à peu l'intensité des accès, à affaiblir de jour en jour leur force et leur longueur, à les guérir en quelque sorte par extinction. Le praticien suit alors, dans l'emploi du remède fébrifuge, un mode d'administration conforme au but qu'il se propose; il donne la poudre trois fois le jour, à la dose d'un scrupule, ou deux cuillerées du vin de l'écorce péruvienne, le matin, à midi, et le soir. Dans ces traitements, le régime du malade, l'exercice du corps, les autres moyens de l'hygiène, ont ordinairement concouru avec le quinquina à la guérison de la maladie.

Les succès que cette substance procure dans le traitement des fièvres périodiques peuvent donc s'expliquer par la propriété tonique qu'elle exerce sur le corps malade, et il n'est pas nécessaire d'y supposer autre chose. Il est même facile par là de concevoir plusieurs faits de pratique qui concernent la vertu fébrifuge du quinquina. On sait que ce remède n'arrête plus le cours de la fièvre, si l'on ne commence à le prendre qu'au moment où l'accès va débuter; n'est-il pas évident que sa puissance corroborante n'a pas eu le temps de se mettre en jeu, qu'elle n'a pas pu s'opposer à la fièvre? De même il est reconnu que si l'on administre l'écorce du Pérou trop long-temps avant l'époque de la fièvre, sa force fébrifuge ne se manifeste pas, l'accès conserve toute sa violence: cette impuissance du quinquina ne tient-elle pas à ce que sa faculté active était épuisée, à ce que sa médication tonique était terminée, à l'instant où elle aurait pu devenir un obstacle au développement de la fièvre? Enfin, si cette substance est nuisible quand on la donne pendant l'accès, c'est que l'impression de ses molécules sur les tissus vivants que la fièvre agite augmente encore leurs mouvements morbides. Dans cette circonstance, ce remède exaspère des accidents qu'il aurait prévenus s'il eût été donné avant leur développement.

Dans les fièvres intermittentes pernicieuses, le quinquina devient une ressource inestimable avec laquelle la médecine dompte, d'une manière aussi prompte que sûre, une maladie qui serait mortelle au troisième ou au quatrième accès, quelquefois plus tôt. Le pouvoir de l'art ne se manifeste jamais mieux que dans le traitement de ces fièvres; avec six ou huit gros de quinquina, il comprime un mouvement fébrile qui pouvait, par sa violence, anéantir la vie : il empêche son développement. Il semble que l'on voie la puissance de l'écorce du Pérou enchaîner celle de la maladie, et prévenir le trouble morbide que l'on craignait tant. L'expérience clinique a démontré que l'on devait préférer, dans le traitement de ces fièvres, la poudre de quinquina à l'infusion, à la décoction, à l'extrait, etc., de cette même substance. Il est également connu que les autres productions amères, qui réussissent dans les fièvres intermittentes ordinaires, ne méritent pas de confiance dans ces redoutables maladies. Leur infériorité médicinale ne dépend-elle pas de la faiblesse relative des effets immédiats qu'elles suscitent? Les avantages qu'obtient le quinquina ne sont-ils pas attachés à l'énergie de son action tonique?

On recommande de ne recourir au quinquina, pour guérir les fièvres intermittentes, que quand la marche périodique de la maladie est bien établie : on conseillait également de préparer les premières voies, d'évacuer les matières qui s'y trouvaient, avant d'administrer cette écorce; on avait coutume de faire prendre d'abord un vomitif et un ou deux purgatifs. Ces préparations du corps malade à recevoir le remède fébrifuge sont souvent inutiles, et même nuisibles. Il suffit de reconnaître l'état actuel des organes digestifs, de s'assurer que, pendant l'apyrexie, l'estomac et les intestins n'offrent point de signes de phlogose, pour être autorisé à recourir au quinquina. Lorsqu'il existe dans ces organes de la chaleur, de l'irritation, on fait prendre pendant quelques jours au malade des boissons mucilagineuses et acidules, avant de lui administrer l'écorce péruvienne. Le plus souvent on donnera le quinquina sans aucun retard. L'expérience prouve que la langue chargée, un mauvais goût à la bouche, et les autres symptômes de l'embarras gastrique, ne nuisent pas au succès de ce remède fébrifuge. J'ai souvent vu ces accidents se dissiper, l'appétit renaître, l'exercice des digestions se rétablir, après l'administration du quinquina et du sulfate de quinine. J'avoue que la première chose à obtenir dans le traitement d'une fièvre intermittente me paraît être la suppression des accès.

Des praticiens ont coutume d'associer des ingrédients purgatifs à l'écorce péruvienne ; ils se promettent de grands avantages de ce mélange. Il ne faut pas oublier, quand on adopte cette pratique, que la force fébrifuge du quinquina tient à la pénétration de ses molécules dans l'économie animale, et que les évacuations alvines qui surviennent peu après son administration nuisent à l'absorption de ses principes. En accélérant le mouvement péristaltique des intestins, la matière purgative affaiblira donc l'énergie médicinale du quinquina, parcequ'elle déterminera une trop prompte expulsion de sa substance. Aussi avance-t-on, comme un axiome fondé sur l'expérience, que quand cette écorce purge, elle n'est plus fébrifuge.

On se sert du quinquina pour combattre toutes les

affections qui suivent une marche périodique. Quel praticien n'a pas eu l'occasion d'admirer la puissance de l'écorce du Pérou lorsqu'il s'agit de guérir des douleurs, des névralgies, des accidents de toute espèce, qui reviennent à des heures et à des jours fixes? C'est encore à haute dose qu'il faut employer le quinquina dans cette occasion; car il ne s'oppose au retour de ces maladies que dès qu'il provoque une médication générale. On en fait prendre plusieurs gros dans l'espace de six à huit heures; tout le système animal est sous son influence, au moment où les accidents morbides doivent se manifester.

Le quinquina s'est montré un moyen puissant dans les toux humides, lorsque le tissu pulmonaire est relâché, comme ramolli, qu'il y séjourne une plus grande quantité de sang, et que les cellules bronchiques fournissent une sécrétion exubérante de mucosités. Dans ces affections, on ne prend que des doses modérées de quinquina, mais on les réitère plusieurs fois le jour. Combien de catarrhes chroniques, que l'on a souvent pris pour la phthisie, ont été guéris par cette écorce! J'ai en ce moment sous les yeux, à l'Hôtel-Dieu d'Amiens, un militaire qui est entré avec une toux fréquente, une expectoration puriforme, de la fièvre la nuit, des sueurs le matin, une grande maigreur. L'expectoration a peu à peu diminué, la fièvre du soir a cessé, ainsi que les sueurs nocturnes, la toux est moins fréquente, les forces reviennent, depuis qu'il prend le matin et le soir dix-huit grains de quinquina avec deux grains de magnésie. Cette substance convient souvent dans la coqueluche : j'ai eu plusieurs exemples de guérison auxquels elle avait manifestement eu une grande part.

On tire un parti utile du quinquina pour provoquer la menstruation, lorsque l'inertie du système utérin ou la débilité de tout le corps retarde l'établissement de cette fonction périodique. L'infusion, l'extrait, ou le vin de cette écorce peuvent être employés. On donne l'un de ces moyens seul, ou uni à des ingrédients excitants; on en fait prendre tous les jours trois prises. L'influence des principes du quinquina sur l'utérus éveillera sa vitalité, le disposera à entrer dans cet état d'orgasme qui précède et amène l'écoulement menstruel (1). Nous ne devons pas omettre de dire que cette même substance communiquera aux fonctions assimilatrices plus d'activité, qu'elle augmentera la masse du sang, qu'elle rendra ce fluide plus riche, plus animé, et que cette cause contribuera à l'effet dont nous venons de parler. Dans la chlorose, le quinquina est un secours précieux. Il conservera les mêmes avantages dans le traitement de la leucorrhée.

Il est plus difficile d'expliquer les bons effets que l'on

---

[1] Nous pardonnera-t-on de nous arrêter à cette remarque? Le quinquina, remède par excellence des maladies périodiques, est cependant employé ici avec succès pour provoquer un mouvement organique qui suit une marche intermittente. S'il possède une vertu spéciale pour suspendre les phénomènes *pathologiques* qui reviennent périodiquement, cette vertu n'a donc pas le même pouvoir sur les phénomènes *physiologiques* qui sont également soumis à des retours fixes ou déterminés?

attribue au quinquina dans les névroses ; on assure qu'il a modéré et même fait cesser des vomissements, des palpitations de cœur, des oppressions, divers autres accidents qui étaient de nature spasmodique. Si les organes où ces phénomènes pathologiques ont leur siége sont dans un état sain, si le désordre de leur action, de leurs mouvements, provient d'une impulsion morbide que leur transmettent les nerfs, parceque les méninges, le cerveau, le prolongement rachidien, sont tourmentés, aiguillonnés par une irritation, comment les principes du quinquina peuvent-ils opérer un effet utile, causer un changement salutaire ? Il faudrait supposer d'autres modes de lésion auxquels la vertu tonique fût plus appropriée, ou admettre qu'il y a eu alors quelque illusion, que le quinquina, en animant davantage le travail phlegmasique dans l'appareil cérébral, a amené une congestion sanguine, et que l'influence des nerfs s'est trouvée interrompue momentanément, ce qui a suspendu les accidents. La maladie alors paraît diminuer ou cesser, et cependant la lésion a réellement augmenté.

Le quinquina s'est montré un secours utile dans les consomptions, dans les épuisements qui sont la suite d'évacuations trop abondantes, de pertes de sang, d'abus des plaisirs vénériens, etc. C'est un emploi journalier de l'écorce du Pérou qui convient dans ces cas : on en donne de petites doses ; on les fait prendre au moment des repas, et l'opération du médicament se confond avec l'effet d'une meilleure nutrition. La force médicinale de cette substance tire alors son utilité de l'amélioration qu'elle occasione dans l'exer cice des fonctions nutritives. En rendant les digestions plus régulières, elle fait pénétrer dans le sang et dans les tissus organiques des principes mieux élaborés, elle en décide même l'assimilation par son action sur tout le système animal. Cette action, vue isolément, et séparée du produit de la nourriture, dont elle prépare un heureux emploi, ne fournirait aucun résultat curatif : une impression tonique sur des tissus épuisés ne pourrait être d'aucun avantage. Mais lorsqu'elle a lieu au moment où les principes réparateurs y abordent, elle devient la cause d'un changement aussi salutaire qu'important, en déterminant la fixation, l'incorporation de ces principes à la substance même de la partie qui ressent cette impression.

Le vin et la teinture de quinquina sont des remèdes puissants dans les affections scrophuleuses, dans les engorgements des glandes des enfants. On se conduit encore comme dans les maladies dont nous venons de parler; on donne trois fois le jour, et à peu près au moment des repas, deux cuillerées de ce vin, ou une cuillerée à café de la teinture. L'opération tonique de ces composés sur tout le corps, et en particulier sur le système glandulaire, est par elle-même très favorable dans ces affections; mais c'est lorsqu'on la voit lier ses effets à ceux du régime, et établir un exercice plus actif de la nutrition dans les fluides et dans les solides vivants, que l'on conçoit bien la raison des grands avantages qu'elle procure. Le quinquina et ses préparations sont également utiles dans le traitement des affections scorbutiques : une force tonique est une influence médicinale dont on rencontre souvent l'occasion d'invoquer le secours dans ces maladies, où le relâchement des organes et l'inertie de leurs mouvements sont des phénomènes morbides si prononcés et si fâcheux.

Comme le quinquina décompose le tartrate antimonié de potasse, on conseille cette substance en décoction dans le cas où l'on a pris une trop grande dose de ce sel, quand il donne lieu à des accidents pathologiques. S'il y a peu de temps que l'on a ingéré la substance saline, l'écorce péruvienne peut opérer sa décomposition, en arrivant dans la cavité gastrique; elle anéantira en même temps son action malfaisante.

Dans les lieux où règnent actuellement des fièvres épidémiques ou contagieuses, le quinquina sera un moyen préservatif digne de confiance, si le pays est humide, marécageux, si une débilité profonde de tout le corps est un état de prédisposition à ces maladies. Ce moyen, en ranimant l'énergie des organes, en soutenant les forces vitales, s'opposera avec opiniâtreté à l'agression des causes morbifiques. Il est inutile de prévenir que l'usage journalier du quinquina serait contraire aux individus qui auraient un tempérament sanguin, une constitution pléthorique.

On emploie souvent le quinquina à l'extérieur. On applique la poudre ou la décoction de cette écorce sur les parties dont on veut réveiller la tonicité. Sa poudre est tous les jours mise en usage avec succès pour rétablir dans son état naturel le tissu relâché des gencives, pour guérir les ulcérations qui y ont leur siége.

Cinchonine. Matière végétale, de nature alcaline,

que M. Gomès avait extrait du quinquina gris, dont M. Houton de Labillardière neveu avait aperçu les propriétés, et qui a été étudiée avec soin par MM. Pelletier et Caventou (ouvrage cité). Pour se procurer cette matière, on prend de l'extrait alcoholique de quinquina gris, et on le traite à chaud par de l'eau aiguisée d'acide hydrochlorique. L'acide dissout la cinchonine, la sépare du rouge cinchonique et de la matière grasse. On met dans la liqueur de la magnésie en excès : cette base s'empare de l'acide hydrochlorique, et retient le rouge cinchonique qui aurait pu être dissous à l'aide d'un excès d'acide. On lave le précipité magnésien; on le fait sécher au bain-marie, et on le traite par l'alcohol qui dissout la cinchonine. On obtient cette dernière substance par l'évaporation du liquide.

La cinchonine est en aiguilles prismatiques déliées, ou en plaques blanches translucides cristallines. Dans le premier cas, elle a été obtenue par une évaporation lente de l'alcohol, et dans le second par une évaporation rapide. Cette substance est très peu soluble dans l'eau; elle demande deux mille cinq cents fois son poids d'eau bouillante pour se dissoudre; par le refroidissement, la liqueur devient légèrement opaline, ce qui prouve que la cinchonine est encore moins soluble à froid. Elle se dissout facilement dans l'alcohol, surtout à l'aide de la chaleur, ainsi que dans l'éther, dans les huiles fixes et volatiles. Elle s'unit à tous les acides, et donne des combinaisons neutres. On a formé avec cette base du sulfate, du nitrate, de l'hydrochlorate, de l'acétate, du tartrate, du gallate, etc., de cinchonine.

La cinchonine pure a une saveur amère particulière, mais cette saveur est longue à se développer, en raison de l'insolubilité de cette substance. La saveur amère devient bien plus prononcée dans la cinchonine, lorsqu'elle est rendue soluble par son union avec un autre corps. Ainsi la teinture alcoholique de cinchonine, sa solution dans l'éther ou dans les huiles, les sels que l'on compose avec cette base, se font remarquer par une amertume forte, styptique et surtout très opiniâtre. La durée de cette sensation décèle l'impression profonde, persistante, que fait la cinchonine sur les surfaces vivantes.

On administre la cinchonine délayée dans une cuillerée d'eau, ou bien on la met en bols avec la conserve de roses, le miel, ou un autre excipient. A la dose de quatre, six ou huit grains, cette substance médicinale agit fortement sur l'appareil digestif: chez quelques personnes, une demi-heure après son ingestion, deux heures environ chez d'autres, elle provoque des mouvements, des gonflements dans le canal alimentaire, des battements dans la région épigastrique; des portions d'intestins semblent se tendre, s'endurcir; les fibres musculaires qui entrent dans leur composition se livrent à des contractions anomales; l'individu éprouve des coliques très vives. En même temps une forte chaleur se fait sentir dans l'estomac, bientôt elle s'étend à tout le bas-ventre, elle monte à la poitrine, à la tête; elle est très marquée à la gorge; une soif ardente se déclare, elle dure quelquefois jusqu'au lendemain. Le malade rend deux ou trois selles solides avec du ténesme: souvent il ne va pas du bas:

il est bien rare qu'il ait des envies de vomir ; quelques individus ont aussi éprouvé des douleurs, des tiraillements dans les membres.

Ce travail, ce tumulte dans les voies digestives, ces pneumatoses intestinales ne se remarquent pas chez tous les individus ; il en est qui n'éprouvent rien après l'emploi de la cinchonine, ou chez qui l'action de cette substance sur les organes gastriques détermine des changements si légers, si fugaces, qu'ils ne les notent pas. Nous avons reconnu que ces dissemblances dans les effets physiologiques d'une même substance dépendaient de la disposition actuelle de la surface gastro-intestinale. Tous ceux qui ont cette surface échauffée ou dans un état d'irritation, sont très sensibles à l'impression immédiate de la cinchonine. C'est sur eux que l'on observe avec beaucoup d'intensité les phénomènes que nous avons exposés plus haut.

Tous les effets dont nous venons de nous occuper sortent de l'appareil digestif; c'est le contact de la cinchonine avec la surface gastrique et intestinale qui les produit : mais la puissance de cette matière médicinale ne se borne pas à ces organes. Ses molécules sont absorbées, portées dans le sang, et leur impression sur les fibres vivantes cause un resserrement de tous les tissus organiques qui, pour être peu perceptible, n'en forme pas moins la partie la plus importante de leur médication. Il est même nécessaire de savoir que cette corroboration intestine, produite par les molécules de la cinchonine, est indépendante du sentiment de chaleur et des autres mouvements que provoque son contact immédiat avec l'appareil digestif; car il arrive souvent que la cinchonine devienne un instrument efficace de thérapeutique, qu'elle arrête une fièvre intermittente, par exemple, sans que le malade ait rien ressenti de bien remarquable dans le bas-ventre. Si on accordait aux effets que cette substance occasione dans l'appareil digestif trop d'intérêt, si ces effets locaux faisaient perdre de vue la corroboration que détermine l'action de ses molécules sur les fibres organiques, on ne saurait plus comment expliquer l'utilité de ce remède dans les occasions où les organes qui servent à la digestion ne sont pas notablement troublés par son contact.

Une dernière remarque que nous ferons sur le mode d'action de la cinchonine, c'est qu'elle agit plus tardivement que le sulfate de quinine par exemple: cette différence provient sans doute de l'insolubilité de la première dans les sucs qu'elle rencontre sur la surface gastro-intestinale.

Nous consignerons ici quelques observations. Une femme, à la suite d'une fièvre dans laquelle l'appareil gastrique avait été surtout attaqué (fièvre gastrique), prit quatre grains de cinchonine. Elle ressentit de la chaleur dans le ventre, elle eut une grande soif, alla huit fois à la selle; elle rendait peu de chose, mais elle se plaignait d'une ardeur très pénible au fondement. Cette femme éprouvait des coliques avant l'emploi de cette substance: l'irritation de ses organes digestifs n'était pas douteuse.

La cinchonine a une étendue de puissance, d'activité que doit d'abord mesurer celui qui veut en faire un moyen thérapeutique. Ce principe, dépouillé des autres matériaux auxquels la nature l'a associé dans le quinquina, agit avec une force que le praticien ne doit pas perdre de vue. On peut, par exemple, croire la cinchonine un secours propre à exciter l'appétit, à favoriser l'acte de la digestion lorsqu'il y a de l'inertie dans les organes gastriques : eh bien, ce stomachique a dans son impression immédiate quelque chose de vif, de dur, qui souvent nuira à cette opération médicinale. Pour ménager la susceptibilité de l'organe gastrique, un praticien attentif ajoutera à la cinchonine une certaine proportion de gomme, de sucre ou d'une poudre inerte. Or n'est-ce pas rétablir à peu près la composition naturelle du quinquina? Il est donc des cas où l'écorce péruvienne sera préférée à la cinchonine, à la quinine et aux sels neutres que l'on compose avec ces bases.

Je ne doute pas que l'on ne vante la cinchonine comme un remède vermifuge, et qu'elle ne soit utile dans toutes les affections où les agents toniques réussissent.

J'ai employé avec succès la cinchonine contre les fièvres intermittentes. Je pense qu'à cause de son insolubilité, de la lenteur probable de l'absorption de ses molécules, il convient de l'administrer de cinq à six heures avant l'accès.

Une femme attaquée de fièvre quarte prit six grains de cinchonine deux heures avant l'époque présumée de son accès. Elle n'éprouva rien de bien remarquable jusqu'au moment où la fièvre survint ; mais les frissons se firent sentir, et aussitôt on vit les symptômes de la maladie et les effets du remède paraître en même temps. Nous rapportâmes à l'action de la cinchonine les phénomènes suivants : chaleur à la gorge, épigastralgie vive, coliques avec ardeur, pneumatoses dans le bas-ventre, vomissements : ces effets ont duré deux heures ; la malade en a beaucoup souffert, et les attribue à la drogue qu'elle a prise ; elle répète souvent que dans les autres accès, elle ne ressentait pas la même chose : la fièvre a été plus longue. Le troisième jour après cette tentative, elle prit de nouveau six grains de cinchonine ; le frisson se fit sentir presque aussitôt après. Elle a vomi pendant un quart d'heure ; elle a éprouvé des gonflements pénibles d'estomac et beaucoup de chaleur dans le ventre ; peu de coliques, point de selles. L'accès de fièvre a été très long. Pour avoir des effets comparatifs de la cinchonine, je lui fis prendre le lendemain, jour où elle ne devait pas avoir de fièvre, six grains de cette substance. Elle la trouva peu amère, mais elle laisse, dit-elle, à la gorge un sentiment âcre, piquant, qui la tourmente long-temps. Quatre heures après l'administration de la cinchonine, ses effets se manifestèrent. Elle eut une grande soif, de la chaleur à l'épigastre, dans le ventre et dans les reins : cette chaleur était très forte : elle n'eut point de vomissements, mais elle alla deux fois du bas. Le lendemain matin elle se plaignait encore de la chaleur du ventre ; elle se sentit irritée, échauffée par cette substance : elle n'a pas dormi la nuit.

Je pensai alors que si je n'avais pas réussi à diminuer la force des accès de cette fièvre, ou même à les suspendre tout-à-fait, c'est que j'avais administré la cinchonine trop près de l'époque où la fièvre devait avoir lieu, que ses molécules ne s'étaient pas encore introduites dans le système animal, que la puissance médicinale de cette substance n'avait pas eu le temps de se développer. Je me disposais à soumettre ces idées à l'expérience, mais la malade s'éloigna d'Amiens, et je la perdis de vue.

Sulfate de cinchonine. Ce sel, qui est très soluble dans nos humeurs, réclame la préférence sur la cinchonine pure. Il me semble offenser moins que cette dernière les surfaces vivantes sur lesquelles on l'applique. Il a été employé par M. le docteur Chomel et par M. le docteur Dufour contre la fièvre intermittente. On le donne délayé dans un peu d'eau; on en a composé aussi un syrop.

Quinine. Substance de nature alcaline que MM. Pelletier et Caventou ont retirée du quinquina jaune, et qu'ils ont reconnue être différente de la cinchonine. Ces deux principes existent ensemble dans le quinquina rouge.

La quinine n'est pas cristallisable; lorsqu'on la dépouille de toute humidité, elle se présente sous forme d'une masse poreuse, d'un blanc sale; elle est inaltérable à l'air, et très peu soluble dans l'eau : quand ce véhicule est bouillant, il en prend environ 0,005; il en prend encore moins à froid. Bien que la quinine se dissolve peu dans les sucs aqueux, elle donne cependant une saveur très amère. On lui a de plus reconnu une certaine affinité pour l'eau : lorsqu'on évapore une solution alcoholique de quinine, cette matière retient avec force de l'eau, et forme une sorte d'hydrate. L'alcohol s'empare très facilement de la quinine, elle s'unit également à l'éther; elle se dissout, mais en petites quantités, dans les huiles fixes et volatiles; elle se combine avec les acides, et forme des sels neutres, solubles et cristallisables.

Aussitôt après la découverte de cet alcali du quinquina, M. Magendie a étudié son action sur les animaux : il a reconnu qu'il n'avait point de qualité malfaisante : il en a injecté dix grains dans les veines d'un chien sans qu'il en résultât aucun accident. On l'a depuis employé comme substance médicinale. On la donne, comme la cinchonine, à la dose de quatre, six, huit grains, et même davantage, délayés dans un peu d'eau, ou mis en bols avec un excipient convenable.

La quinine a une action analogue à celle de la cinchonine : elle attaque l'appareil digestif de la même manière et produit les mêmes phénomènes organiques. Son emploi cause une grande chaleur dans le bas-ventre, avec une sorte de commotion dans le canal alimentaire : il y a des gonflements intestinaux, quelquefois des coliques, des déjections par le bas de matières solides. Ces effets sont subordonnés à la disposition actuelle des voies digestives, ils ne montrent pas toujours la même intensité, ils manquent souvent tout-à-fait. Il est évident que l'action médicinale de la quinine n'est pas tout entière dans ces effets : ce n'est point du trouble qu'elle produit dans les voies alimentaires, que procède la force curative de cette substance. Les molécules de la quinine pénètrent dans l'économie vivante, soumettent tous les tissus à leur influence. Le resserrement qu'éprouvent toutes les fibres, l'énergie qu'en reçoivent tous les organes, la corroboration universelle qui en est le produit, et qui se rend quelquefois sensible par un sentiment de vigueur insolite, une chaleur plus forte de tout le corps, voilà sans doute les causes principales des avantages que cette nouvelle richesse pharmacologique procure à l'art de guérir.

On pourra se servir de la quinine comme d'un moyen propre à fortifier l'appareil digestif, à rétablir la force matérielle de l'estomac et des intestins, lorsque les tuniques de ces organes auront été affaiblies par un défaut de nutrition, ou lorsqu'une modification morbide les aura ramollies. On trouvera encore dans cette substance un secours efficace, lorsque les organes gastriques seront dans un état de débilité vitale, lorsqu'ils ne recevront plus des nerfs qu'une influence affaiblie, insuffisante. Mais, dans ces cas, la quinine fera souvent une impression trop vive sur la surface gastro intestinale, on sera obligé de la mêler à un corps inerte pour modérer son activité, et alors le quinquina en poudre ou la décoction de cette écorce devra obtenir la préférence.

La quinine offrira un remède utile dans les œdèmes, dans les engorgements des glandes lymphatiques, dans les dispositions scorbutiques, dans tous les cas où l'on aura besoin de corroborer tout le système animal, d'appeler une nouvelle énergie dans les tissus organiques, pourvu que l'état des premières voies ne repousse pas ce remède.

Mais c'est principalement dans les fièvres intermittentes que la quinine a répondu à l'attente des praticiens. On l'a ordinairement vue arrêter les accès de fièvre tierce, quotidienne, double-tierce, lorsqu'on en donnait quatre à huit grains six heures environ avant l'époque du frisson. Nous donnerons ici deux observations sur l'usage de cette substance dans les fièvres périodiques, moins pour prouver de nouveau sa vertu fébrifuge, que pour exposer les effets physiologiques qu'elle fait naître, et que nous avons recueillis.

Un jeune homme d'environ vingt ans, qui a une fièvre tierce simple, prend, à six heures du soir, huit grains de quinine en une pilule; il attendait la fièvre à dix heures. Il trouve cette pilule très amère; une demi-heure après, il sent dans la région du cœur une grande chaleur qui descend dans l'estomac; il lui semble que la tête est également un peu échauffée: cette chaleur reste pendant deux heures sans offrir de variations pour son siége et pour son intensité; il a ensuite un peu de sueur, puis survient un léger frisson qui s'évanouit bientôt. Le malade s'endort, et ne se réveille que le matin, assurant qu'il n'a pas eu de fièvre. Le surlendemain il ne reprend pas ce remède, il n'a plus d'accès.

Un jeune homme atteint d'une fièvre quarte prend, le 22 janvier 1822, quoiqu'il se plaigne d'avoir la bouche un peu amère et de la douleur dans l'épigastre, deux pilules faites avec huit grains de quinine et s. q. de conserve de roses. Il attend son accès de fièvre à dix heures du matin; il avale une de ces pilules à six heures et l'autre à huit. Il les trouve très amères; il sent encore à neuf heures et demie l'amertume de la dernière. Une demi-heure environ après l'ingestion de chaque pilule, et surtout de la deuxième, il a éprouvé une certaine douleur, dit-il, avec des battements dans l'épigastre, et avec le sentiment d'une chaleur qui descendait dans le ventre. Cette chaleur a duré plusieurs heures. Il n'a point eu de coliques ni d'envies de vomir; il a été deux fois du bas, et a rendu des matières solides. L'accès de fièvre est venu à l'heure où il devait avoir lieu; il a été plus fort et a duré plus long-temps que de coutume.

Le 25, il a pris à cinq heures du matin une seule pilule contenant six grains de quinine. Il lui trouva un goût excessivement amer; il sentit encore la même chaleur, avec du gonflement et des battements légers dans l'épigastre; il eut des tranchées, mais point de selles. Une heure après il a une forte céphalalgie frontale avec des élancements dans les tempes; le pouls n'est pas fébrile, il n'y a pas de chaleur à la peau. La fièvre ne vient pas, mais à dix heures le malade éprouve une forte sueur. La céphalalgie a duré toute la journée avec des éblouissements : elle décèle pour moi une irritation des méninges : cette irritation dépend-elle de l'action des molécules de la quinine sur le tissu de ces membranes? ou est-elle la suite d'une provocation sympathique de la surface gastrique qui a reçu le médicament?

Le 28, il a encore pris à cinq heures du matin six grains de quinine. Une heure après il existe une grande chaleur dans l'épigastre, il a dans cette région la sensation d'une tension intérieure, d'une barre; il lui semble que l'estomac se contracte sous l'impression de cette substance, que ses tuniques se durcissent, et que bientôt après cet organe éprouve un gonflement douloureux. Les intestins ou des portions d'intestins subissent les mêmes changements. C'est alors que le malade a des coliques, avec une ardeur dans tout le bas-ventre ; il ne va pas du bas ; il a soif. Dans le même temps il se manifeste une douleur forte de la tête avec serrement des tempes, et comme des battements dans l'intérieur : par moments, la tête devient pesante, le malade sent que le sang s'y porte. On cesse l'usage de ce remède, et la fièvre ne paraît plus.

Sulfate de quinine. Ce sel, que forme la combinaison de l'acide sulfurique avec la quinine, cristallise facilement ; il se présente sous forme d'aiguilles ou de lames très étroites, allongées, nacrées et légèrement flexibles, ressemblantes à de l'amiante. Ce sel est peu soluble à froid, mais il le devient si l'on y ajoute un excès d'acide : il est beaucoup plus soluble dans l'eau chaude, et se cristallise par le refroidissement. L'alcohol en dissout de grandes quantités ; l'éther a moins d'affinité pour ce composé salin : le sulfate de quinine est décomposé par les alcalis fixes et par l'ammoniaque.

C'est surtout de ce sel que l'on s'est servi en médecine depuis la découverte de la quinine. On a reconnu que par son union avec l'acide sulfurique, cette dernière substance ne perdait rien de ses propriétés, qu'au contraire sa solubilité dans les humeurs animales favorisait le développement de son activité médicinale ; ce n'est donc pas sans raison que l'on a préféré administrer la quinine dans une combinaison qui assurait, qui hâtait même l'exercice de ses vertus.

On fait prendre le sulfate de quinine dans une cuillerée d'eau ou en bols, à la dose de deux, quatre, huit, douze grains et plus. Selon l'effet organique que l'on veut produire, ou l'indication que l'on désire remplir, on donne cette dose à la fois, ou on la divise en plusieurs prises, entre lesquelles on met l'intervalle que l'on juge convenable. On a composé aussi un syrop de sulfate de quinine.

Ce composé salin apposé sur l'organe du goût cause une amertume considérable : ce n'est pas seulement l'intensité de cette sensation qui est remarquable, c'est aussi sa durée, son opiniâtreté. Cet effet doit être noté ici, parcequ'il prouve que le sulfate de quinine agit profondément et avec ténacité sur les tissus vivants. Chez quelques personnes, cette amertume amène une abondante excrétion de salive.

Un quart d'heure environ après avoir pris le sulfate de quinine, on ressent une grande chaleur dans l'estomac. Bientôt cette chaleur se répand dans les intestins jusque dans les lombes ; il survient des coliques, du trouble dans le bas-ventre, des pneumatoses intestinales, le plus souvent sans qu'il en résulte des déjections par le bas. Une demi-heure après, la chaleur s'est propagée à la poitrine, elle monte à la tête, descend dans les membres ; le corps tout entier paraît réchauffé. Dans le même temps, tous les tissus sont corroborés ; le malade a le sentiment d'une plus grande énergie ; il est plus fort, il l'annonce quelquefois en disant qu'il éprouve le même effet qu'après avoir bu du café : aussi j'ai cru remarquer que les malades, et surtout les militaires, aimaient assez à prendre ce remède ; ils se plaisent à sentir son action. C'est à peu près à cette époque de la médication du sulfate de quinine qu'il survient une sueur plus ou moins prononcée. La chaleur à laquelle ce sel donne lieu est plus sensible dans le tronc que dans les membres, plus forte chez les jeunes gens que chez les vieillards. Si un appareil organique ou un organe est actuellement dans un état d'irritation, si une phlogose, quelque légère qu'elle soit, s'y est établie, c'est principalement sur ce point que la chaleur se manifeste, c'est là que le malade la sent avec une vivacité toute particulière. L'élévation de la température est chez quelques individus peu marquée, elle paraît chez d'autres poussée si loin qu'ils s'en plaignent comme d'un accident : ils se sentent l'intérieur du corps échauffé, comme brûlé, disent-ils ; ils se découvrent, ils cherchent ce qui peut les rafraîchir : ils boivent beaucoup ; ils ont dans la gorge une ardeur pénible. Il est certain que ce moyen médicinal agit avec violence, avec dureté sur les organes gastriques. Chez les personnes qui ont ces organes actuellement irrités, les effets physiologiques du sulfate de quinine sont toujours très prononcés ; chez eux, la chaleur est considérable, elle s'étend jusqu'aux doigts des membres ; il y a de la courbature, de l'agitation, de l'accablement, etc. Lorsque l'appareil digestif est sain, on voit ordinairement, pendant l'usage du sulfate de quinine, les fonctions digestives conserver leur intégrité ; ce corps salin augmente l'appétit : les malades veulent manger davantage ; s'ils vont du bas, ils rendent des matières solides. Il est rare que cette substance occasione le vomissement.

Il ne faut point après l'ingestion du sulfate de quinine s'arrêter seulement aux phénomènes qui ont lieu dans l'appareil digestif, ni même à ceux qui apparaissent sur des points éloignés, lorsqu'ils sont des produits sympathiques de l'impression que ressent l'estomac : il faut admettre que les molécules de cette substance saline sont absorbées; qu'elles sont portées sur tous les tissus; que c'est surtout leur action directe sur les fibres organiques qui détermine cette corroboration générale que l'on observe après l'usage du sulfate de quinine. Pendant que ses molécules existent dans l'économie vivante, le pouls est plus fort, mais pas plus fréquent. Quelques autres phénomènes organiques suivent un usage prolongé du sulfate de quinine. Il est des effets qui procèdent de la permanence d'une influence médicinale, et qui ne paraissent pas après une impression passagère ou isolée. Ainsi ce sel tonique à la dose de deux grains par jour a causé du ténesme, de la chaleur au fondement, à une personne qui le prenait à titre de stomachique. Son opération sur tout le système, lorsqu'on en continue l'usage longtemps, occasione une commotion artérielle, une excitation qui produit l'insomnie, l'agitation, un pouls fébrile, parfois des hémorrhagies, des urines rouges [1].

[1] M. le D. Desruelles a observé sur lui-même les effets physiologiques du sulfate de quinine; il en trace le tableau suivant: « Après l'ingestion de cette substance, on éprouve une chaleur agréable dans le centre épigastrique; chaleur qui irradie bientôt et se communique aux différents organes; le pouls s'élève, une légère diaphorèse s'établit, et

Injecté dans les gros intestins, le sulfate de quinine cause des effets également remarquables. Une dame à qui j'en fis prendre douze grains de cette manière, pour arrêter une fièvre quotidienne, ressentit peu de temps après une chaleur vive dans le trajet du colon, qui se communiqua promptement à tout le bas-ventre. Pendant trois quarts d'heure qu'elle garda ce remède, elle eut de grandes coliques. Cette chaleur durait encore six heures après, mais les coliques avaient cessé au moment où elle avait rendu son lavement.

Les succès que procure le sulfate de quinine dans le traitement des fièvres intermittentes, même de celles qui ont un caractère pernicieux, sont bien connus. L'efficacité de ce remède a quelque chose de merveilleux.

---

toutes les fonctions semblent avoir une nouvelle énergie. Si la dose du sulfate est élevée, les mêmes phénomènes ont lieu, mais le centre épigastrique est le siége d'une ardeur qui ne se calme que lentement. Leur usage continu produit ce que l'on pourrait nommer en médecine un *échauffement*, et que représentent les symptômes suivants : sécheresse et chaleur légère de la bouche, odeur animalisée de l'haleine, langue plutôt sèche qu'humide, piquetée, lanugineuse, présentant vers sa pointe des papilles rouges : légère ardeur à la gorge après les repas, soif, borborygmes légers, vents, éructations fréquentes, chaleur à la peau, surtout aux mains, constipation quelquefois opiniâtre, urine déposant par le refroidissement une humeur d'un blanc jaunâtre.... Cette excitation des membranes muqueuses gastro-intestinales se calme par des boissons délayantes, acidulées et la diète végétale. » (*Journ. univers. des scienc. médic.*, tom. 24, p. 137.)

Six à huit grains de ce composé salin, donnés de deux à quatre heures avant l'invasion de la fièvre, empêchent celle-ci de se développer, ou au moins modifient l'accès d'une manière incontestable. Je pourrais joindre un grand nombre d'observations en faveur de ce remède fébrifuge, à celles que nous devons au zèle de MM. Chomel, Double, Magendie, Bally, Villermé, etc. Il est maintenant prouvé que la puissance du quinquina existe tout entière dans la substance qui nous occupe ici, qu'elle y est concentrée; qu'en administrant la quinine ou la cinchonine rendue soluble par un acide, on use de tout le pouvoir thérapeutique de l'écorce du Pérou, et que l'on ne charge plus les organes gastriques du ligneux, et des autres matières que la nature a associées à la base alcaline dans cette écorce. Il est incontestable que MM. Pelletier et Caventou ont rendu un service signalé à la médecine, en lui offrant, pure et sans mélange, la partie active du quinquina.

Mais le sulfate de quinine qui guérit les fièvres périodiques avec tant de facilité, doit-il ce privilége à une puissance spécifique, ou bien ne parvient-il à arrêter le cours de ces maladies, à empêcher un accès de naître, qu'en lui opposant les effets physiologiques que l'on observe après son administration? Nous avouons que nous sommes pour la seconde opinion. Nous trouvons dans les phénomènes immédiats que suscite le sulfate de quinine, dans le mouvement qu'il imprime à tout le système, dans la corroboration générale qu'il produit, dans l'élévation de température vitale qu'il détermine, des motifs suffisants pour nous faire concevoir la vertu fébrifuge de ce sel, sans qu'il soit nécessaire de supposer une qualité ou faculté spécifique. Tous les toniques peuvent guérir des fièvres intermittentes; les auteurs en font foi. Si ces toniques ne sont pas aussi sûrs, aussi puissants que le sulfate de quinine dans le traitement de ces maladies, c'est qu'ils n'ont pas la même énergie, qu'ils ne donnent pas aux phénomènes qu'ils font naître la même intensité. Quand je vois un malade qui attend le frisson d'un accès de fièvre sous l'influence du sulfate de quinine, que je le considère éprouvant une chaleur intérieure, un développement notable d'énergie, une sueur générale, etc., je n'ai pas de peine à m'expliquer pourquoi le frisson ne saisit pas ce malade. On rencontre fréquemment dans la pratique des cas où un effet pareil, né de causes très diverses, amène le même résultat.

Mais dans l'opération médicinale du sulfate de quinine, nous avons distingué deux parties, 1° l'impression qu'il fait sur la surface gastrique et les phénomènes qui en proviennent, 2° l'action de ses molécules sur tous les tissus vivants. Nous pensons que cette dernière partie des effets du sulfate de quinine suffit pour obtenir un produit fébrifuge. Aussi je donnerai ici un conseil que je crois important; c'est de ne pas faire prendre en une seule fois la dose de ce sel qui est nécessaire pour arrêter la fièvre, aux malades chez lesquels on reconnaît que les voies digestives sont irritées, mais de diviser cette dose en plusieurs prises et de mettre une demi-heure à peu près d'intervalle entre l'administration de chacune d'elles. L'observation prouve que l'impression du sulfate de quinine sur l'organe gastrique et sur les intestins, peut être très vive, sans que le remède devienne plus efficace : elle prouve d'un autre côté qu'il guérit très bien la fièvre dans des cas où cette impression est peu marquée. La vertu fébrifuge du sulfate de quinine a donc une autre origine ; c'est, selon moi, de l'action générale que cette substance exerce sur tout le système qu'elle procède; or cette action qui naît de l'absorption de ses molécules est la même, que le sulfate de quinine soit pris en une ou en plusieurs doses, pourvu qu'il n'y ait pas trop de distance entre elles.

On a conseillé le sulfate de quinine dans plusieurs autres maladies. On a constaté qu'il était très efficace dans les névralgies et dans les autres affections qui ont une marche périodique. On administre alors cette substance de manière que le corps soit sous son influence, et que ses effets physiologiques aient tout le développement désirable au moment où le retour de la maladie doit avoir lieu. Cette combinaison saline convient dans tous les cas où le quinquina et les autres toniques obtiennent des succès. Le sulfate de quinine possède une énergie qui le rendra toujours recommandable quand la thérapeutique voudra fortifier les tissus organiques, réveiller l'énergie vitale.

Je terminerai cet article par rapporter une observation sur l'usage du sulfate de quinine. Une femme attaquée d'une fièvre quarte, vint à l'Hôtel-Dieu après avoir pris deux vomitifs et deux purgatifs. Elle avait les voies digestives irritées ; des coliques, de la soif, la langue rouge, des chaleurs d'estomac, l'épigastre et le ventre sensibles à la pression, en étaient la preuve.

Pendant une douzaine de jours elle fut mise à l'usage de boissons adoucissantes et acidules; elle prit peu de nourriture : celle-ci fut choisie dans la classe des aliments doux, mucilagineux ou amylacés.

L'irritation des premières voies subsistait encore, mais elle était bien modérée lorsqu'elle prit, deux heures avant le moment de son accès, huit grains de sulfate de quinine. Elle éprouva une grande chaleur à l'épigastre et dans le ventre, avec des pneumatoses intestinales et des coliques sans déjections alvines. La chaleur s'étendit à la poitrine; elle eut de grandes douleurs dans les membres, un mouvement de sueur. L'accès n'eut pas lieu. Quoique dans cette occasion le sulfate de quinine offensât la surface gastrique, il se montra toujours fébrifuge. Cette femme a pris une nouvelle dose de ce sel le troisième jour. L'opération du remède sur les voies digestives se manifesta par des effets très prononcés, et la fièvre ne vint pas. La malade cessa l'usage du sulfate de quinine, et les organes digestifs ne tardèrent pas à rentrer dans leur condition naturelle. Il est très remarquable que cette substance se montre toujours fébrifuge, même lorsqu'on l'administre à des individus qui offrent des symptômes d'une gastrite chronique; souvent même le sulfate de quinine ne paraît point ajouter au travail phlegmasique dont un point plus ou moins étendu de la surface gastrique est le siége. J'ai donné cette substance à des fiévreux qui avaient la langue rouge, sèche, l'épigastre sensible; la fièvre cessait, et la lésion de l'estomac ne s'aggravait pas sensiblement. Le lieu où existe cette lésion fournit il l'explication de ce fait? Si elle occupe les environs du cardia, la petite courbure de l'estomac, le sulfate de quinine peut-il agir sur elle? Souvent des intumescences de l'abdomen disparaissent après qu'on a fait cesser une fièvre intermittente au moyen de fortes doses de sulfate de quinine ou de quinquina. Dans des cas où je voulais ménager l'estomac, je me suis bien trouvé d'administrer le sulfate de quinine en lavement.

Acétate de quinine. Ce sel est très légèrement acide; il cristallise très facilement: peu soluble à froid, il l'est beaucoup plus dans l'eau bouillante. Il s'emploie à la même dose que le sulfate de quinine et de la même manière. Il produit les mêmes effets physiologiques que ce dernier, et paraît jouir des mêmes propriétés thérapeutiques. Un homme était à l'Hôtel-Dieu d'Amiens pour une fièvre tierce, il avait pris deux fois du sulfate de quinine à la dose de six grains: il avait éprouvé les phénomènes que ce sel a coutume de produire, et la fièvre n'avait plus lieu. La troisième fois on lui donna, au lieu de sulfate, six grains d'acétate de quinine: une heure après, il sentait une chaleur bien marquée à l'épigastre, qui s'étendait à tout le corps, puis il survint de la sueur: il n'a eu ni coliques ni déjections par le bas: il disait avoir éprouvé les mêmes effets qu'après avoir pris la première drogue.

Quinquina piton. *Écorce de Sainte-Lucie.* Écorce du cinchona floribunda, Swartz; exostema floribunda, Humboldt et Bonpland. Arbre qui croît à la Dominique, à la Jamaïque, à la Martinique, à la Guadeloupe, à Sainte-Lucie. MM. Humboldt et Bonpland lui ont trouvé des caractères botaniques différents de ceux des espèces du genre *cinchona :* ils en ont fait un genre nouveau.

Le quinquina piton est en tubes de la grosseur du doigt; ces écorces sont épaisses d'une demi-ligne à peu près, grises en dessus, brunâtres à l'intérieur; elles ont une amertume très intense, avec quelque chose de nauséabond. MM. Pelletier et Caventou ont cherché à connaître la nature chimique de cette substance: ils y ont trouvé une matière analogue au rouge cinchonique, un principe amer qui a des qualités particulières, et qui semble se rapprocher de l'émétine, un acide qui a beaucoup de rapport avec l'acide kinique; mais ils ont constaté que le quinquina piton ne contenait ni quinine, ni cinchonine. L'absence de ces bases alcalines, dont les propriétés médicinales sont si énergiques et si remarquables, place les écorces qui nous occupent beaucoup au-dessous des quinquinas vrais dans l'ordre pharmacologique.

Le quinquina piton, qui ne provient pas d'un *cinchona*, dans lequel les chimistes ne trouvent pas les matériaux propres aux écorces des arbres de ce genre, se distingue aussi par une action particulière sur l'économie animale. Le quinquina piton tourmente, irrite les voies digestives: l'observation a prouvé qu'il faisait fréquemment vomir: les auteurs lui attribuent une propriété émétique; il est également connu qu'il provoque souvent des effets purgatifs. En poudre et à la dose d'un gros, il est rare qu'il ne détermine pas ou des vomissements ou des selles. On assure que son impression sur la surface gastro-intestinale est plus marquée encore quand on emploie l'écorce fraîche, comme cela a lieu dans les îles où cet arbre croît.

Toutefois le quinquina piton opère sur les organes un effet tonique. Ses molécules décident par leur impression immédiate sur tous les tissus un resserrement fibrillaire qui leur donne plus de force, plus de vigueur. Cette écorce procurerait à la thérapeutique des succès toutes les fois qu'elle désire fortifier des appareils organiques qui sont dans un état de relâchement et d'inertie. En n'administrant que de petites doses de cette substance à la fois, on préviendra les accidents qui naissent d'une trop vive agression contre la surface gastro-intestinale.

Quinquina caraïbe ou des Antilles. Écorces du cinchona caribæa, L.; exostema caribæa, Bonpland. Arbre qui croît à la Jamaïque, à Saint-Domingue, à Cuba. La saveur de ces écorces est d'abord sucrée et mucilagineuse, elle devient ensuite très amère: cette production colore la salive en jaune verdâtre. Elle possède une vertu bien développée et propre à provoquer une médication tonique aussi forte que les intérêts thérapeutiques pourront le désirer.

Quinquina nova. Kina nova. Nous noterons ici cette écorce, que l'on ne connaît que depuis quelques années: on ne sait pas de quel arbre elle provient. Elle est en morceaux d'un pied de longueur environ: elle a une couleur rouge pâle, une saveur fade, astringente, une odeur faible. MM. Pelletier et Caventou ont soumis cette écorce à des recherches analytiques: ils se sont convaincus qu'elle ne contient ni quinine ni cinchonine: ils l'ont trouvée composée,

1° D'une matière grasse,

2° D'une matière résinoïde rouge,

3° D'une matière tannante,

4° D'un acide particulier qu'ils nomment acide kinovique,

5° De gomme,

6° D'amidon,

7° De matière colorante jaune,

8° De matière alcalescente en très petite quantité,

9° De ligneux.

Le *quinquina nova* exerce sans doute sur les tissus vivants la même impression que les agents toniques; mais son action est faible, et dans les cas où la thérapeutique demande une influence tonique, une foule d'autres productions mériteront la préférence.

KINO. GOMME-KINO. RÉSINE-KIÑO. *Gummi Kino. Gummi gambiense.* On nous apporte cette substance de Sumatra, en masses dures, opaques, très fragiles, dont la cassure est brillante et d'un rouge noir; elle devient d'un rouge brun quand elle est réduite en poudre. On la retire du NAUCLEA GAMBIR de Hunter, joli arbuste, à feuilles opposées, à fleurs axillaires groupées et infundibuliformes, qui habite les îles de la Sonde. On écrase les tiges et les branches de cette plante, on les fait bouillir dans l'eau; cet excipient se charge de leurs principes, et par l'évaporation du liquide on obtient l'extrait sec que l'on appelle kino. On a quelquefois confondu avec cette dernière matière le suc épaissi, très styptique, des baies du raisinier à grappes, *coccoloba uvifera*, de la famille des polygonées, qui nous vient de la Jamaïque.

La substance médicinale si improprement nommée gomme ou résine kino a une saveur fortement astringente, suivie d'un goût douceâtre. M. Vauquelin la considère comme une espèce particulière de tannin : elle recèle aussi des principes extractifs; il n'est pas prouvé qu'il y existe de l'acide gallique. Cette substance se dissout en grande partie dans l'eau chaude : à froid, cet excipient a peu d'action sur elle. Le kino est en grande partie soluble dans l'alcohol; alors ce liquide acquiert une couleur d'un beau cramoisi quand il est suffisamment étendu. Toutes ces dissolutions donnent des précipités lorsqu'on y ajoute de la gélatine, du sulfate de fer ou du tartre stibié. Dans l'Inde orientale, on met en couleur le nankin et les autres toiles de coton en les plongeant dans de l'eau chargée des principes du kino : en y ajoutant du sulfate de fer on obtient diverses nuances de gris de lin. (Virey, *Bullet. de pharmacie*, tome 4, p. 364.)

Le kino montre une grande force d'astriction lorsqu'on le met en contact avec une partie vivante. L'impression qu'il exerce sur une surface détermine un resserrement fibrillaire dans les tissus qui sont plus profonds : il provoque par là un développement remarquable de la tonicité de l'organe auquel ces tissus appartiennent. Cet effet immédiat a lieu dans tous les appareils organiques lorsque les principes du kino sont absorbés en assez grande quantité pour étendre leur puissance à toute l'économie animale.

La nature de la propriété médicinale de cette substance, le produit de son exercice sur le corps, expliquent bien comment son usage est utile dans quelques espèces de diarrhées, de leucorrhées, dans des écoulements gonorrhéiques anciens, dans des toux humides, etc. Les affections des voies alimentaires demandent que l'on administre cette matière médicinale à petites doses, de six à huit grains, et qu'on les répète deux ou trois fois le jour. On doit en donner davantage dans les affections des membranes muqueuses des autres surfaces, parcequ'on n'agit plus immédiatement sur elles, et qu'on ne peut les atteindre que par suite de l'absorption des molécules du kino. Dans la leucorrhée, on recommande de plus les injections faites avec une solution aqueuse de cette substance, ou l'introduction dans le vagin d'une éponge qui en est imbibée. On a pu aussi se louer de l'avoir employée dans des incontinences d'urine, dans le diabétès, dans des pertes de sang, et dans d'autres affections qu'entretenait l'atonie des organes par où les évacuations s'opéraient. Dans ces maladies, il faut en faire prendre des quantités plus fortes, comme de douze à quinze grains en poudre, deux ou trois fois le jour.

On a fait servir la gomme-kino à la guérison des fièvres intermittentes. Des observations répétées prouvent que sa vertu tonique peut devenir dans ce cas une vertu fébrifuge. Alors on donne dans les huit heures qui précèdent l'accès environ deux gros de cette substance, divisés en cinq à six prises. M. Alibert dit qu'aux États-Unis on mêle une petite proportion de kino au quinquina pour empêcher ce dernier de passer par les selles. Les effets médicinaux de l'écorce péruvienne tiennent à l'absorption de ses molécules, à l'action de celles-ci sur les organes : le kino, en prévenant l'expulsion du quinquina, en assure l'efficacité, et acquiert une part réelle à des résultats curatifs auxquels il a peu contribué par lui-même. La teinture de gomme-kino se prend à la dose d'une demi-once ou de six gros.

GARANCE. *Rubiæ tinctorum radix.* RUBIA TINCTORUM, L. Cette plante croît spontanément dans nos provinces méridionales, en Suisse, en Italie, dans le Levant : on la cultive dans plusieurs de nos départements. On emploie sa racine dans la teinture des étoffes, elle donne une couleur rouge très estimée : on n'en fait la récolte que quand elle a trois années de végétation ; ce temps est nécessaire pour que les principes qui lui donnent tant de prix dans les arts se soient formés. La garance contient une matière colorante d'un jaune fauve, très soluble dans l'eau, et une matière colorante d'un rouge vif, qui ne s'y dissout qu'à l'aide de la première [1].

La thérapeutique n'aurait pas pensé peut-être à convertir cette racine tinctoriale en un agent médicinal, si le hasard n'avait appris qu'elle avait la faculté de colorer en rouge vif la terre calcaire des os des ani-

---

[1] M. Dœbereiner a reconnu qu'en ajoutant à la racine moulue de garance, délayée dans l'eau tiède, un peu de ferment de bière ou de levure, il en résulte, après cinq à six jours de fermentation, une liqueur vineuse qui donne de très bonne eau-de-vie par la distillation. Il a constaté en outre qu'après sa fermentation la garance peut être employée dans la teinture avec le même avantage qu'auparavant. *Journal de Pharmacie*, avril 1821, pag. 196.

maux qui en avalaient. Après quatre à cinq jours d'usage de cette racine, si l'animal est jeune, un peu plus tard s'il est vieux, tout son squelette devient rouge. Ce n'est pas seulement sur les os que se porte la matière colorante de la garance, elle rougit aussi le bec et les ongles des oiseaux auxquels on la fait prendre avec leur nourriture. Sa partie colorante se retrouve de plus dans les humeurs excrétées, dans le lait, dans les urines, dans la sueur, etc.; les excréments présentent une couleur de kermès. Remarquons qu'il n'y a que les parties du corps dont la vie est nulle, ou très peu développée, qui puissent recevoir ce principe colorant; tous les tissus où les propriétés vitales sont abondantes restent intacts; même les aponévroses, les tendons, le périoste, ne participent pas à cette coloration. Il y a plus, sur un os fracturé le cal ne devient pas rouge tant que le travail inflammatoire y maintient un excès de vitalité. On assure que le sérum du sang offre cette nuance dans ceux qui prennent de la garance; ce phénomène n'a lieu qu'après que le sang, hors de ses vaisseaux, a perdu la vie qui l'animait; alors les molécules colorantes qu'il recélait entre ses parties ont pu librement pénétrer sa sérosité, et s'unir avec elle.

Quelque singulier que soit l'effet physiologique que la garance produit sur les os et sur les liquides excrétés, quelle conséquence peut-on en tirer par rapport à son importance médicale. Cette racine est inodore; mise sur la langue, on ne lui trouve qu'une stypticité à peine perceptible, mêlée d'un peu d'amertume; elle n'a point d'action sur les tissus vivants qui soit appréciable. Cependant, s'il est possible de juger le caractère de sa faible propriété, il paraît qu'elle a une nature tonique, et qu'elle ne peut être mise ailleurs que dans cette classe, où elle tiendra un rang très subalterne, où il serait même difficile de motiver son admission, si l'on prenait pour mesure les avantages que la thérapeutique peut en retirer.

On a dit que la garance était diurétique; Cullen, qui a voulu constater cette propriété, assure qu'il a toujours été trompé dans son attente. Home affirme qu'il en a obtenu des effets emménagogues; mais il prouve en même temps la presque nullité de la puissance médicinale de cette plante, puisqu'il dit qu'elle n'occasione jamais de produits sensibles, que son usage ne change pas l'état du pouls, etc.

On avait conseillé l'emploi de la racine de garance, en poudre ou en décoction, dans le rachitis, dans le ramollissement des os. Bientôt on s'est aperçu que la garance ne donnait pas plus de solidité à ces soutiens de la machine animale : on a constaté qu'elle pervertissait au contraire les fonctions nutritives, qu'elle faisait maigrir, qu'elle donnait lieu à un prompt dépérissement. On a parlé aussi de son utilité dans la jaunisse, dans la dyssenterie, dans les toux chroniques : comment une substance à peu près inerte pourrait-elle combattre les lésions organiques que supposent ces affections diverses?

Une seule chose recommandait la garance à l'attention des médecins, c'était la faculté qu'elle a de teindre en rouge les os et les liqueurs excrétées. Ce produit, remarquable sans doute, procède de la matière colorante qu'elle contient en abondance. Mais cette matière offre-t-elle une nature médicinale? Elle n'a point de prise sur nos organes ; elle est incapable de modifier leur état actuel ; son contact avec une partie vivante ne change pas la disposition de cette dernière. La présence d'une partie colorante dans la garance ne suffit point pour la placer au rang des sujets pharmacologiques. En physiologie, cette racine donne lieu à un phénomène fort curieux ; en thérapeutique, elle restera inutile et ne pourra rendre aucun service.

Famille des amentacées.

Les écorces des arbres de cette famille contiennent du tannin et de l'acide gallique. On s'en sert dans les arts pour teindre en noir, pour tanner les peaux, etc. On en a aussi introduit l'usage en médecine comme de substances propres à opérer un effet tonique, à combattre les fièvres intermittentes, etc. En Amérique, on admet parmi les substances médicinales un grand nombre d'espèces d'arbres qui appartiennent à cette famille. Nous n'employons guère que les écorces de saule et de chêne. Nous nous contenterons de parler ici de ces substances, dont nous rapprocherons la noix de galle.

SAULE, *cortex salicis*, écorce du SALIX ALBA, L., arbre que l'on trouve dans les prairies, au bord des eaux et autour des villages. Stone, qui a cherché dans cette substance un remède indigène contre les fièvres intermittentes, choisissait, pour l'usage médical, les écorces des rameaux qui avaient atteint l'âge de quatre à cinq ans.

Cette écorce devient en séchant d'une couleur brunâtre en dedans; elle a une amertume très intense, mêlée d'une saveur acerbe et légèrement aromatique. Le professeur Reuss a cherché en vain dans cette écorce les matières qu'il avait trouvées dans le quinquina; mais il y a démontré l'existence du tannin. (*Journal de pharmacie*, novembre 1815.) MM. Pelletier et Caventou soumirent l'écorce de saule à des recherches analytiques; ils voulaient s'assurer si cette production contenait un principe analogue à la quinine ou à la cinchonine qu'ils avaient découvertes dans le quinquina. Ils retirèrent de l'écorce de saule, 1° une matière brune, rougeâtre, soluble dans l'alcohol, très peu soluble dans l'eau; 2° une matière grasse, verte, soluble dans l'alcohol et dans l'éther; 3° une substance tannante, résultat de la combinaison d'un acide et d'une matière colorante, dont l'eau s'empare, et qui donne un précipité abondant par la gélatine animale; sa non-précipitation par l'émétique montre que cette matière tannante est différente de celle que l'on trouve dans le quinquina; 4° une matière gommeuse; 5° une partie ligneuse encore très colorée. L'écorce de saule ne contient pas d'amidon. Ces chimistes n'ont pu découvrir dans cette écorce un principe analogue aux bases salifiables du quinquina. (Ouvrage cité, p. 69.) M. Bartoldi, professeur de chimie à Colmar, avait donné, dans les *Annales de chimie*, tom. 30, une analyse du saule blanc, qui s'accorde avec celle des chimistes que nous venons de nommer.

On administre l'écorce de saule en poudre, en infusion, en décoction, ou en extrait. Les préparations pharmaceutiques qui auront l'eau pour véhicule contiendront une grande proportion de la matière tannante de cette écorce, mais très peu de la matière brune-rougeâtre, et point du tout de la matière grasse verte. La teinture alcoholique de l'écorce de saule recèle toutes ses propriétés, parcequ'elle possède tous ses principes actifs. On peut aussi faire un vin d'écorce de saule, qui méritera de figurer parmi les agents pharmacologiques.

Les effets immédiats que fait naître l'impression de ces médicaments sur les organes mettent en évidence la vertu tonique dont ils jouissent : ils fortifient les tissus vivants, ils développent leur tonicité. C'est dans des maladies produites par la faiblesse des appareils organiques, par la perte de leur force matérielle, que le thérapeutiste les trouvera des secours efficaces. Des médecins se louent d'avoir employé cette substance dans des digestions pénibles, contre des accidents qui procédaient d'une oligotrophie de l'estomac, d'un affaiblissement, ou d'un ramollissement de ses tuniques, de modifications organiques analogues des intestins, du foie, etc. Il est facile de concevoir que deux cuillerées d'infusion ou de décoction de cette écorce, ou bien douze à quinze grains de sa poudre, pris au moment des repas, deviendront un remède utile contre ces lésions. On ne donne que de petites doses de cette substance, parcequ'il suffit, dans cette circonstance, que les organes digestifs en sentent l'action corroborante, pour qu'aussitôt la nutrition se rétablisse dans leurs tissus, et qu'ils acquièrent par suite plus de vigueur. On a eu recours à l'écorce de saule pour combattre des pertes de sang, et l'on prétend en avoir obtenu un résultat avantageux.

Dans les fièvres intermittentes, l'écorce de saule s'est montrée un puissant remède : avant que l'analyse chimique eût démontré la distance qui sépare cette écorce de l'écorce péruvienne, on avait même proclamé la première un des meilleurs succédanés de la dernière. Des observations multipliées justifient toutefois les éloges qu'on lui a accordés dans le traitement de ces maladies périodiques. Nous ajouterions nous-même deux faits qui nous sont propres, à ceux que l'on a consignés dans divers recueils, s'il ne fallait pas garder une sévère réserve quand il s'agit de décider qu'un remède a guéri une fièvre intermittente, parceque les accès ont cessé pendant que l'on en faisait usage. Au reste, le succès dans le traitement de ces maladies dépend de la manière dont on administre le médicament : il est nécessaire que le malade prenne une forte dose d'écorce de saule dans l'intervalle des accès, comme une demi-once, six gros, ou même une once de sa poudre, plusieurs onces du vin, ou plusieurs cuillerées de la teinture de cette écorce : il faut, pour obtenir un produit fébrifuge, que l'action tonique de ces agents soit bien développée et s'étende à tout le corps au moment où l'on attend la fièvre.

On a employé l'écorce de saule comme un moyen vermifuge. On en a fait des bains toniques : Haller les recommande contre la faiblesse des muscles des extrémités inférieures dans les enfants.

Plusieurs autres espèces du genre SALIX ont été introduites dans la matière médicale. Leurs écorces offrent les mêmes qualités sensibles que la précédente, seulement dans un degré inférieur. Elles ont sans doute une composition chimique analogue; elles doivent jouir des mêmes propriétés. Cullen s'est servi de l'écorce du SALIX PENTANDRA. L. On a aussi mis en usage celle du SALIX TRIANDRA, du SALIX FRAGILIS et du SALIX CAPREA. L. Wilkinson vient de préconiser le mérite de cette dernière : il assure en avoir constaté l'efficacité ; il ne balance pas à la regarder comme supérieure au quinquina. Que l'écorce du *salix caprea* ait une force active qui puisse devenir salutaire dans l'exercice de la médecine, c'est un point sur lequel on tombe facilement d'accord; mais vouloir comparer cette écorce avec celle du Pérou, c'est donner dans une partialité contre laquelle l'examen chimique et l'expérience clinique se prononcent également.

CHÊNE. *Cortex quercûs.* Écorce du QUERCUS ROBUR. L. et du QUERCUS RACEMOSA. Lamarck. Ces deux espèces d'arbres, dont on connaît en botanique plusieurs variétés, font la richesse et l'ornement de nos forêts. Leur bois solide et compacte est recherché pour les constructions : leur écorce, mise en poudre, sert à tanner les cuirs. Non seulement on a voulu introduire dans la thérapeutique l'usage de cette écorce, mais on a même regardé les feuilles du chêne, ses fruits, que l'on nomme glands, et les cupules dans lesquelles ces derniers se développent, comme des productions précieuses pour l'art de guérir. On n'emploie guère aujourd'hui que l'écorce de ces arbres : nous conseillerons de choisir celle des jeunes rameaux de trois à quatre ans, de la prendre au printemps, et de soigner sa dessiccation.

La chimie démontre dans l'écorce du chêne une grande abondance de tannin : elle y a trouvé aussi un principe extractif. Or c'est de ces matières actives que dépend l'action médicinale de cette écorce. On peut l'administrer en poudre; on en fait des infusions aqueuses d'une grande activité : le tannin qu'elle fournit est soluble dans l'eau froide.

L'écorce de chêne est très acerbe : elle détermine sur les surfaces organiques avec lesquelles on la met en contact un resserrement fibrillaire très prononcé, qui se fait sentir dans les tissus qui sont situés au-dessous. Cette agression est si vive, qu'elle cause sur les parties très sensibles, comme l'estomac, une sorte de crispation pénible et douloureuse; qu'elle donne lieu à la cardialgie, à des spasmes, etc. Aussi n'administre-t-on l'écorce de chêne qu'avec une certaine retenue, ou bien il faut la mêler à des substances qui modèrent l'action qu'elle exerce sur la surface interne de l'organe gastrique.

On a conseillé l'écorce de chêne dans la dysenterie : ce moyen ne doit être donné qu'avec réserve lorsque des portions, des zones de la membrane muqueuse intestinale sont le siége d'une congestion sanguine, sont couvertes d'injections vasculaires, d'ulcérations superficielles et récentes. L'impression des principes de l'écorce de chêne, en changeant alors d'une manière soudaine le mode d'action de ces parties, peut à la vérité les ramener à leur condition naturelle, mais ce résultat est loin d'être sûr. On donne, dans ce cas, de quatre heures en quatre heures, une dose de la poudre ou de l'infusion de la substance qui nous occupe. Ce remède ne peut plus faire de bien s'il existe des endurcissements, des ulcérations profondes, des dégénérescences graves du tissu des intestins : l'agression des principes styptiques du chêne ne fera plus qu'aggraver la maladie. Ce remède est évidemment nuisible lorsqu'il y a un certain degré d'entérite, et que les tuniques du canal alimentaire sont prises d'inflammation, ce que l'on reconnaît au volume du ventre, aux douleurs sourdes que ressent le malade, à la chaleur qui occupe l'abdomen, aux difficultés des déjections, etc.

Des quantités plus élevées, et capables de propager l'influence tonique à tout le système vivant, ont pu produire un résultat favorable dans les pertes sanguines causées par l'inertie de l'utérus, dans des incontinences d'urine qui dépendaient du relâchement du sphincter de la vessie. On a vanté cette écorce dans les leucorrhées, dans les gonorrhées anciennes ; on la donne alors à l'intérieur ; on en fait en même temps des injections sur les surfaces qui fournissent l'excrétion morbide. La manière d'agir de cette substance médicinale sur les parties vivantes, les changements qu'elle détermine dans leur condition actuelle, expliquent bien les succès que les auteurs assurent avoir obtenus de son emploi dans les maladies que nous venons d'énumérer.

L'écorce de chêne a joui d'une certaine faveur comme remède fébrifuge. Tous les auteurs de matière médicale parlent de la guérison de fièvres quotidiennes, tierces, double-tierces, etc., que l'on attribue à l'emploi de cette substance [1]. N'oublions pas que, pour suspendre le cours d'une fièvre intermittente, il faut une médication générale. On devra donc donner, dans l'intervalle de deux accès, une quantité de ce médicament qui soit capable de susciter un développement brusque et très marqué des forces toniques. Cette condition paraît essentielle pour la réussite du traitement.

On a essayé, dans quelques hôpitaux militaires, de substituer au quinquina un mélange dont l'écorce de chêne faisait la base. Ce fébrifuge, produit de l'industrie pharmaceutique, se composait ainsi :

℞ Ecorce de chêne.	120 parties.
Noix de galle.	30
Gentiane	25
Camomille.	20
Lichen d'Islande.	5
TOTAL . . .	200

On a employé cette poudre de diverses manières : on a été jusqu'à en donner une once avant l'accès, une demi-once quelques heures après la fièvre, et en-

[1] Il existe, dans un faubourg d'Amiens, un moulin où l'on réduit en poudre l'écorce de chêne. On a remarqué que les ouvriers qui vivent au milieu de la poussière qui s'échappe de ces écorces, pendant la pulvérisation, n'étaient jamais atteints de fièvres intermittentes, pendant que les ouvriers occupés à d'autres travaux, et les habitants de ce lieu marécageux et humide sont fréquemment tourmentés de ces maladies, en automne surtout.

core une once avant le moment où un nouvel accès devait revenir. Des succès nombreux ont répondu à l'attente des savants, dont l'opinion était sans doute que deux composés qui ont des qualités sensibles analogues, qui se comportent de la même manière avec les réactifs chimiques, qui surtout produisent des effets immédiats semblables, doivent, en thérapeutique, remplir les mêmes indications et procurer les mêmes avantages. (*Bullet. de pharm.*, t. 2, p. 84.)

Mais on connaît aujourd'hui les principes d'où le quinquina tire surtout son activité médicinale, et l'on sait que ces principes ne peuvent se trouver dans les préparations avec lesquelles on prétendait pouvoir se passer de l'écorce du Pérou; il n'échappera non plus à personne que ces fébrifuges artificiels sont d'un usage difficile, à cause de la quantité qu'il en faut prendre. Il me semble enfin que la proportion d'écorce de chêne et de noix de galle est trop forte dans ce mélange, et que l'impression de ces substances ne serait pas supportée sans accident, par la plupart des estomacs.

On applique fréquemment l'écorce de chêne à l'extérieur, pour produire une impression styptique. On met la poudre en sachet, ou des linges trempés dans la décoction de cette écorce, sur les parties dont on veut réveiller la tonicité, resserrer le tissu. On a recours à ces topiques dans les chutes de l'anus. On emploie la décoction en gargarisme dans les relâchements de la membrane muqueuse de l'arrière-bouche et des amygdales : Cullen dit s'en être souvent servi avec avantage. (*Matière médic.*, tome 2, pag. 48 de la trad.)

NOIX DE GALLE. *Galla. Gallæ turcicæ.* On donne ce nom à des excroissances qui viennent sur les chênes, et qui sont le produit accidentel de la piqûre d'un insecte du genre cynips. La femelle porte sous l'abdomen une petite tarière roulée en spirale, à l'aide de laquelle elle perce l'épiderme des feuilles du chêne pour y déposer ses œufs. Cette piqûre attire les sucs acerbes dont toutes les parties de cet arbre sont remplies, et donne lieu à la formation d'une protubérance au milieu de laquelle les œufs acquièrent du volume et de la consistance. Il en naît de petites larves qui rongent l'intérieur de la galle, et qui souvent y subissent leur métamorphose : alors l'insecte perce les parois de sa prison et s'échappe. On estime davantage les noix de galle qui ont été recueillies avant la sortie de l'animal auquel elles servent de berceau : celles qui sont percées paraissent avoir subi une détérioration, elles ont moins de pesanteur et une couleur plus claire.

Les noix de galle du commerce sont récoltées sur une espèce de chêne qui forme un arbrisseau de quatre à six pieds, et qui est très commun dans l'Asie-Mineure. G. A. Olivier l'a fait connaître en France, et lui a donné le nom de QUERCUS INSECTORIA. (*Voyage dans l'empire ottoman*, tom. 1.) On estime surtout les noix de galle qui viennent d'Alep ; celles qui croissent sur les feuilles des chênes de nos forêts sont bien moins acerbes que celles du chêne que nous venons d'indiquer.

La production qui nous occupe contient une grande proportion de tannin et un acide particulier, auquel on a donné le nom d'acide gallique, parceque l'on a d'abord examiné celui que l'on retirait de la noix de galle. M. Davy a trouvé que 500 grammes de cette substance fournissaient 185 grammes de matières solubles dans l'eau, qu'il a trouvé être composées de :

Tannin.	130
Acide gallique uni à un peu d'extractif.	31
Muqueux et subst. rendue insoluble par l'évap. .	12
Matière saline	12
	185

M. Laubert a extrait de la noix de galle, à l'aide de l'éther, une petite quantité d'acide gallique, beaucoup de tannin, un peu de matière verte, et une substance qui joue le rôle de matière colorante ou extractive. (*Recueil de Mém. de méd. milit.*, tom. 3.) L'infusion alcoholique de noix de galle, et surtout l'éther chargé de la matière tannante qu'elle contient, sont des réactifs sûrs et très sensibles pour découvrir des atomes de tartre stibié dissous ; il se forme aussitôt un précipité d'un blanc jaunâtre.

On administre la noix de galle en poudre; on peut aussi charger l'eau et l'alcohol de ses principes et de ses vertus. Les galles ont une saveur acerbe, et font une impression styptique dans l'intérieur de la bouche. Ces substances produisent un effet analogue sur les autres surfaces vivantes avec lesquelles elles se trouvent en contact. Le resserrement qu'elles déterminent dans les fibres des tissus vivants développe le ton de ces derniers, augmente la vigueur matérielle des organes qu'ils composent. Les molécules de ces substances que l'absorption fait pénétrer dans le torrent circulatoire, doivent susciter le même changement dans les parties qu'elles touchent. Voilà la source de la vertu tonique de la noix de galle, le mécanisme de l'opération corroborante qu'elle fait éprouver au corps vivant.

L'action astrictive que cette substance porte sur la surface gastrique, lorsqu'on l'administre à l'intérieur, est souvent si vive, qu'elle blesse l'estomac, organe éminemment sensible, lorsqu'on la donne à des doses un peu élevées. J'ai vu des malades chez qui elle provoquait toujours le vomissement. Bergius a noté les accidents qui résultent de l'action trop répétée de la noix de galle sur le tissu des viscères. On ne peut pas donner sans inconvénient un poids de cette production égal à celui que l'on fait tous les jours prendre d'une substance seulement amère, comme le quassia, la gentiane, etc. C'est l'expérience qui a suggéré l'idée de mêler toujours une poudre amère à la poudre acerbe de la noix de galle, pour prévenir l'impression fâcheuse de celle-ci sur l'estomac, sans nuire à l'exercice ultérieur de sa vertu tonique.

Les maladies dans lesquelles la noix de galle a été salutaire prouveraient seules que sa force active a un caractère tonique. C'est contre des affections entretenues par le relâchement des organes, par la faiblesse de leur vitalité, que son efficacité s'est signalée. Elle exaspérerait les symptômes des maladies par irritation ; elle favoriserait souvent dans tous les tissus organiques l'hypertrophie, l'endurcissement, les dégénérescences, si ces lésions étaient en train de s'effectuer.

On s'est servi avec succès de cette production pour

fortifier l'appareil digestif, pour combattre des accidents qui tiennent à l'inertie de sa vitalité, à l'oligotrophie, au ramollissement des tuniques de l'estomac et des intestins. Alors on ne veut susciter qu'une médication locale, et huit à dix grains de la poudre de noix de galle suffisent pour ranimer la tonicité du tissu de ces organes, pour rétablir leur action. Un militaire resta quelque temps à l'Hôtel-Dieu d'Amiens pour un gonflement (pneumatose gastrique) qu'il éprouvait dans la région épigastrique aussitôt qu'il prenait des aliments. D'abord il y ressentait de la douleur, de la pesanteur; puis il avait des nausées, et il finissait par rejeter une partie de sa nourriture. Ce qui parut le soulager le plus, ce fut la poudre de noix de galle, prise immédiatement avant de manger, à la dose de dix-huit grains. Alors tous les accidents qui accompagnaient ses digestions étaient moindres, le vomissement n'avait plus lieu. Mais quel espoir pouvait-on fonder sur ces améliorations passagères, si la maladie était entretenue par une lésion matérielle grave, profonde? On conseille cette substance acerbe dans les diarrhées : on en fait prendre douze à dix-huit grains à la fois. La diarrhée n'est que le symptôme d'une lésion intestinale, et c'est cette lésion qui fait la maladie: or si c'est une irritation superficielle de la surface intestinale qui produit les évacuations alvines; si cette irritation est légère, bornée seulement à quelques points du canal alimentaire; si même elle est accompagnée d'ulcérations récentes, ou bien si une irritation, après avoir été très aiguë, a perdu de son intensité, il est permis d'essayer de détruire l'état morbide de la surface intestinale par l'impression de la noix de galle. Mais dès qu'après les premières prises de ce médicament astringent, on ne s'aperçoit pas que la membrane muqueuse des intestins se rétablisse dans sa condition naturelle, ce que l'on reconnaît à ce que les selles deviennent plus rares, qu'elles s'épaississent, que les coliques et les chaleurs d'entrailles diminuent, etc., il faut discontinuer l'administration d'un moyen dont l'effet serait d'augmenter les accidents, d'entretenir une phlogose lente et funeste, de hâter même des dégénérescences fâcheuses. J'ai vu cette substance arrêter, dès le premier jour, un dévoiement qui avait résisté à tous les moyens, qui durait depuis plusieurs mois, et qui avait succédé à une tuméfaction du ventre, survenue à la suite d'une fièvre contractée à la Martinique.

On vante la noix de galle dans la leucorrhée et à la fin des blennorrhagies. On conseille de donner à l'intérieur un gros de sa poudre, chaque jour, en plusieurs prises, et de faire des injections dans l'intérieur du vagin ou du canal de l'urèthre, avec de l'eau chargée des principes actifs de cette production. L'action tonique qu'elle met en jeu sur les parties vivantes rend raison de son utilité dans ces maladies.

Cette matière médicinale a été aussi recommandée dans le traitement des fièvres intermittentes : des praticiens estimables lui accordent une vertu fébrifuge très prononcée. Pour réussir contre les fièvres d'accès, il faut que l'on provoque, à l'aide de la propriété tonique de la noix de galle, une médication générale : il faut que les forces de la vie éprouvent, sur tous les points du corps, un développement qui s'oppose à la naissance du frisson et du trouble fébrile, il devient alors nécessaire d'administrer une dose de noix de galle telle que ses principes puissent être sentis par tous les organes. Comme cette substance tourmente l'estomac par son impression styptique, il est bon de la diviser avec une autre poudre amère, qui diminuera la vivacité de son action sur la surface gastrique, et unira sa vertu particulière à celle de la noix de galle.

On conseille la décoction de cette production en gargarisme, pour arrêter la salivation mercurielle, lorsque les symptômes qui accompagnent la fluxion des glandes salivaires sont à leur déclin, et que l'irritation est sensiblement diminuée. (*Lagneau, de la Mal. vénér.*)

Famille des urticées.

HOUBLON. *Lupuli coni. Humuli strobili*, fruits de l'HUMULUS LUPULUS. L. Plante dioïque, qui vient spontanément autour des haies et dans les lieux incultes. Elle est remarquable par ses tiges grimpantes, et par le grand nombre de fleurs qu'elle porte. Les femelles sont ramassées en chaton, à l'extrémité des pédicelles; il leur succède des fruits qui forment des espèces de cônes écailleux. Ce sont ces productions que l'on connaît en pharmacie sous le nom de houblon. On sait que l'on s'en sert dans la fabrication de la bière : cette substance empêche la décoction d'orge germée de passer à la fermentation acide. Elle remplit encore un autre objet; elle masque le goût doucereux et fade que la bière aurait sans cette addition. Enfin elle assure la digestion de cette boisson quand elle est épaisse et nourrissante : cette espèce de bière pèserait sur l'estomac et occasionnerait du trouble dans l'action naturelle du canal alimentaire, si l'impression tonique du houblon ne soutenait les organes digestifs, n'augmentait leur énergie vitale. En Angleterre, on se sert aussi de la ménianthe pour remplir le même objet. On cultive dans la Flandre, dans la Belgique, et dans plusieurs parties de la France, les pieds femelles du houblon, pour en recueillir les fruits. La récolte se fait à la fin de l'été : on les dessèche au four, et on les conserve dans des enveloppes de toile en les réduisant par la pression sous le plus petit volume possible. On mange, dans quelques provinces, les jeunes pousses de cette plante, que l'on fait cuire dans l'eau, et que l'on assaisonne comme les asperges.

Le houblon contient des principes amers ; il répand une odeur remarquable. L'eau, le vin, l'alcohol, s'emparent des matériaux auxquels est attachée sa puissance médicinale. Nous nous étonnions de ne point voir les chimistes s'occuper de l'analyse chimique des cônes écailleux ou des fruits du houblon. Il nous paraissait important de connaître la composition d'une production si utile à l'homme, d'une substance médicinale dont les effets sont mal jugés ou sur lesquels on est peu d'accord. M. Planche, M. Yves, médecin à New-Yorck, et MM. Payen et Chevalier, s'occupaient en même temps de ce travail intéressant. Ces savants ont reconnu qu'il existe à la base des écailles et autour des graines du houblon une multitude de petites glandes qui sécrètent une substance jaune, particulière, de nature résineuse. Cette substance est la partie active, la partie précieuse de cette production. On peut à l'aide d'un tamis la séparer des pédicelles, des feuillets membraneux et des semences: elle est sous forme de petits grains transparents. Il paraît que la proportion de cette substance varie selon que la saison est sèche ou humide, selon la nature du terrain, la température, etc. M. le docteur Yves propose de la désigner sous le nom de *lupulin*. Les écailles foliacées du houblon, les pédicelles des graines, ainsi que l'axe du fruit, ont très peu de saveur. La qualité amère du houblon procède de la sécrétion particulière dont nous venons de parler; c'est elle qui recèle la vertu médicinale du houblon; c'est elle qui donne à la bière la saveur qu'on lui connaît.

MM. Payen et Chevalier ont soumis à une analyse soignée, du houblon qui provenait de la plaine de Grenelle, près Paris. Le résultat de leur travail prouve que le houblon se compose des principes suivants qu'ils ont isolés:

Une matière verte particulière,

Un principe amer,

Une huile essentielle très fluide, fortement aromatique et très âcre,

Une résine,

Une matière blanche végétale, soluble dans l'eau bouillante, qui, précipitée par refroidissement, ne se redissout plus dans ce liquide,

Une matière grasse,

La gomme,

L'albumine,
La chlorophylle,
L'acide malique,
L'acide carbonique,
Le sur-acétate d'ammoniaque,
Le malate de chaux,
L'acétate de chaux et d'ammoniaque,
Le nitrate, le muriate et le sulfate de potasse,
Le sous-carbonate de potasse,
Le carbonate et le phosphate de chaux,
Des traces de phosphate de magnésie,
— de soufre,
— d'oxide de fer,
— de silice.
L'eau.

Les houblons de récolte récente contiennent, toutes choses égales d'ailleurs, plus d'huile essentielle et moins de résine que les houblons anciennement recueillis, ce qui fait penser que cette huile est susceptible d'être résinifiée par le temps. Les houblons de Belgique et d'Angleterre, soumis à des analyses comparatives, ont fourni les mêmes principes, mais dans des proportions différentes. On a reconnu que le houblon français contenait plus d'huile essentielle que le houblon de Belgique et moins que celui d'Angleterre. (*Journ. de pharmacie*, mai et juin 1822.) On administre le houblon en infusion, que l'on doit faire en versant dessus l'eau bouillante : on le donne aussi en décoction : on peut en préparer un extrait, qui est amer et aromatique. La teinture alcoholique de houblon est souvent employée par les médecins anglais : on en donne jusqu'à cent gouttes.

L'amertume du houblon n'a rien de désagréable. Cette substance exerce sur les tissus vivants une impression qui réveille en eux la force tonique : sous son influence, les organes acquièrent plus de fermeté et plus d'énergie. Ce produit est bien marqué sur le système digestif : tous les jours nous voyons l'infusion de houblon servir à exciter l'appétit, à favoriser la digestion. C'est le premier effet que l'on observe sur les enfants auxquels on conseille une infusion de cette production médicinale. Lorsque l'on prend une forte dose de houblon, ou bien lorsque les organes digestifs échauffés, irrités, sont plus sensibles à l'action des principes de cette substance, on éprouve de la chaleur dans la gorge et dans la région de l'épigastre, de la cardialgie, du trouble dans le bas-ventre, rarement des déjections alvines. La tonicité et la vitalité de tous les appareils organiques éprouvent un développement notable, lorsque les principes actifs du houblon ont pénétré dans la masse sanguine et sont répandus dans tous les tissus vivants. Si des personnes affaiblies, dont la complexion est détériorée, ont prolongé pendant quelques semaines l'usage de l'infusion de houblon, on trouve leur figure plus colorée, leur corps offre des signes évidents d'une vigueur qui n'existait pas, d'une restauration dont l'action tonique du houblon a manifestement été la cause.

On a attribué au houblon une vertu diurétique : nous savons qu'un écoulement plus abondant d'urine est un produit insidieux qui dépend souvent de circonstances étrangères au médicament que l'on a employé ; il faudrait qu'il existât actuellement un état d'inertie des reins, pour que l'influence du houblon pût déterminer une activité plus grande dans les mouvements sécrétoires de ces organes. La propriété sudorifique que quelques auteurs concèdent à cette plante, demande de même une explication. Il est reconnu que tous les moyens qui développent les forces vitales favorisent la fonction exhalante de la peau : l'expérience prouve qu'ils augmentent la quantité de l'humeur perspiratoire que le corps fournit dans un temps donné. Or l'infusion du houblon produira toujours cet accroissement de la transpiration : dans quelques occasions elle fera plus : son opération tonique décidera une diaphorèse et provoquera la sueur, en élevant brusquement la vitalité du système cutané. Elle y contribuera par sa température, si on la prend très chaude. Dans tous les cas, cette boisson fournira la matière de l'exhalation perspiratoire, comme elle fournit celle des urines, quand on obtient un effet diurétique.

Nous avons parlé de l'odeur forte qu'exhale le houblon. L'observation a démontré que cette odeur agit fortement sur le cerveau, qu'elle trouble, qu'elle suspend même les fonctions de cet important viscère. Des individus ont été atteints d'engourdissement, et sont tombés dans un sommeil mortel, parcequ'ils étaient restés long-temps dans un magasin rempli de houblon. Pour combattre une insomnie fatigante, les médecins anglais mettent sous la tête du malade un coussin rempli de cette production. Le docteur Thomas, de Salisbury, dit que l'expérience a constaté l'efficacité de ce moyen. (*Méd. prat.*, tom. 1, p. 66, et tom. 2, p. 183.) Mais les principes volatils du houblon agissent alors disséminés, répandus dans l'air que respire le malade; ils attaquent les nerfs de la surface olfactive, ils pénètrent dans les cellules bronchiques. Ces principes ont-ils encore la même facilité pour modifier l'encéphale, lorsqu'ils sont portés dans les voies digestives, lorsqu'ils traversent l'estomac et les intestins?

Sans doute l'existence dans le houblon d'un principe qui agirait sur l'appareil cérébral, qui modifierait son état actuel, qui provoquerait des phénomènes nerveux, présente un fait qu'il est important de constater dans l'étude des propriétés de cette production. Nous ferons toutefois observer que la proportion de ce principe serait toujours bien faible dans une infusion ou une décoction qui se fait avec une pincée de cette substance pour deux livres d'eau: on ne doit pas chercher à l'apercevoir dans l'opération de ces boissons sur nos organes, il n'aurait aucune part aux changements organiques que la tisane de houblon produit, et ce sera seulement par l'exercice de sa faculté tonique que celle-ci se montrera utile en médecine. Il ne suffit pas, en pharmacologie, qu'un principe actif existe dans un composé médicamenteux pour qu'on y attache de l'intérêt; il faut qu'il soit assez abondant dans la dose que l'on prend de ce composé pour que le corps sente sa puissance. De plus, ce principe n'est véritablement remarquable que quand le thérapeutiste peut se servir de ses effets immédiats pour combattre des mouvements morbifiques, pour remplir des indications curatives; autrement c'est une possession qu'il regarde comme inutile. Nous avons fait un certain nombre d'expériences pour nous assurer si le houblon exerce réellement sur l'appareil encéphalique une influence particulière, s'il cause un état de somnolence, s'il jette le trouble dans les facultés morales. Nous avons choisi pour faire nos observations, des personnes atteintes de fièvres intermittentes : en administrant le houblon à hautes doses, comme fébrifuge, nous trouvions des circonstances favorables pour bien voir toute sa vertu, pour saisir l'action du principe narcotique qu'on lui attribue, pour en constater tous les effets, puisque les personnes auxquelles nous le faisions prendre étaient dans un état de calme, que les mouvements de tous les appareils, l'exercice de toutes les fonctions suivaient un ordre régulier.

Nous avons d'abord donné l'extrait de cette substance à la dose d'un gros, mis en six pilules avec de la poudre de réglisse, à un homme atteint d'une fièvre quotidienne. Le malade en prenait une d'heure en heure. Il eut des coliques assez fortes, deux déjections alvines, mais il n'a éprouvé ni étourdissement ni somnolence ; il ne ressentit absolument rien du côté de la tête. L'action du houblon troubla seulement les organes digestifs, il décida une commotion intestinale et des évacuations par le bas. Le lendemain il prit le même remède, eut des coliques, mais moins vives, et trois selles; l'appareil cérébral ne parut rien ressentir. Il a pris le jour suivant un gros de la poudre au lieu d'extrait : les effets sur les voies alimentaires ont été les mêmes ; aucun trouble dans les fonctions cérébrales. Le quatrième jour, même remède, même résultat ; la fièvre diminue de force et l'accès est moins long. Le cinquième jour il prend un gros et demi de poudre de houblon, sans qu'on pût apercevoir aucun phénomène nerveux. La fièvre cesse.

Un jeune homme de vingt-quatre ans prend deux gros de poudre de houblon en trois doses dans la journée. Il ne ressent rien dans l'abdomen ; ses selles restent naturelles ; il n'éprouve ni pesanteur de tête, ni envies de dormir, ni étourdissements. Les effets physiologiques du houblon sont restreints aux effets toniques qui, se passant dans le tissu intime de nos parties, restent peu apparents.

Un marin prit pendant quatre jours, contre les accès d'une fièvre quotidienne, tantôt trois gros de poudre de houblon, et tantôt deux gros d'extrait de cette même substance. Le malade avalait ces doses en dix ou douze heures de temps ; il ne ressentit aucun phénomène qui pût déceler une action du remède sur l'organe encéphalique. La vertu narcotique enivrante du houblon ne se manifesta point, rien ne vint prouver son existence.

Un homme de quarante ans, à qui j'avais conseillé de prendre le matin, à jeun, une tasse d'infusion de houblon, en mit une demi-poignée infuser dans un verre d'eau bouillante. Il avala cette liqueur qui était très chargée des principes du houblon ; il éprouva aussitôt après une grande chaleur dans la gorge et dans l'estomac ; cette chaleur sembla même pénétrer dans la poitrine : il n'alla point à la selle ; il ne ressentit aucun phénomène nerveux : rien ne décela une impression perçue par l'appareil cérébral.

J'ai, pendant l'année 1820, employé fréquemment

l'extrait et la poudre de houblon comme fébrifuge; j'en donnais de hautes doses; je n'ai pas pu découvrir cette vertu dont parlent les auteurs. Jamais les malades n'ont été assoupis, jamais ils n'ont offert des effets nerveux qui nous auraient révélés une impression portée sur l'encéphale, une agression éprouvée par l'appareil qui préside aux sensations, aux perceptions, aux mouvements musculaires, etc. Ce remède, quoique donné à des doses si élevées, offense peu les organes digestifs: rarement il trouble leurs fonctions, rarement il cause des évacuations alvines, lorsque l'appareil qui préside à la digestion est sain : jamais dans ce cas son usage n'est suivi de nausées ni de vomissements; les malades mêmes prennent ce remède sans répugnance. Mais les effets sont plus prononcés, il apparaît de nouveaux phénomènes, quand le houblon agit sur un estomac, sur des intestins qui sont dans un état d'irritation ou de phlogose.

On conseille à un militaire qui se plaint de douleurs d'estomac un scrupule d'extrait de houblon en deux doses : il éprouve après chaque prise de la chaleur à l'épigastre; point d'autres effets marqués. Le lendemain il prend trente grains de cet extrait : la chaleur qu'il éprouve dans l'estomac est plus forte, avec une douleur qui s'étend dans le côté; le soir il eut un peu de somnolence et de pesanteur de tête, mais ces phénomènes durèrent peu. Le surlendemain il change de préparation de houblon, il se sert de la poudre au lieu d'extrait; il en prend trente grains. L'impression de cette substance sur la surface gastrique cause une chaleur pénible qui occupe l'épigastre, et même s'étend aux côtés du ventre. Il assure qu'il se sent plus lourd, qu'il a de l'accablement, des éblouissements. Le quatrième jour il cesse l'emploi du houblon, il ne ressent plus rien dans l'estomac ni à la tête.

Un malade qui éprouvait aussi, après avoir pris trois gros de houblon en poudre, de la chaleur à l'estomac et du trouble dans le ventre, disait ressentir des picotements légers dans les yeux et un peu de douleur dans la tête. Les phénomènes nerveux qui apparaissent après l'administration du houblon dépendent-ils toujours de l'impression que fait cette substance sur la surface de l'estomac ? Ces phénomènes sont-ils sympathiques ? N'ont-ils lieu que quand la surface gastrique est actuellement irritée, phlogosée, dans un état pathologique, et par suite bien plus sensible à l'agression immédiate des principes du houblon ?

Le houblon fournit des agents toniques auxquels on peut recourir avec confiance toutes les fois que l'on veut relever le ton ou animer la force vitale d'un organe, d'un appareil organique ou même de tout le système animal. On emploiera avec avantage l'infusion de cette substance, prise au moment des repas, pour remédier aux vices de la digestion, qui dépendent d'un état d'inertie ou de faiblesse des organes qui exécutent cette fonction, d'une oligotrophie, d'un ramollissement des tuniques de l'estomac et des intestins.

On trouve souvent l'infusion du houblon au nombre des moyens que l'on dirige contre les affections scrophuleuses, contre le rachitisme, ou contre une disposition éloignée ou prochaine à ces maladies. Ce tonique produit un bien manifeste, lorsqu'on le fait prendre aux enfants qui sont pâles, bouffis, dont le tissu cellulaire paraît trop développé, qui ont peu d'appétit, chez qui l'assimilation est viciée, et dont toutefois les organes digestifs ne sont pas irrités ou phlogosés. On mêle alors cette infusion avec un quart environ de vin, et on fait prendre cette boisson aux malades, en mangeant. L'influence qu'elle exerce sur le système lymphatique et glandulaire concourt sans doute très efficacement aux améliorations qui suivent son emploi; mais nous devons aussi noter les changements qui s'opèrent dans les fluides et dans tous les tissus, par suite du rétablissement de la digestion et de la nutrition. L'expérience confirme tous les jours les éloges que des praticiens recommandables ont donnés à cette substance médicinale.

C'est des mêmes causes que procèdent les avantages que l'on a retirés du houblon dans le traitement des dartres et des gales invétérées. Son action sur la surface cutanée où la maladie a son siége, son influence sur les fonctions assimilatrices qui, prenant un mode d'exercice plus régulier, changent peu à peu l'état intime des humeurs et de tout le corps; voilà la source des succès que procure alors le houblon.

On donne cette substance dans les affections vénériennes. Elle ne peut rien contre le principe de la maladie; mais elle tiendra sa place parmi les moyens que l'on mettra en usage lorsque la constitution du malade sera détériorée, et que l'on voudra rétablir ses forces en augmentant l'action nutritive sur tous les points du corps. Enfin des auteurs ont expérimenté que le houblon pouvait servir pour détruire les vers intestinaux.

Que l'on ait prétendu que l'extrait de houblon provoquait comme l'opium un effet hypnotique ou anodin, et que l'on substituait avec succès le premier au dernier, c'est ce que nous ne concevons pas. Il n'y a aucune analogie entre la composition chimique de ces deux substances : il n'y en a pas davantage entre leur manière d'agir sur nos organes, et en particulier sur l'appareil encéphalique. L'extrait de houblon, même à haute dose, ne pourra jamais remplacer le suc du pavot. Ces deux agents ne pourront jamais remplir en thérapeutique les mêmes indications ; et si, dans quelques cas, après l'administration du houblon, il est survenu du calme ou du sommeil, cet effet dépendait d'une cause, d'une modification organique bien différente de celle qu'aurait produite l'opium.

Lupulin. Matière d'un jaune doré, que l'on trouve sous la forme de glandes végétales sur la partie inférieure des écailles foliacées qui constituent les fruits du houblon, et sur les graines que ces écailles enveloppent par leur base. On l'obtient facilement en agitant ces fruits sur un tamis : le mouvement, le frottement détachent les grains dont nous voulons parler : ils passent à travers le sas ; on les reçoit sur un papier ou sur un drap.

Ces petits grains, examinés à une grande lumière, paraissent contenir une sécrétion particulière : celle-ci est sous la forme d'une poudre impalpable et sans consistance, qui s'attache aux doigts et rend la peau plus rude. M. Planche propose de purifier cette matière et de la séparer du sable qui s'y trouve ordinairement mêlé, en la délayant dans l'eau froide : le sable se dépose au fond de la liqueur; on en retire la matière jaune, et on la fait sécher.

Deux cents grammes de lupulin, mis dans une cornue avec cinq cents grammes d'eau distillée, ont fourni, à l'aide d'un appareil condensateur ordinaire, de l'eau, et une huile d'une odeur toute semblable à celle du houblon, mais beaucoup plus pénétrante, très âcre à la gorge: cette huile paraît être dans la composition de la matière jaune pour 0,02. L'eau distillée avait la même odeur: son âcreté disparaissait en partie au bout de quelques jours; elle était alcaline. MM. Payen et Chevalier ont obtenu par l'analyse chimique de deux cents grammes de cette substance granulée les principes suivants:

Une résine bien caractérisée.	105
Une matière amère.	25
De l'huile essentielle.	4
Des traces d'osmazome,	
Des traces de matière grasse,	
De la gomme,	
De l'acide carbonique,	
Du sous-acétate d'ammoniaque,	
De l'acide malique,	
Du malate de chaux,	
De la silice.	8
Des traces de carbonate, d'hydrochlorate, de sulfate de potasse, de carbonate, de phosphate de chaux, d'oxide de fer, et de soufre.	

C'est dans cette sécrétion jaune que paraît résider la vertu du houblon. Il était convenable de lui donner un nom particulier. M. le D. Yves l'a désignée par celui de lupulin; M. Planche veut que cette dénomination ait une terminaison féminine, et se sert du mot lupuline : nous ne croyons pas ce changement heureux. La matière jaune du houblon est un produit complexe de la végétation, un composé de plusieurs matériaux chimiques bien distincts; elle n'a point une nature alcaline; il ne convient pas plus de faire accorder son nom avec celui de quinine, de strychnine, etc., que d'assujettir à la même règle les mots assa fœtida, ammoniaque, scammonée, benjoin, etc., qui ne sont pas des produits organiques simples, des matériaux élémentaires.

Le lupulin a une odeur particulière, forte, pénétrante, une saveur très amère, aromatique, un peu âcre. Il a une vertu tonique d'une grande étendue, qui se manifeste par des effets bien marqués. Lorsqu'on le donne à la dose de douze à vingt-quatre grains, il attaque fortement l'appareil digestif; il produit une chaleur vive qui occupe d'abord la région épigastrique, et qui se propage ensuite à tout le ventre. Il donne lieu à des douleurs abdominales avec constipation, ou s'il fait rendre des matières fécales, elles sont solides : toutefois, les fonctions digestives ne sont point dérangées; l'appétit se conserve, le plus souvent même il augmente. Les effets de l'agression du lupulin sur les voies alimentaires ne sont pas toujours également prononcés. Ils sont peu sensibles, peu apparents sur les individus dont les organes digestifs ont peu de sensibilité; ils ont au contraire une intensité remarquable quand ces organes sont actuellement irrités. Dans ce dernier cas, le lupulin fait naître une grande ardeur, un feu dans l'estomac et dans le ventre, qui bientôt semble s'étendre à tout le corps; il y a des nausées, même des vomissements; la gorge est échauffée, la soif extrême.

Le lupulin n'attaque pas l'appareil cérébral quand on le donne à petites doses; mais quand on en fait prendre à la fois une quantité élevée, comme vingt-quatre grains, par exemple, il provoque souvent des phénomènes nerveux, comme des engourdissements pénibles dans les membres, de la pesanteur de tête, de l'accablement. Il est remarquable que cette substance ne produise pas de céphalalgie, d'éblouissement, d'étourdissement; l'impression qu'elle porte sur l'encéphale a quelque chose qui lui est propre. Ce n'est point une irritation qu'elle fait naître: elle ne cause pas non plus un effet sédatif, hypnotique; son administration n'est jamais suivie d'un état de somnolence.

Les autres appareils organiques n'éprouvent pas de variations sensibles dans leurs mouvements, de modifications apparentes dans leur action, quand le corps est sous l'influence du lupulin. Mais, comme tous les médicaments toniques, cette matière médicinale détermine, quand ses molécules sont absorbées et qu'elles se répandent avec le sang, dans tout le système animal, un resserrement fibrillaire de tous les tissus; ce changement inaperçu accroît l'énergie des organes, donne plus de force à leurs mouvements, cause en un mot une corroboration instantanée.

J'ai employé un grand nombre de fois le lupulin contre des fièvres d'accès. Il m'a paru dans quelques cas un fébrifuge plein d'efficacité; d'autres fois sa vertu est restée incertaine. Dans ces tentatives, j'ai trouvé l'occasion d'étudier les effets physiologiques de cette substance. Je citerai ici deux faits.

Une fille de vingt-deux ans, attaquée de fièvre quotidienne, prit le 4 août 1822 un scrupule de lupulin, mis en trois pilules avec du miel : elle en avala une le matin, une à midi, et l'autre le soir. Après l'ingestion de chaque pilule, elle éprouve une grande chaleur à l'estomac; cette chaleur descend jusqu'aux pieds, et remonte à la tête. La malade a des tranchées, des tiraillements dans le ventre; elle ne ressent ni céphalalgie ni éblouissements : elle se trouve plus lourde, un peu accablée; l'accès de fièvre n'a pas lieu.

Le 5 août, elle reprend la même dose de lupulin, et de la même manière; elle éprouve la même chaleur, des coliques sans déjections : la chaleur a été générale, elle a eu de la sueur à la tête seulement. Ces effets avaient lieu une demi-heure environ après avoir pris la pilule; point de somnolence, mais un peu d'accablement. La fièvre ne vient pas; la malade demande à manger, elle est tourmentée par son appétit.

Le 6 et le 7, elle a encore pris ses trois pilules : elles opèrent les mêmes effets physiologiques; la fièvre ne vient plus.

Un homme âgé de quarante ans, atteint de fièvre tierce, prend un scrupule de lupulin, mis en trois bols avec du miel, dans les six heures qui précèdent le moment où il attend l'accès. Il ressent de fortes coliques, va deux fois du bas; il sent un peu d'accablement. Il dit n'avoir point remarqué de chaleur intérieure, il ne s'occupe que des coliques violentes qu'il a eues. Ses accès de fièvre duraient douze heures; celui-ci fut très faible; au bout d'une heure il avait cessé.

Le surlendemain le malade avale de nouveau les trois pilules de lupulin. Ses coliques ont été moins fortes; il a eu deux selles; il ne ressent ni pesanteur de tête, ni somnolence, ni accablement musculaire, ni chaleur plus forte du corps.

Le cinquième jour ce malade reprend encore ses pilules: elles font moins d'impression sur les organes digestifs, ne causent aucun trouble dans les autres appareils organiques. Le malade a un très grand appétit. La fièvre ne paraît plus.

On voit ici le lupulin arrêter le cours de la fièvre, sans avoir déterminé d'autre effet sensible que les coliques. Mais il ne faut pas perdre de vue que l'opération médicinale des toniques est une opération occulte. Leurs molécules décident un resserrement fibrillaire des tissus organiques qui accroît d'une manière instantanée l'énergie de tout le système, qui cause une corroboration intérieure que rien ne décèle au-dehors, mais dont les malades ont quelquefois la conscience intime. C'est de cette corroboration qui reste secrète, que sortent les avantages principaux que procurent les toniques; c'est elle qui, dans le cas dont nous nous occupons, repousse le frisson, empêche la fièvre de se développer.

Cannabine. Datisca cannabina. L. Nous indiquons ici cette plante, de la même famille que la précédente, parcequ'elle contient une grande abondance de principes amers, et qu'elle possède une propriété tonique très développée, dont la thérapeutique peut se servir avec confiance. Dans l'île de Crète, où elle croît spontanément, on la substitue au quinquina : des médecins anglais ont avancé qu'elle égalait l'écorce péruvienne par l'énergie, par l'efficacité de sa vertu fébrifuge. Les qualités sensibles de la cannabine sont pour elle, en matière médicale, des titres imposants : ils assurent à cette plante le droit de figurer sur la liste des productions qui possèdent la vertu tonique.

Famille des rosacées.

Cette famille naturelle donne, dans tous les pays, un grand nombre de sujets à la matière médicale. La plupart des plantes qu'elle contient recèlent une assez grande proportion des principes qui exercent sur les tissus vivants une impression styptique, qui déterminent les effets médicinaux toniques. Nous nous bornerons ici à indiquer les espèces qui fournissent des productions dans lesquelles la vertu tonique est très développée.

BENOITE. *Caryophyllatæ radix. Gei radix.* Racine du GEUM URBANUM. L. Plante vivace, commune autour des haies, des bois et dans les lieux couverts. Sa racine se compose d'un tronc de la grosseur du doigt, long de deux pouces environ, et garni de fibres. Ce tronc est brun au-dehors et d'un rouge pâle en dedans; c'est cette partie que l'on emploie en médecine. On recommande de la recueillir au printemps, et de préférer celle qui provient d'un sol sec et pierreux. La racine de benoite exhale, quand elle est fraîche, une odeur de gérofle; cette odeur se perd par la dessiccation.

On a cherché à connaître la composition chimique de cette matière médicinale. MM. Mélandri et Moretti ont obtenu de deux onces de racine de benoite, les principes suivants, et dans des proportions qu'il est important de remarquer. *Bullet. de pharm.*, t. 2, p. 358.

Résine.		23 grains.
Tannin.		118
Extractif oxigénable.		181 1/2
Extractif savonneux.	}	69
Acide gallique.	}	
Muriate de potasse.	}	
——— de magnésie.	}	
Nitrate de potasse.	}	
Malate acidule de chaux.	}	
Extractif muqueux.		92
Tissu ligneux.	1 once	16 1/2
Huile volatile, eau et perte.		76 1/2

M. Trommsdorff (*Journ. de pharm.*, tom. 5, p. 510) a aussi examiné la composition chimique de la benoite. Deux livres de cette racine séchée et pulvérisée, soumises à la distillation avec de l'eau, ne fournirent que six grains d'une huile volatile, qui était d'une consistance épaisse, butyreuse à la température de 15 degrés (R.), d'une odeur particulière tirant sur le moisi, ne ressemblant nullement à celle du gérofle, tandis que la substance restée dans l'alambic exhalait encore cette odeur, ce qui prouve que celle-ci ne tient pas à l'huile volatile dans la benoite. Cette huile est d'une couleur jaune verdâtre, soluble dans l'alcohol et dans l'éther. M. Trommsdorff donne pour résultats de l'analyse de mille parties de la racine de benoite les matériaux suivants :

Tannin.	410	00

Résine	40	00
Huile volatile	0	39
Adragantine.	92	
Matière gommeuse.	158	
Ligneux avec une trace de soufre. . .	300	

Cette analyse, en démontrant presque 33 p. 100 de matière ligneuse, indique assez que l'on ne doit point administrer la benoite en poudre. Mais l'eau froide, l'eau bouillante, le vin et l'alcohol s'emparent des principes actifs de cette racine et peuvent servir à former des composés pharmaceutiques variés. L'extrait aqueux renfermera aussi les parties les plus efficaces de la racine. Versé sur elle quand elle est encore dans un état de fraîcheur et aromatique, l'alcohol conserve l'odeur qui est propre à cette production végétale.

La racine de benoite a une saveur amère et austère. Elle exerce sur les organes une impression qui affermit et fortifie leur tissu. Il suffirait d'ailleurs de considérer la nature des principes chimiques qui dominent dans sa composition, pour juger que sa vertu doit avoir un caractère tonique. Buchhave, médecin de Copenhague, qui a mis cette plante en réputation dans son pays, et qui a souvent eu l'occasion d'en observer les effets (*Acta regiæ soc. medic. Hauniensis*, t. 1), annonce qu'elle fortifie l'appareil digestif, qu'elle ouvre l'appétit, qu'elle rend les digestions plus régulières et chasse les flatuosités que l'inertie des intestins laisse séjourner dans leur cavité. Buchhave a également remarqué que l'action de la benoite faisait naître le sentiment intérieur d'un grand fonds de vigueur organique ; qu'après son emploi on se trouvait plus fort, plus agile, sans cependant que la température du corps s'élevât, ni que la vitesse du sang augmentât dans les canaux artériels. Peut-on méconnaître à ces traits une médication tonique ?

Cet observateur a vu la benoite resserrer le ventre, quand il était trop lâche, ou exciter des évacuations alvines, quand il y avait constipation. Ce double effet, absolument opposé, procède cependant d'une même cause, de l'impression corroborante de cette substance sur le canal intestinal. Elle arrête des évacuations qui tiennent à des digestions imparfaites, qui ont pour cause la faiblesse vitale ou matérielle de l'appareil digestif : elle fera cesser une constipation qu'occasione l'inertie des intestins. Croirait-on que ce dernier produit a suffi à des auteurs de matière médicale pour décider que la benoite avait une propriété purgative, ou au moins eccoprotique ? On dit aussi que cette plante est sudorifique : son influence tonique, en se portant sur le système cutané, doit toujours augmenter sa fonction exhalante ; elle peut, dans certains cas, contribuer à faire couler la sueur. Ce phénomène ne suppose pas une vertu particulière, qui existerait dans la benoite, puisqu'il faut que les circonstances extérieures concourent à le déterminer, et que l'action seule de cette substance ne suffit pas pour cela. Il en sera de même de la vertu emménagogue que l'on attribue à cette racine. La nature de sa propriété active autorise bien à penser qu'elle a pu favoriser une congestion menstruelle qui s'établissait, et décider l'éruption des règles. Mais c'est toujours sa force tonique qu'elle met en jeu, et celle-ci ne peut avoir qu'une par plus ou moins grande au mouvement de turgescence qui se porte sur l'utérus : ce résultat n'est pas une suite nécessaire de l'opération de cette plante sur le système animal ; on ne peut lui accorder une propriété spéciale pour susciter un phénomène qui n'est que conditionnel.

Dans l'étude des effets immédiats qui suivent l'emploi de la benoite, devons-nous chercher à signaler les changements organiques qui appartiennent à l'influence du principe aromatique qu'elle contient ? Nous remarquerons d'abord que l'odeur d'une production végétale ou animale dépend souvent d'une cause matérielle bien légère ; il faut très peu de chose pour communiquer à une substance naturelle une qualité odoriférante. Mais les principes qui suffisent pour causer une sensation sur l'organe si éminemment sensible de l'odorat, peuvent être inhabiles pour susciter des effets médicinaux : on n'aperçoit plus leur puissance, quand on scrute l'action des corps qui les recèlent sur les tissus organiques ; on reconnaît leur insuffisance, quand on veut les faire servir à remplir des indications thérapeutiques. Revenons à la benoite, et avouons que c'est de la matière tannante que dérive surtout sa force active, et que sa partie aromatique ne concourt pas aux effets qu'elle produit, ni aux avantages curatifs qu'elle procure.

Les préparations pharmaceutiques que l'on compose avec cette substance présentent des agents efficaces, auxquels on peut avoir recours avec confiance, toutes les fois que l'on a besoin d'un remède tonique. Ces composés ont une activité très prononcée ; ils combattront avec succès l'inertie des organes, l'oligotrophie ou le ramollissement de leurs tissus. Ils conviennent dans les faiblesses d'estomac, pour rendre les digestions plus faciles et plus parfaites. On les conseille aux convalescents à la suite des longues maladies, pour animer les forces gastriques. Comme on ne veut provoquer alors qu'une médication locale, on donne ces agents à petites doses, comme une ou deux cuillerées d'infusion ou de vin composé avec la racine de benoite, une cuillerée à café de sa teinture, ou deux à quatre grains de son extrait.

On recommande la benoite contre les diarrhées. On cite des succès qu'elle a obtenus dans la dysenterie; mais on prévient que l'on ne doit s'en servir qu'à la fin de la maladie. C'est l'impression que la benoite exerce sur les voies digestives qui la rend utile dans ces affections : or il faut, avant de l'administrer, se représenter l'état pathologique de la surface intestinale, pour juger si l'effet physiologique que suscitera cette plante peut devenir favorable.

Le conseil que donnent les auteurs de recourir à la benoite dans les hémorrhagies par l'utérus, et dans celles qui ont lieu par les voies urinaires, même dans le vomissement de sang, demande bien des restrictions : il serait même souvent dangereux de le suivre. On conçoit assez facilement son utilité dans les toux humides, dans les rhumes anciens, lorsqu'il n'y a point de lésions, de dégénérescences dans le tissu pulmonaire, lorsque la surface bronchique seulement fournit une sécrétion surabondante de mucosités que l'impression des molécules de la benoite peut réprimer.

On a préconisé l'utilité de cette plante dans les fièvres intermittentes. Ces succès pouvaient être prévus; ils sont conformes à la doctrine pharmacologique. C'est la manière dont on administre les agents toniques qui fait naître leur vertu fébrifuge. Donnez un ou deux gros d'extrait de benoite dans les six heures qui précèdent le moment de l'accès, vous monterez les forces du système animal à un haut degré de développement, et le plus souvent la fièvre n'aura pas lieu. Le vin ou la teinture alcoholique de benoite pourrait provoquer le même mouvement organique et, par suite, opérer les mêmes guérisons. Tous les amers toniques obtiennent des succès dans les fièvres intermittentes, quand on les fait prendre en temps convenable, et à une dose assez élevée pour déterminer l'effet immédiat que nous venons d'indiquer. Aussi la liste des substances fébrifuges est-elle très étendue dans les ouvrages de matière médicale. La benoite n'a pas d'avantages constatés sur les autres toniques; et si, dans le traitement des fièvres intermittentes, le quinquina leur est supérieur à tous, il le doit sans doute à sa force plus étendue et plus puissante.

Quand on ne cherche pas à suspendre brusquement le cours de la fièvre avec la benoite, et que l'on en continue l'usage long-temps, cette substance porte sa puissance particulière dans la combinaison des moyens médicinaux que l'on fait agir contre la maladie, et elle n'a plus que sa part dans les résultats curatifs que l'on retire du traitement. Ainsi un homme a une fièvre intermittente rebelle qui a amené une diathèse cachectique ; il y a bouffissure générale, teinte jaunâtre de la peau, tuméfaction de la rate, anorexie complète, borborigmes fatigants, sommeil inquiet et troublé, etc. On administre une infusion faite avec une once de racine de benoite et une livre d'eau ; on donne le suc des feuilles de la même plante. Mais on fait des frictions sur l'abdomen avec l'alcohol ; la saison est propice, on suit un régime convenable, on se livre tous les jours à un exercice proportionné aux forces du corps, etc. Au bout d'un mois le volume de la rate diminue, la fièvre cesse, la santé se rétablit. Doit-on rapporter ce succès à l'usage de la benoite ? N'est-il pas évident que cette plante a seulement coopéré avec les autres secours hygiéniques et pharmacologiques à le procurer ?

On conseille d'unir la benoite aux antiscorbutiques. Sa force corroborante peut s'opposer aux progrès du scorbut, en ranimant la tonicité sur tous les points du corps ; son influence sur les fonctions nutritives peut devenir la source d'un autre avantage, celui de réparer la détérioration que la maladie a introduite dans la constitution intime des humeurs et des organes. La poudre de benoite, appliquée sur les gencives, corrige leur relâchement, rend à leur tissu la fermeté qui lui est naturelle.

TORMENTILLE. *Tormentillæ radix.* Racine du TORMENTILLA ERECTA. L. Plante vivace, commune dans les prairies sèches. Cette racine est épaisse, oblongue, tuberculée, brune au-dehors, rouge à l'intérieur. Elle contient une grande proportion de tannin, insoluble dans l'eau froide : on s'en sert dans plusieurs pays pour tanner les cuirs. On donne cette racine en poudre et en décoction dans l'eau : on en prépare un extrait qui a beaucoup d'analogie avec la gomme-kino et avec le cachou.

La racine de tormentille est inodore, mais elle a une saveur très styptique et amère. Son impression sur un tissu vivant détermine le rapprochement des fibres qui le composent, et développe par là sa force matérielle. L'usage de cette racine augmente l'énergie des organes, et dans les effets immédiats qu'elle suscite on reconnaît le caractère de la propriété tonique.

Les médecins des derniers siècles employaient fréquemment la racine de tormentille dans la diarrhée, dans la dysenterie, dans l'hématurie et dans les autres hémorrhagies. L'action styptique de cette substance est ce qui la recommande en thérapeutique ; on voit qu'elle doit échouer lorsque les causes qui entretiennent ces écoulements sanguins ou humoraux ne sont pas de nature à céder à une impression styptique. Combien de flux muqueux, séreux, sanguinolents, procèdent d'une phlogose chronique, d'ulcérations fixées sur la surface d'où découlent les humeurs qui sortent alors du corps, ou d'une dégénérescence des tissus organiques ! La tormentille est aujourd'hui peu usitée, et l'on s'en servait fréquemment autrefois ; cette différence est une suite nécessaire des progrès de la pathologie, qui, en faisant connaître l'état des parties d'où proviennent les évacuations sanguines ou muqueuses, ont appris à redouter l'usage des astringents. Si les médecins ne demandent de la tormentille qu'une faculté tonique, ils la trouveront en elle, avec le degré d'intensité ou de puissance qu'ils pourront désirer.

On a conseillé l'usage de cette racine contre les affections scorbutiques. Dans cette maladie, comme dans les précédentes, on la donne en poudre, à la dose de douze à quinze grains pris le matin et le soir : la décoction de cette substance, faite avec deux à quatre gros par livre d'eau, fournit un moyen médicinal efficace dont on donnera un petit verre le matin et un le soir.

La racine de tormentille a eu des succès contre les fièvres intermittentes; mais, comme le dit Cullen, il faut alors la faire prendre en substance, et à grande dose. Des auteurs veulent que l'on mêle la poudre de tormentille à celle d'un amer pur, comme la gentiane, lorsqu'on veut l'employer comme fébrifuge. Cette racine styptique est bonne pour remédier au relâchement de la luette et des gencives.

QUINTE-FEUILLE. *Pentaphylli radix. Quinque folium.* Racine du POTENTILLA REPTANS. L. Plante vivace, commune sur le bord des chemins et dans les lieux couverts. La racine de quinte-feuille est alongée, cylindrique, de la grosseur d'une plume à écrire, d'un rouge brun au-dehors, blanche en dedans. Cette production végétale est inodore, mais elle a une saveur styptique, un peu amère : on l'administre en poudre, et en décoction dans l'eau.

Les préparations de la quinte-feuille, en contact avec le tissu des organes, produisent les effets immédiats qui sont propres aux agents toniques. On les conseille comme des remèdes puissants dans les diarrhées anciennes et à la fin des dysenteries. C'est toujours dans l'impression styptique qu'elles portent alors sur les voies digestives que doit se trouver la raison de leur efficacité. Chomel assure que la quinte-feuille lui a été souvent plus utile que l'ipécacuanha dans le traitement de ces maladies. Il faisait bouillir une once de la racine dans trois livres d'eau, pour réduire à deux, et il faisait prendre à ses malades cette tisane comme un astringent sûr. Des déjections humorales ou sanguinolentes peuvent provenir de plusieurs sortes de lésions; il est de ces lésions que les toniques styptiques peuvent combattre; c'est la nature de celles qui sont guérissables par les toniques qu'il faut déterminer.

On attribue à cette plante des succès nombreux dans le traitement des fièvres intermittentes: on prétend même qu'Hippocrate s'en est servi comme d'un agent fébrifuge. D'après ce que nous avons dit jusqu'ici, les avantages que la racine de quinte-feuille procure dans ces affections périodiques, n'ont rien qui doive étonner; elle possède une faculté tonique très développée; elle se montrera un secours recommandable dans tous les cas où l'exercice de cette faculté pourra convenir. On fait aussi, avec cette racine des gargarismes astringents.

FRAISIER. *Fragariæ radix*. Racine du FRAGARIA VESCA. L. Plante vivace, très commune dans les bois secs, sur les coteaux, et qui se rencontre aussi autour des haies. Nous plaçons ici la racine de cette plante, parceque la propriété active dont elle jouit a un caractère tonique. Cette propriété est, il est vrai, très faible; ses effets sur le tissu des organes sont peu perceptibles; cependant, dans une distribution pharmacologique fondée sur la nature de l'influence que les substances médicinales exercent sur les parties vivantes, on ne peut mettre la racine du fraisier qu'avec les corps médicamenteux dont nous nous occupons. Nous retrouverons ailleurs les fruits de cette plante, les fraises; ils appartiennent à la classe des acidules.

La racine du fraisier est noirâtre, rameuse, fibreuse; elle est privée d'odeur; mais elle a une saveur styptique. Sa décoction est d'une belle couleur rouge; elle noircit avec la solution de proto-sulfate de fer. Lorsqu'on la prend à l'intérieur, la matière colorante qu'elle contient pénètre dans le corps, et se retrouve dans les urines, qui deviennent rosées. Geoffroi assure que les malades qui boivent une grande quantité de cette décoction rendent des excréments si rouges, qu'on les croirait atteints d'un flux hépatique.

La propriété que recèle la racine de fraisier est très débile; les changements qu'elle détermine dans l'état actuel et dans l'action des appareils organiques, restent toujours difficiles à saisir. Les auteurs de matière médicale accordent à cette racine une propriété diurétique; il n'est pas plus aisé d'en démontrer l'existence: l'impression qu'exercent sur les reins les molécules de cette substance est trop légère pour en fournir l'explication. Un écoulement plus abondant d'urine après l'usage de la racine de fraisier, tient le plus souvent à ce qu'on administre toujours cette substance en tisane, que l'on en boit une grande quantité, et que l'on porte dans le sang une humidité surabondante qui s'écoule par les voies urinaires.

Il est des médecins qui, dans le début des fièvres aiguës, dans les phlegmasies, dans la gonorrhée, etc., font prendre la tisane de fraisier édulcorée avec un sirop, du sucre ou du miel. Il est heureux que la faculté tonique de cette racine ne soit pas plus développée, car son exercice ne pourrait que nuire dans ces affections; l'innocuité de cette substance tient ici à la faiblesse de son action. Au reste, si celle-ci avait eu plus d'énergie, l'expérience aurait depuis long-temps signalé le danger de l'emploi de la racine de fraisier dans les maladies où il y a de l'irritation, de la chaleur ou de la phlogose.

Les auteurs de matière médicale conseillent la tisane de racine de fraisier dans les hémorrhagies, le flux de ventre, les dysenteries, comme un remède propre à fortifier, par son action astrictive, les parties par où s'opère un écoulement morbide d'humeurs.

Les feuilles du fraisier ont des qualités sensibles, une constitution chimique et des propriétés médicinales analogues à celles des racines de cette plante. Des auteurs les ont citées comme propres à remplacer le thé.

Roses rouges, ou Roses de Provins. *Rosæ rubræ flores.* On connaît sous ce titre, en pharmacie, les pétales du rosa gallica, L., arbuste qui croît spontanément dans quelques provinces de la France, et que l'on cultive dans tous les jardins, à cause de la beauté de ses fleurs. Celles-ci sont grandes, et d'un rouge pourpre très foncé. Pour l'usage médical, on cueille les boutons avant leur épanouissement, on les effeuille, on jette les calices, et l'on fait sécher promptement les pétales, parcequ'il est reconnu qu'une dessiccation lente altère leurs qualités. Pris avant que la fleur soit ouverte, ces pétales ont une couleur plus vive et une force médicinale plus développée : on en tire une quantité notable de fer.

M. F. Cartier (*Journ. de Pharmac.*, tom. 7, p. 527), en faisant des recherches sur la matière colorante des pétales de la rose de Provins, en voulant s'assurer si la couleur de ces pétales était due au fer, a été conduit à faire leur analyse chimique. Les principes qu'il en a extraits sont :

1° Du tannin,

2° De l'acide gallique,

3° Une matière colorante,

4° Une huile essentielle,

5° Une matière grasse,

6° De l'albumine;

7° Des sels solubles, carbonate, phosphate et hydro-chlorate de potasse,

8° Des sels insolubles, carbonate et phosphate de chaux,

9° De la silice,

10. De l'oxide de fer.

On voit avec étonnement dans ce travail que les pétales de la rose blanche fournissent plus de fer que les pétales pourpres de la rose de Provins. Ce métal n'est donc pas la cause de la coloration de ces derniers.

Ces pétales donnent une saveur astringente et un peu amère. On les administre en poudre ou en bols ; on peut aussi en tirer un extrait qui a une belle couleur brun marron, qui est acide et fortement astringent. En mêlant la poudre des pétales de la rose de Provins avec le sucre, et en humectant ce mélange avec l'eau distillée de roses, R. CENTIFOLIA, L., on obtient la conserve de roses rouges. On suit différents procédés pour préparer cette composition pharmaceutique; le point le plus important pour nous, c'est la différence de proportions que les pharmacopées prescrivent entre la poudre de roses et le sucre. Il est des formules qui demandent parties égales de ces deux ingrédients; d'autres, deux parties de sucre pour une de roses; d'autres enfin diminuent beaucoup plus la quantité de la substance tonique. La propriété médicinale de cette conserve émane des principes styptiques ou amers que la rose y porte; son développement, son efficacité sera donc en raison de la somme de ces principes qui se trouvera dans ce composé, ou autrement, dans la dose que le malade en prendra à la fois. On fait aussi des infusions, des décoctions, un vin et une teinture alcoholique avec les pétales de la rose rouge; en épaississant avec le miel une infusion aqueuse de cette substance, on a le miel rosat.

Ces diverses préparations exercent, sur les organes vivants, une impression tonique. Prises à l'intérieur, à petites doses, elles fortifient doucement l'estomac et facilitent l'exercice de la fonction digestive. On les conseille dans les anorexies qui tiennent à la faiblesse de l'appareil gastrique; on les recommande dans les diarrhées qui dépendent de l'inertie, du relâchement des intestins: on ajoute avec avantage la conserve de roses au lait, lorsque ce liquide se digère mal. Tous les observateurs ont vu que l'usage des composés faits avec la rose rouge causait assez habituellement une légère constipation; l'action styptique ou corroborante de ces agents explique ce résultat. Mais en même temps d'autres auteurs annoncent qu'un gros de la poudre de roses rouges, donné en une seule fois, occasione plusieurs déjections alvines; ce qui provient évidemment de ce qu'à cette dose l'impression styptique est telle, qu'elle jette le trouble dans les mouvements naturels du canal alimentaire.

La conserve de roses jouit d'une grande réputation dans le traitement des toux chroniques, lorsque les fonctions nutritives sont altérées et languissantes, et que le corps éprouve un amaigrissement progressif. Cette composition exerce alors une double influence, également favorable, sur l'organe pulmonaire et sur l'appareil digestif. Elle réveille l'énergie du premier, et tend à corriger sa disposition morbide. Elle soutient l'action du dernier, et donne lieu à la formation d'un meilleur chyle. C'était sans doute dans des catarrhes chroniques que des médecins distingués admiraient la puissance d'un usage journalier de la conserve de roses, bien qu'ils aient nommé ces maladies des phthisies commençantes, même des phthisies désespérées. Il est bon de noter que l'on administrait, dans ces affections, de fortes quantités de conserve de roses, comme quatre à six onces par jour; des malades en ont pris en deux mois plus de trente livres. Quand on cherche à estimer la puissance thérapeutique de ce composé, il faut, à côté de l'action tonique qu'exerce sur le corps malade l'ingrédient médicinal, placer le produit nutritif de la grande proportion de sucre qui lui est associé. Il est important de se rappeler ici les observations où l'on célèbre les succès de cette conserve; car, en même temps que les malades usaient de ce remède, on voit qu'ils ne prenaient que des matières alimentaires adoucissantes, du lait, du pain de froment, etc. *Murray, Apparat. medicam.* tom. 3, p. 168, et seq.

On cite des observations de sueurs affaiblissantes qui ont été modérées, combattues par l'action tonique de la conserve de roses. On en a obtenu d'utiles résultats dans des diarrhées colliquatives. Quand on réfléchit que les évacuations alvines sont alors entretenues par des zones d'irritation, par des ulcérations, trop souvent par des dégénérescences profondes, situées sur divers points du canal intestinal, on sent que ce remède ne peut être que rarement efficace. On voit même qu'il convient de le suspendre, si, dès les premières prises, il ne produit pas de bien. Toutefois, n'oublions pas que l'on guérit avec des substances styptiques les ulcères de la peau, et que ceux des membranes muqueuses, qui sont récents et superficiels, cèdent fréquemment aux mêmes impressions.

On recommande la conserve de roses dans l'hémoptysie. Après les saignées convenables, ce médicament, pris avec modération, peut, en ranimant doucement l'énergie des poumons, dissiper la congestion qui entretient une exhalation sanguine sur la surface des bronches, empêcher qu'il ne s'en forme de nouvelles. On mêle assez ordinairement du nitrate de potasse à la conserve de roses, lorsque l'on s'en sert dans l'hémoptysie. Ce dernier sel fait sur la surface gastrique une impression d'une nature particulière qui diminue brusquement les mouvements artériels, qui ralentit le cours du sang : ce sel a la plus grande part à l'opération médicinale de ces composés. *Voyez* NITRATE DE POTASSE.

On conseille la rose rouge dans la leucorrhée. On fait des injections dans le vagin, avec l'eau ou le vin chargé des principes styptiques de cette substance. On applique ces liqueurs sur les parties du corps qui sont relâchées, infiltrées, pour resserrer leur tissu et rétablir leur action. On recommande ces topiques astringents dans la hernie ombilicale, dans l'infiltration du scrotum chez les enfants, dans la chute du rectum, etc. On en fait des gargarismes utiles pour combattre le gonflement atonique de l'arrière-bouche, pour fortifier les gencives, etc. On en tire un parti avantageux pour arrêter la salivation mercurielle, lorsque les symptômes d'irritation et de phlogose sont apaisés. L'infusion de roses rouges sera un collyre bienfaisant à la fin des ophthalmies.

Il est encore un certain nombre de plantes de la famille des rosacées que l'on a admises dans la matière médicale ; toutes produisent des effets toniques, et c'est de leur action corroborante que dépendent les avantages curatifs qu'elles procurent. Nous citerons l'aigremoine, AGRIMONIA EUPATORIA, L., qui est commune sur les rideaux et au bord des chemins. Cette plante a un goût austère et amer. On en conseille l'usage dans les flux muqueux chroniques, et dans les hémorrhagies passives. Elle est surtout usitée en gargarisme pour dissiper le gonflement qui survit à l'état inflammatoire dans les maux de gorge. Tant que l'irritation ou la phlogose est très vive, l'impression immédiate de ces gargarismes styptiques serait nuisible : mais cette même impression se montre salutaire quand le travail inflammatoire a déjà perdu de son intensité, et que la résolution commence à s'opérer. On vante le vin dans lequel on a mis infuser de l'aigremoine, comme un gargarisme utile dans les ulcérations atoniques de la gorge. Les feuilles de ronce, RUBUS FRUTICOSUS, L., ont les mêmes qualités sensibles que l'aigremoine, et servent aussi à composer des gargarismes que l'on met en usage dans les mêmes cas. Ces gargarismes sont des remèdes populaires que l'on emploie dans les maux de gorge ; il est évident cependant qu'ils doivent nuire dans le début de ces affections, et que si le mal qu'ils causent reste inaperçu, c'est que la faiblesse de leur force active lui donne peu de gravité. A la fin des esquinancies, les gargarismes de feuilles de ronce peuvent rendre quelque service. Nous ajouterons l'écorce du cerisier, PRUNUS CERASUS, L., dont on a vanté les vertus fébrifuges, et que l'on mêle souvent au quinquina ; l'écorce d'alisier, CRATÆGUS TORMINALIS, L., que l'on a employée dans la dysenterie ; le coing, fruit du coignassier, PYRUS CYDONIA, L., qui contient de l'acide gallique et de l'acide malique : ce fruit a une saveur austère très marquée. On fait avec son suc un sirop que l'on emploie contre les diarrhées ; on en compose aussi une gelée qui a également une vertu astringente. Ces préparations sont citées comme de puissants stomachiques : on les conseille aux convalescents pour rétablir les facultés digestives, lorsqu'une longue maladie les a énervées. Le fruit du néflier, MESPILUS GERMANICA, L., qui a guéri des diarrhées anciennes et rebelles; l'argentine, POTENTILLA ANSERINA, L.; la reine des prés, SPIRÆA ULMARIA, L.; la filipendule, SPIRÆA FILIPENDULA, L.; le pied de lion, ALCHEMILLA VULGARIS, L., etc., etc., doivent être ici mentionnés. Nous ajouterons le SPIRÆA TOMENTOSA, L., qui a de la réputation aux États-Unis, où elle est abondante, et dont le D. Mead vient de proposer l'emploi. (*Journ. univ. des Sc. méd.*, tom. 24, p. 238.)

Famille des myrtes.

GRENADIER. PUNICA GRANATUM. L. Arbrisseau originaire d'Afrique, qui croît très bien dans le midi de l'Europe. On nomme *balaustes, balaustiorum flores*, en pharmacie, les pétales des fleurs de cet arbrisseau. Ces pétales sont rouges, inodores, d'une saveur légèrement astringente et amère. On se sert aussi de l'écorce du fruit, *granati cortex*, que l'on désigne sous le titre de *malicorium* : cette production a un goût styptique très prononcé ; elle est employée au tannage des cuirs.

L'infusion des balaustes, comme celle du malicorium, est d'un beau rouge; elle noircit fortement avec le proto-sulfate de fer. Elle exerce sur les tissus vivants la même impression que les agents toniques, et détermine dans l'état actuel des organes les mêmes changements. Cullen a vu l'écorce de grenade être utile dans les diarrhées. On en recommande particulièrement la décoction en gargarismes, pour rétablir le ton de la luette et des amygdales après les inflammations de ces parties. On assure que cette écorce remplace dans la médecine asiatique le quinquina et nos autres productions astringentes; que son usage en poudre est fort général dans tout l'orient, et qu'elle est le remède ordinaire des fièvres intermittentes pour les médecins persans. Voyez la description d'une pharmacie portative du Thibet, *Bibliothèq. britanniq.*, *septemb.* 1811.

On vient de vanter l'écorce de la racine du grenadier comme un vermifuge dont l'expérience confirmait l'efficacité. On conseille douze grains de cette écorce en pilules à la fois. (*Journ. de Pharmac.*, mai 1823.)

Famille des légumineuses.

CACHOU. *Terra Cate seu Catechu*, suc concret d'un rouge brun, fragile et facile à pulvériser, que l'on trouve en petits pains ou en masses dans le commerce. On avait aussi appelé cette substance, terre du Japon, *terra japonica*, dénomination doublement fautive : le cachou n'est point une matière minérale, et elle ne se prépare point au Japon.

Le cachou provient de plusieurs espèces de MIMOSA, et surtout du MIMOSA CATECHU, arbre très commun au Bengale, dans la province de Bahar (Inde). Son bois est blanchâtre extérieurement, et d'une couleur brune foncée à l'intérieur. C'est cette dernière partie du corps ligneux que l'on emploie pour la préparation du cachou; on la réduit en petits fragments que l'on fait bouillir dans l'eau avec les fruits verts de cet arbre,

L'excipient se charge des principes que ces productions contiennent; on évapore le liquide jusqu'à un treizième environ de son volume; ensuite on expose ce résidu dans des vases, à l'ardeur des rayons solaires, qui le dessèchent peu à peu. Il paraît que, dans ces contrées, on fait aussi servir à la fabrication du cachou le bois, les écorces et les fruits de plusieurs autres genres de plantes.

Le docteur Duncan distingue deux espèces de cachou : l'un, qui nous arrive de Bombay, est d'un rouge moins foncé, d'une texture uniforme; l'autre, qui vient du Bengale, se montre plus fragile, moins consistant, et d'un rouge brun. Ils réunissent les mêmes qualités sensibles; ils sont inodores; leur saveur ne présente pas de différence notable; ils font sur la langue une impression styptique un peu amère, mêlée de quelque chose de douceâtre. Peu solubles dans l'eau froide, ils se dissolvent facilement dans ce liquide quand il contient beaucoup de calorique. Dans les pharmacies, on fait subir au cachou une purification avant de s'en servir; on le met fondre dans l'eau bouillante; il s'en sépare une matière terreuse qui paraît avoir été ajoutée lors de sa confection; on décante la liqueur, et l'on ramène, par une douce évaporation, la matière tannante à la consistance extractive.

M. Davy a analysé ces deux sortes de cachou, et il a trouvé pour 200 grains :

Dans celui de Bombay.	Tannin. . . .	109 part.
	Extractif. . . .	68
	Mucilage. . . .	13
	Matière terreuse .	10

Dans celui de Bengale.	Tannin. . . .	97
	Extractif. . . .	73
	Mucilage . . .	16
	Résidu terreux. .	14

On administre le cachou en poudre ou en solution dans un véhicule aqueux. On en fait aussi des pastilles ou des tablettes qui sont fort usitées et dans lesquelles le cachou est associé au sucre et à divers aromates, comme la fleur d'oranger, la cannelle, l'ambre, etc. On emploie quelquefois la teinture du cachou : la matière tannante que contient cette substance se dissolvant dans l'alcohol.

La nature des principes chimiques qui composent le cachou annonce que cette substance doit faire sur les tissus vivants une impression styptique, déterminer un resserrement de leurs fibres, un développement de leur tonicité; c'est aussi ce que démontre l'observation journalière. L'action du cachou sur un organe fortifie le matériel de ce dernier, et donne à ses mouvements plus d'énergie. L'usage de cette matière excite l'appétit; mêlée avec la nourriture, elle rend la fonction digestive plus libre, plus facile ; beaucoup de personnes en avalent avant ou après les repas, à cause de sa propriété stomachique. On ne prend alors le cachou qu'à la dose de quatre, six ou douze grains, parcequ'on ne veut agir que sur l'appareil gastrique.

La thérapeutique invoque le secours de la puissance corroborante de cette matière styptique dans les diarrhées. M. Alibert se loue de l'usage d'une boisson faite avec un demi-gros de cachou dissous dans deux livres d'eau de riz, qu'il fait prendre, à l'hôpital Saint-Louis, aux vieillards atteints de flux dysentériques rebelles. (*Élém. de thérap.*, tom. 1, p. 172.) C'est de l'impression que le cachou fait sur les voies digestives que procède ici son utilité: il faut donc que cette impression offre un degré d'intensité capable de combattre la disposition pathologique de la surface intestinale. Nous avons déjà dit que, quand les premières prises des remèdes astringents ne soulagent pas dans ces maladies, il est dangereux de continuer. Il paraît difficile de concevoir comment le cachou peut opérer la guérison d'une phlogose, même d'ulcérations des voies digestives. Ce résultat procède de la contre-irritation que la substance dont nous venons de parler oppose à celle qui existe déjà sur la membrane muqueuse intestinale. Il arrive alors, ce qui a lieu dans le traitement des ophthalmies par les collyres irritants, des ulcérations cutanées par des caustiques. La substance médicamenteuse provoque un changement brusque dans l'état morbide de la surface malade; ce mouvement la ramène à sa condition naturelle. Cette méthode perturbatrice appliquée aux phlogoses des membranes muqueuses ne réussit bien que lorsqu'elles sont récentes, qu'elles n'ont point encore occasioné de désorganisations des tissus, qu'elles ne sont pas associées à des dégénérescences étendues. Une femme âgée de soixante-cinq ans avait une diarrhée qui ne datait que de huit jours; cette diarrhée était accompagnée de chaleur dans le ventre, de coliques, de ténesme: la malade allait jusqu'à dix fois par jour. Elle prit un demi-gros de cachou en poudre en trois doses. Les coliques, la chaleur intestinale, cessèrent dans la même journée : dès le lendemain, les selles étaient devenues solides. Elle continua ce remède pendant quatre jours. L'appareil digestif avait repris ses mouvements et son action.

On a retiré des avantages marqués de l'emploi du cachou dans les toux humides, dans les expectorations abondantes, qui dépendent d'un gonflement atonique de la membrane muqueuse bronchiale, d'une congestion inerte du tissu pulmonaire. Il est évident que l'influence directe de cette substance tonique, sur ces parties, est propre à corriger leur disposition pathologique. De plus, un grand nombre d'affections catarrhales étant liées à un affaiblissement du système gastrique, le cachou a alors une double source d'utilité. On conseille cette matière médicinale à la fin des catarrhes chroniques de la vessie, lorsque l'on veut ramener la membrane muqueuse qui tapisse l'intérieur de cette cavité à sa condition physiologique, et faire cesser une sécrétion exubérante qu'entretient l'état morbide de cette membrane. Des praticiens ont réussi à suspendre des sueurs affaiblissantes en se servant de la force corroborante du cachou pour développer le ton, pour ranimer l'énergie vitale du système cutané. On y a cherché un remède contre les hémorrhagies utérines, contre le diabétès, etc. Comme les principes de ce suc acerbe ne peuvent agir sur les parties où ces maladies ont leur siége qu'en se répandant dans tout le corps, il faut en administrer de fortes doses, comme un à deux gros dans la journée.

On emploie le cachou en lavement, quand on veut exercer une impression corroborante sur la surface interne des gros intestins : on fait des injections dans le vagin avec une solution de cette substance, quand on veut produire le même effet immédiat dans ce conduit. On recommande les pastilles de cachou pour raffermir le tissu des gencives, pour guérir les ulcérations de la bouche, pour corriger la mauvaise haleine, pour détruire une prédisposition à des engorgements passifs de la gorge, etc. On promène alors quelque temps dans la bouche, les tablettes ou les pastilles de cachou : on met successivement tous les points de cette cavité en contact avec elles. L'action styptique que les parties malades ressentent explique les avantages que ces remèdes obtiennent contre les affections pathologiques dont nous venons de parler.

SANG-DRAGON. *Sanguis draconis.* Suc résineux que l'on obtient par incision du PTEROCARPUS DRACO, L. Arbre qui se trouve abondamment aux environs de Santa-Fé, dans l'Amérique méridionale, et qui croît aussi dans les Indes orientales, et du PTEROCARPUS SANTALINUS, L., arbre de l'Amérique méridionale. Le DRACÆNA DRACO, L., de la famille des asparaginées, fournit un sang-dragon fin. On en retire aussi du fruit du CALAMUS ROTANG, L., de la famille des palmiers. Ce suc vient en petites masses, de forme ovale, en cylindres comprimés et en masses informes; il est dur, opaque, d'un rouge brun : il donne par la trituration une poudre d'un rouge vif.

L'eau n'a point d'action sur cette substance, mais l'alcohol s'en empare en grande partie, et prend, en se combinant avec elle, une belle couleur rouge. Le sang-dragon est inodore, il n'a point de saveur : comme il ne se dissout pas dans les sucs salivaires, il ne fait aucune impression sur l'organe du goût. On l'administre le plus ordinairement en poudre; on porte la dose depuis dix à douze grains jusqu'à un demi-gros. On met aussi en usage la teinture alcoholique de cette substance depuis trente gouttes jusqu'à une cuillerée à café à la fois.

Le sang-dragon est regardé, dans les matières médicales, comme un puissant remède astringent, et c'est surtout dans les hémorrhagies que l'on en recommande l'emploi. La couleur rouge de cette substance n'aurait-elle pas influé sur le crédit qu'elle a obtenu dans le traitement des pertes de sang? Quoi qu'il en soit, les praticiens qui, pour bien apprécier ses effets curatifs, ont observé son action sur l'économie vivante, en ont été peu satisfaits. Le sang-dragon entre pour un tiers dans la composition des pilules d'alun-teint qui ont eu une certaine vogue; mais l'alun seul a une puissance médicinale si développée, qu'il est difficile de décider si le sang-dragon a eu quelque part aux succès que ce mélange a procurés.

Le sang-dragon entre dans la composition des poudres et des électuaires pour les dents, et dans celle des vernis.

Bois de Campêche. *Campechense lignum.* Hæmatoxylum campechianum. Arbre qui croît spontanément au Mexique, et que l'on a naturalisé à la Jamaïque, à Saint-Domingue. On consomme une quantité considérable de son bois pour la teinture des étoffes; il est dur, compacte et très chargé d'une matière colorante rouge. On s'en est aussi servi en médecine: l'eau et l'alcohol le dépouillent de ses principes. M. Chevreul y a découvert l'existence d'une matière particulière qu'il a nommée *hématine*. On retire, pour l'usage thérapeutique, un extrait de ce bois : on le donne également en décoction.

Le bois de campêche est à peu près inodore, mais il a une saveur douceâtre, amère et astringente. Lorsque l'on fait prendre les composés pharmaceutiques de ce bois, une portion de sa matière colorante pénètre dans le système animal, et imprime aux urines une couleur rouge. Le reste de cette matière gagne les gros intestins, et donne la même teinte aux excréments.

Les médecins anglais emploient le bois de campêche, dans les diarrhées et à la fin des dysenteries. L'action astrictive que cette substance exerce sur les tissus vivants, est douce ; elle peut se montrer salutaire dans des occasions où l'on redouterait une impression plus vive, plus forte, sur la surface intestinale. C'est au reste un remède peu usité en France. Considéré comme agent thérapeutique, le bois de campêche ne présente que sa faible propriété tonique : or nous sommes abondamment pourvus de ressources en ce genre ; cette substance n'a rien qui la rende recommandable, et elle ne peut tenir qu'un rang subalterne au milieu des agents médicinaux auxquels le caractère de sa force active la rattache.

Famille des papavéracées.

Fumeterre. *Fumariæ herba.* Fumaria officinalis, L. Plante annuelle, très commune dans les jardins, parmi les herbes potagères : elle paraît se plaire dans les lieux cultivés. La fumeterre ne s'élève guère qu'à la hauteur de six à huit pouces : elle est tendre, succulente, inodore, mais d'une saveur amère très prononcée, et qui a quelque chose de salé. On se sert en médecine de la plante entière.

La fumeterre contient des principes extractifs qui se dissolvent dans l'eau, dans le vin et dans l'alcohol. Son infusion aqueuse noircit avec le proto-sulfate de fer. On tire de cette plante, par l'expression, un suc que l'on dépure, et dont on fait fréquemment usage. En épaississant ce liquide avec le sucre, on le convertit en sirop. On prépare aussi avec le suc de la fumeterre un extrait qui contient beaucoup de malate de chaux, et que l'on administre souvent en pilules. Cette plante ne perd aucun de ses principes actifs, par la dessiccation : dans cet état, elle sert à composer des infusions ou des décoctions. La teinture et le vin de fumeterre ne sont point usités.

L'impression de ces composés sur les organes vivants détermine l'effet physiologique qui caractérise l'opération des toniques. On voit toujours leur usage fortifier le tissu des appareils organiques, quand il est relâché ou affaibli, et donner plus d'énergie à leur action vitale, quand elle est languissante. Les agents pharmaceutiques tirés de la fumeterre réveillent l'appétit, excitent, dans la région de l'estomac, un léger sentiment de chaleur, qui décèle le développement de vitalité qu'éprouve alors cet organe. Si l'on prend ces agents à une dose assez élevée, et que les principes de cette plante pénètrent dans tout le système animal, un mouvement analogue aura lieu dans toutes les parties du corps; la médication sera générale.

La fumeterre a quelquefois occasioné des déjections alvines, ce qui avait porté quelques auteurs anciens à lui accorder une vertu purgative. C'est l'impression directe qu'elle exerce sur la surface intestinale qui cause cet effet, et il n'a lieu ordinairement que quand on prend sa poudre ou son suc, à hautes doses. On assure que cette plante accroît le cours des urines; si elle contribue à rendre plus active la fonction sécrétoire des reins, ce ne peut être que par l'exercice de son influence corroborante sur ces organes; il est inutile d'admettre en elle une vertu spéciale pour expliquer ce résultat. On cite aussi cette plante comme un moyen emménagogne; dans quelques occasions propices, elle aura favorisé la congestion menstruelle, en agissant sur le tissu de l'utérus, en éveillant sa tonicité; ce nouveau produit ne prouve pas l'existence d'une nouvelle propriété.

On a rarement recours à la fumeterre pour remédier aux affections de l'estomac et des intestins. On conseille plus particulièrement les médicaments tirés de cette plante quand il s'agit de rétablir l'action sécrétoire du foie et de rendre à la bile son cours naturel. Dans plusieurs espèces de jaunisses, cette plante s'est montrée un remède utile. Elle ne peut convenir que dans celles qui dépendent d'une tendance du foie au ramollissement, ou même à l'induration de son tissu; elle serait contraire si la jaunisse dépendait d'une irritation, d'une phlogose ou d'une hypertrophie de l'organe hépatique. C'est le suc dépuré que l'on recommande alors le matin et le soir, à la dose de deux à trois onces : on le mêle souvent avec celui de pissenlit ou de chicorée. On emploie aussi l'extrait de fumeterre que l'on fait prendre en pilules : l'infusion de cette plante peut également convenir.

La fumeterre jouit d'une antique renommée dans le traitement des affections morbides de la peau. Dans ce cas, on la décore du titre de plante dépurative. Ce titre a une grande importance aux yeux de ceux qui attribuent les maladies cutanées à des âcretés, à des acrimonies de la masse sanguine, et qui voient, dans ce remède, une puissance qui pousse au dehors ces principes nuisibles, qui rétablit les qualités douces, vivifiantes du sang. Nous ne chercherons pas dans l'influence d'une puissance dont on ne peut démontrer l'existence, la raison des avantages que la fumeterre procure dans le traitement des dartres, des gales rebelles, etc. : nous en trouverons une suffisante dans l'action que cette plante exerce sur l'appareil dermoïde, d'une part, et sur les fonctions nutritives, de l'autre ; car c'est toujours de sa force tonique qu'émane son utilité thérapeutique. Ce qui le prouve, c'est que l'usage de la fumeterre est contraire aux personnes atteintes de maladies de la peau, lorsqu'elles ont une complexion pléthorique, et que les endroits affectés d'ulcérations ou recouverts de croûtes sont rouges, douloureux, brûlants, irrités. La fumeterre ne convient qu'aux personnes pâles, dont la peau est molle, mal nourrie, dans un état d'atonie, à celles qui sont bouffies, dont le sang et les tissus vivants ont leur complexion intime détériorée, dont les glandes lymphatiques sont gonflées, etc.

Ne voit-on pas clairement que l'opération tonique de cette plante est toujours la source d'où procède le bien qu'elle procure? Elle anime la vitalité du système cutané; elle change son action morbide, elle tend à rétablir son état naturel. La fumeterre augmente en même temps la vigueur de l'appareil gastrique; elle rend le chyle plus parfait, de meilleure nature : répandus dans tout le système, les principes de cette plante donnent à la nutrition un nouveau mode qui opère comme une régénération des humeurs et des tissus organiques. N'oublions pas que l'on donne alors les préparations pharmaceutiques de cette plante à hautes doses. On fait prendre le suc dépuré le matin et le soir; on administre plusieurs fois le jour, et au moment des repas, des pilules composées avec l'extrait de ce végétal; la boisson du malade est une infusion de fumeterre ou du petit-lait dans lequel on a mis bouillir une pincée de cette plante. Le corps se trouve rempli de principes actifs dont l'influence est permanente et universelle. Ajoutons que le traitement n'est ordinairement couronné de succès que quand on le continue long-temps, comme trois, quatre, même six mois, et qu'alors la nourriture du malade, l'exercice qu'il prend, la saison et les autres secours de l'hygiène ont une grande part à la guérison.

On présente encore la fumeterre comme une substance médicinale qui peut devenir utile dans les affections scorbutiques, dans la goutte, dans les maladies vermineuses, etc.

Famille des polygonées.

PATIENCE. *Patientiæ radix. Lapathi radix.* Ra

cine du RUMEX PATIENTIA, L.; et du RUMEX ACUTUS, L. Plantes communes dans les prairies sèches et dans les lieux incultes. Leurs racines sont fusiformes et jaunâtres intérieurement : elles sont à peu près inodores, mais elles ont une saveur amère et un peu styptique. Lorsqu'on les mâche elles jaunissent la salive. Les feuilles de ces plantes sont acides.

Les racines de patience contiennent des principes extractifs qui se dissolvent dans l'eau. Aussi c'est toujours en décoction qu'on les administre : on met une ou deux onces de ces racines fraiches pour deux livres de véhicule. M. Deyeux y a trouvé du soufre; mais comme cette matière minérale est insoluble dans l'eau, elle ne peut avoir part aux effets que produit la tisane de patience. L'extrait de cette racine contient du soufre, de l'oxalate de chaux et de l'albumine végétale.

L'opération tonique de la production qui nous occupe se remarque bien sur les voies digestives. On s'est servi avec succès de cette racine contre la faiblesse de l'estomac et des intestins, et contre l'inappétence. Cette opération n'est plus aussi facile à constater sur les autres points de l'économie animale. Des observateurs ont vu la sueur couler après l'usage de la racine de patience. Comme les autres toniques, cette substance favorise l'exercice de la transpiration, en soutenant l'action vitale du système cutané; mais elle ne provoquera pas la sueur, si d'autres causes ne viennent aider et diriger son influence. Pour que la tisane de patience établisse une diaphorèse, il faut qu'on la prenne chaude, et surtout que les circonstances hygiéniques qui agissent sur le corps de l'individu médicamenté soient favorables à ce phénomène. Les effets diurétiques de la patience dépendront de la pénétration dans le sang, du véhicule qui contient les principes actifs de cette racine ; ils pourront, dans quelques cas, tenir à l'impression de ces principes sur les organes sécréteurs de l'urine.

On voit souvent la décoction de racine de patience sauvage tenir le ventre plus libre, lorsqu'on en prend beaucoup à la fois. On a cru remarquer que cet effet était plus marqué quand on se servait de la racine bien fraîche. Il est digne de remarque que la rhubarbe, qui réunit une propriété purgative à une propriété tonique, est de la même famille botanique que la patience.

La racine de cette dernière plante s'est fait une grande réputation dans le traitement des maladies de la peau. C'est ordinairement la tisane de patience que l'on conseille dans les affections psoriques : on y a aussi fréquemment recours dans les dartres. Est-ce l'exercice de sa propriété tonique sur le système dermoïde qui occasione les avantages que produit son emploi ? Ce qui semblerait le prouver, c'est qu'elle est nuisible quand la lésion cutanée est accompagnée de chaleur, de rougeur, d'irritation, quand il y a un mouvement fébrile permanent. Si le malade était dans un état de pâleur et de détérioration, la patience pourrait aussi devenir salutaire, en rendant les digestions plus parfaites et la nutrition plus active.

On a regardé la racine de patience sauvage comme un moyen dont la thérapeutique pouvait tirer un parti avantageux dans le scorbut et dans les embarras des viscères; mais on sait que les lésions que l'on entendait, en pathologie, par cette dernière dénomination sont indéterminées. On dit aussi cette racine utile dans quelques jaunisses; ces indications ont quelque chose de trop vague; il faut préciser davantage quelles sont les affections du foie contre lesquelles on peut diriger la vertu tonique de la patience; des causes très diversifiées peuvent faire acquérir à la peau une teinte jaune; et si les unes peuvent être combattues par ce remède, il en est d'autres qu'il aggraverait.

BISTORTE. *Bistortæ radix.* Racine du POLYGONUM BISTORTA. L. Plante vivace que l'on trouve dans les prés montagneux de la France et de l'Allemagne, et dont la racine est oblongue, courte, annelée et contournée sur elle-même.

La racine de bistorte est inodore, mais elle a une saveur acerbe très intense. Elle noircit la solution de proto-sulfate de fer; elle précipite la gélatine; elle contient une grande proportion de tannin, de l'acide gallique, beaucoup d'amidon : Schéele y a démontré la présence de l'acide oxalique. On administre la bistorte en poudre : l'eau et l'alcohol se chargent de ses principes actifs : on se sert plus souvent de sa décoction que de sa teinture; elle communique à l'eau une couleur rouge très foncée.

Cette racine possède une force tonique très puissante : le resserrement fibrillaire qu'elle détermine dans les tissus vivants est très vif, très prononcé. L'expérience clinique a constaté que la thérapeutique pouvait tirer un parti utile de l'opération styptique de la bistorte dans les hémorrhagies, dans les flux séreux et muqueux; mais elle a démontré en même temps qu'il ne fallait jamais recourir à ce moyen médicinal lorsqu'il y avait de la chaleur, un trouble fébrile général. Devons-nous prévenir qu'à petites doses la bistorte agit seulement sur le canal digestif; que, dès que l'on en prend une quantité plus forte, ses principes actifs pénètrent dans le fluide sanguin, et qu'ils font sentir à tous les appareils leur puissance tonique?

Cullen a employé la bistorte pour guérir des fièvres intermittentes. Comme pour réussir dans cette maladie, il faut produire un développement notable des forces toniques dans tout le système animal, ce praticien en donnait jusqu'à trois gros en un jour, qu'il mêlait souvent avec la poudre de gentiane.

Quand on se sert de ce remède pour combattre l'incontinence d'urine, pour diminuer la leucorrhée, etc., il faut encore en administrer des doses très élevées: il est nécessaire que l'influence médicinale de cette racine s'étende jusqu'aux organes qui sont le siége de la maladie. On peut tenter d'arrêter des écoulements gonorrhéiques avec cette substance, lorsqu'il n'existe plus d'inflammation dans le canal de l'urèthre. Enfin la bistorte est recommandée comme un bon moyen pour raffermir le tissu relâché des gencives.

Famille des ménispermées.

Colombo. *Colombæ, columbæ, vel columbæ radix.* Racine du MENISPERMUM PALMATUM, Lamarck. COCCULUS PALMATUS, Decandolle. On a été long-temps sans savoir à quelle plante on devait rapporter le colombo, qui n'a été introduit en matière médicale que vers le milieu du dernier siècle. Le nom que porte cette production est celui de la ville principale de l'île de Ceylan. La plante qui la fournit est vivace, dioïque; cette plante a une racine tubéreuse, fusiforme, une tige simple, volubile. Commerson l'a vue cultivée à l'île de France, où elle avait été apportée de la côte d'Afrique ou de l'Inde. M. Forbin l'a depuis trouvée à Mozambique. C'est de là que les Portugais apportaient le colombo en Europe.

Cette matière médicinale se trouve dans le commerce en morceaux orbiculaires, inégaux. On y distingue la substance corticale qui est d'un brun obscur, la partie intérieure qui est jaune, et le centre qui offre l'apparence d'une moelle farineuse d'un jaune verdâtre. La saveur du colombo est d'une amertume assez prononcée, désagréable, avec quelque chose d'âcre. Cette substance est à peu près inodore, sa poudre est verdâtre et attire l'humidité.

M. Planche a montré une grande sagacité en s'occupant de l'analyse de cette racine. Il résulte de la série d'expériences chimiques auxquelles il l'a soumise, qu'elle ne contient pas de tannin ni d'acide libre; que l'amidon forme à peu près le tiers de son poids; qu'elle recèle une matière de nature animale très abondante, une autre matière jaune, amère, indécomposable par les sels métalliques, une très petite quantité d'huile volatile, de la chaux et de la potasse, probablement combinées à l'acide malique, du sulfate et du muriate de potasse.... (*Bullet. de pharm.*, juillet 1811.) M. Planche poursuit ses recherches sur le colombo : il espère obtenir le principe amer de cette substance plus pur et sous forme cristalline.

On administre souvent le colombo en poudre ; on en prépare aussi une infusion aqueuse et une décoction ; mais ces deux composés pharmaceutiques, bien qu'ils soient l'un et l'autre formés avec l'eau et le même ingrédient, présentent cependant des agents différents. L'infusion à froid contiendra la matière jaune amère et la matière animale ; mais à cette température l'eau ne dissout point la fécule. Ce principe se trouvera au contraire très abondant dans la décoction, et sa présence apportera quelque modification dans l'action des autres matériaux. C'est au moins ce que semble prouver l'observation clinique. On a vu l'infusion de colombo ne pas procurer, dans une dysenterie épidémique, les mêmes avantages, les mêmes succès que la décoction de cette substance. Quand les voies alimentaires sont irritées, gonflées, couvertes d'ulcérations, la fécule que contient cette racine devient un correctif qui modère, adoucit l'impression trop vive, trop prolongée des autres principes. Dans ce cas, un praticien attentif mettra de la différence entre l'infusion qui ne peut contenir ce corps amylacé et la décoction dans laquelle il existe.

On peut composer une teinture de colombo : l'alcohol dissout la matière jaune amère et la matière animale d'où émanent surtout les propriétés médicinales de cette racine. Le vin sera aussi un excipient propre à lui enlever ses matériaux actifs.

Le colombo fait sur les organes vivants une impression tonique : il fortifie leur tissu, il développe leur énergie. Son usage, quand on le prend à une dose assez forte pour que ses molécules pénètrent dans le sang et se répandent dans toutes les parties, augmente la vitalité des principaux appareils organiques, donne le sentiment d'une plus grande vigueur. Dans l'Inde, on regarde le colombo comme propre à relever les forces. Les Chinois le croient doué d'une vertu aphrodisiaque. Néanmoins cette racine n'a point une action stimulante; elle anime la tonicité, elle augmente l'énergie des viscères, sans accélérer leurs mouvements; elle rend plus libre, plus facile, le jeu de leurs fonctions, sans en presser l'exercice. Ainsi le docteur Thomas Percival, qui a suivi les effets que le colombo produit, a bien vu que son administration ne donnait pas au pouls plus de fréquence. Il arrive souvent, lorsque l'on donne cette racine en poudre, et à la dose d'un scrupule ou d'un demi-gros, qu'elle provoque le vomissement, qu'elle occasione des coliques. Ce produit accidentel se remarque principalement sur les personnes qui ont l'estomac sensible, ou les voies digestives irritées.

On regarde le colombo comme un stomachique très puissant : c'est en effet un remède dont les praticiens ont éprouvé l'efficacité dans les inappétences, dans les digestions pénibles ou les dyspepsies, qui tiennent à la débilité matérielle ou vitale de l'appareil gastrique. Douze à quinze grains de cette racine en poudre, ou deux cuillerées de son infusion, de sa décoction ou de son vin, suffisent souvent pour rétablir l'action des organes digestifs; on administre ces agents à l'heure des repas, afin qu'ils accompagnent dans l'estomac la matière alimentaire, et que leur influence tonique se faisant sentir au moment où la digestion doit s'opérer, cette fonction en devienne plus facile.

Le colombo, à petites doses, est encore un moyen utile pour apaiser les nausées, les vomissements des femmes grosses; il a aussi réussi à suspendre des vomissements dont la cause était fort obscure, et qui paraissaient provenir d'une disposition morbide du cerveau ou de l'utérus. Ces avantages sont trop souvent momentanés. J'ai vu aussi le quinquina rendre le même service à des femmes enceintes tourmentées par des vomissements fatigants. Il est vrai de dire que le colombo, le quassia et les autres substances toniques qui contiennent peu de tannin et d'acide gallique, qui ne causent point d'astriction sur les organes qui les reçoivent, ont alors un mérite particulier. L'estomac souffre plus aisément leur contact; leur influence tonique est plus douce, elle est mieux reçue par ce viscère. Dans les maladies des voies digestives, il faut attacher beaucoup d'intérêt aux premières impressions que ressent la surface gastrique.

Dans les diarrhées opiniâtres, dans les dysenteries, on a proclamé le colombo une ressource précieuse pour la thérapeutique. Aux éloges que l'on donne à cette production, on s'aperçoit bien qu'elle est une acquisition nouvelle pour la matière médicale; on juge plus sévèrement et plus sainement les anciens remèdes. Il est certain que, dans les maladies dont nous parlons, le colombo ne peut être utile que par l'impression immédiate qu'il exerce sur la surface interne des intestins, et cette impression ne peut détruire toutes les lésions qui provoquent des évacuations intestinales. De plus, les changements organiques auxquels il donne lieu sont ceux que produisent tous les amers; l'on a peine à concevoir pourquoi cette racine obtiendrait la préférence, lorsque l'on a l'intention de changer, par une impression tonique, la disposition morbide des premières voies.

PAREIRA-BRAVA. *Pareiræ bravæ radix*, racine de l'ABUTA RUFESCENS, Aublet. Arbrisseau qui vient dans les bois de la Guiane et de Cayenne, au Brésil; ses racines sont ligneuses, d'une épaisseur assez considérable, recouvertes d'une écorce brune et d'un jaune obscur à l'intérieur.

Nous devons à M. Feneulle, pharmacien à Cambrai, une analyse de cette racine médicinale. Il en a retiré,

Une résine molle;

Un principe jaune amer: c'est dans ce principe que paraît résider la saveur et les principales propriétés de cette racine;

Un principe brun, comme azoté;

De la fécule;

Une matière animalisée;

Du malate acide de chaux;

Du nitrate de potasse, un sel ammoniacal, et des sels minéraux. (*Journal de pharmacie*, tom. 7, p. 404.)

Le pareira-brava est inodore; il donne une saveur douce mêlée d'amertume. On conseille ordinairement cette racine en décoction, on en met deux à trois gros bouillir dans une ou deux tasses d'eau, ou une once pour deux livres de ce liquide. On fait boire cette dose dans la journée.

Le pareira-brava a une force tonique, mais elle paraît faible, lorsque surtout on la compare à celle de la plupart des autres substances médicinales qui appartiennent à cette classe. Néanmoins les effets immédiats auxquels son action donne lieu sont toujours ceux que produit le resserrement fibrillaire des organes, le développement de leur tonicité. On accorde au pareira-brava une vertu diurétique : cette substance ne peut influer sur la sécrétion des urines qu'en fortifiant le tissu des reins, qu'en animant leur énergie vitale ; et ce changement organique n'occasione pas toujours une augmentation dans le cours des urines. Aussi les observateurs annoncent-ils que l'effet diurétique du pareira-brava est très inconstant.

C'est surtout dans les maladies des voies urinaires que cette substance jouit d'une sorte de célébrité. On prétend qu'elle apaise les douleurs néphrétiques, qu'elle guérit les ulcérations des reins, qu'elle dissipe les rétentions d'urine. Pour opérer ces heureux résultats, cette racine n'apporte que sa faible propriété tonique. On a la preuve que cette propriété active se met alors en jeu, puisque l'on remarque qu'elle est nuisible quand il y a de l'irritation ou de la phlogose dans l'appareil destiné à la sécrétion et à l'éjection des urines. On pense bien au reste qu'elle est incapable de combattre les affections pathologiques que nous venons d'indiquer : aussi les praticiens les plus recommandables avouent-ils que cette substance médicinale a rarement répondu à leur attente.

Le caractère de la propriété du pareira-brava, les changements que l'usage de cette racine produit dans les organes vivants, indiquent qu'elle convient quand la membrane qui tapisse l'intérieur des voies urinaires fournit une sécrétion trop abondante de mucosités, à la fin des catarrhes de la vessie, lorsque les urines sont glaireuses, etc.

Famille des polygalées.

RATANHIA, racine du KRAMERIA TRIANDRA et du K. IXINA. La première est une plante rampante [1] qui vient sur les coteaux exposés à l'ardeur des rayons solaires au Pérou, dans le Mexique. Elle se trouve dans les terrains sablonneux, crayeux, arides; ses racines sont rameuses, elles se composent de divisions longues de deux à trois pieds, et de la grosseur du doigt. L'écorce de cette racine est épaisse, d'une couleur rouge très foncée; elle agit fortement sur l'organe du goût. Le meditullium, ou le corps ligneux, est blanchâtre ou légèrement rougeâtre, sans saveur. C'est donc l'écorce de cette racine qu'il faut prendre pour les usages thérapeutiques.

Le ratanhia est une nouvelle acquisition pour notre matière médicale. Les chimistes se sont empressés de l'examiner, et nous leur devons plusieurs analyses de cette production; nous nous arrêterons à celle de M. Vogel, de Munich. (*Journ. de pharmacie*, tom. 5, p. 193.) C'est la poudre de l'écorce de la racine qu'il a soumise à une série d'essais: il résulte de ses recherches, 1° que la partie efficace du ratanhia est celle qui se dissout dans l'eau et dans l'alcool, et qui com-

---

[1] Le mot *ratanhia* signifie plante qui trace sous terre.

munique à ces menstrues une couleur rouge; 2° que les médecins, en ordonnant la décoction ou l'extrait de ratanhia, doivent éviter d'y faire ajouter des acides minéraux; 3° que le principe astringent de cette racine semble être une modification du tannin; 4° que cette racine contient ce tannin modifié, de l'acide gallique, de la gomme, de la fécule et une matière ligneuse; 5° que la cendre de ratanhia donne de la chaux vive, du carbonate de chaux et de magnésie, du sulfate de chaux et de la silice. La racine de ratanhia fournit un quart de son poids d'extrait.

D'après M. Vogel, 100 parties de la poudre de l'écorce de ratanhia sont composées de

Tannin modifié.	40	
Gomme.	1	50
Fécule.		50
Matière ligneuse.	48	
Acide gallique		une trace.
Eau et perte.	10	

M. Peschier, pharmacien de Genève, s'est aussi occupé de l'analyse du ratanhia; il y a signalé l'existence d'une petite proportion d'un acide particulier, qui a des caractères qui lui sont propres, et qu'il propose de nommer acide kramérique. Cet acide nouveau existe dans le ratanhia avec l'acide gallique: il a une saveur vive et styptique. (*Journal de pharmacie*, tom. 6, p. 45.)

On administre rarement la racine de ratanhia en poudre, la proportion du ligneux, corps inerte, est trop considérable dans sa composition. On la donne plus souvent en décoction ; on met jusqu'à une demi-once de cet ingrédient pour deux livres d'eau. Ce liquide prend une couleur rouge très vive ; lorsqu'on boit cette tisane, elle teint les dents, les lèvres, les gencives ; si le malade la rejette, il semble qu'il vomisse du sang. On emploie souvent l'extrait de ratanhia ; on le trouve dans le commerce ; en masses brunes ; sa cassure est vitreuse, presque noire ; sa poudre est très rouge. On donne cet extrait à la dose d'un à deux gros par jour ; on le fait ordinairement dissoudre dans l'eau pour l'administrer.

C'est à M. Ruiz que nous devons la connaissance de ce remède. Depuis long-temps les Péruviens employaient la racine dont nous traitons pour se nettoyer les dents et pour affermir le tissu de leurs gencives ; M. Ruiz s'en servit lui-même, mais il fut frappé de l'intensité de sa saveur styptique. Il eut aussitôt l'espoir d'en tirer un agent très efficace pour l'art de guérir ; il la fit connaître aux médecins espagnols, qui mirent à l'épreuve ce nouvel instrument thérapeutique. Ils obtinrent des succès qui porteraient à le regarder comme une découverte infiniment précieuse pour l'humanité, si l'on ne savait qu'un médicament est toujours accueilli dans sa nouveauté par l'exagération, et qu'il faut diminuer beaucoup de l'importance qu'on lui accorde, si l'on veut le mettre à la place que l'expérience clinique, juge souveraine de ces sortes de matières, finira par lui assigner.

Le ratanhia a une saveur fortement styptique et un peu amère. L'impression qu'il cause dans l'intérieur de la bouche annonce une propriété tonique très développée. Toutes les fois que l'on voudra déterminer le resserrement des fibres d'un organe, réveiller ou augmenter le ton, la vigueur de ses tissus, combattre l'atonie, le relâchement d'une surface ou d'un appareil organique, on pourra recourir avec confiance à l'usage de cette substance. Mais le ratanhia n'a d'autre avantage sur les médicaments styptiques que celui qu'il retire de son énergie; il ne recèle pas de vertu spéciale pour guérir les affections pathologiques dans lesquelles il se montre utile. C'est seulement un fort tonique astringent; les succès qu'il procure sortent de l'exercice de sa faculté corroborante.

On préconise le ratanhia comme un remède sûr dans les hémorrhagies qui ont un caractère atonique, lorsque le sang s'écoule des petits vaisseaux, parceque leurs orifices relâchés n'offrent plus d'obstacle à la sortie de ce liquide. Son influence styptique a arrêté des vomissements de sang, des hémoptysies, des épistaxis, des hématuries, des dysenteries, des pertes utérines, etc. Ce médicament est également efficace dans les flux des membranes muqueuses, les diarrhées, les leucorrhées, les blennorrhées rebelles, etc., dans les excrétions séreuses trop abondantes, les sueurs affaiblissantes, etc.

Qu'une substance qui fait sur les organes une impression styptique si vive arrête des évacuations morbides, des écoulements sanguins, c'est un résultat dont ne s'étonnera pas celui qui aura vu l'effet qu'elle produit sur les tissus vivants. Cet effet démontre que le ratanhia est capable de resserrer des ouvertures trop dilatées, de dissiper une congestion sanguine, lorsqu'elle existe sur une surface, et que cette congestion tient à l'atonie des vaisseaux capillaires. Cette substance pourra même, quand la nature y sera disposée, décider la cicatrisation d'ulcères superficiels. Mais il est également certain que l'impression de cette substance sera nuisible lorsque ces affections reconnaîtront une cause pathologique contraire, lorsqu'elles seront occasionées par une fluxion active, et qu'il y aura de la chaleur, de l'irritation, ou que les tissus seront épaissis, dégénérés, dans le lieu où la maladie a son siége. Il est donc contraire à la doctrine pharmacologique, comme aux résultats de l'expérience, d'avancer que le ratanhia ne peut jamais faire de mal, que son usage n'entraîne jamais après lui de suites fâcheuses. Le danger qu'offre l'emploi d'un remède se proportionne toujours à l'énergie de sa vertu. Le ratanhia suscitant des effets immédiats très prononcés, déterminera une exaspération violente dans les accidents morbides, lorsqu'on se servira à contre-temps de ce moyen thérapeutique.

Famille des érables.

ÉCORCE DU MARRONIER D'INDE, *hippocastani cortex.* ÆSCULUS HIPPOCASTANUM, L. Arbre d'un port majestueux, remarquable par l'élégance et par la richesse de son feuillage. Ses fleurs, disposées en pyramides verticales au sommet des rameaux, offrent, au moment de la floraison, un spectacle magnifique. Cet arbre, maintenant très commun partout, n'a été introduit en Europe que dans le seizième siècle. On le croit originaire des climats tempérés de l'Asie.

L'écorce du marronier d'Inde est inodore, mais

elle a une saveur amère et styptique. MM. Pelletier et Caventou ont cherché inutilement dans cette écorce les bases salifiables qu'ils avaient découvertes dans le quinquina ; ils n'y ont même pas trouvé un principe qui ait de l'analogie avec ces bases. Leurs recherches ont démontré, dans l'écorce de marronier, une composition chimique à peu près semblable à celle de l'écorce de saule. Ces chimistes en ont retiré un extrait alcoholique d'où l'eau enlevait une matière tannante rougeâtre ; à la surface de la liqueur, on remarquait une huile verdâtre : une substance d'un brun rougeâtre restait non dissoute. La liqueur aqueuse filtrée précipite abondamment par la gélatine, n'a pas d'action sur l'infusion de noix de galle ou la solution d'émétique, etc. On trouve encore dans l'écorce de marronier de la gomme; le ligneux reste fortement coloré. (*Ouvrage cité*, page 72.) On a voulu faire de cette écorce un agent médicinal; ses qualités sensibles, comme sa composition intime, attestent qu'elle doit agir sur le tissu des organes vivants, et modifier leur état actuel ; condition essentielle pour qu'une production soit admise dans la matière médicale. Il est important de choisir les écorces de marronier que l'on destine à l'usage thérapeutique. Il nous semble que celles qui seront extraites de branches âgées de trois à quatre ans présenteront les conditions les plus favorables : leurs principes chimiques auront eu le temps de se former, et leur faculté aura tout le développement qu'elle est susceptible d'acquérir. Il faut aussi soigner la dessiccation de ces écorces : on les donne en poudre, en décoction dans l'eau : on pourrait en former un vin médicinal et une teinture alcoholique dont les propriétés seraient très prononcées.

L'écorce de marronier agit sur les organes vivants à la manière des agents toniques; les effets immédiats qu'elle suscite lui assurent une place parmi eux. L'impression que cette substance exerce sur les voies digestives, quand on en donne une forte dose, détermine un trouble dans l'action naturelle du canal alimentaire, occasione de l'oppression et quelques autres effets sympathiques, etc.; mais ces produits sont inconstants, et nous voyons les observateurs être tout-à-fait en opposition quand il s'agit de ces effets accidentels. Turra, cité par Murray, dit que l'usage de cette écorce ne cause point de malaise, de nausées, de vomissements, de diarrhées, de pesanteur, etc. : au contraire, M. Alibert l'a vue, à l'hôpital Saint-Louis, provoquer tous ces accidents, faire éprouver aux malades une chaleur très vive à l'orifice cardiaque, renouveler l'embarras gastrique, etc. Il est vrai qu'une différence dans la quantité de cette substance que l'on employait à la fois, et surtout dans la disposition actuelle des organes digestifs, suffirait pour donner lieu à cette opposition dans les résultats.

On pourrait recourir à l'écorce de marronier d'Inde dans toutes les maladies où les toniques sont indiqués. Cette substance répondra à l'attente du praticien qui s'en servira pour fortifier l'estomac, pour combattre l'anorexie : on prescrira alors cette substance à petites doses; on veut restreindre son opération médicinale à l'appareil digestif. Mais c'est principalement contre les fièvres intermittentes que l'on a cherché à tirer parti de la force active de cette écorce. Des essais, tentés avec le dessein de juger la valeur de ce remède, lui ont été favorables. N'oublions pas, toutefois, que la vertu fébrifuge de l'écorce de marronier dépend de la manière de l'administrer; qu'elle ne peut s'opposer à la fièvre qu'en suscitant une médication générale; et que, pour obtenir cette dernière, il en faut donner une forte dose en peu d'heures, comme une demi-once, six gros, même une once de sa poudre, plusieurs onces de son vin, six cuillerées de sa teinture.

Famille des caryophyllées.

SAPONAIRE. *Saponariæ herba, radix.* SAPONARIA OFFICINALIS, L. Plante vivace, qui vient spontanément dans les lieux rocailleux, au bord des chemins et des vignes. On en cultive, dans les jardins, une variété à fleurs doubles. On se sert, en médecine, des feuilles et surtout des racines, qui sont traçantes et longues de plusieurs pieds. On nomme encore cette plante *savonnière.*

La saponaire est inodore, mais elle a une saveur amère, qui finit par se mêler à un sentiment d'âcreté. Cette plante contient une matière extractive particulière que l'eau dissout facilement : alors ce véhicule présente des qualités nouvelles; il s'est épaissi, et lorsqu'on l'agite vivement, il devient mousseux, se couvre d'écume, absolument comme l'eau dans laquelle on a fait fondre du savon; c'est de là que cette plante tire ses noms, de *sapo,* savon. La décoction de la plante fraîche produit cet effet à un degré bien plus marqué que la décoction de la plante sèche.

Bergius dit qu'il s'est servi de l'eau chargée des principes de la saponaire pour nettoyer du linge sale, pour enlever des taches d'huile, de graisse, et qu'il a complètement réussi. Cependant il n'existe aucune ressemblance entre la composition chimique du savon et celle de la saponaire. On ne trouve pas dans cette plante un alcali propre à s'emparer de la matière grasse et des saletés qui se trouvent sur les étoffes, en se combinant chimiquement avec elles.

On administre les feuilles et la racine de saponaire en décoction; on en met une poignée pour deux livres d'eau; on en tire aussi un extrait dont on se sert en pilules. On recommande les médicaments que fournit la saponaire, dans la jaunisse; ils ne peuvent obtenir de succès que quand il y a ramollissement du foie ou une tendance de ce viscère à la dégénérescence jaune, graisseuse: l'observation semble prouver que la saponaire a été salutaire dans des cas où il y avait une induration commençante d'une partie de ce viscère.

On vante l'utilité de la saponaire dans les douleurs des articulations. Il est difficile d'expliquer comment la vertu tonique peut dans ce cas devenir salutaire; il faudrait d'abord s'entendre sur la nature pathologique des douleurs que cette plante a enlevées. On lui accorde une vertu dépurative qui n'est encore qu'une dépendance de sa vertu tonique, qu'un produit de l'exercice de cette dernière sur l'appareil digestif, sur le système dermoïde, et sur l'économie tout entière. Conçoit on tout le pouvoir d'une puissance tonique lorsqu'elle sert à rétablir l'intégrité des fonctions qui réparent le sang et les tissus organiques, dans un corps où ces parties ont éprouvé une détérioration pathologique. C'est alors que le médicament cause, après quelque temps de son emploi, des éruptions cutanées, des suintements puriformes, des évacuations salutaires, des sueurs, des urines chargées, etc., qui décèlent le mouvement intérieur, la régénération qu'éprouve actuellement tout le système vivant. On en conseille l'usage pendant le traitement des maladies syphilitiques. Il est d'observation qu'une influence fortifiante devient un auxiliaire favorable du mercure dans ces maladies, lorsqu'il y a détérioration du sang et des tissus organiques, perversion dans l'exercice de la nutrition, enfin quand la maladie est devenue constitutionnelle. Un médicament tonique fait alors beaucoup de bien, en rendant les digestions meilleures, et l'assimilation plus active : c'est surtout dans ces circonstances que l'usage de la boisson de saponaire est conseillé par les médecins. Cette plante ne détruit pas la cause des affections vénériennes, mais elle tend à corriger la cachexie que l'existence prolongée de ces maladies engendre dans l'économie animale.

Bergius, Peyrilhe, M. Alibert, regardent cette plante comme une production médicinale avec laquelle la thérapeutique peut opérer de grands résultats. Ce dernier se loue de l'avoir mise en usage dans le traitement des dartres furfuracées et squammeuses.

Famille des aquifoliacées.

HOUX. ILEX AQUIFOLIUM, L. Arbrisseau toujours vert que l'on trouve dans les haies et les bois. Ses baies deviennent en automne d'une couleur écarlate : on dit qu'elles excitent le vomissement et des déjections alvines. On s'est servi des feuilles du houx en médecine; M. Lassaigne les a soumises à l'analyse chimique : il y a trouvé, 1° une matière amère, neutre et incristallisable, non décomposée par les acides et les alcalis, mais bien par l'alcohol; 2° une matière colorante jaune; 3° de la chlorophylle; 4° de la cire; 5° de la gomme; 6° de l'acétate de potasse; 7° du muriate de potasse et de chaux; 8° du malate acide de chaux; 9° du sulfate et du phosphate de chaux; 10° du ligneux.

Les feuilles de houx ont une saveur amère très forte. On s'est souvent servi de leur poudre contre les fièvres intermittentes. On a observé que la décoction comme l'extrait de ces feuilles provoquaient l'appétit, facilitaient les sécrétions et les exhalations. Les qualités sensibles et les effets immédiats que provoquent ces préparations ne laissent aucun doute sur la nature tonique de la propriété qu'elles recèlent.

M. E. Rousseau vient de faire part à l'académie royale de médecine de nouvelles observations, qui tendent à prouver l'efficacité de ces feuilles dans le traitement des fièvres intermittentes. Il met un gros de poudre de feuilles de houx infuser pendant douze heures dans un verre de vin blanc, et il administre ce mélange deux ou trois heures avant l'accès. Dans les cas que ce médecin rapporte, l'action fébrifuge du remède ne paraît pas douteuse. (*Nouv. Journ. de méd.*, mai 1822.) Mais pour faire la part juste des feuilles du houx dans cette action, il ne faut pas oublier que le véhicule qu'on leur donne peut aussi, par sa force stimulante, s'opposer à la naissance de la fièvre. C'est avec l'écorce du houx que l'on prépare la glu.

Famille naturelle des lichens.

Lichen d'Islande. *Musci Islandici herba.* Lichen islandicus, L. Physcia islandica, Fl. fr. Production foliacée, sèche, membraneuse, droite, divisée en lobes nombreux, obtus, souvent bifurqués, d'un brun verdâtre ou olivâtre. Cette plante cryptogame croît par touffes sur la terre, dans les lieux stériles et montagneux; elle se trouve surtout dans les régions du nord; elle est abondante dans l'Islande, où elle forme une grande partie de la nourriture des habitants : elle croît aussi dans nos provinces méridionales, en Italie, etc.

Cette substance, soumise par M. Berzélius à l'analyse chimique, a donné pour cent parties,

Principe amer.	3	»
Matière colorante extractive	7	»
Cire verte.	1	6
Sirop mêlé d'un peu d'extractif. . .	3	6
Fécule.	44	6
Squelette féculacé.	36	6
Gomme.	3	7
Tartrate de potasse et de chaux. . .	1	9

Le lichen d'Islande contient en outre une quantité à peine appréciable d'acide gallique.

Cette production est à la fois une matière douée d'une force tonique et un corps nutritif. L'examen de sa constitution chimique suffirait pour prévoir le double parti que l'on peut en retirer, puisqu'elle offre des matériaux éminemment alimentaires, avec des matériaux médicinaux. Il est évident que la propriété qui place le lichen d'Islande au rang des sujets pharmacologiques procède du principe amer, de la matière colorante et peut-être de la cire verte; que la faculté qu'elle a de fournir des éléments réparateurs au système vivant appartient à la fécule et au squelette féculacé, qui devient, par l'ébullition dans l'eau, visqueux et de la nature de la gomme. Aussi ceux qui ne cherchent dans le lichen qu'une nourriture abondante et agréable ont-ils soin de le dépouiller de son principe amer, de sa matière colorante; ils y parviennent en mettant macérer cette substance dans l'eau froide, et encore mieux dans l'eau chaude. M. Westring a démontré que l'on remplissait plus sûrement l'objet que l'on se proposait en chargeant l'eau de sous-carbonate de potasse.

On prescrit le lichen en infusion, en décoction, en gelée, en tablettes. Lorsque l'on met macérer deux à trois gros de lichen dans deux livres d'eau, on obtient une liqueur d'un jaune clair et d'une amertume considérable : en évaporant le véhicule, on a un extrait d'un brun foncé. Cette préparation ne contient que des principes médicinaux : les matériaux alimentaires sont restés dans le lichen. Mais si l'on fait bouillir cette substance dans l'eau, ce liquide s'empare d'une proportion plus ou moins forte de la matière amylacée; il devient en même temps brun et amer; ce composé a une faculté médicinale et une qualité nourrissante. Lorsque l'on administre cette boisson, sa partie amylacée peut être convertie en chyle dans l'estomac; elle devient toujours, pour les matériaux amers et toniques qui l'accompagnent, un correctif; sa présence modère l'impression immédiate de ces matériaux sur les voies digestives. Quand l'ébullition du lichen est prolongée, et que la liqueur se trouve concentrée, elle prend de la consistance; en se refroidissant, elle se transforme en gelée. Il est facile, dans les composés pharmaceutiques que l'on retire du lichen d'Islande, de faire dominer tantôt les principes médicinaux, tantôt les principes alimentaires. Une simple infusion dans l'eau dépouille cette substance des premiers : vous obtenez alors la partie médicamenteuse avec toute son énergie. En mettant ce même lichen bouillir dans l'eau, vous aurez une masse gélatineuse qui contiendra l'autre partie de sa composition, les matières nourricières.

L'amertume du lichen d'Islande est pure et sans aucune stypticité. L'expérience prouve que l'infusion, la décoction, la gelée de lichen fortifient l'appareil gastrique, ouvrent l'appétit, facilitent la digestion. Dans quelques circonstances, ces composés occasionent des déjections alvines, comme le font en général les amers : cet effet accidentel a cependant suffi pour que quelques auteurs aient cru pouvoir appeler le lichen d'Islande *muscus catharticus*. L'influence tonique de cette substance médicinale se propage aussi aux autres systèmes organiques; elle réveille la tonicité de tous les tissus vivants, elle anime l'énergie vitale de tout le corps, etc.

On conseille, comme un puissant moyen stomachique, une tasse d'infusion ou une cuillerée de gelée de lichen, prise avant chaque repas. On voit fréquemment des dyspepsies, des défauts d'appétit, et d'autres vices de la fonction digestive, céder à la mutation intestine que ce composé pharmaceutique détermine dans le tissu de l'organe gastrique.

On vante l'usage de la décoction de lichen prise par verres, de quatre heures en quatre heures, dans la dysenterie. C'est surtout à la fin de cette maladie que la boisson tonique dont nous parlons peut être utile : comme son impression sur la surface intestinale ne cause aucune astriction, qu'elle est remplie de principes adoucissants qui retiennent, modèrent l'action des principes amers, elle convient pour rappeler tout doucement cette surface à son état naturel. Cette décoction provient d'une seule substance ; c'est un médicament simple. Cependant elle nous présente une conformité parfaite avec une solution de gomme ou une décoction de riz à laquelle on aurait ajouté un ingrédient tonique. Le lichen ne peut être admis tant que les accidents dysentériques annoncent une irritation vive dans les voies intestinales, dénotent un travail inflammatoire intense. M. Crichton, qui a préconisé le lichen dans le traitement de la dysenterie, en proscrit l'emploi si le pouls est fréquent et dur, la peau sèche et brûlante, si quelque point de l'abdomen est enflammé.

Cette substance s'est montrée un remède convenable dans les diarrhées qui n'étaient point le produit d'une irritation ou d'une phlogose dans le canal alimentaire, dans celles qui survivaient à un état inflammatoire, et qui n'étaient plus entretenues que par le relâchement, le ramollissement, ou l'oligotrophie des tuniques intestinales. Elle pourrait aussi servir contre les diarrhées qu'entretiennent des ulcérations, superficielles et exemptes de dégénérescences, de la surface interne des gros intestins.

C'est principalement contre les maladies du système pulmonaire que l'on a célébré la puissance thérapeutique du lichen d'Islande. Dans les catarrhes chroniques, les rhumes anciens, l'asthme humide, etc., lorsque l'expectoration est abondante, qu'elle se fait avec difficulté, la décoction de lichen seule ou coupée avec le lait, la gelée ou les tablettes que l'on compose avec cette substance, sont des secours très utiles; tous les jours de nouveaux avantages confirment leur efficacité. Mais en même temps on remarque que, s'il existe dans les voies respiratoires de l'irritation, de la chaleur, le lichen est contre-indiqué; son usage supprime l'expectoration, cause de l'oppression, etc. Les préparations de lichen agissent d'une manière efficace dans quelques catarrhes pulmonaires. On a vu leur usage modérer une toux qui était fatigante, diminuer une expectoration trop abondante, suspendre des sueurs nocturnes, rétablir des digestions qui se faisaient mal, rappeler les forces, etc.

On a enfin offert les préparations de lichen comme une ressource précieuse dans les convalescences des maladies aiguës; parcequ'il y existe à la fois une base nourricière propre à restaurer un corps énervé, et un principe amer qui, en corroborant l'appareil gastrique, assure la perfection des digestions qu'il exécute.

Dans, toutes les maladies où l'on a recours au lichen comme à un moyen médicinal, sa partie nourricière, qu'elle soit digérée et transformée en chyle, ou qu'elle conserve sa nature chimique et sa propriété adoucissante, ne peut que rarement faire quelque mal. Mais il en est autrement pour sa partie médicamenteuse; l'impression que les principes amers exercent sur les tissus vivants sera un obstacle à l'administration de cette substance dans les affections pathologiques où un développement de la tonicité des organes pourra avoir quelque inconvénient. Il existe, comme nous l'avons vu, des procédés fort simples pour diminuer la proportion de ces principes amers, et affaiblir par suite la puissance tonique du lichen : c'est aux praticiens à régler, sur les indications qu'ils ont à remplir, le degré d'énergie qu'ils veulent laisser à cette puissance dans les composés pharmaceutiques qu'ils font faire avec cette production.

Quelques auteurs regardent le lichen pulmonaire, ou la pulmonaire de chêne, LICHEN PULMONARIUS, L., comme également digne de figurer dans la matière médicale. On l'administre en infusion ou en décoction. Ce lichen est si amer en Sibérie, qu'on l'ajoute à la bière, au lieu de houblon. C'est surtout dans les maladies du poumon qu'on l'a employé; c'est de là que vient son nom spécifique.

Nous aurions pu ajouter beaucoup d'autres plantes à la liste déjà si longue des productions végétales toniques. Il en est dont nous ne parlons pas, qui cependant ont joui d'une singulière célébrité, qui ont passé pour posséder des vertus merveilleuses. On les a crues des richesses précieuses pour la thérapeutique, et aujourd'hui elles sont dans l'oubli. Remarquons que ces végétaux ont tous des qualités sensibles peu prononcées ; ils sont inodores, et leur saveur est à peine perceptible. Or s'ils font peu d'impression, même sur les parties du corps où la sensibilité est exquise, que pourraient-ils opérer sur les autres ? quel parti le médecin en tirera-t-il, lorsqu'il s'agira de remédier à des lésions morbides des tissus, de s'opposer à des mouvements désordonnés des organes ? Ces végétaux ont contre eux la débilité de leur action qui ne peut jamais devenir une force médicinale bien utile. Cependant, jugée par son caractère, cette action, toute faible, tout impuissante qu'elle est, rattache les plantes dont nous voulons parler à la classe des toniques. Nous nous contenterons de citer la sanicle, SANICULA EUROPÆA, L. ; la pervenche, VINCA MINOR, L. ; la scabieuse, SCABIOSA ARVENSIS, et S. SUCCISA, L. ; la salicaire, LYTHRUM SALICARIA, L. ; la véronique mâle, VERONICA OFFICINALIS, L. ; la scolopendre, ASPLENIUM SCOLOPENDRIUM, L. ; le pied de chat, GNAPHALIUM DIOICUM, L. ; etc., etc.

On vient de recommander l'usage des capsules vertes du lilas commun, SYRINGA VULGARIS, L., famille des oléinées ; ces capsules ont un goût très amer : leur amertume est franche et sans mélange d'âcreté : les préparations pharmaceutiques que l'on en fait possèdent une propriété tonique, et peuvent, par l'exercice de cette propriété, rendre des services à la thérapeutique. On s'en est déjà servi avec succès pour arrêter les accès de fièvres intermittentes. (*Cruveilhier*, 1er cahier de physiol. patholog.).

Nous devons aussi à M. Morin de Rouen une analyse chimique de la racine de nénuphar blanc, NYMPHÆA ALBA, L., famille des nymphéalées.

Cette racine contient :

Une combinaison de tannin et d'acide gallique,

Une matière végéto-animale,

De la résine, et une matière grasse,

Du muqueux,

De l'amidon,

Un sel ammoniacal,

Des acides malique et phosphorique combinés à la chaux,

De l'acide tartarique,

De l'acétate de potasse, et du sucre incristallisable,

De l'ulmine et du ligneux.

Par l'incinération de cette racine, on a obtenu des sels et une petite quantité d'oxide de fer. (*Journal de pharmacie*, tom. 7, p. 450.)

Cette racine a de l'amertume : elle agit sur nos organes en fortifiant légèrement leur tissu ; elle doit être utile dans les cas où les toniques sont indiqués, en n'oubliant pas que la débilité de sa vertu la rendra toujours un agent peu recommandable en thérapeutique. Dirons-nous qu'elle a joui d'un grand crédit comme moyen anti-aphrodisiaque ?

B. *Substance animale tonique.*

EXTRAIT DE BILE DE BOEUF. EXTRACTUM FELLIS BOVINI. Cette substance, que l'on nomme encore *bile épaissie*, est peu usitée aujourd'hui, après avoir eu une brillante réputation. On prépare cette substance en mettant sur le feu, dans une bassine d'argent, la bile que l'on retire de la vésicule du fiel des bœufs; en faisant tout doucement évaporer la partie aqueuse de cette liqueur, on l'amène à une consistance pilulaire. Cette matière est d'un jaune verdâtre, très amère; elle attire un peu l'humidité de l'air; elle se dissout presque entièrement dans l'eau et dans l'alcohol.

Cette espèce d'extrait contient la matière résineuse, le picromel, la matière jaune, et les sels de la bile. Il exerce sur les tissus vivants une impression qui réveille leur tonicité; son usage donne à l'appareil gastrique plus d'énergie, il excite l'appétit, facilite la digestion. A plus forte dose, cette préparation médicinale étendrait à tout le système vivant son influence tonique; elle développerait davantage la vitalité actuelle de tous les appareils organiques.

On prescrit l'extrait de bile de bœuf dans les faiblesses d'estomac, dans les digestions difficiles ou imparfaites, dans les pertes d'appétit, quand il y a des rapports acides. Il faudrait déterminer quelles sont les lésions de l'appareil digestif qui causent ces accidents, et ensuite apprendre de l'expérience quelles sont celles que ce remède a pu dissiper. On en donne de quatre à six grains sous forme de pilule. On recommande surtout ce moyen quand on soupçonne, d'après la nature des accidents pathologiques qui se présentent, que la bile se sécrète mal, qu'elle n'a pas les qualités qui lui sont propres, ou qu'elle n'est pas assez abondante. Il semble que l'on ait eu l'intention de substituer la bile de bœuf, à laquelle on supposait une activité en rapport avec la force de cet animal, à la bile humaine, et que l'on ait conçu l'espoir de faire remplir à la première les fonctions que celle-ci, devenue inerte, n'exécutait plus dans l'exercice de la digestion. Mais il est clair que la bile de bœuf, rapprochée par le feu et réduite en consistance pilulaire, ne peut pas, lors de la formation du chyle, prendre la place de la bile qui, récemment formée, arrive dans le duodénum sous l'influence en quelque sorte de la vie hépatique. L'extrait de bile de bœuf ne doit être pour nous qu'un agent médicinal qui agit sur les tuniques de l'estomac, fortifie ce viscère, éveille sa vitalité, et le prépare, par là, à mieux remplir ses fonctions : cette impression peut se transmettre au foie et aux autres pièces de l'appareil digestif. Cette matière animale n'a donc pas une autre manière d'agir que les médicaments amers, et c'est de la même cause que dérivent les améliorations qu'elle occasione dans l'exercice des digestions.

Ce n'est pas seulement pour rétablir l'énergie et l'action de l'appareil gastrique que l'extrait de bile de bœuf convient : la force tonique que ce composé possède le rend un moyen médicinal, auquel la thérapeutique peut recourir avec confiance toutes les fois qu'elle a des organes affaiblis à fortifier, des fonctions languissantes à rendre plus actives, dans tous les cas enfin où les remèdes corroborants sont indiqués. Les praticiens ont remarqué que cet extrait devait être proscrit quand le pouls était dur et vif, la peau sèche, les urines ardentes, etc. ; qu'il devenait nuisible quand il y avait de la chaleur, de l'irritation dans les voies digestives. Le caractère de l'activité médicinale de cette substance, la nature des changements organiques qu'elle produit, démontrent bien pourquoi, quand les signes dont nous venons de parler existent, son emploi ne peut être salutaire. Un malade m'assurait qu'il était tourmenté de désirs vénériens quand il usait de ce remède.

C. *Substances minérales toniques.*

Fer. Ferrum. Chalybs. Σίδηρος des Grecs, *mars* des alchimistes. Métal dur, gris avec une nuance de bleu, très ductile, d'une ténacité qui surpasse celle des autres métaux, possédant à un très haut degré la propriété d'être attiré par l'aimant, se combinant avec l'oxigène de l'air atmosphérique à la température ordinaire lorsqu'il est humide, et donnant lieu alors à la formation d'une poudre d'un jaune brun, que l'on nomme rouille. Il est précipité de ses dissolutions en noir par la noix de galle, et en bleu par le prussiate de potasse. Par le frottement, le fer acquiert une odeur sensible; il a une saveur particulière.

Le fer est très abondant dans la nature; on le rencontre sous quatre formes différentes : 1° à l'état de fer natif, 2° à l'état d'oxide, 3° à l'état salin, 4° combiné avec des corps combustibles. Ce métal procure à l'homme des avantages incalculables : la fertilité de nos champs est son ouvrage; il est nécessaire à la construction de nos habitations, de nos vaisseaux; il préside aux opérations de tous les arts industriels. Le fer joue un grand rôle dans l'histoire de la civilisation. Telle est son utilité, son importance, que si tout-à-coup il venait à manquer, l'édifice social serait menacé d'une destruction prochaine. Mais laissons ces considérations brillantes ; elles sortent de notre sujet. On n'a pas dû tarder à s'apercevoir que ce métal exerçait une action marquée sur les tissus vivants, qu'il modifiait l'état actuel des organes. Cette découverte révéla à la thérapeutique qu'elle pouvait en tirer des remèdes efficaces. Or, c'est sous ce rapport que nous devons ici examiner le fer. Nous allons successivement énumérer les préparations ferrugineuses que l'on emploie le plus fréquemment en médecine, exposer les effets organiques qu'elles produisent dans le système animal, indiquer les avantages que l'art de guérir a droit de s'en promettre.

L'acier contient environ 0,01 de carbone, sur 0,99 de fer. Il est plus solide, plus dur que ce dernier, très ductile, très malléable, sans saveur ni odeur. Lorsque l'acier est rouge, et qu'on le plonge dans l'eau, il devient plus dur et d'un grain plus fin qu'auparavant. Les propriétés médicinales de l'acier ne diffèrent pas de celles du fer.

Préparations ferrugineuses qui servent de médicaments.

Nous ne prétendons pas faire connaître ici tous les composés pharmaceutiques qui contiennent du fer, ni ceux dans lesquels ce métal est un ingrédient subalterne. Nous ne nous arrêterons qu'aux préparations martiales qui jouissent d'un certain crédit, et qui possèdent la vertu du fer, sans altération étrangère, sans complication.

LIMAILLE DE FER. SCOBIS FERRI. LIMATURA MARTIS.

Le fer, à l'état métallique, est-il privé de toute propriété médicinale? La saveur styptique de ce métal semblerait prouver le contraire. Néanmoins on ne peut offrir à cet égard que des conjectures, parceque le fer, surtout quand il est divisé, a une telle facilité à s'oxyder, que l'on ne peut jamais supposer ses molécules pures et non rouillées, lorsqu'elles sont en contact avec les tissus vivants, ou qu'elles roulent dans les vaisseaux sanguins. Pour administrer la limaille de fer, il faut la réduire en poudre très ténue, et ce métal est toujours à l'état d'oxyde après cette préparation, pendant laquelle la chaleur que dégage le frottement favorise encore la combinaison des particules du fer avec l'élément de l'air atmosphérique vers lequel les porte déjà une puissante affinité. En supposant même cette oxygénation imparfaite en sortant de la pharmacie, on conçoit qu'elle s'achèverait dans la cavité gastrique, et lorsque les sucs qui s'y trouvent humectent les molécules ferrugineuses et agissent sur elles.

On préfère, en pharmacie, la limaille des épingliers aux autres limailles de fer : celles-ci contiennent souvent du cuivre, et donnent lieu à des accidents, quelquefois graves, lorsqu'on les fait prendre à l'intérieur. On devrait toujours retirer exprès d'un morceau de fer bien pur, la limaille que l'on destine à des usages médicinaux. Avant de l'administrer, on l'atténuera convenablement sous le porphyre. Elle se donne à la dose de quatre, six à huit grains; on peut aller jusqu'à un scrupule et plus par jour. On unit ordinairement cette substance minérale avec la poudre de gentiane, de quinquina, de cannelle, de cascarille, etc. On en orme aussi des pilules, avec un extrait amer : celui de ménianthe, de petite centaurée, d'absinthe, etc. Quand on conserve ces pilules, on s'aperçoit qu'il se passe en elles un mouvement chimique. Le fer s'oxyde davantage, et décompose une portion d'eau ; le mélange perd du gaz hydrogène, noircit, se durcit, etc.

DEUTOXYDE DE FER, OU OXYDE DE FER NOIR. ETHIOPS MARTIAL. *Æthiops martialis.* On se sert fréquemment de cette préparation ferrugineuse : elle a une couleur noire ; de là vient le nom qu'elle porte, éthiops, de αἴθω, je brûle, et ὤψ, aspect, figure : corps brûlé. Le deutoxyde de fer existe dans la nature en grande quantité, et c'est lui qui fournit une partie du fer que l'on trouve dans le commerce. L'éthiops martial qu'on emploie en médecine se préparait par un procédé particulier dont on doit l'invention à Lémery. On met du fer en limaille au fond d'un vase alongé que l'on remplit d'eau et que l'on agite de temps en temps : on a l'attention de ne le remuer que très doucement, afin que les particules ferrugineuses ne s'élèvent pas au-dessus de l'eau et ne se mettent pas en contact avec l'air atmosphérique ; car celles qui éprouvent l'action de ce fluide deviennent aussitôt couleur de rouille ; en quelques semaines, on parvient ainsi à convertir toute la limaille en éthiops. On croyait que cette préparation ne produisait qu'une extrême division du fer ; mais la chimie moderne prouve sans peine que l'éthiops martial est un oxyde où le fer se trouve au deuxième degré d'oxydation ; elle démontre également que cet oxyde s'est formé lentement, parceque les molécules métalliques n'ont pu être atteintes que par l'oxygène contenu dans l'eau. Ce procédé long et difficile a été abandonné des pharmaciens. On obtient aujourd'hui cet oxyde de diverses manières. Il suffit, pour qu'il se forme, de faire une pâte avec de l'eau et de la limaille de fer, et de laisser ce mélange exposé à l'air. On le voit se gonfler et s'échauffer vers le cinquième jour. Quelque temps après, on lave la masse; on en obtient beaucoup d'oxyde de fer noir. On répète le lavage au bout de quelques jours, l'on retire une nouvelle quantité de ce même oxyde. On administre l'éthiops martial à la dose de six à huit grains à la fois; on y joint souvent d'autres substances médicinales : on donne encore cette préparation chimique sous la forme de pilules, d'électuaires, etc.

TRITOXYDE OU PÉROXYDE DE FER, OU OXYDE DE FER ROUGE. SAFRAN DE MARS ASTRINGENT. *Crocus martis astringens.* Cette préparation est d'un rouge violet; elle contient une proportion considérable d'oxygène, dont on a favorisé la combinaison par une haute température. Pour obtenir ce tritoxyde, on fait chauffer de la limaille de fer dans un vase, jusqu'à la faire rougir fortement; on la remue continuellement : l'oxyde devient d'abord noir; puis il passe, au bout de plusieurs heures, au rouge brun : il prend la forme d'une poussière que l'on a nommée, en pharmacie, à cause de sa couleur, safran de mars astringent. On donne cette substance à la même dose que les précédentes. On peut l'obtenir de plusieurs autres manières; les battitures ou les écailles qui se détachent de la surface du fer que l'on a tenu au rouge pendant quelque temps présentent ce tritoxyde. Le colcothar, ou rouge d'Angleterre, est encore la même substance que l'on a formée en calcinant, dans un creuset, le protosulfate de fer du commerce. Dans cette opération, l'acide sulfurique cède une portion de son oxygène au protoxyde de fer, et passe à l'état de gaz acide sulfureux qui se dégage; le protoxyde, par suite de cette décomposition, devient tritoxyde. (Thénard, *Trait. de chim.*) Enfin le tritoxyde de fer existe dans la nature en masses considérables; en le traitant par le charbon, on ramène le fer à l'état métallique. On emploie ce procédé en grand dans plusieurs pays, pour se procurer ce métal.

SOUS-CARBONATE DE TRITOXYDE DE FER, OU OXYDE DE FER BRUN. SAFRAN DE MARS APÉRITIF. *Crocus martis aperiens.* La matière connue sous ces noms en pharmacie est encore un oxyde de fer; mais celui-ci contient de l'acide carbonique. Cette préparation a joui d'un grand crédit en médecine : le procédé que l'on suivait pour l'obtenir avait quelque chose d'imposant. On exposait de la limaille de fer à l'action de la rosée du mois de mai, dans des vases à large ouverture : les alchimistes attribuaient des qualités merveilleuses à cette rosée printanière; on croyait que c'était elle qui, en tombant sur la terre, réveillait la nature végétante engourdie pendant la mauvaise saison; les admirables phénomènes qui apparaissent alors dans le règne végétal passaient pour être son ouvrage et attestaient sa puissance; on ne doutait pas qu'en humectant les molécules de fer, cette rosée n'y déposât quelque vertu précieuse.

La chimie réduit aujourd'hui cette préparation martiale à sa juste valeur. On conçoit que la limaille de fer, exposée à l'air libre, humectée toutes les nuits par l'eau qui se précipite sur le sol, doit promptement devenir un oxyde qui se distinguera de ceux que nous venons de voir, parcequ'il contiendra de l'acide carbonique ; le titre d'*apéritif*, que l'on a donné à cette préparation, n'est pas plus juste que celui d'*astringent* qu'a reçu la précédente. Ces deux oxydes ont la propriété des composés martiaux ; ils ne se distinguent l'un de l'autre ni par l'influence qu'ils exercent sur l'économie animale, ni par les avantages que la thérapeutique peut en retirer. On emploie le safran de mars apéritif comme les agents précédents, et à la même dose.

PROTO-SULFATE DE FER. SULFATE DE FER. On le nommait autrefois *vitriol de mars*, *couperose* ou *vitriol vert*. Ce sel est le produit de la combinaison du fer avec l'acide sulfurique. Il a une saveur styptique ; il est soluble dans les trois quarts de son poids d'eau bouillante ; il lui faut deux fois son poids d'eau à la température ordinaire. Pour l'usage médical, ce sel doit être préparé en mettant dissoudre du fer dans de l'acide sulfurique étendu d'eau. Les cristaux que l'on obtient sont exempts des impuretés, des matières étrangères que l'on trouve fréquemment dans le vitriol vert du commerce. On donne cette substance saline à la dose de deux à quatre grains, quand on veut seulement agir sur l'appareil digestif : on en fait prendre davantage quand on a l'intention de susciter une médication générale. Le docteur Marc, pour guérir les fièvres d'accès avec cette substance, en administrait jusqu'à un gros par jour, en solution dans une pinte d'eau. C'est avec cette dose qu'il parvenait à opérer un mouvement qui s'étendait à tout le système, et qui devenait fébrifuge. Ce sel martial est d'un emploi facile; on le fait fondre dans l'eau, et on prend celle-ci par verres dans la journée, comme une eau minérale artificielle : on s'en sert pour couper le vin aux repas, quand on veut obtenir un effet stomachique. C'est un remède puissant auquel on a fréquemment recours. Il est bon de ne pas oublier que l'on doit conserver, dans des bouteilles bien bouchées, l'eau qui contient le proto-sulfate de fer; car si on permet à l'air d'y pénétrer, ce sel absorbe de l'oxygène, et alors il survient une décomposition chimique: une portion de la substance saline passe à l'état de sous-trito-sulfate, qui est insoluble dans l'eau, et se précipite sous forme de poudre jaune; l'autre portion devient du trito-sulfate acidule; elle reste en dissolution dans la liqueur, mais elle la colore en rouge.

Sel de mars de Rivière. *Sal martis Riverii.* Cette préparation ferrugineuse n'est autre chose qu'un sulfate de fer impur ou imparfait que l'on faisait, en mettant dans une poêle de fer, neuve et rougie au feu, de l'acide sulfurique et un peu d'alcohol; l'acide attaquait le fer sur la face intérieure de la poêle : il en dissolvait une partie, qui bientôt formait une espèce de cristallisation informe que l'on détachait comme des raclures, et que l'on conservait dans un bocal. Rivière était l'inventeur de cette composition martiale : il en avait fait un secret : il administrait cette substance saline contre les langueurs d'estomac, contre la chlorose, contre les hémorrhagies. La dose est la même que celle du sulfate de fer.

EAUX MINÉRALES FERRUGINEUSES. Le fer est le principe dominant dans les eaux de plusieurs sources célèbres : c'est de l'action de ce métal sur les organes malades que procèdent les avantages que ces eaux procurent dans la thérapeutique ; nous devons donc placer ici ces composés médicinaux dont la nature a enrichi certaines contrées. Dans les eaux minérales qui contiennent du fer, ce métal y est ordinairement tenu en dissolution par l'acide carbonique, comme nous le voyons dans les eaux de Bourbon-l'Archambault, de Forges, d'Aumale, de Passy, de Saint-Amand, de Provins, de Contrexeville, etc. Quand cet acide est en excès, comme dans les eaux de Spa, de Pyrmont, elles sont en même temps acidules et ferrugineuses. On peut facilement reconnaître les eaux qui contiennent du fer, par la propriété qu'elles ont de prendre une couleur noire, quand on y verse une infusion de noix de galle.

De tout temps on a cherché les moyens de communiquer à l'eau les propriétés du fer, et, pour cela, on a suivi différents procédés. On faisait rougir un morceau de fer que l'on plongeait dans l'eau dont on voulait se servir ; on répétait plusieurs fois cette opération, et le liquide prenait une saveur styptique, métallique, qui prouvait qu'il recélait des particules ferrugineuses; ou bien on enfermait, dans un morceau de linge, de la limaille de fer, on la laissait séjourner un temps assez long dans de l'eau pure dont on se servait ensuite pour boisson. Enfin, quelques personnes se contentaient de jeter des clous de fer dans l'eau, dont elles buvaient journellement avec leur vin. Les progrès de la chimie ont permis d'imiter plus exactement la nature dans la composition des eaux minérales. Parmentier proposa la recette suivante pour former une eau ferrugineuse extemporanée. Prenez deux grains de sulfate de fer, et douze grains de sulfate de soude, que vous ferez fondre dans deux livres d'eau distillée. Le nouveau codex donne la formule suivante pour imiter l'eau de Spa : Eau chargée d'acide carbonique, vingt onces; sous-carbonate de fer, un grain; sous-carbonate de soude, deux grains; muriate de soude, un grain; sous-carbonate de magnésie, quatre grains.

VIN MARTIAL OU VIN CHALYBÉ. *Vinum chalybeatum.* On a aussi employé le vin pour enlever au fer des molécules métalliques; ce véhicule jouit alors des propriétés toniques qui sont propres aux composés martiaux. Pour faire cette préparation médicinale, on met une once de limaille de fer non rouillé digérer, pendant huit jours environ, dans deux livres de vin blanc; ensuite on filtre la liqueur, et on la conserve dans des bouteilles bien bouchées. Parmentier indique une manière plus prompte pour former ce composé : c'est de verser une once de teinture de mars tartarisée dans une bouteille de vin. On administre le vin chalybé à la dose de deux, quatre à six onces par jour, que l'on fait prendre aux malades en plusieurs fois.

TARTRATE DE POTASSE ET DE FER LIQUIDE. TEINTURE DE MARS TARTARISÉE. *Tinctura martis tartarisata.* On la prépare de cette manière : on fait une pâte avec six parties de limaille de fer, seize parties de tartrate acidule de potasse, et suffisante quantité d'eau : on laisse ce mélange pendant vingt-quatre heures, et ensuite on le délaie dans un volume donné d'eau ; on met cette liqueur sur le feu, et on la fait bouillir jusqu'à ce qu'elle ait pris la consistance d'un sirop ; on y ajoute, vers la fin, un peu d'alcohol. Cette composition présente une solution de tartrate de potasse et de fer. On en donne trente-six à quarante gouttes à la fois : on peut réitérer cette dose deux à trois fois par jour.

TARTRATE DE POTASSE ET DE FER SOLIDE. TARTRE MARTIAL SOLUBLE. *Tartarus chalybeatus solubilis.* Cette composition est encore un tartrate de potasse et de fer, que l'on obtient en faisant évaporer, jusqu'à siccité, quatre parties de teinture de mars tartarisée et une partie de tartrate de potasse desséché. On donne le tartre martial soluble à la dose de douze, quinze, vingt-quatre grains à la fois ; on prend ordinairement cette substance saline dans un verre de tisane.

BOULES DE MARS, OU DE NANCY. *Globuli martiales.* Ces boules se font avec une partie de limaille d'acier et deux parties de tartre blanc en poudre, que l'on mêle ensemble dans un vaisseau de verre ; on y ajoute une certaine quantité d'alcohol affaibli. Quand ce liquide spiritueux est évaporé, on broie la masse et on l'humecte de nouveau avec l'alcohol. On répète ce procédé jusqu'à ce que le mélange ait acquis de la cohérence, de la ténacité ; alors on en forme des boules de la grosseur d'une petite noix, que l'on fait sécher et que l'on conserve pour l'usage. Quand on veut se servir de ces boules, on les laisse séjourner pendant quelques instants dans un volume donné d'eau ; et, quand ce liquide a pris une couleur rougeâtre, on les retire. Cette eau ferrugineuse s'administre souvent à l'intérieur. On la conseille comme un topique efficace quand on veut fortifier des parties affaiblies, à la suite des entorses, des luxations, etc.

II. *Action médicinale du fer.*

La chimie a prouvé que le fer existe dans les plantes; il existe aussi dans le corps des mammifères, des oiseaux, etc. On a vu avec étonnement que ce métal faisait partie constituante de la substance d'êtres doués de la vie, qu'il entrait dans la composition de leurs fluides et de leurs solides. Mais ce fer se trouve dans un état de combinaison intime avec les principes qui concourent à former les humeurs et les organes des végétaux et des animaux. Il est enchaîné par la force de la vie, et ses molécules sont privées de la faculté agissante que nous remarquons dans celles de nos médicaments martiaux; libres de toute combinaison, celles-ci se portent sur les tissus vivants, elles font sur eux une impression marquée, elles suscitent des changements importants dans l'état actuel, et dans les mouvements des appareils organiques.

Nous ne devons pas nous occuper ici de l'influence que le fer exerce sur nos organes, quand il sert de conducteur au fluide magnétique. Il n'est alors que dépositaire momentané d'une puissance qui lui est étrangère; il sert d'excipient à une cause agissante qui le traverse sans lui appartenir. C'est la force active inhérente aux molécules du fer qui intéresse la pharmacologie; ce sont les effets qui suivent leur contact avec nos organes que nous devons constater.

L'observation démontre que les médicaments ferrugineux exercent sur les tissus vivants une action tonique. On a fréquemment l'occasion de remarquer que ces médicaments favorisent la digestion, soit qu'on les prenne avant de manger, avec les aliments, ou immédiatement après le repas. Une prise d'oxyde de fer, de vin chalybé, ou de l'eau ferrugineuse mêlée au vin, excite l'appétit, et rend plus facile l'élaboration des matières alimentaires. L'influence corroborante que cet agent porte sur les organes digestifs est aussi cause que ces organes retirent de la nourriture une plus grande proportion des principes propres à l'assimilation. Le pouvoir des martiaux sur l'exercice de la digestion est bien connu; tous les praticiens conviennent qu'ils sont d'excellents stomachiques.

Ces médicaments occasionent quelquefois, et surtout quand on les donne à une dose un peu élevée, des douleurs à l'épigastre, des nausées, des rapports nidoreux, de l'anxiété: il est facile de voir que ces accidents tiennent à l'impression immédiate, à l'action astrictive que les préparations ferrugineuses exercent sur la surface interne de l'estomac, lorsqu'elles arrivent dans ce viscère. C'est pour prévenir ces effets que l'on recommande de commencer l'usage de ces préparations par de petites quantités, que l'on augmente graduellement: c'est encore dans la même intention de diminuer leur action directe sur l'organe gastrique que l'on conseille de les mêler avec la poudre d'une substance végétale peu active. Les martiaux pris à hautes doses donneront lieu à d'autres symptômes par leur impression sur la surface interne des intestins. Chez les uns, ils feront naître une constipation opiniâtre avec un sentiment de chaleur dans le bas-ventre : d'autres éprouveront des coliques, même des déjections alvines abondantes. Ces produits diversifiés n'indiquent pas un changement dans la nature de la force agissante du médicament. C'est toujours la même propriété qu'il a mise en jeu, c'est toujours une impression tonique qu'auront ressentie les parties soumises à son influence. Une disposition différente de ces dernières fait qu'ils ne répondent pas de même à des agressions qui ne changent pas. On remarque que les substances ferrugineuses teignent en noir les matières fécales.

Les molécules des préparations martiales sont absorbées et versées dans le sang, qui les porte dans toutes les parties du corps : on sait que les urines de ceux qui font usage de ces médicaments prennent souvent une couleur noire, lorsqu'on y mêle l'infusion de noix de galle. Le docteur W. Batt, de Gênes, a vu les urines d'un jeune hydropique qui prenait de l'éthiops martial déposer un sédiment bleu : M. Mojon, professeur de chimie, a constaté que ce dépôt était du prussiate de fer. Toutefois l'absorption des molécules ferrugineuses est sujette à de grandes variations dans son exercice. Il est bien des cas où elle paraît languissante et même presque nulle. L'état où se trouve actuellement la surface intestinale cause sans doute les différences que présente la fonction absorbante de cette surface relativement aux préparations martiales. D'un autre côté, on conçoit que la puissance médicinale de ces préparations se proportionnera toujours à l'activité de cette fonction, ou autrement à la quantité de molécules ferrugineuses qui pénétreront dans le système animal. L'observation ne montre-t-elle pas que les agents martiaux agissent sur des individus avec une énergie remarquable, tandis que sur d'autres leurs effets sont à peine sensibles? Les expériences de MM. Tiédemann et Gmelin ne peuvent-elles pas jeter quelque lumière sur ce sujet? N'ont-ils pas, chez un chien et chez un cheval qui avaient pris du sulfate de fer, trouvé cette substance dans toute l'étendue du canal alimentaire, plusieurs heures après son ingestion? Les réactifs n'en découvraient que des quantités très petites dans le sérum du sang des veines mésentériques et de la veine-porte. Du fer fut reconnu dans les intestins depuis l'estomac jusqu'au cœcum, sur un chien qui trois heures auparavant avait avalé trois grains d'hydrochlorate de fer. (Ouvrage cité.) N'est-il pas évident que les molécules ferrugineuses pénètrent lentement dans les voies de l'absorption, et qu'une grande partie de celles qui composent les médicaments martiaux sort du corps avec les matières fécales?

Quoi qu'il en soit, les molécules ferrugineuses qui pénètrent dans le sang, lorsqu'elles se mettent en contact avec les fibres organiques, déterminent des changements, des phénomènes qui décèlent à la fois le caractère et l'étendue de leur puissance médicinale. Les martiaux augmentent la force matérielle du cœur; ce viscère communique une impulsion plus vive et plus énergique aux colonnes de sang qui remplissent les canaux artériels; le pouls devient plus fort et plus dur:

cet effet est surtout sensible sur les personnes actuellement affaiblies par un état de maladie ; peu de temps après qu'elles ont commencé l'usage d'un médicament ferrugineux, leur pouls n'est plus le même. L'action de ces agents réveille la fonction absorbante, lorsqu'elle est dans l'inertie. Des malades atteints d'une bouffissure générale, même d'anasarque, ont vu leur intumescence cellulaire disparaître après avoir pris des martiaux ; ils rendaient en même temps de grandes quantités d'urine. Dans l'état de santé, l'usage de ces médicaments ne change pas l'ordre habituel des sécrétions et des exhalations ; l'influence qu'ils portent sur les reins, sur la peau, etc., fortifie le tissu de ces appareils, développe leur énergie, soutient l'exercice de leur fonction sécrétoire ou exhalante, sans pourtant l'accélérer d'une manière notable ; mais lorsque ces parties sont actuellement dans un état d'atonie, la puissance corroborante du fer rétablit leur activité, et, dans ce passage d'une condition morbide à leur condition naturelle, il survient fréquemment des évacuations momentanées qui sont comme accidentelles dans la médication des composés ferrugineux.

Ces médicaments ont une grande influence sur l'action nutritive dans le sang et dans les organes. Les individus d'une complexion pléthorique, d'un tempérament sanguin, qui se mettent à l'usage de ces agents, éprouvent bientôt des accidents qui dépendent d'une surabondance du fluide sanguin ; ils deviennent sujets à des céphalalgies avec pesanteur de tête, à des hémorrhagies actives, surtout à des saignements de nez répétés, à des congestions hémorrhoïdales : les époques de la menstruation avancent dans les femmes, etc. L'activité que les martiaux donnent à la nutrition du sang devient plus sensible encore sur les personnes débilitées par des évacuations excessives, épuisées par de longues maladies, sur les chlorotiques, sur tous ceux enfin qui ont un sang appauvri, détérioré : aussitôt qu'ils se mettent à l'usage d'un oxyde de fer ou d'une autre préparation ferrugineuse, il s'établit un meilleur ordre d'exercice dans les fonctions nutritives ; en très peu de temps l'état du malade change, son pouls devient plus plein, son teint plus animé, sa chaleur vitale plus élevée ; il a plus de force, etc. (*Sydenham, van Swieten.*) Les ferrugineux excitent aussi l'action assimilatrice dans le tissu des organes ; l'impression tonique que ces derniers ressentent les dispose à retenir, à fixer les principes réparateurs qui les pénètrent. En rendant la nutrition plus active, ils semblent augmenter la proportion des solides dans le corps animal. Il est d'observation que l'usage prolongé des martiaux fait acquérir une prédisposition aux maladies par excès de ton, aux inflammations, aux hémorrhagies, etc.

III. *De l'emploi thérapeutique des préparations martiales.*

Ces préparations ont une grande célébrité en médecine ; une foule de faits bien constatés attestent leur utilité, leur efficacité dans les maladies qui procèdent de l'atonie des tissus vivants, de l'inertie de leur faculté réparatrice, de la faiblesse des mouvements organiques. D'un autre côté, l'expérience clinique démontre qu'elles sont nuisibles lorsque les propriétés vitales sont trop développées, lorsque le pouls est vif et fréquent, lorsqu'il y a, sur quelque point du système animal, de la chaleur, de l'irritation et surtout de la phlogose. Ces résultats sont parfaitement d'accord avec la doctrine pharmacologique. En reconnaissant que les agents médicinaux qui nous occupent recèlent une propriété d'une nature tonique, on en déduit comme conséquences les principes thérapeutiques que nous venons d'exposer sur l'emploi de ces agents.

Les ferrugineux sont contre-indiqués dans les fièvres; mais ces agents deviennent quelquefois favorables dans les convalescences de ces maladies pour rétablir la fonction digestive, et pour réparer, par un meilleur mode de nutrition, la faiblesse matérielle qu'éprouvent les organes, la détérioration que la maladie a introduite dans l'économie animale.

On a voulu faire servir la force tonique des martiaux à la guérison des fièvres intermittentes. Le docteur Marc et d'autres médecins après lui ont obtenu des succès en administrant le sulfate de fer, dans l'intervalle des accès, à la dose d'un gros en solution dans une pinte d'eau : alors cette substance saline étend à tout le corps l'influence de sa vertu ; elle suscite dans tous les organes un développement des forces toniques. Toutefois les préparations martiales ne présentent pas un moyen commode pour obtenir une médication générale. Quand on en prend à la fois une quantité un peu élevée, elles font sur la surface gastrique une impression fâcheuse ; elles suscitent souvent une turgescence artérielle ; elles causent divers accidents. Ces remèdes réussissent mieux quand on veut seulement diminuer peu à peu l'intensité de la fièvre, par un emploi journalier de ces moyens, que l'on administre à petites doses, et que l'on continue pendant quelque temps.

Les martiaux ne peuvent être admis dans le traitement des phlegmasies; leur action générale, leur impression sur le lieu qui est phlogosé, seraient également à redouter. Les mêmes raisons étendent cette proscription aux hémorrhagies actives. L'usage du fer développe d'une manière soudaine la vitalité de l'appareil circulatoire, augmente l'énergie de toutes les parties du corps, devient évidemment contraire dans des affections qui réclament des influences adoucissantes, tempérantes, émollientes. On a cependant tiré un parti utile de ces agents contre les flux qui succèdent aux phlegmasies des membranes muqueuses; des diarrhées, des leucorrhées, des urines glaireuses, ont trouvé dans les martiaux des remèdes efficaces. Ces accidents attestent qu'il y a lésion de la surface muqueuse des intestins, du conduit vulvo-utérin ou de la vessie; que cette surface est dans un état morbide: or nous savons qu'une impression styptique détruit souvent les irritations, les ulcérations mêmes qui ont leur siége sur une membrane muqueuse, qu'elle rappelle cette dernière à sa condition physiologique. L'observation signale les martiaux comme des moyens funestes dans les maladies de poitrine avec chaleur, irritation, dans les crachements de sang chez les sujets irritables, dont la fibre est sèche. On voit très souvent des personnes qui ne peuvent employer les eaux minérales ferrugineuses, sans éprouver aussitôt une toux sèche, continuelle, fatigante. Ces eaux ont souvent hâté les progrès de la phthisie.

Les médicaments ferrugineux sont renommés dans les hémorrhagies que l'on a nommées passives. Leur action sur la partie par où s'écoule le sang peut déterminer un resserrement des ouvertures vasculaires, qui s'opposera à la sortie du fluide que contiennent les artères : de plus, en rétablissant l'exercice des fonctions nutritives, ces agents répareront le désordre que l'excès ou la permanence de l'hémorrhagie a pu occasioner dans tout le système. Mais on conseille aussi ces médicaments pour provoquer un écoulement de sang lorsqu'il doit être salutaire, lorsque sa suspension cause un trouble dans la santé, pour déterminer, par exemple, le cours des règles. Si l'organe utérin est actuellement frappé de faiblesse, en ranimant sa vitalité, les martiaux le disposeront à recevoir la congestion menstruelle. On sent que les ferrugineux ne conviennent que quand le défaut de menstruation tient à une débilité générale ou à l'inertie de la matrice; ces agents sont nuisibles dès qu'il y a de la chaleur dans la région utérine, des douleurs dans les lombes, un état de pléthore, etc. Ne résulte-t-il pas de ces observations cliniques que c'est dans l'opération tonique du fer qu'il faut chercher la raison des effets emménagogues que ce métal produit? On a noté, dans quelques ouvrages de matière médicale, cette particularité des médicaments ferrugineux : on les donne tantôt pour arrêter une perte utérine, tantôt pour exciter l'écoulement des règles. On avait conclu que ces médicaments recélaient deux propriétés contradictoires, l'une astringente, et l'autre apéritive. Il est évident qu'ils ne font toujours qu'un même effet physiologique ; qu'ils exercent, dans les deux cas, une impression tonique sur la matrice, et que c'est de cette seule et même impression que dépendent les deux résultats opposés que l'on obtient. Le médicament augmente toujours le ton, la vitalité de cet organe ; ce produit excite les règles que la faiblesse retenait, il arrête le sang que la même cause pathologique laissait s'échapper.

Dans un grand nombre de névroses, on a tiré un parti très utile de l'usage prolongé des martiaux ; on les conseille pour prévenir les anomalies de l'influence nerveuse, pour guérir les accidents qui proviennent d'une trop grande mobilité des nerfs ; mais ces accidents supposent une lésion, une modification morbide de quelques parties de l'appareil cérébral, et les martiaux sont loin de convenir dans toutes les lésions qui affectent cet appareil : s'ils se montrent favorables lorsqu'il existe une faiblesse matérielle de l'encéphale et du prolongement rachidien, ils sont nuisibles quand les accidents spasmodiques tiennent à une irritation de ces organes ou des cordons nerveux eux-mêmes ; ces agents animent davantage cette lésion, ils l'exaspèrent. On rencontre fréquemment des hypochondriaques, des mélancoliques qui ne peuvent soutenir l'usage des martiaux : or, chez ces malades, l'appareil cérébral et l'appareil digestif sont à la fois dans une condition pathologique ; l'action de ces remèdes les offense fréquemment l'un et l'autre.

Les martiaux offrent une ressource précieuse toutes les fois que l'on veut fortifier les organes digestifs, et combattre le relâchement, la débilité, l'oligotrophie de leurs tissus. On a vu que ces mêmes moyens étaient nuisibles quand il y avait de la chaleur, de l'irritation dans les voies alimentaires. On les vante comme de puissants vermifuges. Ils ont produit d'excellents effets à la suite de pertes de semence trop abondantes. Ils ont quelquefois réussi à faire cesser la stérilité dans les femmes et l'impuissance dans les hommes. On conseille leur usage dans les affections scrophuleuses, dans les infiltrations cellulaires, dans les diabétès, dans les maladies cachectiques. C'est toujours de leur opération tonique que ces agents tirent leur puissance curative. Lorsque le sang a perdu sa bonne complexion, lorsque les tissus vivants sont dans une profonde atonie, que leur matériel se restaure mal, qu'il y a pâleur générale, bouffissure, etc., on découvre sans peine comment un oxyde de fer, pris trois ou quatre fois le jour, à la dose de cinq à six grains, ou le sulfate de fer dissous dans l'eau et pris aux repas, deviennent des secours thérapeutiques efficaces. Le premier effet du médicament est de rendre à la digestion son intégrité : puis la propagation de son influence à tout le système anime l'exercice de la nutrition sur tous les points, et le corps malade subit une profonde et salutaire mutation. Souvent il survient un mouvement comme fébrile, après quelque temps de l'usage de ces médicaments : le pouls s'élève et devient plus vif, plus fort; la chaleur animale se développe, la couleur de la peau s'anime, diverses excrétions se montrent plus abondantes, etc. S'il y a œdème, le médicament ferrugineux décide la résorption de l'humidité cellulaire et son expulsion par les urines ; c'est alors que les accidents morbides se dissipent et que la santé renaît. Ce grand trouble semble n'être qu'un effort critique qui s'opère au moment où la nature se rétablit dans ses droits, où elle rend à chaque tissu sa condition première ou normale, à chaque mouvement organique sa mesure naturelle.

On regarde avec raison les martiaux comme dangereux pour les femmes enceintes d'un tempérament sanguin, pour les personnes pléthoriques, irritables, d'une complexion sèche et bilieuse. C'est également une sage expérience qui a conseillé l'usage momentané et de temps en temps renouvelé des agents médicinaux qui nous occupent, aux individus d'une constitution lymphatique, à ceux qui ont la fibre lâche et molle, et qui sont prédisposés aux affections muqueuses, aux maladies par relâchement, par faiblesse, etc. ; il leur est très avantageux, même dans l'état de santé, de fortifier le tissu de leurs organes, de réveiller l'énergie vitale de ces derniers, en prenant, pendant quelques jours, un oxyde de fer ou une eau ferrugineuse aux repas.

SULFATE ACIDE D'ALUMINE ET DE POTASSE. ALUN. *Alumen.* L'alun est un sel composé d'acide sulfurique uni à deux bases, l'alumine et la potasse. Ce sel est incolore, diaphane, d'une saveur très styptique, soluble dans un poids d'eau bouillante moindre que le sien. Il cristallise le plus ordinairement en octaèdres réguliers. Exposé à l'action du feu, il se fond, perd son eau de cristallisation, se boursoufle, devient blanc, opaque, léger et poreux ; alors on le nomme *alun calciné*; et, comme dans cet état il a une grande avidité pour se combiner avec les corps humides, on s'en sert pour ronger les chairs baveuses, pour aviver les surfaces ulcérées, pour détruire les excroissances molles.

On ne trouve d'alun naturel qu'aux environs des volcans; mais on en fait artificiellement des quantités considérables pour les besoins du commerce. Celui que l'on appelle alun de Rome est remarquable par sa teinte rougeâtre; il est plus pur que les autres. Il y a quelques années, on le payait encore le double de l'alun de nos fabriques; mais on est parvenu à donner à ce dernier la perfection de l'alun de Rome, et dans nos ateliers, celui-ci a perdu la supériorité dont il jouissait. D'après M. Berzelius, l'alun à base de potasse est formé de

Sulfate d'alumine.	36 85
Sulfate de potasse	18 15
Eau.	45 00

On donne l'alun, en pilules ou en solution dans l'eau, à la dose de six ou huit grains à la fois; on peut en administrer un scrupule par jour. Cullen, en augmentant graduellement, a pu faire prendre cette quantité à plusieurs reprises dans la journée. Pour convertir la poudre d'alun en bols, on emploie souvent la conserve de roses.

L'alun agit avec beaucoup de force sur les organes. Son impression détermine un resserrement soudain de leurs fibres; son contact avec la surface interne de l'estomac occasione souvent un sentiment désagréable et douloureux à la région épigastrique. Quand on en prend une dose un peu forte, il cause même des nausées, des vomissements, des coliques, des évacuations par les selles. Ces effets accidentels tiennent évidemment à ce que la substance saline attaque trop vivement le canal alimentaire : cette agression trouble ses mouvements naturels. Chez d'autres personnes, l'alun donne lieu à une constipation opiniâtre ; ce produit survient principalement quand on donne ce sel à petites doses. Les molécules de l'alun, qui sont prises par l'absorption et portées dans le corps font sentir à tous les appareils organiques leur puissance corroborante ; elles déterminent un développement de la tonicité de tous les tissus ; on a remarqué qu'elles irritaient les poumons et provoquaient souvent la toux.

L'alun passe pour un moyen utile dans les diarrhées ; je l'ai vu faire cesser un dévoiement qui épuisait une femme très âgée, et que les autres remèdes ne modéraient pas. Mais il faut toujours alors se demander quelle est la lésion qui produit les évacuations intestinales. S'il y a dans les voies digestives de la chaleur, de l'irritation, l'usage de ce moyen n'est pas sûr ; il demande même des précautions : les praticiens préviennent que, dans ce cas, l'alun augmente souvent les accidents. Franck cite cependant une observation où, malgré les douleurs d'entrailles que ressentait le malade, il administra avec succès, dans le courant d'une journée, seize grains d'alun en quatre doses. Il ne faut pas oublier que l'emploi momentané d'un styptique, même d'un irritant, n'est pas toujours contraire dans les phlegmasies des membranes muqueuses. Les inflammations de la conjonctive, celles de l'arrière-bouche, celles de la peau, disparaissent souvent à l'occasion d'une application de substances styptiques; il doit en être de même pour les phlogoses, même pour les ulcérations récentes et superficielles qui sont fixées sur la membrane muqueuse intestinale; l'impression vive et passagère d'un astringent peut en déterminer la guérison, mais le succès est toujours équivoque, et n'autorise pas à recourir au même procédé curatif, toutes les fois que l'on rencontre les affections pathologiques qui nous occupent. Lorsque la diarrhée dure depuis long-temps, qu'elle est entretenue par des lésions du tissu des intestins, lorsqu'il existe à leur surface interne des ulcérations profondes qui sont établies sur un fond endurci, lorsqu'il y a dégénérescence des tuniques intestinales, etc., l'opération passagère que produit l'alun ne peut plus rétablir la condition naturelle de ces parties; son administration est souvent nuisible.

On conseille l'alun dans l'hémoptysie; il faut alors prévoir quelle doit être la suite de son action styptique sur le parenchyme des poumons; car c'est toujours cette action qu'il faut avoir en vue. Il ne suffit pas que l'alun empêche le sang de sortir, il faut surtout que cette substance ne le retienne pas dans le tissu irrité des poumons; on doit avec soin éviter que l'opération de l'alun sur ces organes n'allume une phlogose sourde d'où résulterait bientôt une dégénérescence fâcheuse, une maladie mortelle.

Le composé salin qui nous occupe s'est montré un remède puissant dans le traitement des hémorrhagies utérines. On sait que l'alun teint de Mynsicht ou les pilules d'Helvétius ont joui d'une grande réputation contre ces maladies ; or c'est de l'alun que ce composé tire principalement son efficacité ; aussi pour recourir avec confiance à ce remède, il faut que la sortie du sang tienne à l'atonie des vaisseaux de l'utérus, que l'hémorrhagie ait été abondante, qu'il y ait faiblesse, épuisement ; car l'action styptique de l'alun pourrait avoir des suites fâcheuses, s'il y avait une pléthore locale, si le tissu de l'utérus était irrité, si le pouls était fort et vif, etc.

Cullen a essayé de guérir les fièvres intermittentes, avec un mélange d'alun et de muscade en poudre : il en faisait prendre, une heure ou un peu plus avant l'accès, des doses capables de susciter une médication générale. Dans quelques cas, la fièvre n'a pas paru ; mais l'estomac soutenait avec peine l'action de ce remède, il a fallu renoncer à s'en servir.

On applique une solution d'alun dans l'eau sur les plaies saignantes, sur les surfaces extérieures par où le sang s'écoule ; le contact de cette liqueur crispe les petits vaisseaux, et l'hémorrhagie s'arrête. On met cette substance saline dans les gargarismes que l'on conseille contre le gonflement atonique de l'arrière-bouche, contre l'esquinancie tonsillaire, etc. L'alun entre souvent dans la composition des collyres irritants avec lesquels on combat les ophthalmies, dans celles des injections astringentes que l'on dirige contre la leucorrhée, etc.

SECTION III. *De la médication tonique.*

Lorsqu'on ne donne qu'une petite dose d'un médicament tonique, il agit seulement sur la partie qui le reçoit, ou au moins on ne peut apercevoir que sur ce point du corps les effets de son opération. Mais si la dose de substance médicinale est plus élevée, si les molécules actives de cette substance sont absorbées en assez grande quantité pour que leur puissance soit sentie à la fois par tous les appareils organiques, ils ne se bornent plus à déterminer une mutation dans le lieu de leur application, ils suscitent des modifications importantes dans les mouvements de tous les organes. On voit clairement que le corps se trouve alors sous l'empire d'une force étrangère à celle qui régissait auparavant les actes de la vie, et que cette force est émanée de la substance médicinale que l'on a administrée. Nous allons parcourir chacun des appareils organiques du corps, pour constater tous les changements que leur action éprouve après l'emploi d'un tonique. En réunissant les détails que nous recueillerons, nous prendrons une idée juste de l'importance et de l'étendue de la propriété agissante que recèlent les médicaments de cette classe. Nous pourrons prévoir quel parti la thérapeutique peut en retirer.

Appareil digestif.

État physiologique. Nous devons examiner ce que devient la substance du médicament tonique dans l'estomac, avant de nous occuper de son action sur cet organe. Si l'on prend des végétaux qui contiennent de la fécule, de l'albumine végétale, du mucilage, un corps oléagineux ; s'il se trouve du sucre dans les composés toniques, ces matériaux seront dénaturés dans la cavité gastrique, et transformés en chyle ; mais les matières extractives, résinoïdes, le tannin, l'acide gallique, la matière colorante, les bases salifiables, des plantes toniques, la substance tout entière des produits minéraux qui ont la même vertu, ne se prêtent point aux altérations que les forces digestives font éprouver aux principes amylacés, sucrés, albumineux, muqueux. Les matériaux médicinaux conservent dans les voies alimentaires leur nature, leurs qualités, leur faculté active ; et celle-ci provoque dans les organes digestifs des changements qu'il est important de constater.

L'observation démontre qu'après l'ingestion des médicaments de cette classe, les tuniques gastriques éprouvent un resserrement fibrillaire, que ces tuniques deviennent plus fermes, plus solides, et que l'estomac se contracte sur lui-même. Elle autorise également à penser qu'à mesure que ces agents avancent dans l'intérieur du canal alimentaire, ils impriment aux tissus des intestins une modification analogue. Leur contact suspend l'exhalation et les sécrétions qui humectent habituellement la membrane muqueuse de ces organes; cet effet est plus prononcé quand la substance tonique a une qualité styptique. L'impression que ressent cette membrane se transmet à la tunique musculaire; elle décide un resserrement des fibres ou des faisceaux qui constituent cette dernière : ce mouvement rend le corps de l'intestin plus dur, plus ferme, plus résistant, et rétrécit en même temps sa cavité. L'enveloppe péritonéale ne paraît pas éprouver, dans l'action des toniques sur l'appareil digestif, de modification appréciable. Il n'est pas possible de déterminer les changements que les substances toniques produisent dans le tissu du foie, du pancréas, de la rate : les phénomènes qui nous les feraient apprécier restent occultes.

Ce que l'on remarque dans l'exercice de la fonction digestive après l'administration des agents toniques découvre assez que l'influence à laquelle ils soumettent les organes qui l'exécutent, fortifie leur tissu, augmente leur vigueur. Ne voit-on pas les toniques à des doses modérées ouvrir l'appétit, faire manger davantage, rappeler la faim plus tôt que de coutume? Il est bien des personnes qui trouvent dans les substances toniques des moyens pour favoriser, pour hâter l'exercice de leurs digestions. Cette fonction se fait sans peine, quand elles prennent avant le repas, ou en mangeant, la poudre, l'infusion ou la décoction d'une de ces substances : elle est lente, pénible, accompagnée de malaise, imparfaite, quand elles négligent ou qu'elles oublient de corroborer leur système gastrique à l'aide d'un tonique. Une digestion actuellement languissante et difficile, par suite d'un affaiblissement des organes digestifs, prend aussitôt un cours plus libre, et cesse d'être une opération fatigante, si l'on administre un médicament doué de cette vertu.

L'emploi des médicaments qui nous occupent fait ordinairement acquérir plus de consistance aux matières fécales, que l'expulsion en soit plus tardive ou plus prompte. Souvent ces matières paraissent moins abondantes. L'absorption, alors très active sur la surface intestinale, dépouille le résidu de la digestion de toutes les parties liquides qu'il contient. On sait que l'usage journalier des toniques à petites doses dispose à la constipation. Dans quelques cas, ces agents tiennent le ventre libre, parcequ'ils réveillent la vitalité des gros intestins, qu'ils tirent ces organes d'un état d'inertie qui facilitait le séjour, l'accumulation des matières fécales dans leur intérieur.

Lorsque les substances toniques, prises à fortes doses, font sur les organes digestifs une impression plus profonde, plus tenace, elles modifient l'état actuel de ces organes, elles troublent leur action naturelle, elles provoquent des phénomènes remarquables. Alors les toniques causent un sentiment de chaleur à l'épigastre, et, par une sorte d'irradiation dont les nerfs sont sans doute les agents, cette chaleur se propage dans le ventre, dans la poitrine, à la tête, même dans les membres : ils occasionent de la soif, de l'anxiété, des rapports, des pesanteurs d'estomac, des pneumatoses gastriques, des nausées, quelquefois des vomissements. Lorsque la substance médicinale a gagné les intestins, des portions de ces canaux se tendent, se tuméfient, elles éprouvent une sorte d'érection vitale. Il se fait dans leur intérieur une exhalation de gaz qui les distend : en même temps les faisceaux musculaires qui entrent dans leur composition, se livrent à des contractions anomales qui produisent des coliques répétées. D'autres portions du canal alimentaire sont dans un état opposé ; leurs fibres sont contractées, l'intestin est resserré, durci, rétréci. Il se passe alors de grands mouvements dans la cavité abdominale; cependant il n'y a pas de selle; ou si l'individu médicamenté va du bas, il rend des matières solides: l'absorption a toute son activité dans les gros intestins, et l'exhalation n'augmente pas sur la surface des voies digestives.

Il n'est pas rare toutefois de voir les médicaments toniques produire des déjections liquides et même abondantes. C'est pour avoir observé ce résultat que Cullen s'est cru autorisé à placer les amers parmi les purgatifs. Mais alors on donne ces médicaments à haute dose; une grande quantité de matière tonique agit à la fois sur la surface intestinale; l'impression pénible que celle-ci ressent décide comme une commotion de tout le système abdominal; le mouvement péristaltique des intestins s'accélère, se précipite, et tout ce qui se trouve dans leur intérieur est expulsé au dehors.

États pathologiques [1]. Quand les tissus organisés ont

---

[1] Je distingue deux sortes de lésions pathologiques: 1° des lésions matérielles dans lesquelles les tissus de la partie malade offrent un changement dans leurs qualités sensibles, une variation dans leur état anatomique; 2° des lésions vitales dans lesquelles l'action seule de l'organe est altérée, mais tous les tissus de ce dernier restent sains, conservent leur intégrité.

Dans les lésions matérielles, nous distinguons, 1° l'irritation, qui a pour caractères la rougeur, une température plus élevée, une sensibilité plus grande, des mouvements plus rapides; 2° la phlegmasie, qui s'annonce par une intumescence des tissus vivants, plus ou moins grande, selon perdu leur condition naturelle, quand ils sont dans un état morbide, les mêmes impressions portées sur eux

---

que l'enveloppe de l'organe permet à son parenchyme de s'étendre, une rougeur profonde, une exaltation de la chaleur vitale dans toute la partie; 3° l'hémorrhagie, ou la sortie du sang de ses vaisseaux, son épanchement à la surface ou dans la profondeur de l'organe; 4° l'abcès; 5° l'ulcération; 6° la gangrène; 7° l'hypertrophie, ou l'épaississement des tissus par un excès de nutrition, sans modification morbide de leur substance; 8° l'oligotrophie, ou l'amincissement des tissus, la diminution du volume de l'organe; 9° l'endurcissement des tissus, 10° leur ramollissement, 11° leur dégénérescence en tissus squirrheux, cancéreux; 12° la formation de tubercules, de mélanoses, etc.

Nous ferons remarquer que la phlegmasie à laquelle on donne le nom de *chronique* n'est point une phlegmasie qui serait seulement devenue avec le temps languissante, qui ne ferait que prolonger son existence sans changer de nature. Le travail morbide que l'on désigne sous le nom très générique de *phlogose chronique* présente plusieurs modes de lésions qui sont différents, qui n'ont pas la même essence. Il donne lieu à des produits pathologiques bien distincts les uns des autres. L'état morbide qui conduit à l'ulcération, à l'induration, à la désorganisation, etc., des parties affectées, peut-il être toujours identique, avoir un caractère d'unité? peut-on lui donner le même nom?

Les lésions que j'appelle vitales ont leur source hors des parties où on les remarque. Un organe est intact, son matériel a conservé son intégrité; cependant ses mouvements, son action, ne suivent plus l'ordre accoutumé, l'ordre naturel. Cet état morbide procède d'un changement dans l'influence des nerfs. Cette influence est augmentée, ne causent plus les mêmes phénomènes, et elles en suscitent qui sont nouveaux et insolites. Nous trouvons la preuve de cette proposition dans l'étude de l'action des toniques sur l'appareil digestif.

Lorsque la cavité gastrique est échauffée ou irritée, ou seulement lorsque des places, des zones de cette

---

affaiblie ou désordonnée. C'est donc dans l'appareil cérébral qu'il faut chercher la cause des lésions vitales : elle peut être dans l'encéphale, dans le prolongement rachidien, même dans les cordons nerveux qui forment les plexus, qui animent toutes les parties du système animal. Les affections spasmodiques qui se manifestent dans l'appareil digestif, dans l'appareil respiratoire, qui attaquent le cœur, le diaphragme, etc., appartiennent à la classe des lésions vitales.

Un grand nombre de maladies offrent à la fois des lésions matérielles de plusieurs appareils organiques. Les pathologistes désignent par un seul nom, donnent comme un être simple, ces affections qui tiennent à des lésions multiples et simultanées : ils rassemblent pêle-mêle dans un même cadre des symptômes qui partent de plusieurs points bien distincts, qui, nés de causes différentes, éloignées, viennent comme se mélanger à l'extérieur du malade.

Souvent aussi il existe dans une même maladie des lésions matérielles et des lésions vitales.

Dans le cours de pathologie interne que je fais à l'école secondaire de médecine d'Amiens, je me suis formé un plan conforme à ce que je viens de dire. J'étudie les maladies par appareils organiques ; je distingue pour chacun des organes qui les composent les lésions matérielles et les lésions vitales dont il est susceptible. J'arrive enfin aux lésions multiples ; là se trouve l'étude des fièvres, des affections scorbutiques, etc.

cavité sont dans la condition pathologique que nous indiquons, l'administration des substances toniques détermine une tension, comme une contraction fixe des tuniques musculaires de l'estomac; les mouvements de ce viscère sont gênés, l'exercice de ses fonctions est perverti. L'irritation de l'organe gastrique se manifeste par la rougeur, la sécheresse des lèvres et de la langue, par la petitesse, le rétrécissement de cette dernière, par la soif, par la sensibilité de l'épigastre, etc. : eh bien, ces symptômes se prononcent davantage, si dans cette circonstance on fait usage de médicaments toniques; la bouche devient plus sèche, la soif plus grande. On observe même de nouveaux phénomènes; après chaque prise de substance tonique, l'estomac semble gonfler, le malade éprouve une chaleur désagréable, souvent douloureuse, une pesanteur, une tension dans la région épigastrique; il désire toujours une boisson acidule ou émolliente, comme la limonade, l'eau de groseilles, l'orangeade, le bouillon de poulet, etc., après l'ingestion de l'agent tonique.

Si au lieu d'une irritation superficielle de la membrane muqueuse gastrique, il y a phlegmasie des tissus de l'estomac, si ces tissus sont pénétrés de sang, brûlants, d'une sensibilité exquise, dans un état de turgescence, les médicaments toniques provoquent des effets encore plus prononcés, des phénomènes plus remarquables : leur ingestion est suivie d'une ardeur très pénible dans l'épigastre, que le malade compare à un feu qui le consume; d'un gonflement de cette partie avec sensibilité à la pression, de pneumatoses gastriques, de tiraillements d'estomac, d'une grande soif, d'un malaise extrême, d'accablement ou d'agitation, et de divers autres phénomènes qu'offrent les appareils circulatoire, pulmonaire, cérébral, qui ne conservent pas leur condition physiologique, qui entrent dans un état morbide plus ou moins sérieux, dès que l'estomac s'enflamme. Le malade repousse, si ses perceptions sont bien libres, un remède qui lui cause tant de mal, qui redouble ses souffrances. Rappelons-nous toutefois que, dans la gastrite, le travail inflammatoire n'occupe pas toute l'étendue de l'estomac; souvent des points, des endroits seulement de ce viscère sont affectés. Si la substance tonique n'arrive pas sur les lieux malades, si ses principes ne les attaquent pas, elle ne cause plus les effets ni les accidents que l'on devait attendre ou craindre; les tissus phlogosés ont été épargnés, ils n'ont point senti l'impression de la matière médicinale.

Un mode de lésion assez commun de l'organe gastrique, c'est l'amincissement de ses tuniques, la diminution de leur volume ordinaire, leur oligotrophie. La nutrition a perdu de son activité, ou, comme cela arrive à la suite des gastrites, la résolution a été trop prompte, l'assimilation n'a pas réparé les pertes que les tissus de l'estomac ont éprouvées : toujours le matériel de ce viscère est moins fort, son action est languissante, on dit alors que l'estomac est dans un état de faiblesse ou d'atonie. Dans ce cas les toniques produisent des effets bien sensibles. L'appétit était incertain, ils l'excitent; la faim était promptement satisfaite, ils font manger davantage: la chymification était pénible, lente, irrégulière; ils rétablissent son intégrité. Un usage prolongé de ces agents, à petites doses, refait alors l'estomac, établit dans ses tuniques un mode d'assimilation plus actif, leur rend l'épaisseur, la force qui appartient à leur condition normale.

Les tissus gastriques éprouvent quelquefois une modification morbide qui les fait paraître ramollis, comme gélatineux. Alors les médicaments toniques produisent des effets assez évidents. Cette altération organique occasione une grande débilité de la vie stomacale : il y a anorexie, répugnance pour les aliments mucilagineux ou gras ; on dit encore dans ce cas que l'estomac est affaibli. L'impression des amers sur les tuniques de ce viscère détermine un resserrement salutaire de leurs fibres, donne à l'action nutritive de ces tuniques un autre mode qui répare leur matériel et les rétablit dans leur condition naturelle. Les effets sensibles que les toniques produisent dans cette circonstance sont une augmentation d'appétit, et un exercice plus libre, plus facile des digestions.

Quand les tissus de l'estomac sont épaissis, plus solides, dans un état d'hypertrophie, l'impression des principes toniques ajoute à leur vigueur matérielle. L'appétit se montre exigeant, on est grand mangeur, surtout si l'organe gastrique a en même temps une grande capacité; la digestion est toujours très prompte. Si les toniques agissent avec une certaine énergie sur un organe gastrique qui déjà est trop robuste, ils exagèrent sa vigueur organique, ils déterminent dans ses tuniques un état de contraction fixe qui gêne ses mouvements, qui retarde la chymification. Alors on sent une pesanteur à l'épigastre après les repas, de la chaleur dans cette région pendant le séjour des aliments dans la cavité gastrique; on dissipe ces accidents par l'usage de l'eau sucrée, ou d'une autre boisson émolliente ou réfrigérante.

Si les tissus gastriques sont endurcis, si une dégénérescence squirrheuse ou cancéreuse occupe quelques points de l'estomac, les effets des médicaments toniques ne peuvent plus être déterminés d'avance. Ils varient selon l'état où se trouve ce viscère, selon même que les lésions dont nous venons de parler existent du côté du cardia, ou du côté du pylore, dans la petite ou dans la grande courbure de l'estomac. Si ces lésions organiques sont associées à un travail phlegmasique, les toniques animent ce dernier et causent des accidents qui naissent de leur action sur les tissus phlogosés. Mais si les indurations des parois de l'estomac ne se trouvent pas au milieu d'un foyer inflammatoire, ou si ce dernier est éteint, les effets ne sont plus les mêmes. Souvent les toniques éloignent momentanément les accidents de l'affection gastrique: ils retardent les vomissements, ils diminuent la fréquence des rapports aigres, ils causent un sentiment d'appétit que le malade n'avait plus, etc. Ce dernier produit tient probablement à l'action des toniques sur la partie saine de l'estomac.

Dans les ulcérations de ce viscère, les effets des toniques varieront selon que ces lésions seront avec ou sans inflammation. Si elles sont placées sur des tissus phlogosés, l'impression des toniques sera très vive, elle causera de la soif, de la chaleur, de la douleur. Si les tissus qu'occupent les ulcérations sont exempts de phlogose, les substances toniques ne provoquent plus les mêmes accidents : souvent même leur action sur les surfaces ulcérées devient salutaire; elle hâte, elle décide leur cicatrisation [1]. Nous noterons que ces ulcérations peuvent se trouver sur des points différents de la surface gastrique, qu'elles sont tantôt très accessibles aux substances médicinales, que d'autres fois au contraire ces dernières ne les atteignent pas.

L'action des toniques sur les intestins, lorsqu'ils sont dans un état pathologique, mérite un examen particulier. Quand la membrane muqueuse qui recouvre la surface interne de ces organes est irritée, quand des parties ou des zones de cette membrane sont rouges, plus sensibles, gonflées, couvertes de petits boutons, etc., qu'il y a des coliques, des déjections séreuses ou glaireuses très fétides, que le malade éprouve un sentiment de chaleur dans le bas-ventre, etc., l'usage des toniques donne pour effets sensibles une augmentation de ces accidents; leur abord sur les endroits malades exaspère la lésion dont ils sont le siége. Si l'inflammation est plus profonde, si les tissus musculaires des intestins sont phlogosés, gonflés, turgescents, s'ils ont une chaleur, une sensibilité morbides, l'opération des toniques

---

[1] Nous venons de trouver à l'Hôtel-Dieu d'Amiens, dans l'intérieur de l'estomac d'un vieillard qui était mort d'un catarrhe chronique, une cicatrice de la grandeur de deux pouces, dont le centre était lisse et les bords froncés : elle occupait la grande courbure de ce viscère. Nous n'avons pu nous procurer de renseignement sur ce qui avait pu causer cette lésion, qui est plus fréquente qu'on ne le croirait.

se manifeste encore par l'intensité plus grande que montrent tous les phénomènes pathologiques : il y a des coliques sourdes, elles redoubleront après l'administration du médicament ; le sentiment de chaleur que l'on éprouvait dans le bas-ventre deviendra plus vif ; le canal intestinal se tendra, se gonflera, occupera plus de volume ; les portions d'intestins qui sont dans un état fluxionnaire n'ont plus leur mouvement péristaltique habituel, il en résulte une stagnation des matières alvines dans leur intérieur, il y a constipation ; l'usage d'un tonique peut déterminer quelques déjections. Dans ces affections, des zones d'intestins conservent toujours leur état physiologique parmi celles qui sont dans une condition morbide : les effets des toniques varieront selon que les premières seront plus nombreuses et plus étendues ; en un mot, ces effets se conformeront à la disposition où se trouve actuellement l'ensemble du canal digestif.

Lorsque la surface muqueuse des intestins fournit du sang par exhalation, l'impression d'une substance tonique peut arrêter cette hémorrhagie. Si cette surface est recouverte en même temps d'ulcérations, de végétations, de points de phlogose, comme on le voit dans la dysenterie, les effets des toniques ne seront plus certains ; ils changeront comme la condition pathologique de la surface intestinale.

La tunique musculeuse des intestins grêles et des gros intestins perd fréquemment son épaisseur, son volume physiologique : ou l'assimilation languit dans cette tunique, elle ne répare plus les pertes qu'elle fait ; ou bien après un gonflement inflammatoire, après un état fluxionnaire des tissus intestinaux, il s'est fait une résolution trop prompte, poussée trop loin, qui a enlevé des principes propres à la substance organique de ces tissus : toujours trouve-t-on alors les parois des intestins amincies, dans un état d'émaciation souvent extrême : cet état pathologique, que nous nommons oligotrophie des intestins, se rencontre très fréquemment à l'ouverture des cadavres : il existe toujours sur les individus qui succombent à de longues maladies, qui ont été usés par la douleur, par la fièvre, par des désorganisations de viscères, etc. Pour constater cet état, il faut comparer, avec les intestins que nous indiquons ici, les intestins de personnes qui ont été victimes d'une chute, d'un coup de feu ou d'épée, ou d'une attaque d'apoplexie : on verra combien la densité, l'épaisseur de la tunique musculeuse de ces derniers contraste avec l'extrême ténuité, la presque nullité de la même tunique dans les premiers. Dès qu'il y a oligotrophie des intestins, les aliments séjournent plus long-temps dans les voies digestives, ils donnent lieu à un gonflement du ventre, ils sont mal digérés, ils fournissent une grande proportion de résidu excrémentitiel. Quand, ce qui arrive souvent, les intestins ont, avec leur débilité matérielle, une vive irritabilité, il survient des déjections alvines qui enlèvent la nourriture dont l'élaboration n'a pas lieu. Si l'oligotrophie porte principalement sur les gros intestins, il y a une constipation habituelle que les boissons adoucissantes, laxatives, augmentent. Dans la condition morbide du canal intestinal dont nous venons de nous occuper, les médicaments toniques produisent des effets particuliers ; ils favorisent l'exercice de la digestion, ils préviennent les accidents qui ont coutume de les accompagner, ils rendent les selles plus régulières. Leur impression donne aux tissus émaciés des intestins une énergie momentanée ; à la longue ils peuvent déterminer la restauration de la tunique musculeuse de ces organes, en ranimant sa vitalité, son action nutritive.

La tunique musculeuse des intestins grêles et des gros intestins peut acquérir un volume plus considérable que celui qui lui est naturel, passer à un état de polytrophie ou d'hypertrophie. Cette disposition est beaucoup plus rare que l'état opposé ou l'oligotrophie des intestins : elle ne produit pas d'accidents remarquables : on la méconnaît ordinairement. Toutefois elle apporte des variations dans les phénomènes qui suivent l'usage des toniques. Ces agents, mettant en jeu les forces matérielles d'intestins très robustes, rendent les digestions plus promptes : ces organes enlèvent aux aliments tous les principes alibiles qu'ils contiennent, ils réduisent le résidu excrémentitiel au moindre volume possible.

On trouve fréquemment les tuniques musculeuse et muqueuse des intestins ramollies, comme gélatineuses : dans ce cas les toniques produisent encore des effets particuliers : ces effets naissent toujours de la comparaison du mode d'exercice actuel des fonctions intestinales, avec celui qui a lieu après l'administration d'un agent corroborant : les digestions sont plus libres, plus faciles, il se forme moins de pneumatoses, les déjections alvines se font avec régularité, etc., lorsque l'on prend en mangeant une des substances médicinales de cette classe.

Les tissus intestinaux peuvent éprouver un autre genre de modification, la tunique musculeuse devient plus épaisse, moins extensible; elle offre une texture serrée, blanchâtre, homogène, elle est changée de nature; la tunique muqueuse est ramollie, ses replis sont plus épais, plus apparents. Il est difficile de décider ce que cette lésion peut occasioner de différence dans l'opération d'un médicament tonique [1].

Des dégénérescences squirrheuses, cancéreuses des intestins, modifieront l'opération des toniques. Mais il est impossible de toujours prévoir les effets que ces lésions feront naître. L'impression de ces agents sur les parties saines du canal alimentaire est suivie des produits ordinaires de leur emploi; c'est lorsqu'ils arrivent sur les endroits affectés qu'ils déterminent des mouvements insolites, des phénomènes étrangers à la médication qui nous occupe.

S'il existe sur la surface intestinale des ulcérations, on verra les effets des toniques différer selon que ces ulcérations seront anciennes ou récentes, superficielles ou profondes et à bords endurcis, selon qu'elles existeront sur un fond phlogosé, épaissi, couvert de végétations, ou que les tissus qui les entoureront seront sains et

[1] J'ai rencontré il y a peu de jours les tissus des intestins grêles et des gros intestins transformés en un corps blanc, lardacé, homogène, qui formait tout le canal intestinal. Ce dernier était solide, immobile, privé de son mouvement péristaltique. Le malade avait depuis longtemps une constipation que rien n'avait pu vaincre.

exempts d'inflammation. Si les ulcérations sont récentes, superficielles, l'impression des toniques peut, en changeant brusquement leur mode de vitalité, décider leur cicatrisation : si les ulcérations sont vives, si elles pénètrent dans des tuniques intestinales phlogosées, si elles sont accompagnées d'une grande rougeur, de gonflement, les toniques pourront animer davantage le travail phlegmasique ; ils augmenteront l'ardeur abdominale, les coliques, les pneumatoses ; ils rendront les déjections plus fréquentes, plus fétides, etc. Il faut observer que les ulcérations qui occupent les gros intestins sont peu accessibles à l'action des médicaments toniques que l'on administre par la bouche, parcequ'une forte partie de leurs principes actifs, absorbés dans les intestins grêles, n'arrivent pas jusques à ces organes. C'est quand on injecte les médicaments toniques dans les gros intestins qu'ils montrent une grande puissance sur les ulcérations qui occupent l'intérieur de ces organes.

Souvent l'estomac et les intestins sont seulement affectés dans leur vitalité. Les tissus de ces organes n'ont éprouvé aucune modification, il ne s'est opéré aucun changement dans leur matériel. Mais l'influence que ces viscères reçoivent des nerfs est augmentée, affaiblie ou désordonnée. L'origine de ces affections pathologiques est donc dans l'appareil cérébral, dont l'influence ne vivifie plus les tissus de l'estomac et des intestins comme auparavant, ou dans les cordons nerveux que reçoivent ces tissus, dont la condition physiologique est altérée. Si cette influence est augmentée, les organes digestifs sont trop vivants, trop sensibles :

l'exercice de la digestion cause de la pesanteur, une tension douloureuse, des pneumatoses. Si elle est pervertie, il apparaît une foule de phénomènes que l'on nomme spasmodiques, des coliques, des gonflements soudains des intestins, le sentiment d'une barre qui serre le ventre, des douleurs qui communiquent avec la colonne vertébrale, des vomissements, etc. Si la puissance nerveuse est affaiblie, on remarque de l'inappétence, des digestions languissantes ou imparfaites, des diarrhées, etc. Dans les deux premiers cas, les médicaments toniques exaspèrent les accidents; mais dans la dernière affection, ces remèdes, pris à petites doses au moment des repas, régularisent l'exercice des digestions. Ce produit dépend de l'action que la substance tonique exerce sur les nerfs de l'estomac et des intestins, et peut-être de l'impression que ses molécules font sur le prolongement rachidien et sur l'encéphale.

Il n'est pas rare de rencontrer sur le même individu une lésion vitale et une lésion matérielle des organes digestifs. Une des associations les plus remarquables dans ce genre est celle-ci: une extrême délicatesse de l'estomac et des intestins, dont les tuniques sont plus minces et dans un état d'oligotrophie, avec une trop grande dose de vitalité, une excessive susceptibilité qui procède de l'influence vivifiante trop forte, trop puissante des nerfs. On voit cette combinaison pathologique dans les personnes qui sont très irritables, d'une mobilité remarquable; elle existe dans les affections que l'on nomme hypochondrie, mélancolie; elle semble appeler et repousser à la fois les toniques: les tissus gastriques et intestinaux qu'anime une sensibilité exagérée, morbide, s'irritent de leur impression.

Les substances toniques ne se mettent pas en contact immédiat avec les autres pièces de l'appareil digestif. Cependant elles peuvent agir sur le foie, sur le pancréas, sur la rate, 1° par la sympathie que les plexus nerveux établissent entre toutes ces parties; 2° par la pénétration des molécules médicamenteuses dans le sang; 3° sans doute aussi par le voisinage, la contiguïté des tissus intestinaux avec ces organes.

Le foie est plus qu'aucun autre organe soumis à l'action des médicaments, puisqu'il reçoit directement les molécules de ces agents que les extrémités veineuses prennent sur la vaste surface des intestins. Si la puissance des toniques sur l'organe hépatique est peu sensible tant qu'il conserve son état naturel, elle devient évidente dès qu'il entre dans une condition pathologique. Cet organe est-il irrité ou phlogosé, l'administration d'une substance tonique ne manque pas d'animer davantage le travail morbide, et de donner une nouvelle intensité aux accidents qui en sont le produit. Ce remède donnera lieu à des vomissements bilieux; il étendra souvent l'inflammation aux autres parties de la cavité abdominale, notamment à l'estomac, aux intestins. S'il y a diminution du volume du foie, oligotrophie de son tissu, les toniques exciteront l'action nutritive dans cet organe, ils concourront efficacement à lui restituer ses dimensions physiologiques. Cet état morbide du foie est très commun : il vient directement d'une langueur dans la fonction assimilatrice de ce viscère; il vient souvent d'une absorption désordonnée qui enlève au foie les matériaux mêmes qui appartiennent à sa substance; ce changement a lieu à la suite des maladies aiguës dans lesquelles le foie a été gonflé, pris d'un certain degré d'inflammation: une résolution trop brusque ou trop prolongée amoindrit, rétrécit cet organe.

On voit quelquefois le foie dans un état contraire; il s'est développé outre mesure, il y a hypertrophie de son tissu. Dans ce cas, l'organe hépatique a une vie prédominante dans l'appareil digestif; il sécrète une trop grande quantité de bile; cette humeur reflue souvent dans l'estomac, remonte à la bouche; il survient des vomissements spontanés de matières bilieuses. La peau a ordinairement une teinte jaunâtre. Quand cette lésion du foie existe, les substances toniques l'augmentent. L'impression de leurs molécules donne encore plus d'activité à l'assimilation dans le tissu hépatique, qui est déjà trop développé: ces molécules excitent la sécrétion de la bile, déjà trop forte.

Si un travail morbide opère la transformation du tissu hépatique en une matière graisseuse et jaunâtre, on croit que les substances amères peuvent arrêter ses progrès, et même réparer le mal qu'il a déjà fait, en imprimant à l'action assimilatrice un autre mode, un caractère différent, en ramenant par une nouvelle modification organique le matériel du foie à sa condition naturelle. Il y a alors désordre dans la sécrétion de la bile, dans les digestions, jaunisse, etc. Ces accidents disparaissent à mesure que l'organe revient à son état primitif. On a vu souvent l'usage prolongé de substances amères et toniques dissiper des endurcissements du foie ; ces succès supposent que les agents qui nous occupent ont donné dans le tissu malade un autre ordre à la nutrition et à l'absorption : c'est parceque la nature enlève des matériaux dégénérés ou morbides à la partie affectée, et qu'elle les remplace par d'autres d'une composition conforme à l'état physiologique de l'organe ; que ces indurations disparaissent. Mais le plus ordinairement les toniques ne font alors que tourmenter, qu'offenser inutilement le foie.

Lorsque ce viscère est le siége de tubercules, de tumeurs cancéreuses, lorsqu'une portion de son tissu est devenue squirrheuse, les toniques ne produisent pas d'action sur cet organe que nous puissions ici déterminer, ni de phénomènes que nous puissions indiquer.

Le foie peut aussi éprouver des lésions vitales : sans que l'état anatomique de cet organe offre aucun changement, sa fonction naturelle prend une mesure morbide ; le cours de la bile est altéré ; tantôt elle reflue dans le sang, ses matériaux se répandent dans toutes les parties du corps, tantôt elle est sécrétée avec exubérance ; elle est rejetée au-dehors par le vomissement, etc. Cependant la source de ces phénomènes existe dans l'appareil cérébral. Lorsque c'est l'influence déréglée des nerfs sur l'organe hépatique qui provoque ces mouvements pathologiques, l'administration des toniques ne pourrait qu'augmenter le trouble des fonctions de l'organe hépatique : ce genre d'affection est regardé en médecine comme spasmodique.

Le pouvoir des toniques sur la rate, sur le pancréas

reste obscur, même quand ces organes sont dans une condition morbide. Comme ils ne fournissent alors que des symptômes peu distincts, on ne peut juger les variations qu'ils éprouvent après l'administration d'une substance tonique. Il n'en est pas de même pour le péritoine ; quand cette membrane est dans un état de phlogose, qu'elle a une sensibilité pathologique, il n'est pas difficile de voir que l'usage d'un tonique l'irrite, que les molécules qui pénètrent son tissu animent le travail inflammatoire dont elle est le siége. Que la puissance du tonique procède du lien matériel qui unit la face interne des intestins avec le péritoine, ou bien qu'elle provienne de la présence des molécules du médicament que l'on vient d'employer dans le sang qui arrose cette membrane, il est constant qu'après l'emploi de cet agent, le gonflement de l'abdomen, sa sensibilité, sa tension, etc., augmentent; il apparaît de nouveaux accidents, des vomissements, divers phénomènes nerveux, etc.

Appareil circulatoire.

État physiologique. Les substances toniques agissent sur l'appareil circulatoire de deux manières. Aussitôt qu'elles arrivent dans l'estomac, l'impression qu'elles font sur les nerfs des tissus gastriques se transmet par continuité à ceux du cœur, et cette sympathie peut changer les mouvements, l'action de cet organe. Mais c'est surtout par les molécules de ces substances qui s'introduisent dans le fluide sanguin que les instruments qui servent à la circulation sont attaqués et modifiés ; ces molécules, mêlées au sang, se trouvent en contact immédiat avec l'intérieur des ventricules, des oreillettes et des canaux artériels et veineux : elles pénètrent de plus avec le sang des artères coronaires dans le tissu même de ces parties, elles s'y trouvent en rapport avec leurs fibres : elles déterminent en elles une mutation intestine, une tension qui donne plus de force, de vigueur, à l'organe qu'elles constituent. Lorsque l'on a pris une dose assez forte d'un médicament tonique pour que son influence devienne générale, il est facile de s'apercevoir que les contractions du cœur se font avec plus d'énergie, que ce viscère communique une impulsion plus forte au sang qu'il pousse dans les canaux circulatoires. Si on porte alors son attention sur les artères, il est permis d'avancer que les parois de ces dernières sont plus résistantes, plus solides : après l'administration d'un tonique à une dose élevée, on trouve le pouls serré et dur ; le vaisseau paraît sous les doigts moins gros et plus tendu. Mais il est bien digne de remarque, que le cours du sang n'est pas accéléré, que les mouvements du cœur ne sont pas plus pressés : c'est un des caractères de la vertu tonique de fortifier les organes sans précipiter leur action. Il serait difficile de constater l'influence que les toniques ont sur les veines, et la mutation que ces agents causent en elles.

Les toniques agissent aussi fortement sur les vaisseaux capillaires : ils développent le ton, l'énergie de ces canaux. Donnés sans prudence à des jeunes gens, à des personnes fortes, d'un tempérament sanguin, d'une complexion irritable, ils provoquent des congestions sanguines, ils causent des hémorragies, même des phlogoses. On observe fréquemment ces résultats, lorsque l'on fait pendant un certain temps un usage journalier d'un médicament tonique. Toutefois, pris à doses modérées, ces agents ne troublent pas ordinairement la circulation capillaire. Les observateurs préviennent que les toniques n'animent pas le teint, qu'ils n'élèvent pas la température de tout le corps, comme le font toujours les médicaments excitants; car c'est dans l'influence que ces deux classes d'agents exercent sur la circulation et sur la calorification que se montre principalement la différence du caractère de leur force médicinale.

Il faut distinguer les effets qui émanent de l'action d'un médicament tonique que l'on vient d'administrer, qui tiennent à l'impression actuelle de ses molécules sur le tissu du cœur, des artères, des vaisseaux capillaires, de ceux qui ne paraissent qu'après un usage prolongé de ce même agent. Ainsi une dose d'un médicament tonique ne rendra pas le pouls plus vif ni plus plein, ni surtout plus fréquent; mais le pouls prendra peu à peu ces diverses qualités lorsque l'on réitérera tous les jours l'emploi de ce même médicament: ces changements auront leur cause dans le nouveau mode d'exercice que suivra la nutrition. Une prise de quinquina, d'une préparation martiale, etc., ne communiquera pas une couleur plus vive, plus animée à la peau; mais cette coloration sera sensible quelques jours après, parceque ce moyen aura donné plus d'activité aux fonctions nutritives, aura fait acquérir au sang une complexion plus riche, et l'aura rendu plus abondant. La chaleur vitale elle-même deviendra plus élevée, plus prononcée.

États pathologiques. Lorsque, dans les maladies fébriles, le cœur bat plus vite, que ses contractions sont en même temps plus rapides et plus fortes, que l'on sent un tumulte dans la région qu'occupe cet organe, que le malade y éprouve plus de chaleur, que le pouls est plus fréquent, qu'il offre une grande vivacité; il est difficile de ne pas penser que cet appareil a subi une modification, que le péricarde, le cœur et l'intérieur des vaisseaux sanguins sont plus rouges, plus sensibles, dans un état d'irritation. Bien que ces changements ne soient pas toujours très perceptibles après la mort, les phénomènes que l'on remarquait pendant la vie mettent hors de doute leur existence: la plus grande activité de l'appareil circulatoire n'est qu'un produit de sa condition morbide. Que cette lésion procède d'une provocation sympathique que l'organe central de la circulation a reçue d'une surface ou d'un organe enflammé, ou qu'elle reconnaisse une cause directe, il suffit pour nous qu'elle existe. On trouve toujours, dans les cadavres des individus qui avaient le pouls vif, dur, fréquent, de l'eau dans le péricarde: cette exhalation est la preuve qu'une irritation morbide existait sur cette membrane séreuse. Le cœur est ordinairement, dans les personnes qui succombent à des maladies fébriles, d'une couleur violacée, il offre un aspect morbide: l'intérieur de ses cavités a une couleur plus foncée. Si ces signes restent sur les cadavres, qu'étaient-ils pendant la vie? Quelle vivacité avait la couleur inflammatoire de ce viscère? Quel était le développement de sa température, de sa sensibilité, etc.? Lorsque les vaisseaux capillaires sont plus vivants, qu'ils répandent le sang avec plus de vitesse sur tous les points du système animal, que les réseaux qu'ils forment sur toutes les surfaces s'épanouissent, sont plus apparents; le tissu de ces canaux n'a-t il pas éprouvé un changement, n'est il pas devenu plus rouge, plus sensible aux impressions extérieures?

L'appareil circulatoire présente cet état d'irritation dans un grand nombre de maladies, dans les phlegmasies, dans les fièvres, etc. Il est facile de concevoir quel pouvoir exerceront alors sûr lui les substances douées de la vertu tonique. Les molécules de la matière extractive, résinoïde, alcaline, colorante, du tannin, de l'acide gallique, etc., que recèlent ces substances, arriveront-elles dans le tissu du péricarde, du cœur, des artères, des vaisseaux capillaires, pourront-elles traverser leur intérieur, sans les irriter davantage, sans solliciter le cœur à des contractions encore plus rapides, sans presser les oscillations des petits vaisseaux? Aussi observe-t-on que si l'on administre un médicament tonique aux malades qui ont un pouls vif et fréquent, dur et roide, une chaleur âcre et brûlante, la peau aride, etc., l'appareil fébrile augmente après chaque prise de cet agent, les accidents prennent plus d'intensité, le pouls redouble de force et de vitesse, la chaleur se montre encore plus accablante; bientôt il survient de l'agitation, de l'anxiété, des inquiétudes dans les membres, de l'insomnie, etc. L'observation prouve que s'il existe un travail inflammatoire dans quelque tissu organique, une substance tonique, donnée à l'intérieur, ne manque pas de l'animer davantage, de l'étendre, parceque les vaisseaux capillaires compris dans ce tissu sont irrités par la présence des molécules de cette substance.

Jusqu'ici nous n'avons vu qu'un travail superficiel, qu'un simple état d'irritation des organes qui servent à la circulation du sang; mais si le tissu de ces organes se trouvait profondément phlogosé, s'il était gonflé, plus chaud, etc., comme dans la péricardite, dans la cardite, dans l'angiotite, l'opération des toniques paraîtrait encore plus prononcée: leurs molécules deviendraient pour le péricarde, le cœur et les vaisseaux sanguins comme des aiguillons qui exalteraient davantage le travail morbide dont ces organes sont le siége. Le pouls prendrait un autre rhythme, il surviendrait de nouveaux accidents. Dans ces maladies, l'affection de l'appareil circulatoire s'étend au cerveau, aux poumons, aux organes digestifs, etc. Combien les molécules des toniques ne feront-elles pas de mal en abordant sur ces parties, qui ont alors une susceptibilité excessive!

Lorsqu'un seul, ou lorsque les deux ventricules du cœur sont épaissis, dans un état d'hypertrophie, l'usage des toniques produit des effets particuliers. Si ce sont les parois du ventricule gauche qui ont pris plus de volume, les médicaments qui nous occupent donnent encore plus de force, plus de dureté au pouls, plus de violence aux battements du cœur; ils augmentent l'embarras du cerveau, les étourdissements, les éblouissements, les engourdissements des membres, etc. Si l'hypertrophie occupe le ventricule droit, c'est de l'oppression, de la toux, même le crachement de sang que l'on observe après l'administration des agents toniques. Il survient un mélange de ces deux ordres de symptômes après l'emploi d'un tonique, s'il y a épaississement, excès de nutrition des deux ventricules.

Dans l'oligotrophie du cœur, dans sa diminution de volume, les toniques produisent d'autres phénomènes : par leur action sur l'organe central de la circulation qui est émacié, ils rendent momentanément le pouls plus fort, et les battements du cœur plus sensibles. Cet état morbide se rencontre fréquemment; il existe dans la convalescence d'un grand nombre des individus qui sortent d'avoir une maladie fébrile. Pendant ces maladies le tissu du cœur a éprouvé une modification : quand la maladie a cessé, il a perdu de son volume, puis peu à peu il se rétablit dans sa condition physiologique.

L'action des médicaments toniques mérite d'être remarquée, lorsqu'il y a dilatation des ventricules du cœur avec amincissement de leurs parois : ces agents, par l'impression directe de leurs molécules sur le tissu de ce viscère, doivent élever momentanément sa puissance vitale, imprimer pendant quelques instants à ses mouvements plus de vigueur. Les changements que l'on remarque alors dans le pouls et dans les contractions du cœur ne sont que passagers; mais un usage prolongé des toniques ne pourrait-il pas davantage? ne pourrait-il pas exciter une nutrition plus active dans les tissus de cet organe, faire acquérir plus de volume, plus d'épaisseur à ses parois?

Ils produiront un changement également salutaire dans la nutrition de cet organe, lorsque son tissu sera ramolli, que ses fibres auront moins de cohésion : dans ce cas, il y a faiblesse des battements du cœur et des pulsations artérielles, infiltration des extrémités inférieures, souvent d'une seule. Cette lésion cause une mort subite. A l'ouverture du cadavre, on trouve le cœur flasque, mou; son tissu est pâle et se déchire avec une extrême facilité. L'impression des molécules toniques sur le tissu de cet organe se rend sensible par l'énergie momentanée qu'elle donne aux contractions du cœur : elle peut aussi amener un autre mode d'assimilation qui restaurera cet organe, lui rendra ses qualités physiologiques.

Le cœur subit aussi des lésions vitales dans lesquelles il est intéressant de constater les effets des toniques. Ainsi on voit ces agents suspendre des palpitations de cœur, ramener à une mesure régulière un pouls intermittent, inégal, déréglé. Les mouvements désordonnés que peut éprouver l'organe central de la circulation ne tiennent pas toujours à une altération de son tissu ; ils reconnaissent souvent pour cause une influence morbide de la moelle épinière ou du grand sympathique. La puissance nerveuse trop forte, trop développée, donne aux battements du cœur une force, une vivacité qui sort des limites physiologiques: si cette puissance est désordonnée, elle provoque des mouvements tumultueux de cet organe, des palpitations, des spasmes; elle rend les pulsations artérielles fort irrégulières : si au contraire elle n'arrive plus au cœur avec la même énergie, on remarque de la faiblesse, de la lenteur dans les contractions de ce viscère; on retrouve dans le pouls les mêmes caractères. Dans ces lésions de la circulation, qui sont purement vitales, les toniques ne restent pas sans pouvoir. Par leur impression sur l'appareil cérébral, sur le prolongement rachidien, sur les plexus des nerfs ganglionaires, ils ajouteront à l'intensité des phénomènes qui naîtront de la première cause ; ils augmenteront souvent, ils calmeront quelquefois les accidents qui dépendront de la perversion de l'influence des nerfs sur le cœur ; ils pourront au contraire faire cesser ceux qui seront causés par une débilité de cette influence.

Appareil respiratoire.

Etat physiologique. Lorsque l'on observe l'action des médicaments toniques sur des personnes en santé, il n'est pas possible de déterminer si ces agents produisent quelque changement dans l'état actuel des organes pulmonaires. L'usage des toniques ne cause pas de variation perceptible dans les phénomènes mécaniques de la fonction respiratoire. On n'a pas cherché à reconnaître si les phénomènes chimiques subissent quelque modification pendant que le corps est sous l'influence d'une substance amère ou styptique. Enfin, on n'a pas constaté si l'exhalation que fournit la vaste étendue des bronches est alors augmentée ou diminuée.

Les rapports que les nerfs établissent dans l'économie animale entre les poumons et l'estomac favorisent l'action des matières médicamenteuses sur les premiers organes, qui perçoivent en quelque sorte toutes les impressions que ressent la cavité gastrique. De plus, les poumons reçoivent la plus grande partie des molécules que l'absorption importe dans le système vasculaire. Ces molécules arrivées avec le sang veineux dans le ventricule droit, ne sont-elles pas conduites dans le tissu pulmonaire? Une proportion assez forte de ces molécules s'échappe même alors par la surface qu'offrent les cellules bronchiques. L'appareil pulmonaire est sans contredit un des points de l'économie animale le plus exposé aux attaques des agents pharmacologiques.

Etats pathologiques. Toutes les fois que le cours du sang est plus rapide, que les inspirations et les expirations sont plus rapprochées, que l'arrière-bouche est sèche, que l'air qui revient des poumons est brûlant, on ne peut douter que les organes respiratoires ne soient dans une condition morbide; l'intérieur des bronches est alors aride, tendu, plus rouge, plus sensible; cette surface a comme la peau une température très élevée : or cet état pathologique des poumons existe dans les fièvres, dans les phlegmasies. Si après ces maladies on ne trouve pas toujours à l'ouverture des cadavres des traces de l'irritation de l'appareil respiratoire, c'est que la mort efface les attributs qui prouveraient son existence, la rougeur, la chaleur, la sensibilité. Cependant il n'est pas permis de la révoquer en doute, dès que les symptômes que nous avons exposés la décèlent. On peut facilement prévoir quels effets les molécules des médicaments toniques produiront sur les organes pulmonaires lorsqu'ils seront dans cette condition morbide : ces molécules animeront davantage le foyer qui s'y est établi; elles pourront parfois provoquer le développement d'une phlegmasie.

Dès que la membrane muqueuse qui tapisse l'intérieur des voies aériennes est phlogosée (dans la bronchite, dans le catarrhe pulmonaire), ou quand le tissu, le parenchyme même des poumons est pris d'une inflammation (dans la péripneumonie), les médicaments toniques produisent comme effets sensibles un redoublement de la toux, de l'oppression; ils rendent plus forte la chaleur que l'on ressent dans la poitrine, donnent de l'anxiété, de l'angoisse; ils suppriment l'expectoration. Il est évident que ce sont les molécules de ces agents qui causent ces résultats par leur impression sur les tissus pulmonaires alors en proie à un travail inflammatoire. Si les progrès, la durée de l'inflammation ont altéré les poumons, s'ils ont rendu leur parenchyme épais, compacte, s'ils l'ont hépatisé, les toniques ne feront qu'aggraver cet état morbide. Mais le travail inflammatoire a-t-il diminué, ne reste-t-il plus qu'un gonflement, qu'un embarras sans irritation du tissu pulmonaire; les toniques peuvent établir une expectoration abondante, et par suite causer un dégorgement salutaire des poumons.

Dans la pleurésie, l'action des molécules toniques sur la plèvre qui est rouge, gonflée, d'une sensibilité exquise, se manifesterait par le mal qu'elle produirait. Après l'ingestion de ces agents, on remarquerait plus d'oppression, une toux plus pénible, une douleur plus déchirante, etc. Nous passons ici sous silence l'effet que les molécules toniques provoqueraient dans les autres appareils organiques dont la phlogose de la plèvre comme celle des poumons troublent la condition naturelle, qu'elles entraînent dans un état pathologique.

Lorsque la surface bronchique fournit du sang par exhalation, et que le malade en rend avec ses crachats (hémoptysie), les substances toniques peuvent, en déterminant une astriction des vaisseaux capillaires, suspendre cette évacuation; mais fréquemment elles allument un travail inflammatoire, elles substituent une lésion à une autre.

Dans la phthisie, le tissu pulmonaire est endurci, changé de nature, rempli de tubercules, percé de cavernes, etc. Alors les substances toniques excitent la toux, fatiguent les malades, causent de l'agitation, de l'insomnie, de la chaleur, etc.

Les organes respiratoires éprouvent encore d'autres altérations matérielles. Leur tissu peut être comme ramolli, avoir perdu de sa consistance, de sa force matérielle: est-il dans ce cas moins bien restauré par l'action nutritive? peut-il exister un mode de lésion opposé à ce dernier, une augmentation de densité, de volume des poumons? Nous ne pourrions qu'offrir des conjectures sur les variations que l'emploi des toniques fait alors éprouver aux phénomènes habituels de la fonction respiratoire. Peut-on prétendre à déterminer les modifications que les toniques opèrent dans les tissus pulmonaires, lorsqu'il existe un œdème ou un emphysème des poumons?

Nous ne devons pas ici exposer les lésions vitales des organes pulmonaires, puisque celles-ci ne tiennent pas à ces organes, qui ont conservé leur condition physiologique, mais à l'appareil cérébral, l'encéphale, la moelle épinière, les plexus du grand sympathique, dont l'état naturel est troublé, et l'influence habituelle pervertie. On rencontre souvent des accès de suffocation, d'asthme, des oppressions, des toux par quintes, etc., avec des douleurs dans le dos, entre les épaules, douleurs qui se rendent dans l'épigastre, qui paraissent diffuses ou n'avoir pas de siége fixe, qui s'associent à d'autres douleurs dans l'encéphale et dans les membres, etc. Ces maladies ne sont que des lésions vitales des poumons, mais elles dépendent d'une lésion matérielle de l'appareil cérébral, du prolongement rachidien, ou même des cordons qui forment les plexus nerveux.

Appareil cérébral.

État physiologique. L'appareil cérébral comprend les membranes qui recouvrent l'encéphale et son prolongement, le cerveau, le cervelet, la moelle alongée, la moelle épinière, les cordons nerveux, le système des nerfs ganglionaires, même les organes des sens, qui sont comme une dépendance de cet appareil.

— Les médicaments toniques ont deux manières d'agir sur l'appareil cérébral. Aussitôt qu'ils sont en contact avec une surface vivante, ils font sur elle une impression; les nerfs qui existent dans les tissus que les toniques attaquent, éprouvent une modification : celle-ci se transmet aussitôt au cerveau; elle se propage même à tout le système nerveux. Les agents médicinaux ont une autre voie pour soumettre l'appareil cérébral à leur puissance : leurs molécules reçues par le sang et disséminées dans tout le corps, arrivent dans l'encéphale, se répandent dans toutes ses dépendances : le tissu du cerveau, du cervelet, de la moelle épinière, des méninges, même des cordons nerveux, ressentent les impressions directes de ces molécules.

Quoi qu'il en soit, l'action des toniques est peu remarquable sur toutes les parties que nous venons d'énumérer, tant qu'elles conservent leur condition physiologique. Une opération qui tend seulement à fortifier leur matériel ne peut pas causer de variations bien évidentes, bien sensibles dans leurs mouvements et dans l'influence qu'elles exercent sur les autres organes. Aussi l'administration d'une substance tonique ne cause-t-elle aucun changement dans l'ordre actuel des sensations, des perceptions, dans les facultés morales; aussi l'emploi d'un tonique ne produit-il ordinairement aucun phénomène nerveux, lorsque la personne à qui on l'administre est dans un état de santé.

États pathologiques. Dans l'état naturel, l'arachnoïde est mince, incolore, transparente : elle est insensible; les tractions, la pression qu'elle éprouve, lorsque la tête est ébranlée, ne causent aucune sensation. Mais cette membrane éprouve fréquemment une altération morbide. Toutes les fois que dans les fièvres le malade se plaint d'une vive céphalalgie avec chaleur, tension, tiraillements dans l'intérieur du crâne, l'arachnoïde est gonflée, rouge, elle a une température morbide, une sensibilité exquise, surtout dans les points de la tête où la douleur se fait sentir. Je donnerai pour preuves que l'arachnoïde cérébrale est actuellement dans un état d'irritation, le ballottement douloureux du cerveau que le malade ressent lorsqu'il secoue la tête, le travail interne et pénible qu'il éprouve dans cette partie, lorsqu'on la percute. L'arachnoïde est devenue un centre de perceptions morbides ; le frottement de ses deux lames l'une contre l'autre, la pression du cerveau sur le tissu enflammé de cette membrane, causent les effets dont nous venons de parler. En vain on objecterait qu'à l'ouverture des cadavres les lésions de l'arachnoïde ne s'aperçoivent pas ; nous avons déjà dit que la mort efface les signes de l'irritation. Toutefois on trouve l'arachnoïde plus épaisse, injectée, opaque : il existe entre les lames de cette membrane et celles de la pie-mère une sérosité plus ou moins abondante ; celle-ci donne à ces méninges l'aspect d'une couche albumineuse qui couvrirait le cerveau. Cette sérosité, souvent abondante, atteste que l'exhalation de l'arachnoïde a eu plus d'activité ; or cette activité n'est-elle pas un produit de l'irritation ? ne peut-elle pas suffire pour prouver que la membrane qui nous occupe était dans une condition pathologique ? Quoi qu'il en soit, on sent que les médicaments de cette classe qui n'ont pas de prise sur l'arachnoïde quand elle est saine, insensible, agiront fortement sur son tissu, quand il sera rouge, plus chaud, qu'il aura une susceptibilité pathologique. Aussi voit-on les substances toniques produire des effets qui attestent leur impression sur cette membrane, lorsqu'on les donne à des malades qui ont une vive céphalalgie frontale ou occipitale : la douleur s'exaspère, la chaleur encéphalique devient plus forte, après l'ingestion de ces substances ; il survient de l'inquiétude, de l'agitation, de l'insomnie, du délire ; les phénomènes nerveux acquièrent plus d'intensité, etc., et souvent la phlogose des méninges se communique au cerveau. La lumière, le bruit, tous les excitants cérébraux auxquels on se montre indifférents tant que l'encéphale reste dans un état sain, ne deviennent-ils pas insupportables dès qu'il est le siége d'une phlogose?

L'arachnoïde cérébrale qui reste long-temps tourmentée par un travail phlegmasique se transforme en une membrane d'une densité singulière; elle peut contracter des adhérences avec la surface qui lui est contiguë. On la trouve couverte de granulations, de suppuration : il est difficile de dire quels phénomènes produiront les médicaments toniques, pendant que les méninges seront dans ces divers états pathologiques.

L'arachnoïde spinale entre fréquemment dans un état d'irritation : elle offre ce mode de lésion dans un grand nombre de maladies, surtout dans les fièvres, etc. Cette lésion se décèle par une multitude de symptômes ou d'accidents qui se manifestent dans la poitrine, dans la cavité abdominale et dans les membres. Elle cause une douleur au cou, entre les épaules, le long du dos, dans les lombes, selon que l'irritation occupe l'une ou l'autre de ces régions. On voit avec étonnement dans les ouvertures des cadavres combien est fréquente la lésion des membranes de la moelle épinière, et combien est rare l'altération de cette dernière. Après les fièvres ataxiques, après les phlegmasies qui ont offert des phénomènes nerveux, on trouve toujours une quantité plus ou moins grande de sérosité dans l'arachnoïde spinale; sérosité qui prouve que cette membrane était pendant la maladie dans un état d'irritation, qu'elle fournissait une exhalation morbide. Son tissu offre souvent d'autres signes d'altération, tandis que la moelle épinière paraît saine, ou au moins que l'on ne découvre dans la substance de cette dernière aucune modification remarquable.

L'irritation de l'arachnoïde spinale, donnant à la moelle épinière qu'elle entoure un autre mode de vitalité, produit une foule de phénomènes qui se montrent dans tous les appareils organiques, dans l'exercice de toutes les fonctions. C'est lorsque cette irritation survient dans une maladie, qu'apparaissent ces symptômes nerveux, qui constituent l'état ataxique. Comme la moelle épinière préside aux mouvements des organes respiratoires, du cœur, de l'estomac, des intestins, etc., tous les actes de la vie n'offrent plus que désordres, dès que l'influence de cette partie sur les autres appareils est troublée ou pervertie. Aussi une irritation de l'arachnoïde spinale selon son degré de force, et selon l'endroit du prolongement rachidien où elle se fixe, produit-elle de la difficulté dans la déglutition, le spasme de l'œsophage, de l'oppression, des tensions pénibles du diaphragme, une respiration entrecoupée ou suspirieuse, une toux sèche par quintes, le hoquet, des palpitations de cœur, du tumulte dans les contractions de cet organe, un pouls inégal, irrégulier, intermittent, des pneumatoses gastriques, des crampes d'estomac, des vomissements, des coliques, des gonflements soudains du ventre, des pneumatoses intestinales, des tremblements, des roideurs, des contractures des bras et des jambes, des secousses, des engourdissements passagers dans les mêmes parties, des soubresauts de tendons, des paralysies, etc., etc., même des morts inopinées, lorsque l'affection de cette membrane est poussée assez loin pour qu'elle dérègle d'abord, et qu'elle finisse par interrompre les mouvements du cœur ou de la poitrine. Quand l'arachnoïde spinale est actuellement irritée, les toniques attaquent avec force cette membrane : dans ce cas, leur administration donne toujours lieu à une exaspération soudaine des accidents dont nous venons de parler, lorsqu'ils existent. Le pouvoir des médicaments toniques, qui paraît nul sur l'arachnoïde tant qu'elle reste dans sa disposition physiologique, devient évident, étendu, aussitôt que son tissu acquiert une sensibilité morbide.

Portons maintenant notre attention sur le cerveau. Cette partie de l'encéphale peut éprouver plusieurs sortes de lésions : examinée sur chacune d'elles, l'action des toniques occasionera des phénomènes différents.

La première lésion du cerveau que nous noterons, c'est l'engorgement de son tissu par le sang. Il arrive souvent que ce fluide se trouve en surabondance dans les vaisseaux du cerveau ; qu'il les dilate, qu'il remplit, qu'il épanouit des ramifications dans lesquelles il ne pénètre pas toujours. La présence d'une plus grande quantité de sang dans la substance cérébrale tend à opérer un gonflement de sa masse ; mais la boîte osseuse qui la contient s'oppose à cette intumescence ; il en résulte une compression du cerveau, qui gêne, même arrête ses mouvements naturels, qui affaiblit et même suspend l'influence que ce viscère répand par le moyen des cordons nerveux sur les tissus musculaires, sur les organes des sens, etc. On peut distinguer dans l'engorgement cérébral trois degrés : 1° quand il est léger, il y a pesanteur de tête, obscurcissement des facultés intellectuelles, engourdissement des sens, débilité musculaire, répugnance pour le mouvement, pour le travail; 2° quand l'engorgement du tissu cérébral est plus prononcé, la pesanteur de tête ne se sent plus aussi distinctement; il y a surdité, difficulté extrême de remuer les membres, lenteur des actes de la vie qui sont exécutés par des organes musculaires, comme la respiration, la circulation, etc.; coucher en supination, indifférence, hébétude, immobilité des traits de la face, adynamie; 3° quand la congestion sanguine que le cerveau a reçue se trouve poussée à l'extrême, il y a perte du sentiment et du mouvement, aphonie, état apoplectique, paralysie, etc. Cette lésion du cerveau se remarque dans un grand nombre de maladies différentes: l'irritation ou la phlogose de l'arachnoïde la détermine en appelant avec force le sang à la tête; elle est ordinairement le produit d'une forte dose d'opium, de liqueurs alcoholiques, de l'ingestion d'une plante vireuse: dans les fièvres, elle s'établit souvent. L'usage des toniques, des excitants, favorise sa formation dans les affections fébriles; et ce qu'il y a de bien remarquable, c'est qu'à mesure que la congestion cérébrale se forme, des phénomènes nerveux, des symptômes morbides, l'agitation, le délire, les mouvements convulsifs, les palpitations de cœur, les vomissements, la toux, le hoquet, etc., diminuent et cessent peu à peu. On ne manque pas de se réjouir, et d'attribuer au remède que l'on a employé un résultat que l'on regarde comme une amélioration, tandis qu'il tient à la compression, à l'inactivité morbide du cerveau; tandis qu'il dépend d'une nouvelle lésion qui est venue s'ajouter aux autres, qui ne fait qu'obscurcir la maladie; qu'entraver sa marche, qu'ajouter à son danger.

Une seconde lésion dont nous nous occuperons, c'est l'épanchement du sang dans le cerveau, la compression mécanique qu'il exerce sur ce viscère, les déchirements fréquents qu'il occasione dans la substance cérébrale. Selon le lieu où le sang se trouve, les accidents varient. Les organes qui tirent le principe de leurs mouvements des points comprimés ou désorganisés seront frappés de paralysie. Au contraire, la présence du fluide sanguin irritera les endroits voisins, allumera un travail phlegmasique tout autour de lui: l'influence de ces endroits irrités ou enflammés sur les parties qui leur sont subordonnées troublera, pervertira l'action de ces dernières et provoquera des accidents nombreux: alors se remarquera dans le système animal un mélange de symptômes, les uns d'irritation, les autres de stupeur. Les toniques ne peuvent manifester leur pouvoir sur les parties du cerveau qui sont comprimées ou désorganisées, puisqu'elles ne répondent plus aux agressions qu'elles reçoivent; mais l'impression de leurs molécules sur la zone cérébrale qui enveloppe ces parties comprimées ou désorganisées, et qui alors offre un état d'irritation ou de phlogose, peut devenir très sensible pour l'observateur.

L'inflammation du cerveau est le troisième mode de lésion que nous noterons. D'abord le tissu cérébral n'est pris que dans un point; mais bientôt la lésion gagne, s'étend; une partie du cerveau est enflammée, et le reste éprouve un engorgement considérable. Dans le premier temps de cette maladie, on observe partout des signes d'excitation : les nerfs apportent dans tous les tissus un excès d'influence, et ils la distribuent comme par jets irréguliers. Les mouvements de tous les appareils organiques sont désordonnés : dans les organes des sens, dans les muscles soumis à la volonté, dans la circulation, dans la respiration, dans les organes digestifs, il apparaît des anomalies, des phénomènes morbides, qui révèlent le trouble, le désordre de la puissance nerveuse : le délire, le tremblement, les secousses convulsives des membres, des soubresauts de tendons, des hoquets, des oppressions, des vomissements, un état tétanique, etc. Dans le deuxième temps de cette maladie, tous les efforts morbides; ce grand appareil de symptômes, tout disparaît. Il y a la suite ordinaire de toute interruption complète de l'influence du cerveau sur les organes qui constituent l'édifice animal, la perte du sentiment et du mouvement, l'anéantissement de toutes les facultés. On conçoit que, dans le premier temps, les toniques auront beaucoup de prise sur le tissu cérébral; une exaspération soudaine de tous les accidents attestera ou décèlera l'action de leurs molécules. Dans le second temps, les molécules agiront encore; leur opération aura toujours lieu, mais elle ne suscitera plus la même réaction : l'immobilité forcée de tous les tissus la tiendra secrète.

Une inflammation de la substance cérébrale peut la liquéfier, occasioner sa diffluence, amener la formation d'abcès, laisser des collections de pus. Les accidents varient selon l'étendue du désordre et principalement selon le lieu qu'il occupe. Il est assez difficile de déterminer quels effets produisent alors les médicaments toniques, quels changements ces agents causeront dans l'ordre, dans l'ensemble des accidents effrayants qui se succèdent.

L'existence d'un endurcissement du tissu cérébral, de tubercules, ou d'autres dégénérescences analogues dans le cerveau, occasione ordinairement de grandes révolutions dans l'économie animale. Les tissus ou les organes qui vivent sous l'influence des parties que ces lésions occupent offrent d'importantes altérations dans leurs mouvements et dans l'exercice de leurs fonctions. Peut-on assigner l'effet que les toniques produiront dans cette disposition pathologique de l'encéphale?

La substance cérébrale éprouve encore d'autres altérations. Nous nôterons, comme deux modes de lésions bien fréquents, et qui ont une importance physiologique et pathologique que l'on n'a pas encore bien appréciée, la solidité et la mollesse du cerveau. Ce viscère acquiert souvent une consistance remarquable : il a une densité, une fermeté, une sécheresse qui constitue sans doute une condition morbide. Une coupe de cette substance présente parfois l'aspect du marbre. Devons-nous attribuer cette modification de la matière cérébrale à une plus grande activité de sa fonction assimilatrice, à une hypertrophie du cerveau? Attribuerons-nous à une cause contraire, à une langueur de l'action nutritive, à l'oligotrophie, la mollesse que l'on remarque souvent dans le tissu de cet organe? Il se liquéfie sous les doigts, il est plus humide, il se soutient à peine, il s'aplatit. L'usage des médicaments toniques augmenterait-il la première lésion ? Ces mêmes agents auraient-ils la faculté de combattre la dernière, de restaurer la matière cérébrale, de lui rendre ses qualités naturelles ? Dans le premier cas, les facultés morales ont-elles plus d'énergie, les passions plus de force, l'influence des nerfs est-elle plus puissante, les mouvements organiques offrent-ils plus de vigueur ? Dans le second cas, l'intelligence diminue t-elle, le caractère est-il amolli, la puissance nerveuse éprouve-t-elle un décroissement, y a-t-il par suite un certain degré de débilité dans tous les actes de la vie ?

Les variations que l'on observe dans la coloration de la substance cendrée sont aussi très dignes de remarque. Tantôt plus rosée, tantôt plus pâle, cette partie du cerveau éprouve des modifications qu'il serait très important de pouvoir rattacher à des affections, à des accidents pathologiques déterminés. Sans doute, dans les cadavres, nous ne retrouvons plus toute la couleur morbide de la substance cendrée ; elle n'a plus le ton, la vivacité qu'elle avait ; la mort a décoloré cette substance. Il est permis de penser que quand elle est plus rouge, plus vivante, les molécules des productions toniques font sur elle une impression qui est plus vivement sentie, qui dure davantage, qui pénètre plus profondément.

Le cervelet peut éprouver les diverses lésions que nous venons d'indiquer pour le cerveau. Toutefois, nous dirons qu'il passe moins souvent à un état pathologique que cette dernière partie de l'encéphale : on le trouve plus rarement malade. Nous n'essaierons pas de faire connaître les effets particuliers que les médicaments toniques peuvent produire lorsque leurs molécules agissent sur le cervelet, et que cet organe est dans une condition pathologique. Nous irons encore moins jusqu'à vouloir apprendre les variations que chaque mode de lésion du cervelet peut opérer dans les effets des médicaments de cette classe. Nous trouvons bien fréquemment cette partie de l'encéphale dans un état de mollesse digne d'attention : cette situation morbide du cervelet a sans doute une valeur que les pathologistes n'ont pas encore déterminée. Elle existe dans les fièvres ataxiques; est-elle la suite d'un travail phlegmasique du tissu cérébelleux?

La substance de la moelle épinière peut éprouver diverses sortes de lésions ; comme elle est intimement liée avec le système des nerfs ganglionaires ou avec le nerf trisplanchnique, il devient impossible de distinguer les affections qui sont propres à chacune de ces deux importantes parties de l'appareil cérébral. La moelle épinière et les nerfs ganglionaires tenant tous les viscères, tous les appareils organiques sous leur dépendance, il en résulte que les lésions de ces parties se manifestent sur les divers points de l'économie animale; qu'elles se montrent par le trouble d'organes qui sont sains, dont les tissus n'ont éprouvé aucune modification morbide. Ainsi des spasmes de l'œsophage, la strangulation, une déglutition difficile, des palpitations de cœur, des accès d'asthme, des vomissements, des crampes d'estomac, des coliques, des pneumatoses gastriques et intestinales, etc., ont souvent pour causes, non point une lésion des organes où ces accidents se remarquent, mais une lésion de la moelle épinière ou des plexus ganglionaires, qui fait que ces organes ne reçoivent qu'une incitation morbide, qu'une influence désordonnée des nerfs qui les animent. On reconnaît que les affections dont nous venons de parler ont le siége que nous leur assignons, en ce qu'elles sont associées à des douleurs, tantôt avec un sentiment de chaleur, tantôt avec un sentiment de froid, dans le cou, dans le dos, dans les lombes, qui se contournent et qui pénètrent dans la poitrine et dans le ventre (le plus ordinairement les douleurs suivent le trajet du diaphragme et viennent aboutir dans l'épigastre), à des céphalalgies passagères, à un sentiment de courbature dans les membres, à un état de malaise pénible, universel, à une foule d'autres phénomènes nerveux qui décèlent la condition morbide du prolongement rachidien. Les convulsions, les tremblements, les contractures des membres, la danse de Saint-Guy, dépendent ordinairement d'une irritation de la moelle vertébrale ou de ses enveloppes. C'est dans le prolongement rachidien ainsi que dans les nerfs ganglionaires qu'est le plus souvent le siége de la névropathie, de l'hystérie, de l'épilepsie. Ce qui caractérise la cause matérielle de cette dernière maladie, c'est qu'elle s'établit et disparaît périodiquement. Que ce soit une irritation, une compression qui attaque l'encéphale et le prolongement rachidien, il faut toujours admettre que cette lésion morbide vient avec les accès de cette affection, et qu'elle se dissipe avec eux, en laissant souvent des altérations qui expliquent l'état de stupeur et les autres accidents que l'on remarque encore dans les intervalles. C'est le propre des maladies qui tiennent à une lésion de l'appareil cérébral d'avoir des rémissions, de venir par accès, d'affecter une marche périodique. Il est digne de remarque que les altérations pathologiques de la moelle épinière, comme au reste celles du cerveau, sont fréquemment exemptes de douleur.

La substance de la moelle épinière peut éprouver un état inflammatoire; alors une grande perturbation se manifeste dans les appareils respiratoire, circulatoire, digestif: on croirait le siége de la maladie dans la poitrine ou dans l'abdomen, pendant qu'elle existe dans la colonne vertébrale. Selon le lieu qu'occupe cette lésion, selon la hauteur où elle est située, on voit apparaître des phénomènes différents. Les organes qui reçoivent leurs nerfs des régions qui sont au-dessus de l'endroit malade conservent leur intégrité; c'est sur ceux qui se trouvent au-dessous qu'agit surtout ce travail pathologique; c'est leur action qui est troublée, en désordre. Les praticiens les plus habiles ont souvent pris pour des signes certains d'une lésion organique du cœur ce qui était produit par une affection du prolongement rachidien. Les mouvements tumultueux et étendus de ce viscère, le trouble du pouls, semblaient prouver que le cœur avait éprouvé une altération organique ou matérielle. A l'ouverture du cadavre, on le trouvait sain: c'était l'état morbide de la moelle épinière qui entretenait l'état convulsif de cet organe. Il en est de même pour des spasmes de l'œsophage, pour des hoquets rebelles, des accès d'asthme, des toux convulsives, des vomissements, des crampes d'estomac, des pneumatoses gastriques et intestinales, des coliques que l'on nomme nerveuses ou spasmodiques, etc.

Au commencement de novembre 1822, il vint à l'Hôtel-Dieu d'Amiens une jeune fille de 16 ans qui depuis deux mois se plaignait par moments de douleurs dans la tête avec chaleur et pesanteur : elle n'était pas encore réglée. Elle avait été prise subitement la veille de convulsions violentes, qui venaient par accès et qui se répétaient environ de deux heures en deux heures : elle éprouvait des secousses comme galvaniques de tout le corps ; elle avait toute sa connaissance, ses facultés morales paraissaient dans un état d'intégrité ; le bas-ventre était gonflé ; les mouvements de la respiration gênés. Les battements du cœur étaient tumultueux, durs, très étendus : ce viscère semblait remplir toute la poitrine, il soulevait le sternum ; le pouls était inégal, très irrégulier. La déglutition se faisait avec beaucoup de peine.

Le lendemain il y avait dans la situation extérieure de la malade un grand changement : état comme apoplectique ; perte du sentiment et du mouvement ; difficulté extrême de respirer ; battements du cœur aussi forts, aussi désordonnés que la veille ; pouls tendu, très vif, très irrégulier : elle mourut dans la journée.

A l'ouverture du cadavre, nous trouvâmes le cœur un peu plus volumineux qu'il ne devait être, son tissu était sain, et cette augmentation légère de volume ne pouvait expliquer les palpitations violentes et le désordre qui existait dans les contractions de cet organe. Les poumons étaient dans l'état naturel. Nous ne vîmes dans le bas-ventre qu'une distension, un gonflement de tout le canal alimentaire : la couleur de ce dernier était telle qu'on la trouve ordinairement. L'intérieur de l'estomac n'offrait rien de remarquable. Ce fut l'appareil cérébral qui fixa surtout notre attention. Il y avait (depuis la veille de la mort sans doute) un engorgement du cerveau; les vaisseaux qui rampent à sa surface étaient gonflés, distendus par le sang; ceux qui pénètrent cet organe étaient dans le même état; et, en coupant la substance cérébrale, le sang qui remplissait leur intérieur venait s'épancher au-dehors, et la ponctuait de rouge. Les vaisseaux sanguins qui recouvrent la moelle épinière étaient plus développés, et vers les premières vertèbres dorsales il y avait, dans la longueur de trois travers de doigt, un *ramollissement complet de la matière médullaire*, avec du sang infiltré, répandu tout autour de cette partie du prolongement rachidien.

La cause du désordre de toutes les fonctions était évidemment dans la moelle épinière: l'état apoplectique de la veille a été produit par l'engorgement sanguin qui s'est alors formé dans le cerveau.

Quand il existe une irritation sur la moelle épinière, ou quand une portion de ce prolongement est actuellement dans un état de phlogose, les molécules des médicaments toniques doivent exaspérer le travail morbide; leur administration doit provoquer une augmentation de tous les symptômes que produisent ces affections.

Les autres lésions que la moelle épinière est susceptible d'éprouver sont mal connues. Ne peut-il pas se former une congestion sanguine dans les divers points de cette partie de l'encéphale, même dans toute son étendue? Contenue, renfermée dans une membrane propre, fibreuse, solide, n'éprouve-t-elle pas alors une compression de son tissu qui ralentit le cours de son influence? Aurions-nous ici la cause de la foiblesse, de l'inertie qu'offrent parfois dans les fièvres les viscères que vivifient les nerfs spinaux ou ganglionaires? Devons-nous rapporter à des congestions partielles du prolongement rachidien les refroidissements, les pâleurs locales qui surviennent alors dans le corps malade? N'oublions pas qu'il faut bien peu de chose pour produire de grands résultats, pour provoquer de nombreux phénomènes, quand ce peu de chose a pour siége quelque point de l'appareil cérébral. La moelle épinière peut-elle acquérir plus de fermeté, plus de densité, plus de volume, passer à un état d'hypertrophie? Dans ce cas, son influence sur tous les appareils organiques augmente-t-elle? Ces appareils deviennent-ils alors plus forts, montrent-ils une plus grande somme d'énergie vitale, leurs mouvements sont-ils plus libres, plus robustes? Les personnes qui possèdent cette organisation n'ont-elles pas une grande vigueur musculaire? La moelle épinière n'éprouve-t-elle pas souvent une diminution de volume; une sorte de mollesse, d'amaigrissement, d'oligotrophie? N'est-ce pas alors que son influence sur tous les viscères perd de sa puissance, éprouve un décroissement? Les individus qui ont cette délicatesse de la moelle épinière ne sont-ils pas toujours faibles, sans énergie, nonchalants?

Les affaiblissements qu'éprouve l'action du cœur, de l'estomac, des intestins, des poumons, sans que les tissus de ces viscères offrent le moindre changement, sont des lésions vitales, qui procèdent d'une diminution de la force que ces parties recevaient des sources de la vie. Quand l'énergie ou la faiblesse d'un organe ne tient pas à son état anatomique ou matériel, elle dépend d'une augmentation ou d'une diminution de la puissance que les nerfs exercent sur lui. Dans ce dernier cas, les médicaments toniques sont très salutaires. L'impression de leurs principes sur les organes débilités réveille leur vitalité; en même temps ces principes stimulent la moelle épinière, ils remontent son influence sur toutes nos parties au degré qui lui est naturel. C'est sans doute de cette manière que les médicaments toniques agissent lorsqu'on les donne pour combattre des faiblesses d'estomac, des défauts d'appétit, des lenteurs des digestions, des débilités du pouls, des difficultés des mouvements inspiratoires, etc., et que le canal alimentaire, le cœur, l'appareil respiratoire, n'offrent aucune altération.

Les cordons nerveux sont eux-mêmes susceptibles d'éprouver diverses sortes de lésions. Dans les névralgies, leur tissu gonfle, s'enflamme; alors ils font éprouver une douleur brûlante, lancinante, déchirante, avec torpeur, formication, frémissements, etc. Ce qu'il y a de remarquable ici pour le pathologiste, c'est que la phlogose d'un cordon nerveux peut se propager par continuité de tissu dans sa longueur et parcourir ses ramifications. Une blessure légère au bout du doigt cause souvent une douleur le long du bras; et la pression des parties que traversent les cordons nerveux augmente cette douleur. Il arrive sans doute quelque chose de semblable dans les parties internes du corps : la lésion d'un cordon ou d'un filet nerveux se propage à toutes les ramifications, s'étend dans les plexus, pénètre des nerfs d'un viscère dans ceux d'un autre viscère. La transmission d'un état de phlogose, que l'on rapporte à une cause sympathique, est souvent due à un moyen tout mécanique. Le feu phlegmasique a passé à travers les filets nerveux d'un organe dans un autre, où il s'est établi. Nous trouvons aussi dans cette faculté l'explication des effets que produisent les médicaments que l'on nomme antispasmodiques : ces agents commencent par opérer un changement dans les nerfs avec lesquels on les met en contact, et ce qu'éprouvent ces nerfs retentit aussitôt dans d'autres points du système nerveux, gagne d'autres divisions du vaste réseau que présente ce système.

Dans toutes les maladies où les cordons nerveux, les plexus du système ganglionaire sont lésés, il y a des douleurs profondes, pénibles, accablantes, qui s'étendent dans les deux cavités pectorale et abdominale, qui semblent diffuses, n'avoir pas de siége fixe ; ordinairement il existe plusieurs centres de douleurs qui augmentent et qui s'apaisent en même temps, des tiraillements intérieurs et vagues qui partent d'un grand nombre de points différents, un état de malaise insupportable, des frissons, des refroidissements de tout le corps, ou des chaleurs qui semblent s'élever de divers endroits, s'étendre, s'évanouir, un pouls serré et petit, etc. Ces accidents n'indiquent-ils pas que la lésion des cordons nerveux se communique dans les diverses portions du système, de l'ensemble que forment les nerfs ganglionaires ? Comme ces cordons s'étendent d'un viscère à un autre et qu'ils les enlacent tous, on conçoit le vague, la succession des accidents qui accompagnent la lésion d'un filet de ces nerfs. Un organe semble entraîner les autres dans sa condition pathologique, parceque la lésion du premier se transmet par la continuité des nerfs aux parties, aux viscères avec lesquels il communique. Dans les névralgies ou les neurilémites, il y a des jets douloureux et souvent répétés dans les parties qui avoisinent le centre de la maladie.

Lorsqu'un état morbide donne aux cordons nerveux qui partent de l'encéphale, du prolongement rachidien, ou qui appartiennent aux ganglions du grand sympathique, un mode nouveau, insolite de sensibilité, les médicaments toniques n'ont-ils pas la faculté d'agir plus fortement sur eux? Après l'administration de ces agents, le tissu des nerfs n'est-il pas inquiété, tourmenté par les molécules toniques que le sang répand partout? Leur impression ne concourt-elle pas à produire cette anxiété, ces sentiments si pénibles que les malades éprouvent dans tout leur être, lorsque, dans une fièvre, une phlegmasie, on administre le quinquina ou une autre substance tonique? On a vu dans ce cas la douleur suivre les principaux troncs nerveux.

C'est encore un état morbide de toutes les divisions nerveuses qui peut expliquer l'extrême susceptibilité de toutes nos parties dans un grand nombre de maladies. On voit des personnes qui ne peuvent supporter un vésicatoire; la plaie devient rouge, elle cause les plus vives douleurs; sur ces personnes les impressions ordinaires provoquent un effet exagéré, une réaction qui n'a plus de proportion avec sa cause. Ces individus qui ont une sensibilité exquise, une mobilité de nerfs remarquable, portent sans doute un système nerveux dont toutes les divisions sont dans un état habituel, permanent d'irritation. Dans tous ces cas, les médicaments, et en particulier les toniques, ont beaucoup de prise sur les tissus vivants; leur opération est toujours plus apparente; ils donnent lieu à des phénomènes plus prononcés.

Les cordons nerveux offrent encore des modifications différentes de celles que nous venons d'indiquer. Leur tissu peut être plus dense ou ramolli; ces cordons peuvent devenir plus volumineux, plus nourris, ou bien offrir une diminution de grosseur, être plus minces. Est-il possible de juger ce que ce mode d'organisation opère sur les facultés physiques, sur l'exercice des fonctions? Devons-nous chercher à déterminer ce que les substances toniques feront dans ces dispositions dissemblables des nerfs?

Les organes des sens sont comme des appendices de l'encéphale. L'étude du pouvoir des toniques sur ces organes n'est pas sans intérêt. Il faut distinguer, 1° la partie instrumentale qui prépare la sensation, 2° les nerfs qui la reçoivent, et la transmettent au cerveau, où se fait la perception. Les médicaments toniques porteront sur les organes des sens une impression qui décidera une sorte d'astriction dans les tissus qui les composent, qui fortifiera leur matériel, et les rendra plus aptes à exécuter leurs fonctions. En même temps, l'action que ces toniques exerceront sur les nerfs augmentera leur vitalité, et pourra, dans plusieurs occasions, rendre la transmission de la sensation plus libre, plus fidèle : ajouterons-nous que les toniques pourront donner au cerveau une attitude qui favorisera l'acte de la perception ? On a souvent vu des convalescents, d'autres individus dont la vue était affaiblie, l'ouïe moins subtile, les autres sens obtus, recouvrer la plénitude de leurs facultés sensitives, en faisant un usage journalier d'un composé tonique.

Appareil musculaire.

État physiologique. Nous ne devons ici nous occuper que des muscles soumis à la volonté, que de ceux qui reçoivent de l'encéphale et du prolongement rachidien le principe de leurs mouvements. Comme ces muscles sont, pour tous leurs actes, dans une dépendance absolue de l'influence nerveuse, il faut distinguer avec soin ce qui procède des variations de cette influence, du produit de l'impression que portent directement sur les tissus musculaires les molécules des médicaments après leur absorption.

Dans l'état naturel, les particules des substances toniques qui pénètrent avec le sang dans les muscles déterminent un resserrement de leurs fibres, animent leur force tonique, leur donnent plus de vigueur. Mais ces modifications intestines ne sont pas perceptibles à la vue ; peut-être pourrait-on trouver une preuve de leur existence dans l'énergie plus grande, plus soutenue des contractions musculaires. Toutefois, comme c'est seulement sur la force des muscles que les toniques agissent, mais qu'ils ne développent pas leur faculté contractile, il en résulte que leur emploi rend l'homme plus robuste, sans lui donner plus d'agilité.

Les tissus musculaires qui entrent dans la composition des viscères éprouvent la même modification fibrillaire après l'administration des substances toniques ; le changement qui s'effectue alors dans ces tissus contribue sans doute à la force que l'on remarque dans l'action, dans les mouvements du cœur, du canal alimentaire, etc., sur les personnes saines qui viennent de prendre un médicament tonique. Mais nous devions ici perdre de vue ces parties musculaires, le pouvoir des agents pharmacologiques sur eux se constate dans l'examen des viscères ou des appareils organiques dont ils font partie.

Etats pathologiques. Dans les maladies fébriles, les muscles sont dans une condition morbide. La pression des membres cause de la douleur, leur contraction est accompagnée d'un sentiment pénible ; n'est-il pas évident que les muscles ont alors changé d'état ; leur couleur est plus vive, leur température est plus élevée, ils ont acquis une sensibilité morbide. Dans cette disposition acquise, les molécules des médicaments toniques ont beaucoup de prise sur les fibres musculaires. C'est l'impression qu'elles ressentent, après l'administration du quinquina ou de toute autre substance tonique qui cause, au moins en partie, plusieurs phénomènes que l'on remarque alors dans les fiévreux : la courbature du malade augmente ; il éprouve des inquiétudes continuelles dans les membres, son agitation est extrême ; on observe des tiraillements dans les muscles, des crampes, des secousses, etc. N'oublions pas ici les impressions que reçoivent en même temps les méninges, l'encéphale et le prolongement rachidien; n'oublions pas que l'influence nerveuse a pris plus de puissance, plus de vivacité, et que cette cause contribue pour beaucoup aux effets que nous venons de signaler.

Lorsqu'un muscle ou une masse de muscles sont le siége d'un travail phlegmasique, d'une ulcération, etc., les toniques attaquent plus fortement encore ces tissus musculaires, parceque leur sensibilité est plus développée. Les molécules de ces médicaments signalent leur abord sur la partie malade par la chaleur, la douleur, les picotements qu'elles occasionent; le phlegmon éprouve un gonflement manifeste, la surface ulcérée devient plus rouge, elle s'irrite, etc. Dans le même temps, les molécules qui traversent les autres muscles semblent rester inertes sur leurs fibres : elles ne causent aucun effet apparent.

Nous ne parlerons pas des diverses modifications matérielles, des dégénérescences que peut éprouver le tissu musculaire; nous ne chercherons pas à déterminer les effets que les médicaments toniques produiraient sur chacune de ces lésions. Une hypertrophie musculaire, un développement du corps des muscles par suite d'une nutrition trop forte, trop active, est-il un état pathologique? Les agents toniques peuvent-ils contribuer à opérer ce développement par leur influence sur le tissu musculaire? On remarque plus souvent le changement opposé, l'amincissement, la diminution du corps des muscles, leur oligotrophie. Cet état morbide est toujours produit par un manque de nutrition ou par une absorption trop active; il se remarque à la fin de toutes les maladies aiguës : pendant qu'elles existaient la nutrition a été altérée ou suspendue dans tous les tissus; lorsqu'elles cessent, les absorbants reprennent des matériaux qui n'y sont qu'interposés : en peu de jours, on les voit diminuer de volume. Ce qui se passe alors sous nos yeux nous éclaire sur ce qui arrive dans les viscères qui, profondément situés, ne peuvent être aperçus : leurs tissus éprouvent la même altération matérielle; ils perdent de leur poids, de leur grosseur; ils sont plus petits ou plus minces. Cette lésion dure jusqu'à ce que la nutrition les ait restaurés, leur ait rendu leur condition naturelle. Un emploi raisonné des médicaments toniques est une ressource sûre et bien puissante pour hâter cette salutaire rénovation. On voit souvent après les fièvres les masses musculaires des jambes, des cuisses, former comme un tout continu : les pièces qui forment ces masses semblent réunies, adhérentes les unes aux autres; les mouvements sont gênés. Est-ce un travail inflammatoire qui a opéré cette adhésion. Il faut ordinairement un temps assez long pour réparer cette modification morbide, pour rétablir ces parties dans leur condition naturelle.

Il est digne de remarque que les muscles fournissent en pathologie un grand nombre de symptômes, de phénomènes importants ; les lassitudes spontanées, la débilité, l'aversion pour le mouvement ou le besoin d'agir, l'agitation du corps, les soubresauts de tendons, l'engourdissement, la roideur, le tremblement, les convulsions des membres, le grincement de dents, le trismus, la difficulté de respirer, les contractions fixes ou tensions du diaphragme, les soupirs, le hoquet, l'altération des traits de la face, le rire sardonique, les accès épileptiformes, les paralysies, les états tétaniques, etc., etc. Tous ces symptômes n'indiquent rien pour les parties où ils apparaissent; mais ils conduisent le praticien à l'appareil encéphalique; ils lui décèlent une lésion du cerveau, du cervelet, du prolongement rachidien, ou de leurs enveloppes et du système des nerfs ganglionaires. C'est cette lésion que recherche le médecin: guidé par ces accidents, il juge de sa nature et des secours qu'elle réclame. Ainsi, bien que le désordre se manifeste alors dans les muscles, on remonte à la cause qui les met en jeu, sans s'occuper d'eux.

Appareil urinaire.

Etat physiologique. L'influence des toniques sur les appareils sécréteurs et exhalants n'est pas de nature à produire toujours une accélération soudaine dans les fonctions qu'ils remplissent. Fortifier le matériel de ces appareils, ce n'est pas presser leurs mouvements; augmenter leur énergie, ce n'est pas les forcer de fournir un produit plus considérable. Aussi, après l'usage d'un médicament tonique, on ne voit pas ordinairement les évacuations humorales devenir plus abondantes. En développant le ton des organes sécréteurs et des surfaces exhalantes, cet agent tend seulement à maintenir toutes les excrétions dans la mesure qui convient à la santé.

Les agents toniques n'ont pas d'influence bien marquée sur la sécrétion urinaire lorsque le corps est dans l'état de santé. Si l'on prend ces agents délayés ou dissous dans une grande quantité d'eau, le liquide que l'on porte dans le canal alimentaire passe dans le sang et peut s'écouler par les reins. La quantité d'urine que l'on rend alors est proportionnée à la quantité de boisson que l'on a prise ; mais cette évacuation est étrangère à l'opération de la partie médicamenteuse de cette boisson.

Etats pathologiques. Lorsqu'il existe un trouble fébrile fort intense, le cours des urines est perverti : on ne rend qu'une faible quantité de liquide urinaire. Ce dernier est rouge, sédimenteux, et présente des qualités particulières : il semble irriter l'intérieur de la vessie et de l'urèthre. Souvent il y a éréthisme des reins; ces organes ne peuvent plus exécuter leur opération sécrétoire ; l'urine ne coule plus. L'usage des substances toniques ne peut qu'aggraver cette disposition : leurs principes offenseraient ces organes, ils arrêteraient totalement la sécrétion urinaire, ou ils ne laisseraient passer qu'une petite portion d'un liquide presque sanguinolent.

Au contraire les glandes rénales sont-elles dans un état d'inertie, leur vitalité est-elle affaiblie ; les toniques rétabliront le ton de ces organes, et donneront de l'activité à l'exercice de leur fonction : c'est l'effet que l'on obtient souvent de l'emploi des toniques dans les infiltrations cellulaires, dans les diverses hydropisies. On les a vus, dans ces maladies, causer une évacuation copieuse d'urine : le corps recélait une grande quantité d'humidité ; la propriété tonique est parvenue à décider l'absorption de cette dernière, elle l'a fait entrer dans les vaisseaux; les reins lui offraient une issue libre, par où elle s'est écoulée. A l'aide des agents pharmacologiques de cette classe, on peut aussi dans le diabétès rappeler les reins à leur condition normale, empêcher la sécrétion immodérée d'une urine douée de qualités insolites.

Dans les affections pathologiques des uretères, de la vessie et de l'urèthre, les toniques feront naître des phénomènes en rapport avec la disposition actuelle de ces parties. Pour eux, ils produisent toujours la même faculté, mais il en résulte des effets différents si les tissus qu'ils attaquent sont dans des conditions dissemblables ou opposées. Nous prolongerions trop ces considérations générales si nous voulions les détailler.

Appareil génital.

Dans l'homme, les médicaments toniques animent davantage les organes qui préparent la liqueur séminale; leur usage excite des désirs vénériens plus vifs et plus fréquents. Ces agents peuvent opérer ce dernier effet chez la femme; mais il est pour elle une remarque plus importante, c'est le pouvoir des toniques sur l'utérus, et par suite sur la fonction menstruelle. En animant les propriétés vitales de cet organe, ces agents peuvent déterminer une congestion sanguine sur lui, et devenir ainsi la cause d'une évacuation qui n'aurait pas eu lieu sans leur assistance. Aussi a-t-on attribué une propriété emménagogue aux substances que nous réunissons dans cette classe. Il est bon de noter que ces mêmes agents sont employés pour modérer, arrêter la menstruation, lorsqu'elle se prolonge trop, qu'elle est trop forte, et que cet accident dépend de la laxité, de la faiblesse du tissu utérin.

Nous aurions pu trouver des remarques intéressantes dans l'étude de l'action des toniques sur l'utérus, considéré dans les diverses conditions pathologiques où cet organe peut se trouver : mais nous avons craint de trop prolonger ces vues générales.

Système cutané.

Etat physiologique. L'action des toniques sur la peau augmente toujours l'énergie de cette surface, soutient l'exercice de sa fonction perspiratoire; mais cet effet ne constitue pas un produit sensible. Ces mêmes agents peuvent animer davantage la vitalité du système dermoïde, déterminer l'épanouissement du réseau capillaire que recouvre l'épiderme, y appeler le sang, produire une exhalation abondante, une sueur considérable : ce phénomène, que l'on nomme diaphorèse, rend bien évidente la puissance des toniques; c'est alors qu'on leur donne le titre de diaphorétiques ou de sudorifiques. N'oublions pas toutefois que cet effet n'a ordinairement lieu que quand on prend les toniques en tisane et que l'on boit cette dernière chaude et en grande quantité. Alors le liquide que l'on introduit dans le corps fournit la matière de la sueur; l'action du calorique sur les nerfs gastriques concourt puissamment à éveiller la vie cutanée.

Etats pathologiques. Dans les diverses positions pathologiques où la peau peut se trouver, l'administration des toniques ne provoque pas les mêmes effets. Loin de favoriser la fonction perspiratoire, ces agents la suppriment dans les affections fébriles où la peau est sèche, brûlante. L'emploi d'un tonique produit, au moment où ses molécules se répandent avec le sang dans tous les tissus, un picotement, une démangeaison, une ardeur insupportable sur la surface cutanée, lorsqu'elle est actuellement le siége d'une irritation, d'une éruption, d'une phlogose. Au contraire, cet agent rétablit l'exercice de la transpiration dans sa mesure naturelle, si une mollesse du tissu cutané, une inertie de sa vitalité, rend cette fonction languissante. L'action des principes toniques sur les fibres de la peau peut modifier cet organe, corriger son relâchement, rétablir sa condition normale. La peau était molle, moins résistante, moins colorée, elle devient plus lisse, plus ferme, plus rouge, plus vivante. Une nutrition plus active a restauré son tissu. C'est là faculté d'augmenter la vitalité du système cutané qui rend les toniques propres à combattre les sueurs affaiblissantes, passives, qu'entretient l'atonie de ce système.

Nous ne nous arrêterons pas à rechercher s'il existe d'autres organes sécréteurs ou exhalants dont les toniques puissent changer l'état actuel et les fonctions. Nous rappellerons ici que les toniques communiquent aux humeurs excrétées des qualités particulières qu'il est important de remarquer, parcequ'elles sont produites par les molécules mêmes des productions naturelles que l'on a administrées, qu'elles prouvent que ces molécules ont pénétré dans la masse sanguine et qu'elles se sont répandues dans tout le système animal. Le lait devient amer quand les animaux qui le fournissent mangent des herbes remplies de principes extractifs. La sueur prend la couleur des matières toniques dont on fait usage. On a signalé l'existence du fer dans les urines des personnes qui emploient les préparations martiales : fournie par des animaux qui avaient pris l'écorce de chêne, cette humeur contenait du tannin. (*Compte rendu des trav. de l'école vétér. d'Alfort*, 1811.)

Nutrition et absorption.

Ces fonctions s'exécutent sur tous les points du corps vivant, elles n'ont point d'appareils particuliers pour leur exercice, elles ont une action simultanée et elles donnent un produit commun.

Etat physiologique. L'influence que les toniques exercent sur la nutrition commence à l'acte de la digestion. L'énergie qu'ils donnent aux organes gastriques tend à faire fournir par les matières alimentaires que l'on prend la plus forte somme possible de principes réparateurs. Quand ces principes arrivent dans le sang et dans le tissu des organes, les toniques contribuent encore à assurer leur assimilation : leur faculté corroborante, en se généralisant, imprime à la nutrition un rhythme plus actif dans les fluides comme dans les solides.

L'observation démontre cette plus grande activité de l'assimilation dans le sang. Lorsque l'on continue pendant quelque temps l'usage des toniques, ce fluide devient plus abondant dans les vaisseaux qui le contiennent, il acquiert en même temps une complexion plus riche : il est facile de constater que si le pouls prend de la dureté, il se montre aussi plus plein; on voit se développer peu à peu une disposition pléthorique qui donne lieu à des hémorrhagies diverses, à des étourdissements, à une coloration particulière de la figure: cette pléthore finit même par provoquer des accidents. N'a-t-on pas accusé les eaux minérales ferrugineuses et l'emploi prolongé des amers d'avoir causé des apoplexies, des hémoptysies, etc.

Les toniques ont une influence réelle sur la consistance du sang; des expériences faites à Lyon sur des chevaux et des chiens auxquels on faisait prendre de très grandes quantités d'écorce de chêne (un cheval en a pris vingt livres dans l'espace de vingt jours) ont appris que cette substance rendait le sang veineux plus rouge et plus consistant; il se concrétait un instant après être sorti du vaisseau. Le quinquina rouge a le même pouvoir sur les qualités physiques de ce fluide: des animaux qui avaient avalé, pendant un certain temps, de fortes doses de ce quinquina offraient un sang plus dense, plus disposé à se coaguler. (Pilquer.) Le docteur Rauschenbuch le compare, sous le rapport de la couleur et de la formation d'une couenne, à ce qu'il est dans les maladies inflammatoires.

Les toniques animent aussi la force assimilatrice dans le tissu des organes; ils rendent ces derniers plus forts par une meilleure réparation de leur matériel. L'activité que l'assimilation reçoit de l'usage des toniques est surtout sensible sur les individus dont les organes sont actuellement détériorés, diminués, amincis, dans un état d'oligotrophie. On reconnaît facilement sur eux que l'influence de ces agents établit un mode plus régulier de nutrition ; on voit toutes leurs parties prendre plus de volume et plus de force.

La dose à laquelle on administre les agents toniques doit être remarquée, quand on veut estimer leur influence sur les fonctions nutritives. Donne-t-on de petites quantités de ces substances amères ou styptiques au moment des repas, leur pouvoir se borne à l'acte de la digestion : le système animal reçoit un chyle plus abondant et mieux constitué. Si pendant quelque temps l'élaboration des aliments continue à être ainsi fructueuse, les toniques pourront concourir à faire prendre de l'embonpoint au corps. Lorsque la dose de la substance tonique est plus forte, sa puissance active s'étend à tous les tissus vivants ; si elle reste toujours douce et modérée, elle n'aura qu'une influence salutaire sur l'assimilation. Tout change lorsque l'on prend des quantités considérables de substances toniques, et qu'on les réitère souvent ; l'impression de leurs molécules semble tendre outre mesure les fibres vivantes, et pervertir ou suspendre la faculté qu'elles ont de se nourrir. Tous les auteurs parlent des désordres qu'occasionent les amers, quand on en continue trop long-temps l'usage ; l'expérience prouve qu'une extrême maigreur, la consomption, des fièvres lentes, ont été la suite de l'abus que l'on avait fait des composés toniques. Ajoutons la remarque que l'usage habituel des agents qui nous occupent est contraire aux personnes d'une constitution sèche et irritable : l'impression qu'ils portent sur des tissus organiques qui déjà semblent se dessécher, nuit à leur restauration nutritive et augmente encore la maigreur.

Il n'est pas difficile de reconnaître que les médicaments toniques favorisent l'absorption ; ils donnent plus d'activité à cette fonction sur la surface intestinale, puisqu'il est prouvé que les selles sont ordinairement moins abondantes et plus sèches quand on prend une substance amère ou styptique avec la nourriture : cet effet annonce qu'il y a eu pénétration dans le sang de tous les matériaux susceptibles de s'animaliser. L'absorption qui s'opère dans le tissu même des parties vivantes n'augmente-t-elle pas pendant que le corps est sous l'influence d'un agent tonique ? Un certain nombre de faits autoriseraient à le croire. Les personnes qui sont atteintes d'une infiltration cellulaire, dont tous les organes offrent un gonflement atonique, voient souvent cette intumescence diminuer en se mettant à l'usage d'un médicament tonique. Lorsqu'à la suite de longues maladies on conseille aux convalescents de prendre tous les jours la poudre de quinquina, une infusion de quassia, des pilules d'extraits amers, ou tout autre agent tonique, le premier effet dont on s'aperçoit c'est un amaigrissement qu'éprouve le corps de ces individus. Tous les tissus vivants, en reprenant leur ton, en se resserrant sur eux-mêmes, contribuent à produire ce résultat ; mais le tissu cellulaire, en perdant les sucs lymphatiques qui le distendaient, y a plus de part encore. Le changement qui se passe dans toutes les parties se manifeste principalement sur la figure ; l'état de bouffissure que l'on y remarquait se dissipe, elle acquiert plus d'expression. On a souvent répété que les eaux minérales ferrugineuses faisaient toujours maigrir un peu ceux qui commençaient à s'en servir : ce que nous venons de dire donne l'explication de cette observation. On concevra aussi pourquoi l'usage journalier des amers nuit à l'accumulation de la graisse, empêche de prendre de l'embonpoint : un certain degré de relâchement dans la fibre est une condition favorable à l'engraissement ; or les toniques déterminent une disposition opposée.

Etats pathologiques. Dans toutes les maladies où se remarque ce trouble, cette agitation des principaux appareils organiques que l'on nomme fièvre, la nutrition est suspendue ou son exercice est vicié. Le sang traverse avec trop de rapidité les tissus vivants pour que ces derniers puissent s'approprier les principes nourriciers qu'il contient : les excrétions trop abondantes les attirent hors des vaisseaux ; tout conspire à gêner, à empêcher l'assimilation des matériaux alibiles aux divers organes du corps. Dans ces mêmes affections, l'absorption prend une activité insolite ; il semble qu'elle dévore les tissus organisés. Aussi remarque-t-on un amaigrissement rapide, les signes d'une détérioration progressive, dans les personnes actuellement atteintes de phlegmasies, de fièvres. Il est facile de prévoir l'effet que produiraient les médicaments toniques dans cette disposition de l'économie animale. Leurs molécules presseraient davantage les oscillations des fibres vivantes ; cette plus grande agitation opposerait de nouveaux obstacles à l'incorporation des principes réparateurs. D'un autre côté, l'action des toniques n'est pas propre à réprimer l'avidité des suçoirs absorbants. Sous l'influence de ces agents, la maigreur hâterait donc encore ses progrès.

Nous n'avons en vue ici que les tissus organiques, mais il serait également important pour nous de pouvoir suivre, pendant les affections fébriles, l'exercice de la nutrition dans le fluide sanguin : nous y découvririons le secret de ces modifications qu'il présente dans sa densité, dans sa viscosité, dans toutes ses qualités physiques. Pendant long-temps les pathologistes se sont occupés de ce sujet sans pouvoir l'éclaircir. Serions-nous plus heureux ?

Lorsque la nutrition est devenue languissante, parceque les tissus vivants ne sont plus convenablement vivifiés par l'influence nerveuse, parceque la vitalité de ces tissus est affaiblie au-dessous du degré qu'exige l'exercice de la fonction assimilatrice, les médicaments toniques montrent une puissance que l'on ne peut méconnaître. Non seulement, en excitant l'appétit, en régularisant les digestions, ils assurent au corps un chyle abondant et d'une bonne qualité, mais ils font plus : l'impression de leurs molécules sur les tissus organiques réveille leur activité, leur ton ; leur opération sur l'appareil cérébral rend au cours de la puissance nerveuse sa liberté, sa force ; l'emploi de ces agents rétablit l'acte de la nutrition sur tous les points du système animal. Donnés journellement à des individus dont le sang est comme décoloré, sans consistance, dont les tissus semblent exténués, ils leur font en peu de temps reprendre des couleurs, de l'embonpoint des forces, recouvrer tous les signes de la vigueur.

C'est l'exercice morbide de la nutrition et de l'absorption dans un tissu, c'est la perversion, la dépravation de ces deux fonctions dans une partie du corps, qui amène ces conversions si étonnantes que peuvent subir nos organes, ces épaississements, ces indurations, ces dégénérescences, que les viscères éprouvent trop souvent. Les molécules des substances toniques pourraient-elles modifier par leur impression immédiate le travail qui désorganise une partie du corps ? N'est-il pas à craindre que leur agression sur les tissus actuellement malades ne donne encore plus d'activité au mouvement qui change leur nature ? On sait que les substances amères que nous réunissons dans cette classe, la chicorée sauvage, le pissenlit, la saponaire, la ményanthe, les préparations martiales, etc., ont été vantées contre les embarras des viscères, les obstructions, etc., sous les noms de médicaments apéritifs, fondants, désobstruants, etc.

Tout organe dont le tissu est pris d'un travail d'irritation ou de phlogose éprouve, quand cette affection cesse, une diminution très notable de volume. Cette proposition est prouvée par les ouvertures de cadavres. On trouve souvent le cœur, les poumons, les tuniques de l'estomac et des intestins, le foie, etc., sensiblement plus petits ; ces organes offrent comme un commencement d'atrophie : ce changement remonte à une inflammation plus ou moins légère de ces parties. On sait que le premier effet de la phlogose est de désunir les matériaux organiques, de ramollir les tissus : vus à cette période de l'inflammation, ces tissus sont gonflés, tendus, tant qu'ils restent pénétrés de la vie ; mais s'ils sont frappés de mort, ils sont mous, ils se déchirent avec une étonnante facilité. Lorsque l'inflammation s'éteint, ces tissus, ainsi modifiés, éprouvent un changement bien remarquable; un grand nombre de leurs molécules organiques n'en font plus partie constituante; elles sont libres, comme détachées de leur substance. L'absorption s'en empare, les enlève. C'est là le moment où les organes perdent de leur volume, où s'opère un amaigrissement de tout le corps que la nutrition répare ensuite peu à peu. C'est à l'époque où les malades entrent en convalescence que leur maigreur devient très sensible.

Ce que nous venons de dire a lieu à la suite de toutes les maladies aiguës. Après les fièvres, après les phlegmasies, il subsiste long-temps un malaise, des accidents, qui procèdent de la faiblesse matérielle, de l'oligotrophie des principaux organes. Le pouls dans les convalescents est souvent d'une faiblesse, d'une lenteur singulière, parceque le cœur a perdu de son volume: ce rhythme dure jusqu'à ce que la nutrition l'ait restauré. Il y a peu d'appétit, les digestions se font péniblement, parceque les tuniques de l'estomac sont amincies. La mémoire est perdue, les sens sont affaiblis, les facultés morales ont baissé, parceque l'encéphale n'a plus sa condition première, parcequ'il reste quelque altération dans cet important appareil. Il y a souvent une faiblesse musculaire qui dépend de la situation où se trouve la moelle épinière, dont l'influence sur les muscles n'a plus la même puissance: l'état de ces derniers peut aussi en fournir l'explication. Des adhérences s'établissent pendant les maladies entre les viscères, des fausses membranes les réunissent; au moment de la convalescence l'absorption tend à détruire tout ce qui est contre nature. Bien des accidents se dissipent peu à peu chez les convalescents, qui tiennent à des causes matérielles, qui ne cessent qu'à mesure que chaque partie reprend sa liberté et sa vigueur. On sent quel avantage obtiendra dans tous ces cas un usage raisonné et journalier des substances toniques.

Considérations générales.

Revenons maintenant à des considérations générales sur la médication tonique. Nous lui trouverons une cause matérielle dans les molécules d'extractif, d'acide gallique, de tannin, des principes résinoïdes, âcres, amers, alcalins, etc., que l'absorption a importées dans le système circulatoire, que le sang a répandues dans toutes les parties de la machine vivante, et que nous avons retrouvées à leur sortie du corps, dans les humeurs excrétées.

Il paraît naturel de rapporter à l'impression de ces molécules sur les organes une grande partie des effets physiologiques qui surviennent dans l'économie animale après l'usage d'un médicament tonique; sous leur impression, les fibres vivantes se resserrent sur elles-mêmes, les tissus deviennent plus fermes et plus denses, les mouvements des appareils organiques montrent plus de force. On découvre cette augmentation d'énergie dans l'examen attentif des diverses fonctions; leur mode d'exercice atteste que l'agent pharmacologique a déterminé une corroboration qui embrasse tous les instruments de la vie, qui s'étend à tout le système: souvent même l'individu médicamenté a la conscience de ce développement de la tonicité dans toutes les parties de son corps, par le sentiment de vigueur et de bien-être qu'il éprouve.

Nous rappellerons ici que les médicaments toniques ne changent pas l'ordre naturel des fonctions : c'est ce qui rend les effets immédiats ou physiologiques qu'ils provoquent difficiles à démontrer sur l'individu actuellement soumis à leur influence. Ces agents ne stimulent pas les organes et ne les obligent pas à des mouvements plus prompts ; ils n'accélèrent pas le cours du sang, ils n'augmentent pas la chaleur animale, ils ne forcent pas les sécrétions, les exhalations, etc., comme les excitants. Ils ne donnent pas lieu à ces secousses que l'on remarque après l'emploi des émétiques. Leur faculté active n'est point perturbatrice comme celle des narcotiques. Plus amis des organes, les toniques ajoutent seulement à l'énergie de ces derniers, et leur usage dans l'état sain ou physiologique, loin de troubler les fonctions de la vie, en maintient ordinairement l'exercice plus régulier et plus facile.

Lorsque l'on continue pendant quelque temps l'usage des toniques, ils acquièrent comme une nouvelle puissance. On ne remarque plus seulement les effets que provoque leur impression sur les organes ; d'autres résultats frappent bientôt l'attention de l'observateur : ce sont ceux qui naissent de l'activité que les toniques donnent aux fonctions assimilatrices. Quinze jours à peine sont écoulés depuis que l'on emploie ces médicaments, et déjà il existe un état de pléthore très prononcé ; il survient des hémorrhagies actives ; une foule de phénomènes qui tiennent au développement des forces dans tous les tissus organiques et à la surabondance du sang dans l'appareil circulatoire se manifestent. Les toniques, qui d'abord ne produisent que des effets peu sensibles, finissent donc par susciter des accidents qui mettent bien en évidence toute leur puissance. Les personnes robustes, d'un tempérament sanguin, à qui on fait prendre tous les jours un ou deux gros de quinquina en poudre, pour combattre une fièvre intermittente, ne tardent pas ordinairement à se plaindre de céphalalgie. Les malades qui prennent tous les jours un amer, le quassia, le houblon, la ménianthe, la saponaire, une préparation martiale, etc., éprouvent bientôt de l'agitation la nuit, des chaleurs générales, des sueurs, du malaise, des saignements de nez; une congestion se forme sur les vaisseaux hémorrhoïdaux; l'apparition des règles a lieu hors de leur temps, etc. La suspension du remède et une boisson émolliente font cesser ces accidents.

En étudiant les modifications que les agents qui nous occupent apportent dans l'exercice de chacune des fonctions de la vie, en réunissant tous les changements qu'ils provoquent dans l'état et dans l'action des divers appareils organiques, on parvient à apprécier comme il convient le pouvoir des toniques sur le corps vivant, soit en santé, soit en maladie. Quand on rencontre, dans un ouvrage de médecine, la locution *propriété tonique*, l'esprit est loin d'en saisir d'abord toute la valeur; il ne se fait pas un tableau exact, complet, de tout ce que peut opérer cette propriété. Mais en observant l'influence des agents qui la possèdent sur tous les organes, on voit son effet, ou plutôt sa médication, s'agrandir en quelque sorte et acquérir de l'importance; on voit que les changements qu'elle produit se lient entre eux, que par là ils deviennent féconds, et donnent lieu à des résultats nouveaux, inaperçus. La digestion est plus parfaite, les selles moins abondantes; les forces digestives auront donc extrait tous les principes nourriciers contenus dans la matière alimentaire; mais en même temps nous trouverons plus d'énergie dans la circulation, plus de régularité dans les excrétions, plus d'activité dans la nutrition; aussi le corps offrira-t-il en peu de temps tous les signes d'un grand fonds de force et de vie.

De plus, en adoptant la méthode que nous proposons, on fait rentrer dans la médication tonique des phénomènes qui en sont de simples éléments, de véritables symptômes. Que les toniques provoquent la menstruation, qu'ils établissent la sueur, qu'ils fassent couler les urines ou qu'ils augmentent l'expectoration, nous ne verrons toujours dans ces effets qu'un produit de l'impression que le médicament tonique a faite sur l'utérus, sur la peau, sur les reins ou sur les poumons: nous n'admettrons pas, dans ces agents, une faculté spéciale que, sous les noms de faculté emménagogue, diaphorétique, diurétique ou expectorante, nous regarderions comme cause de ces évacuations. La vertu tonique est la source commune d'où procèdent tous ces phénomènes; son action sur les organes dont nous venons de parler suffit pour nous les expliquer, et ces effets ne seront pour nous que des symptômes qui se rencontrent quelquefois dans la médication tonique.

SECTION IV. *De l'emploi thérapeutique des toniques.*

La nature de l'impression que les toniques font sur les tissus vivants, les changements physiologiques qu'ils provoquent, doivent servir de règle au praticien dans l'emploi de ces agents. Les effets immédiats qu'ils produisent, comparés à la lésion pathologique que l'on veut combattre, aux accidents morbides auxquels on les oppose, montreront s'il doit résulter quelque utilité de leur administration, ou si au contraire il y a quelque danger à s'en servir.

Trois choses doivent ensuite occuper celui qui a résolu de recourir à un médicament tonique dans le traitement d'une maladie : 1° le choix de la substance naturelle dont il se servira : toutes les productions que nous venons d'examiner possèdent la même vertu; mais les unes contiennent des principes acerbes, styptiques ou de nature alcaline; elles agissent avec une sorte de violence sur les tissus vivants : les autres sont des amers purs, elles font une impression plus douce, plus modérée. Dans l'usage médical des toniques, il faut toujours savoir prendre ceux qui conviennent à l'espèce de lésion que l'on veut combattre. 2° La dose que l'on emploiera du remède auquel on donne la préférence est importante à régler; l'étendue, l'intensité de l'opération médicinale que l'on va provoquer se mesure à la quantité de médicament que l'on prend; si cette opération n'est pas proportionnée à la gravité, à l'importance de la maladie, elle restera insuffisante ou inhabile. 3° Enfin, il est plusieurs manières d'administrer un médicament. Si l'utilité de ce dernier dépend de l'action qu'il va exercer sur l'estomac et sur les intestins, il faut éviter tout ce qui pourrait énerver son impression première ; on devra alors donner à la fois une dose assez élevée de cet agent pour que cette impression ait la force et la durée qui doit la rendre salutaire. Si au contraire c'est par l'absorption de ses molécules qu'un médicament doit devenir curatif, on a intérêt à ménager la surface gastro-intestinale, puisqu'il suffit de s'assurer que les molécules médicamenteuses ont pénétré dans le système animal : alors on peut séparer la composition pharmaceutique en plusieurs prises, mettre quelque distance entre chacune d'elles, associer même aux ingrédients médicinaux des corps mucilagineux, huileux, ou autres, qui leur servent de correctif. Négliger la manière dont un médicament doit être employé, c'est s'exposer à manquer complètement son objet. La même substance qui a été infructueuse sous les yeux d'un médecin, devient entre les mains d'un autre un secours efficace, parcequ'il a soigné son administration et qu'il a pris les précautions convenables pour que son opération physiologique devînt curative ou médicinale.

Nous devons maintenant passer en revue les maladies qui affligent l'homme, pour décider celles dans lesquelles les toniques peuvent être de quelque utilité. Mais ce que le thérapeutiste a intérêt de connaître, c'est moins la place qu'une maladie occupe dans un cadre nosographique, que la lésion qui l'a produite et qui l'entretient. C'est en effet celle-ci qu'il faut combattre ; c'est contre elle que sont dirigés les médicaments et les autres secours ; c'est sa nature, c'est son caractère qui règle le choix que l'on doit faire alors parmi ces derniers. Si ce sont les lésions morbides que nous devons surtout voir dans les maladies, c'est sur les appareils organiques qu'il convient de les chercher.

Maladies de l'appareil digestif.

On a beaucoup vanté les toniques dans les affections de l'appareil digestif. Les auteurs recommandent les substances dans lesquelles nous avons reconnu l'existence d'une vertu tonique contre l'anorexie, l'apepsie, la dyspepsie, les aigreurs, etc. On s'en est aussi servi pour calmer les nausées, les vomissements. L'efficacité des toniques dans ces affections parut si bien établie aux médecins anciens, qu'ils créèrent une expression particulière pour désigner leur utilité dans les maladies de l'estomac ; les médicaments toniques, ont-ils dit, sont de puissants stomachiques.

Le thérapeutiste ne se contentera pas d'apercevoir la forme de la maladie, il voudra en connaître le fond ou l'essence ; il observera avec soin de quelle nature est la *lésion* qui trouble l'action naturelle de l'estomac, qui vicie l'exercice de ses fonctions ; il cherchera dans l'état actuel de ce viscère la cause de l'inappétence du malade, de la difficulté de ses digestions, de leur perversion, des accidents qui se manifestent pendant la chymification. Il concevra l'utilité des médicaments toniques si les tuniques de l'estomac sont dans un état de mollesse, de ramollissement, ou si, mal restaurées, elles ont perdu de leur volume, elles sont amincies, oligotrophiées, puisque l'impression des molécules toniques est propre à ranimer la vitalité de ces tuniques, à corriger cette lésion matérielle par un mode de nutrition plus régulier et plus actif.

Les médicaments de cette classe obtiendront encore des succès dans les lésions vitales de l'estomac, lorsqu'elles tiendront à ce que l'influence nerveuse qui vivifie ses tissus aura éprouvé un décroissement; alors ce viscère sera dans un état d'atonie, de langueur. L'opération de ces agents sur les nerfs mêmes de l'estomac pourra réveiller cette influence; leur action sur l'appareil cérébral, sur le système des nerfs ganglionaires, lui donnera l'activité qui convient à l'exercice de la fonction digestive.

Est-il nécessaire de dire que les toniques sont contraires lorsque la cause des accidents dont nous avons parlé, du défaut d'appétit, des difficultés de la chymification, des anomalies que l'on remarque dans son exercice, etc., est une irritation de la membrane muqueuse de l'estomac? Il est également évident que, dès qu'un travail de phlogose occupe toutes les tuniques de ce viscère, les médicaments de cette classe doivent être proscrits; leur action immédiate animerait davantage le foyer inflammatoire. Mais l'estomac ne peut être phlogosé sans faire des provocations aux principaux viscères : ce sont les processus phlogistiques des Italiens : quand le cœur partage la condition pathologique de l'estomac, que le pouls est vif, dur, fréquent, la chaleur animale plus élevée, les toniques sont encore plus à redouter; l'impression de leurs molécules sur l'appareil circulatoire exaspérerait le trouble fébrile. Le danger augmente, le mal que feront les toniques devient plus grand, si l'appareil cérébral est aussi atteint, s'il entre dans cette sorte de fédération morbide que présente la fièvre, s'il se manifeste des phénomènes nerveux, du délire, de l'agitation, des mouvements convulsifs, de l'affaissement, etc.

Ce que nous avons dit de l'estomac est applicable aux intestins. Les médicaments toniques seront avec succès opposés à plusieurs sortes de lésions matérielles de ces organes, comme le ramollissement de leurs tissus ou leur amincissement; ces agents, en rétablissant un meilleur mode de nutrition dans ces parties, tendront à réparer leur état morbide. On les administrera aussi avec avantage lorsqu'il existera un défaut de vitalité dans le canal intestinal, par suite de l'affaiblissement de l'influence que les nerfs exercent sur lui. L'action des toniques sur les cordons nerveux des intestins, et sur les centres avec lesquels ces cordons communiquent, expliquent leurs bons effets. Ces lésions si différentes produisent souvent les mêmes accidents, des flatuosités pendant les digestions, des gonflements du ventre sans chaleur, des déjections de matières non fétides et qui contiennent une grande partie de la nourriture, etc.

On ne doit plus penser à employer les agents de cette classe, quand les voies intestinales sont échauffées, irritées. Lorsque l'intérieur des intestins est plus rouge, plus sensible, plus chaud, pourrait-il supporter le contact des principes extractifs, de la matière tannante, de la matière résinoïde, de l'acide gallique, etc., dont sont chargées les substances médicinales de cette classe? Si la phlogose des tissus intestinaux s'était propagée au cœur, au système vasculaire, à l'appareil cérébral, et qu'il existât un trouble fébrile, on aurait à redouter, avec l'impression des toniques sur les voies digestives, l'opération de leurs molécules sur toutes les parties du système animal.

L'intérieur des intestins offre souvent des ulcérations : l'expérience prouve que les médicaments toniques décident leur cicatrisation lorsqu'elles sont superficielles et établies sur des tissus qu'une phlogose trop vive n'occupe pas, lorsqu'elles ne sont pas associées à des dégénérescences, à des endurcissements, etc., des tissus intestinaux. Ces ulcérations entretiennent des coliques, elles donnent lieu à des gonflements instantanés de l'abdomen; elles produisent la diarrhée, la dyssenterie, surtout lorsqu'elles ont leur siége dans les gros intestins.

On s'étonne de voir les substances toniques si souvent conseillées par les auteurs de matière médicale contre la diarrhée et la dyssenterie, et de rencontrer si rarement dans la pratique des occasions où l'on puisse les administrer avec avantage. Maintenant que l'on regarde les évacuations de ces maladies comme de simples produits, et que l'on remonte toujours à la cause, aux lésions qui les déterminent, on comprend bien la différence qui doit exister entre la pratique ancienne et la pratique actuelle. Si une phlogose récente, superficielle, bornée à la membrane muqueuse intestinale, cause des déjections répétées, l'action d'un médicament tonique astringent, en changeant brusquement l'état actuel de cette membrane, décide souvent son retour à l'état naturel; mais cet heureux résultat, né d'une opération perturbatrice, n'est pas certain ni constant. Toutefois, on voit les irritants procurer tous les jours sous nos yeux des succès qui ressemblent à ceux que nous indiquons ici. Dans les irritations de la conjonctive, de la bouche, de la peau, il suffit souvent de tourmenter, d'offenser la surface malade, pour rappeler la condition saine ou physiologique qu'elle avait perdue. Lorsque le travail inflammatoire dure depuis long-temps, qu'il a altéré la texture des parties malades, que ces dernières sont gonflées, endurcies, couvertes de végétations, d'ulcérations, etc., l'action passagère d'un composé tonique ne peut plus opérer le même bien, procurer les mêmes avantages. Aussi lorsqu'on se décide dans les diarrhées, dans les dyssenteries chroniques, de tenter l'emploi d'une substance amère ou styptique, il faut suivre avec soin les effets que produit chaque dose de cette substance, et s'arrêter si l'on observe que la maladie augmente. Toutefois, on ne peut pas espérer, dès les deux ou trois premières prises du remède même, de juger son utilité; il est bon de savoir que ce remède doit d'abord provoquer une sorte d'exaspération dans les symptômes, par son impression immédiate sur les points de la surface intestinale qui sont dans un état morbide. On voit alors les déjections devenir plus fréquentes, les coliques plus violentes, etc.; mais cette plus grande intensité des accidents n'est que factice, elle ne dure pas : le lendemain, ou le jour suivant, le malade va moins du bas, il éprouve moins de chaleur dans le ventre et au fondement, les coliques cessent, les matières fécales s'épaississent, etc.

Lorsque l'on a recours aux médicaments toniques dans les affections des voies digestives, il est bon de se rappeler qu'il en est qui ne contiennent que des principes amers, extractifs, comme les préparations que l'on retire du quassia, du colombo, de la petite centaurée, de la gentiane, du lichen d'Islande, etc. ; et d'autres qui recèlent de fortes proportions de tannin, d'acide gallique, comme le cachou, la noix de galle, le ratanhia, le kino, etc. Ces derniers agents font sur les surfaces vivantes une impression dure, mordicante, qui semble les offenser : les premières substances, qui ont une amertume pure et sans astringence, agissent d'une manière plus douce, semblent plus agréables aux organes. Il est aussi important de décider si l'on doit associer à la matière tonique un ingrédient correctif, la mêler à une poudre mucilagineuse, comme celle de gomme arabique, de racine de guimauve, ou la dissoudre dans une décoction amilacée, comme celle de ris, d'orge mondé, etc. On conçoit que ces ménagements deviendraient contraires au but que l'on se propose, si le succès du traitement dépendait de l'impression brusque et vive que le médicament tonique doit produire sur les parties malades.

Les auteurs vantent les bons effets des plantes chicoracées, des extraits amers, d'un grand nombre des substances qui appartiennent à cette classe, dans les affections du foie; ils prétendent que ces productions médicinales favorisent, provoquent même le cours de la bile, qu'elles dissipent la jaunisse, etc., etc. Mais il faut toujours remonter aux lésions qui peuvent occasioner ces accidents, alors on verra clairement quand les médicaments toniques sont indiqués, et quand leur emploi serait défavorable. Nous n'avons pas besoin de dire que ces agents doivent être repoussés quand l'organe hépatique est irrité, ou que son tissu est le siége d'un travail inflammatoire. Les toniques seront également contre-indiqués lorsqu'il y aura hypertrophie du foie, lorsque, par une nutrition trop active, cet organe aura acquis trop de volume. Mais on concevra bien l'utilité de ces mêmes moyens médicinaux, quand, par un exercice languissant, ralenti, de la nutrition, ou par une absorption trop active, le foie aura perdu de sa substance, qu'il se trouvera plus petit, dans un état d'oligotrophie, puisque les molécules médicamenteuses, en abordant dans ce viscère, porteront sur son tissu une impression propre à y rétablir l'activité de la fonction assimilatrice, et par suite à lui rendre ses dimensions naturelles. Les toniques paraissent avoir été également utiles quand il y avait dans le foie une tendance à une dégénérescence, une induration, ou quelque autre modification de la même nature. Dans ces affections, l'exercice de la nutrition et de l'absorption est vicié; l'expérience semble avoir prouvé que, lorsque le désordre est peu avancé, les molécules des médicaments amers parviennent à le réparer, en changeant le mode morbide que suivent la nutrition et l'absorption dans le parenchyme hépatique. Mais c'est un emploi prolongé, journalier de ces agents qui peut procurer du succès; c'est à la longue que peut s'opérer la modification organique que tente le praticien : il ne faut même pas l'attendre du seul médicament dans lequel on met sa confiance; il faut lui donner des auxiliaires dans le régime, dans l'exercice, les bains, et dans tous les moyens qui sont à la disposition du thérapeutiste.

Il est digne de remarque que dans les embarras des viscères, les endurcissements, les dégénérescences de leur tissu, les anciens conseillaient, sous les titres d'apéritifs, de fondants, de désobstruants, tous les médicaments que nous réunissons dans cette classe. Les médecins italiens les donnent encore aujourd'hui sous le nom de contre-stimulants; mais en même temps ils ont recours à la saignée. Serait-il vrai que, dans ces circonstances, l'opération simultanée de la saignée et d'un médicament tonique causerait dans la partie malade d'heureux changements? Un viscère, que l'on disait être pris d'une obstruction, que l'on dit aujourd'hui le siége d'une phlogose latente, ne trouve pas toujours dans l'usage des agents toniques un remède contre son affection. D'un autre côté les adoucissants, les délayants sont insuffisants quand il y a déjà une modification matérielle des tissus de ce viscère; ces moyens doux modèrent, calment les accidents, mais la lésion résiste, elle marche même toujours; ils arrêtent à peine ses progrès. N'est-il pas raisonnable de chercher d'autres secours pour éteindre les phlogoses que l'on nomme chroniques, mais qui au fait ont pris un caractère particulier, qui ne ressemblent plus à la phlogose aiguë, et qu'il est permis sans doute d'attaquer avec d'autres armes? Le défaut de succès des remèdes émollients autorise ici un traitement opposé; nous ne devons pas oublier les succès des sucs d'herbes amères, des pilules extractives, enfin les observations des anciens praticiens.

Les amers ont une grande réputation comme remèdes vermifuges ou anthelmintiques. L'action corroborante qu'ils exercent sur le système digestif change la disposition morbide des intestins, s'oppose au développement des vers, à leur séjour dans ces organes. Quelques substances amères ont de plus la faculté de faire périr ces animaux en agissant directement sur eux : il semble qu'elles aient pour ces êtres vivants une qualité vénéneuse, délétère. Si les voies alimentaires étaient dans un état d'irritation, si le malade ressentait de la chaleur, de la douleur dans l'abdomen, que le malade rendît des déjections fétides, qu'il y eût de la soif, etc., ce ne serait plus dans cette classe qu'il faudrait chercher des vermifuges. On préférerait les substances qui ont une propriété émolliente ou adoucissante, avec la faculté de tuer les vers, comme les acides, l'huile douce, celle de palma-christi de préférence.

Maladies de l'appareil circulatoire.

Le cœur et ses annexes entrent dans une condition morbide bien plus souvent qu'on ne le pense. On trouve toujours de l'eau dans le péricarde, quand il y avait au moment de la mort un trouble fébrile : nous n'avons point vu de sérosité dans cette membrane sur les cadavres de personnes qui étaient mortes tout à-coup et par accident, à la suite de chutes, ou il n'y en avait que très peu. Combien de fois ne rencontrons-nous pas le cœur, le péricarde et les gros vaisseaux changés de couleur, de densité, de volume, offrant un aspect particulier, un aspect morbide.

Le cœur est sujet à des lésions vitales qui tiennent seulement à l'influence des nerfs sur son tissu et dans lesquelles cet organe est sain, n'a éprouvé aucune modification matérielle, et à des lésions organiques qui ont altéré son volume, sa texture. Les toniques ont eu des succès dans les premières lésions, qui n'intéressent que le mouvement, que le jeu de ce viscère. On conçoit bien leur utilité quand il y a affaiblissement, décroissement de la puissance nerveuse sur le cœur; mais les toniques paraissent s'être montrés utiles même quand cette influence était troublée, pervertie. Ainsi on a vu le quinquina arrêter, modérer des palpitations de cœur. On sait que le mouvement de la voiture, du cheval, en secouant cet organe, en déterminant un resserrement fibrillaire dans son tissu, a souvent opéré le même effet.

Les toniques, nuisibles dans tous les cas où le tissu du cœur, du péricarde et des gros vaisseaux, sera rouge, gonflé, dans un état de phlogose, nuisibles encore quand il y aura hypertrophie d'un seul ou des deux ventricules de cet organe, se montreront au contraire des remèdes efficaces lorsqu'il y aura diminution de son volume, oligotrophie de son tissu : l'action de leurs molécules sur cet organe donnera plus d'activité à l'action nutritive. Ces agents seront également salutaires lorsqu'il y aura ramollissement de la substance du cœur; leur influence sur la nutrition pourra lui restituer sa densité, sa fermeté physiologique. Leur secours ne sera même pas inutile dans la dilatation de ses cavités : l'impression des molécules toniques sur les fibres du cœur décidera une contraction, un resserrement qui fortifiera le tissu de cet organe, qui semble propre à arrêter au moins les progrès de cette lésion.

Maladies de l'appareil respiratoire.

Les toniques sont toujours contraires dans la pleurésie; l'inflammation de la plèvre a provoqué l'appareil circulatoire, tous les tissus ont une susceptibilité morbide; les molécules toniques irriteraient non seulement les organes respiratoires, mais même toutes les parties du système animal. Les mêmes raisons repoussent ces agents du traitement de la péripneumonie; cependant après que les accidents inflammatoires ont été combattus, on s'en sert avec succès pour aider l'expectoration, pour ranimer les forces expultrices du poumon, pour rendre plus prompt et plus sûr le retour de cet organe à son état naturel. Les toniques sont nuisibles dans le début du catarrhe pulmonaire; mais on les regarde comme des remèdes salutaires dans la dernière période de cette maladie. Lorsque la toux est humide, que la membrane muqueuse des bronches fournit une sécrétion exubérante, que l'expectoration est considérable, les toniques rendent des services qu'il est impossible de méconnaître; aussi le lichen d'Islande, l'aunée, le chardon-bénit, le quinquina, ont-ils été proclamés des secours précieux dans les catarrhes chroniques, les toux humides, etc. Comme la disposition atonique des organes respiratoires est souvent associée à une disposition semblable des organes digestifs, les toniques ont alors une double indication à remplir.

Dans l'hydropisie de la plèvre, si les toniques peuvent rendre quelques services, ils sont d'un ordre bien secondaire. Presque toujours l'accumulation de la sérosité dans cette cavité séreuse est le produit d'une cause que les toniques ne peuvent détruire. Il y a aussi quelques lésions vitales des poumons auxquelles on donne le nom d'asthmes, d'oppressions, etc., dans lesquelles les toniques paraissent avoir été favorables.

Maladies de l'appareil cérébral.

Les médicaments toniques sont évidemment contre-indiqués dans l'arachnoïdite, dans la céphalite, enfin toutes les fois qu'une phlegmasie a son siége dans quelque point de l'appareil cérébral. Cependant les auteurs conseillent ces médicaments dans un grand nombre de maladies qui sont produites par des lésions de cet appareil; mais on sait combien l'étude pathologique du cerveau, du cervelet, du prolongement rachidien et de leurs enveloppes laisse encore à désirer. Il est permis de révoquer en doute beaucoup de ces succès que l'on attribue aux toniques, lorsqu'il s'agit de maladies qui ont leur cause dans l'organe encéphalique ou dans ses annexes. Nous resterons long-temps encore dans une obscurité désespérante par rapport aux affections qui ont pour origine une lésion du prolongement rachidien, des plexus du système ganglionaire, des cordons nerveux.

Suffira-t-il aujourd'hui de répéter, d'après les auteurs, que les médicaments toniques ont été utiles dans l'idiotisme; qu'ils fortifient la vue, l'ouïe, lorsque ces sens sont affaiblis; qu'ils ont guéri des épilepsies, des mélancolies, des hypocondries, etc., etc.?

Les intérêts de la thérapeutique exigent que l'on ne se contente plus de ces indications vagues, de ces annonces captieuses. Toutes ces affections supposent une lésion de l'appareil cérébral : dans quelques unes, la lésion cérébrale est associée à d'autres qui existent dans l'appareil digestif. Il faut déterminer la nature de ces altérations morbides, leur siége, leur ténacité, leur étendue, etc. ; alors on verra si l'opération des toniques est capable de les dissiper, est propre à les faire disparaître. Dans l'épilepsie la lésion qui produit la maladie a une existence périodique; il faudrait pouvoir empêcher sa formation, par là on préviendrait les accès de cette terrible maladie.

Les toniques se montrent avec plus d'avantage quand il est question des affections vitales qui dépendent d'un décroissement de l'influence des nerfs sur tous les organes, et que ce décroissement ne tient pas à une modification matérielle de l'encéphale, à une altération organique de la moelle épinière, à une désorganisation contre laquelle la vertu des toniques serait inutile. Selon que l'inertie de l'influence des nerfs se manifestera sur un point du corps ou sur un autre, les symptômes changeront. Sur l'appareil digestif, elle donne lieu à de l'inappétence, à la difficulté des digestions, à la pesanteur après les repas, à la constipation, etc. ; sur l'appareil circulatoire, elle produit la lenteur, la faiblesse des contractions du cœur et des pulsations artérielles, une diminution dans la température du corps. Sur l'appareil respiratoire, on observe une gêne dans les mouvements inspiratoires, de l'oppression. Sur les muscles, on éprouve de la nonchalance, une difficulté à remuer les membres, de la répugnance pour tout exercice qui exige une certaine dépense de forces, le besoin du repos, etc.; en pathologie on dit que ces accidents sont nerveux, sont spasmodiques. Les agents toniques conviennent pour dissiper ces affections asthéniques; leur action sur l'appareil cérébral ranime sa vitalité, rétablit le cours régulier de sa puissance sur tout le système animal. Les toniques seraient contraires dans les lésions vitales qui dépendent d'une augmentation de l'influence des nerfs, qui se manifestent par des douleurs avec chaleur, par des mouvements trop forts, par un excès d'énergie dans les appareils organiques. On les a quelquefois vus calmer les accidents qui sont le produit d'une perversion de cette influence, qui s'annoncent par des mouvements désordonnés, qui produisent des spasmes, des anomalies dans le jeu des parties vivantes, etc.

Maladies de l'appareil musculaire.

Les affections des muscles qui servent aux actes de la locomotion ont le plus souvent leur source dans l'appareil cérébral, et c'est en agissant sur cet appareil, en modifiant son état morbide, que les agents pharmacologiques peuvent arrêter le désordre de l'action musculaire. Il faudrait toujours pouvoir exposer la nature de la lésion dont l'encéphale, le prolongement rachidien et les cordons nerveux eux-mêmes étaient atteints, pour concevoir l'utilité des médicaments auxquels on attribue la guérison de maladies qui se rapportent aux actes de la locomotion. Ainsi on trouve dans les auteurs que les toniques ont fait cesser des convulsions, qu'on peut les donner dans les débilités, les tremblements des membres, dans la paralysie commençante, etc. : Cullen reccommande le quinquina dans la danse de Saint-Guy. Nous n'arriverons à rien de déterminé, de clair, de satisfaisant en thérapeutique, si nous ne nous attachons à reconnaître la nature de la lésion qui entretient la maladie et que le médicament doit faire disparaître pour être utile.

Maladies de l'appareil urinaire.

On vante l'usage des toniques à la fin du catarrhe vésical; le cachou, le paréira-brava, sont spécialement usités dans cette maladie. On conseille les amers, les styptiques dans le diabétès; ils rendent les digestions plus régulières et rétablissent l'exercice de l'assimilation, qui dans cette maladie est à peu près nulle, en même temps qu'ils tendent à changer le mode vicieux que suit la sécrétion des urines.

Maladies de l'appareil de la génération.

On s'est servi avec avantage des toniques dans les pertes utérines, lorsque, par leur durée et leur abondance, elles épuisaient les forces de la vie, et qu'un état d'atonie du tissu de la matrice favorisait la sortie du sang. Le changement physiologique que ces agents produisent dans ce viscère peut modérer, même faire cesser l'hémorrhagie. L'impression tonique que les molécules des médicaments de cette classe portent sur le tissu utérin amène dans d'autres circonstances un effet opposé : on les voit solliciter l'établissement de la menstruation dans les jeunes filles d'une complexion molle, dans celles qui ont la figure pâle, bouffie, un affaiblissement de tout le corps. L'inertie de l'appareil utérin n'appelait pas le sang, n'était pas favorable à la congestion menstruelle; l'emploi journalier d'un tonique anime peu à peu la vitalité de cet appareil, et détermine l'exercice de sa fonction périodique. On a recours aussi aux toniques dans les suppressions des règles qui sont produites par un état de débilité de tout le système; mais ces agents ne conviennent plus quand la rétention ou la suppression de l'écoulement menstruel tient à une cause contraire, à un état de tension, d'irritation de la matrice. Lorsqu'il y a de la douleur, de la chaleur dans cet organe, de la pesanteur dans les lombes, lorsque le pouls est dur et plein, etc., repoussez les toniques. Alors les véritables emménagogues sont les saignées, les bains, les émollients.

On se sert aussi des toniques pour combattre la leucorrhée, pour arrêter les écoulements gonorrhéiques qui ont survécu à la phlogose de la membrane uréthrale. On recommande les martiaux, le quinquina, le houblon contre la première affection; on choisit les substances chargées de matière tannante pour guérir les secondes.

Maladies du système dermoïde.

Dans les phlegmasies cutanées, la petite-vérole, la rougeole, la scarlatine, l'érysipèle, l'administration d'un agent tonique irriterait la surface cutanée, augmenterait l'ardeur, les picotements, la douleur, la tension que le malade y ressent. Comme dans ces maladies le cœur et tout le système vasculaire ont une susceptibilité pathologique, les molécules toniques les offensent, les provoquent : la fièvre redouble après leur administration. Lorsque le cerveau, le prolongement rachidien, entrent aussi dans une condition morbide, que des phénomènes nerveux se manifestent, la maladie a pris un caractère plus grave, un caractère ataxique, les toniques sont encore plus nuisibles. Ajoutons que dans les fièvres éruptives les organes digestifs sont toujours plus ou moins affectés de phlogose, et que le contact des substances toniques étend, augmente leur altération pathologique, et par sympathie celle des autres appareils organiques. Cependant un état de débilité peut se remarquer sur le système dermoïde; alors un tonique se rend utile, en ranimant tout doucement l'énergie, l'activité de la peau : on donne avec avantage dans ce cas une infusion bien chaude de chardon-bénit, d'aunée, de patience sauvage, etc., quand une irritation des voies alimentaires n'y met pas d'obstacle.

On sait quel rôle on a fait jouer aux toniques sous le nom de dépuratifs dans le traitement des dartres et d'autres éruptions cutanées. Il est évident que si ces maladies existent avec une disposition pléthorique, un teint coloré, une grande somme de vigueur; si les boutons, les écailles ou croûtes reposent sur une peau rouge, ferme, bien nourrie, douée d'une grande sensibilité; si ces affections produisent des douleurs lancinantes, si elles donnent lieu à un mouvement fébrile, etc., les toniques ne peuvent être employés sans danger : leurs molécules iraient augmenter le travail phlegmasique de la peau. Mais lorsque la maladie offre un autre aspect, lorsqu'elle est comme identifiée avec une détérioration de tout le système animal, lorsqu'il y a pâleur, mollesse du tissu dermoïde, teint jaunâtre, désordre des fonctions digestives, inertie dans l'action nutritive, les toniques deviennent très recommandables. On voit alors les extraits, les sucs dépurés, les décoctions de fumeterre, de pissenlit, de chicorée sauvage, de houblon, etc., obtenir des succès remarquables. Ces succès émanent à la fois du développement de vitalité que ces agents provoquent dans l'appareil dermoïde et de l'ordre qu'ils rétablissent dans les fonctions assimilatrices. Remarquons que, sous le titre de dépuratifs, on trouve dans les matières médicales des substances toniques et des substances émollientes. Malgré la dénomination commune qu'elles portaient, les praticiens savaient bien établir un choix parmi elles : c'était le petit-lait, le bouillon de poulet, de grenouilles, de tortue, le lait d'ânesse, etc., qu'ils mettaient en usage dans les maladies de la peau où il y avait de la chaleur, de l'irritation, de la phlogose; au contraire, ils prenaient les toniques, quand il existait de la langueur, de la débilité, etc.

Maladies du système fibreux.

Les phlegmasies des tissus aponévrotique et fibreux n'admettent pas l'usage des toniques. Chaque fois que le malade en prendrait dans le rhumatisme articulaire, il sentirait tous les symptômes redoubler d'intensité. On recommande ces agents dans la goutte, mais il faut distinguer le temps des accès, des intervalles de calme qui les séparent. Quand des fluxions inflammatoires occupent les articulations, et que le pouls est fort, dur, vif, les toniques ne peuvent convenir; mais l'expérience a prouvé qu'ils étaient utiles après que le travail arthritique avait cessé: l'usage habituel de ces agents a paru éloigner les accès, et quand ils avaient lieu ils étaient plus courts. On assure que le quinquina, la gentiane, le quassia, l'aunée, la petite centaurée, la ménianthe, ont rendu des services réels dans la goutte. Il est bon toutefois de ne pas pousser trop loin l'emploi de ces remèdes. A force de répéter sur les organes leur action styptique, ils finiraient par troubler l'ordre de leur nutrition, par causer des altérations matérielles de leur tissu. Cullen, Murray, Darwin, etc., les accusent d'avoir produit l'asthme, des hydropisies, des apoplexies, des paralysies. L'observation avait appris aux anciens que les remèdes amers, continués long-temps, n'étaient profitables qu'aux goutteux d'une constitution pituiteuse, qu'ils ne convenaient pas à ceux qui avaient un tempérament bilieux ou sanguin. (*Barthez, Trait. des malad. goutteuses*, tom. 1er, p. 236.)

Maladies du tissu cellulaire.

Les médicaments toniques entrent quelquefois dans les méthodes curatives que l'on emploie contre l'hydropisie cellulaire. Les auteurs citent des infiltrations, des collections de sérosité, que l'usage des substances amères a peu à peu dissipées.

Maladies des glandes lymphatiques.

Les auteurs recommandent les toniques dans les affections scrophuleuses. La teinture et le vin de gentiane, de quinquina, l'infusion de houblon, de saponaire, etc., sont des secours journellement employés dans ces maladies. Les toniques forment la base des diverses méthodes curatives que l'on a conseillées contre elles : on a alors conféré à ces agents les titres d'apéritifs, de fondants, parceque l'on supposait qu'ils mettaient en jeu une propriété particulière; qu'ils faisaient rentrer dans la circulation les sucs qui s'étaient vicieusement accumulés dans les glandes lymphatiques; qu'ils dissipaient les embarras, les engorgements dont ces dernières étaient le siége. Ce que le pharmacologiste aperçoit de plus évident dans l'action des toniques sur le corps de ceux qui sont atteints de scrophules, c'est que leurs digestions deviennent meilleures, que la nutrition se fait d'une manière plus régulière dans le sang et dans les tissus organiques. Peu de temps après que les scrophuleux ont commencé l'usage des toniques, on voit ordinairement que les forces renaissent, que la figure se colore et prend une meilleure expression. Ce qui nuit à l'opération curative des médicaments toniques dans ces affections, c'est qu'une bien faible proportion de leurs molécules seulement aborde dans le tissu des ganglions lymphatiques, va agir sur eux. Leur impression ne concourt que bien légèrement à rétablir l'activité de ces parties, à combattre leur indolence pathologique, à opérer la résolution des tuméfactions dont ils sont le siége. Quelques semaines après que l'on a commencé l'usage de ces agents, on remarque que tout le système animal éprouve une secousse, un ébranlement qui pourrait bien avoir une grande importance thérapeutique. Il s'élève dans le corps des mouvements fébriles qui se répètent de loin à loin, et se montrent comme des efforts salutaires qui tendent à dissiper les engorgements scrophuleux et à rétablir la santé. Je vois en ce moment un jeune homme dont les glandes du cou et des aisselles étaient tuméfiées depuis long-temps et d'une mauvaise apparence. Il eut pendant une douzaine de jours une fièvre assez irrégulière, et toutes les tumeurs disparurent. Lorsque l'on cherche à déterminer l'effet des toniques dans le traitement des affections scrophuleuses, il ne faut pas oublier que ces médicaments agissent concurremment avec les aliments que l'on conseille au malade, avec l'exercice qu'il prend, souvent avec la saison et d'autres influences hygiéniques; les succès que l'on obtient appartiennent à cet ensemble méthodique de moyens; ils ne peuvent être attribués à une partie isolée de ce tout.

Des fièvres.

Les fièvres sont des maladies qui ne se rattachent plus à la lésion d'un seul organe ou d'un seul système d'organes; elles attestent qu'il y a lésion simultanée de plusieurs appareils organiques. Plus j'observe les fièvres, plus je suis affermi dans l'opinion que ces affections doivent être distinguées des phlegmasies. Celles-ci ont toujours un foyer: c'est ce dernier qui, par ses provocations sympathiques, finit par entraîner les autres parties dans un état morbide, par précipiter les mouvements du cœur, par jeter le désordre dans toute l'économie; mais souvent il suffit de l'éteindre dans son début pour que le calme se rétablisse partout. Dans les fièvres, on peut dire que ce foyer n'existe pas, ou il faut convenir qu'il est multiple. Dès l'invasion, il y a douleur souvent très vive de la tête ; il y a aussi des douleurs dans le cou, dans le dos ou dans les lombes qui se rapportent à la moelle épinière ; le malade se plaint d'insomnie, il éprouve de l'agitation, des vertiges, de l'accablement, un malaise extrême, de la courbature. Dans le même temps le cœur bat plus vite, les capillaires ont plus d'activité. De plus, l'air brûlant qui sort des poumons annonce que ces organes ne sont plus dans leur condition naturelle. Ajoutons que l'altération de la fonction digestive décèle l'état morbide des organes chargés de son exercice, etc. Partout on peut trouver une cause à la fièvre ; mais, dans cette pluralité de lésions, on n'en découvre pas une qui entretienne les autres, et qu'il suffise de détruire pour rétablir aussitôt l'harmonie ou la santé. Dans les maladies que nous appelons fièvres, on voit souvent l'irritation, la phlogose même de l'appareil organique qui d'abord s'était montré le plus affecté s'affaiblir, sans que la fièvre baisse, ou s'éteindre, sans qu'elle cesse. Les autres lésions persistent et entretiennent le trouble pyrétique. Dans le cours d'une fièvre, la lésion dominante passe souvent de la tête dans la poitrine ou dans l'abdomen ; elle semble se déplacer et se porter successivement d'un appareil organique sur un autre. Si l'appareil circulatoire se montre d'abord le plus offensé, on observe bientôt que l'épigastre ou le bas-ventre devient très malade quelques jours après : c'est l'encéphale qui appelle toute l'attention du praticien, etc.

Les recherches anatomiques confirment ce que nous avançons ici. Que trouve-t-on à l'ouverture des cadavres après une fièvre ? Des lésions dans tous les appareils organiques, quand on les explore avec soin, et que la maladie a duré assez long-temps pour que les modifications organiques qu'elle avait produites soient encore perceptibles après la mort. L'estomac, les intestins, le foie, le péritoine, offrent souvent des altérations remarquables. Le péricarde contient une sérosité qui atteste une irritation de son tissu ; le cœur a une couleur, souvent un affaissement, une mollesse, un aspect évidemment morbides. Très souvent la plèvre, les poumons ne sont pas sains. L'arachnoïde et la pie-mère sont gonflées par une sérosité qui témoigne qu'elles étaient naguère dans un état morbide. Ces membranes sont opaques, plus épaisses ; elles se détachent facilement de la substance cérébrale ; on en enlève des plaques assez larges. Le cerveau a une densité, une couleur qui ne lui est pas naturelle. On trouve sur le cervelet, sur le prolongement rachidien, des signes de lésion qui sont d'une grande valeur en pathologie, parceque les lésions les plus légères, quand elles sont situées sur ces parties, peuvent produire de très grands effets : et cependant nous ne savons pas encore assigner celle qui doit être donnée à toutes les nuances qu'offre la coloration de ces parties, à toutes les dissemblances que présentent leur consistance ou leur mollesse, le développement de leurs vaisseaux, etc.

Ce qui doit surtout ici nous occuper, c'est le parti que l'on peut tirer des médicaments toniques dans ces maladies ; mais pour reconnaître si l'action de ces agents peut être de quelque utilité dans les fièvres, nous devons nous rappeler la condition dans laquelle se trouvent alors les divers appareils organiques du corps. Parcourons successivement les modes fébriles que l'on a admis en pathologie, nous arriverons à connaître la position de chacun de ces appareils, nous jugerons si cette position réclame l'action des agents toniques.

Fièvre inflammatoire.

APPAREILS

DIGESTIF. . .
- Langue blanchâtre, humide.
- Point d'appétit.
- Soif.
- Constipation ou déjections alvines sèches et rares.

CIRCULATOIRE.
- Battements du cœur forts, très prononcés.
- Pouls plein, fort, dur, fréquent.
- Pulsations développées des artères carotides et temporales.
- Distension des veines.
- Coloration de la peau, face animée.
- Hémorrhagies par le nez, par l'utérus, par les hémorrhoïdes.
- Sang tiré des veines épais, ayant peu de sérosité.
- Gonflement de tout le corps.
- Souvent la phlegmasie de quelque viscère se développe pendant son cours.

RESPIRATOIRE.
- Respiration fréquente, chaude.
- Sentiment d'oppression.
- Quelquefois le poumon se prend; il y a péripneumonie.

CÉRÉBRAL. . .
- Céphalalgie obtuse et gravative.
- Yeux brillants; visions de corps rouges, enflammés; éblouissements, conjonc-

APPAREILS		
	CÉRÉBRAL. . .	tives injectées. Vertiges. Sommeil troublé par des rêvasseries, ou insomnie. Si l'encéphale ou la moelle épinière deviennent plus malades, la fièvre prend le caractère adynamique ou ataxique.
	MUSCULAIRE. .	Chairs fermes. Sentiments de lassitudes spontanées, de douleurs, de pesanteur et d'engourdissement dans les membres.
	URINAIRE. . .	Urine rare, foncée, de couleur rouge.
	CUTANÉ. . . .	Transpiration augmentée. Peau halitueuse, douce au toucher.

Ces symptômes nous montrent que la fièvre inflammatoire est produite par la lésion simultanée des principaux appareils organiques ; mais on reconnaît facilement que la lésion la plus prononcée existe dans l'appareil circulatoire; que le péricarde, le cœur, sont tourmentés par un état d'irritation; que cette condition morbide s'étend aux gros vaisseaux, et même plus ou moins à l'ensemble des canaux artériels. En suivant le cours des fièvres que l'on doit rapporter à cet ordre, on reconnaît que l'appareil cérébral est sans cesse menacé; quand il se prend davantage, quand sa lésion devient plus forte, la maladie change de caractère. Nous ne pouvons prouver par l'ouverture des cadavres toutes les lésions que les symptômes nous décèlent dans la fièvre inflammatoire. On ne meurt de cette maladie que quand elle se complique avec d'autres affections, avec une inflammation du cerveau ou des poumons. Alors il n'est pas difficile de voir sur le cœur et sur ses dépendances des signes de l'état morbide où étaient ces parties pendant la vie ; bien que la mort en ait effacé quelques uns, et qu'elle rende les autres moins sensibles.

En se demandant quels secours la fièvre inflammatoire réclame du thérapeutiste, on reconnaîtra tout d'abord que les médicaments toniques devront être proscrits.

Fièvre gastrique ou bilieuse.

APPAREILS		
	DIGESTIF. . . .	Langue rouge aux bords et à sa pointe, jaune-verdâtre au milieu. Langue serrée, contractée, pointue. Sécheresse de cette partie, ainsi que des lèvres, qui souvent deviennent écailleuses. Soif, désirs de boissons acidules et froides. Perte d'appétit, dégoût pour les viandes. Sentiment de chaleur, de douleur à l'épigastre, la douleur est augmentée par la pression. Amertume de la bouche, nausées, quelquefois vomissements spontanés de bile.
	CIRCULATOIRE	Battements du cœurs secs, forts. Pouls vif, fréquent, plein, dur. Chaleur de la peau âcre, mordicante.
	RESPIRATOIRE.	Mouvements inspiratoires accélérés. L'air sort brûlant de la poitrine. Par moments, de l'oppression.
	CÉRÉBRAL. . .	Céphalalgie frontale, déchirante. Souvent délire momentané. Sommeil fatigant ou insomnie. Susceptibilité morale très grande.

APPAREILS		
	MUSCULAIRE. .	Sentiments de fatigue, de courbature dans les membres. Mouvements pénibles, douloureux.
	URINAIRE. . .	Urine diminuée, très colorée.
	CUTANÉ. . . .	Peau aride, suppression de la transpiration. Teinte jaune de la peau, générale ou bornée aux contours des lèvres et des ailes du nez.

Il est évident par les symptômes qui caractérisent cette fièvre que l'appareil digestif est le plus offensé. La surface de l'estomac et du duodénum est rouge dans plusieurs endroits; la membrane muqueuse qui tapisse ces endroits offre une injection vasculaire très prononcée; là cette membrane est gonflée, chaude, d'une sensibilité exquise. Dans cette fièvre, le cœur, le cerveau, sont aussi dans une condition morbide. Quand la lésion de l'appareil circulatoire était forte, que cet appareil fournissait beaucoup de symptômes, on disait en nosographie qu'il y avait complication de la fièvre inflammatoire avec la fièvre bilieuse. Si la lésion de l'appareil cérébral prend du développement, si elle devient dominante, la fièvre a changé de caractère, elle est ataxique.

L'ouverture des cadavres ne peut fournir la démonstration des lésions dont nous venons de parler : il est très rare que l'on succombe à la fièvre bilieuse simple. Mais lorsque dans son cours cette fièvre se complique d'ataxie, et que le malade est la victime de la lésion nouvelle qui s'est développée dans le cerveau, on trouve à l'ouverture des cadavres les altérations qui existaient dans les voies digestives; on trouve l'intérieur de l'estomac et du duodénum couvert de plaques ou de taches rouges, violacées; il y a sur cette surface des réseaux capillaires très prononcés; la membrane muqueuse de ces organes est dans beaucoup de points ramollie, gonflée, noirâtre, ulcérée. On peut de plus, par les altérations cadavériques que l'on remarque sur les autres parties, s'expliquer les phénomènes que l'on a observés pendant la maladie.

En considérant l'état où la fièvre gastrique met les divers appareils organiques du corps, on voit que c'est à juste titre que les praticiens repoussent les médicaments de cette classe dans le traitement de cette maladie. Le mal que causeraient les substances toniques serait grave et très facile à saisir, parceque, 1° la surface des voies alimentaires sentirait fortement leur impression, puisqu'elle est dans un état d'irritation; 2° l'absorption plus avide introduirait dans le sang tous les principes actifs de ces substances; leurs molécules blesseraient tous les tissus. Les effets des toniques ne sont plus aussi évidents dans les fièvres lorsqu'il est survenu un état d'adynamie ou d'ataxie, parcequ'alors la sensibilité est pervertie, et absorption ordinairement languissante.

Fièvre muqueuse.

APPAREIL		
	DIGESTIF. . . .	Bouche fade, pâteuse, salive visqueuse. Enduit de la langue humide, blanchâtre. Aphthes ou ulcérations légères de la bouche. Salivation.

APPAREILS

- **DIGESTIF.**
  - Peu de soif, inappétence.
  - Tuméfaction de l'épigastre et du ventre.
  - Coliques avec pneumatoses intestinales.
  - Abdomen sensible à la pression quand le péritoine est pris.
  - Constipation quand la tunique musculaire des intestins est dans un état fluxionnaire.
  - Déjections fétides quand il y a phlogose, ulcérations, sur la membrane muqueuse intestinale.
  - Ténesme quand l'intérieur du rectum est irrité.
  - Souvent éjections de vers intestinaux.
- **CIRCULATOIRE.**
  - Le cœur paraît éprouver peu d'altération dans sa condition physiologique, excepté quand il y a des paroxysmes.
  - Pouls petit, faible.
  - Chaleur modérée de la peau, augmentant par bouffées.
- **RESPIRATOIRE.**
  - Respiration peu gênée, si ce n'est dans les paroxysmes.
  - Toux légère.
  - Expectoration muqueuse.
- **CÉRÉBRAL.**
  - Céphalalgie obtuse.
  - Vertiges lorsque le malade s'assied.
  - Quelquefois trouble léger dans les idées.
  - Somnolence, rêvasseries.
  - Abattement moral, inquiétudes.
- **MUSCULAIRE.**
  - Lassitudes spontanées.
  - Douleurs vagues, contusives dans les membres, surtout dans les articulations.

APPAREILS	URINAIRE . . .	Urine rendue avec difficulté, chaleur dans le canal de l'urètre pendant leur éjection.
	DERMOIDE. . .	Couleur pâle ou cendrée de la peau. Transpiration nulle, sueurs partielles. Éruptions fugaces, fréquentes.

Ce tableau des symptômes qu'offre la fièvre que l'on a nommée muqueuse démontre bien que la principale lésion existe dans les intestins ; il fait également connaître que cette lésion consiste dans une phlogose de la surface interne de ces organes. La membrane muqueuse est rouge, gonflée, couverte d'une injection vasculaire; cet état morbide finit par amener un épaississement du tissu de cette membrane, par y faire naître des élevures, des ulcérations souvent très nombreuses, par causer l'inflammation des ganglions mésentériques, etc. Les autres appareils organiques éprouvent des altérations en rapport avec les symptômes qu'ils fournissent : lorsque ces altérations deviennent dominantes, on dit que la fièvre prend un autre caractère.

Quoi qu'il en soit, les toniques ne promettent pas une grande utilité dans ces fièvres. Leur opération, vue sur chacun des appareils organiques, ne paraît pas propre à combattre la lésion dont ils sont le siége.

Fièvre ataxique.

APPAREIL	DIGESTIF. . .	Langue rouge d'abord, sèche, fendillée, noirâtre, brûlée. Haleine fétide, éructations désagréables. Épigastre tuméfié, douloureux à la pression, si l'estomac est dans un état morbide.

APPAREILS

DIGESTIF . . .

- Déjections liquides, très fétides, si la surface intestinale est irritée.
- Gonflement du ventre; cette partie ne devient sensible à la pression que quand le péritoine se phlogose.
- Vomissement de bile quand le foie est provoqué ou irrité.
- Le travail phlegmasique qui existe dans les voies digestives a sa marche entravée ; il en résulte des suintements sanguinolents, des excrétions noirâtres, des hémorrhagies, etc.
- Il est des symptômes que fournit l'appareil digestif, des nausées, des vomissements, des pneumatoses, etc., qui dépendent des provocations que cet appareil reçoit des lésions du prolongement rachidien.

CIRCULATOIRE.

- Contractions du cœur tumultueuses, variables de force et d'étendue.
- Pouls irrégulier, inégal, lent; il semble parfois naturel.
- Chaleur inégale, tantôt brûlante, tantôt nulle.
- Joues rouge d'un côté, pâle de l'autre: face animée et bientôt après abattue, livide.
- Le cours du sang paraît soumis à une impulsion désordonnée ; il en résulte des injections, des rougeurs qui apparaissent sur diverses surfaces, des efforts hémorrhagiques qui se portent sur divers points. Il se passe alors bien des choses dans le péricarde et dans les ca-

APPAREILS	CIRCULATOIRE.	vités du cœur que l'on ne peut démontrer, mais que l'on reconnaît quand, pendant le cours d'une fièvre ataxique, on explore souvent la région cardiaque. Il se développe sur ces parties bien des rougeurs, des irritations qui ne durent pas, qui cessent pour se reproduire, comme nous voyons que cela a lieu sur la peau. Ces lésions provoquent le cœur à des mouvements irréguliers : ce sont elles qui donnent par temps au pouls une grande force, de la dureté, de la fréquence ; quand ces lésions cessent, le pouls revient à un rhythme presque naturel. Toutefois le cœur reçoit aussi des provocations sympathiques des lésions de la moelle épinière, et ses mouvements peuvent être altérés sans que son tissu soit offensé.
	RESPIRATOIRE.	Respiration alternativement facile et difficile, lente, inégale, entrecoupée, suspirieuse. La cavité de la poitrine est alors le siége de bien des changements organiques que nous ne pouvons dévoiler. Fréquemment la plèvre, des portions de poumons se prennent, deviennent rouges, sensibles, puis ces lésions disparaissent. La percussion, le stéthoscope apprennent qu'il y aurait bien des phénomènes à noter, des pneumothorax, des exhalations morbides, etc., si l'on voyait ce qui se passe dans cette

APPAREILS	RESPIRATOIRE.	cavité pendant l'existence de ces fièvres. Souvent même une lésion que l'on avait bien aperçue semble ne plus exister, parceque le malade ne s'en plaint plus. Mais à la fin de la maladie, lorsque la tête redevient libre, cette lésion reparaît. Si le malade succombe, l'ouverture du cadavre prouve son existence. Il est des phénomènes, la toux, l'oppression, etc., qui sont un produit sympathique des lésions de l'appareil cérébral.
	CÉRÉBRAL. . .	Douleur vive, aiguë, insupportable au front, à l'occiput ou sur les parties latérales de la tête. Cette douleur augmente lorsqu'on percute la tête ou qu'on la secoue; alors l'arachnoïde seule est enflammée; le cerveau est sain. Si la substance cérébrale est engorgée, comprimée ou dans une condition morbide, la douleur est obtuse, profonde, bientôt même sa perception ne se fait plus. Douleurs à la nuque, au cou, entre les épaules, le long du dos, dans les lombes, qui décèlent l'irritation, l'état morbide des enveloppes du prolongement rachidien. Ces douleurs peuvent être avec chaleur, avec ardeur, avec tension. Les cordons nerveux sont eux-mêmes dans un état morbide, ce que prouvent la grande courbature du malade, la sensibilité des muscles à la pression.

APPAREIL CÉRÉBRAL. . .

Si le cerveau est libre, qu'il ne soit pas sous le poids d'une congestion sanguine, la phlogose de ses membranes, celle même de sa surface, produira un grand nombre de phénomènes d'irritation : sensibilité excessive de toutes les parties, et surtout des organes des sens, vue perçante, égarée, vivacité des yeux, tintement d'oreille, vertiges, éblouissements, insomnie, loquacité, agitation, délire furieux, anxiété, terreur, désespoir. . . .

S'il existe une congestion sanguine dans le cerveau, si ce viscère se trouve serré, comprimé dans sa boîte osseuse, on n'observe plus que des symptômes de stupeur : accablement, somnolence, état obtus des sens, surdité, sensibilité éteinte, indifférence, coma, état apoplectique.

Qui pourrait exposer toutes les modifications, toutes les altérations matérielles que l'appareil cérébral subit dans ces fièvres! Que de changements se succèdent pendant leur cours, sur les méninges, dans le cerveau, le cervelet, la moelle alongée et le prolongement rachidien; des rougeurs avec chaleur, des gonflements passagers, des éruptions fugaces, des exhalations, etc. etc.! Ce sont cependant ces changements qui produisent cette succession de symptômes si diversifiés qui caractérisent les fièvres ataxiques.

APPAREIL MUSCULAIRE. .

Dans ces fièvres, l'influence des nerfs sur les membres est augmentée ou plutôt désordonnée.

Douleurs contusives, surtout dans les jambes.

Mouvements brusques, tremblement des membres.

Roideur des bras et des jambes.

Des secousses comme convulsives.

Des contractions subites des muscles de la face.

Des frémissements et des soubresauts de tendons.

Le tremblement de la langue.

Hoquet opiniâtre.

Difficulté dans la déglutition.

Roideur du cou, état tétanique.

Grincement de dents, trismus des mâchoires.

La carphologie, le crocidisme.

Des accès épileptiformes.

Mais s'il existe une congestion sanguine au cerveau, l'influence des nerfs sur les muscles est affaiblie d'abord, puis interrompue; il y a successivement accablement, difficulté de remuer les membres, aphonie, adynamie, paralysie, etc.

Le tissu musculaire éprouve dans les fièvres ataxiques une lésion matérielle; il est douloureux au toucher pendant la vie: on le trouve poisseux, violacé, ramolli après la mort. Si le malade revient à la santé, les masses muscu-

APPAREILS	MUSCULAIRE. .	laires se sont comme agglutinées pendant la maladie les unes sur les autres; les muscles ne se meuvent d'abord que dans une très petite étendue, et avec de grandes difficultés, même des douleurs.
	URINAIRE. . .	Désordre dans l'éjection des urines. Vessie souvent dans un état morbide. Ses tissus sont épaissis, comme ramollis par un travail inflammatoire. Rétention d'urine. Le malade ne sent plus la douleur qui accompagne cet état. La présence de la sonde cause la perforation de la vessie en peu d'heures.
	DERMOIDE. . .	Transpiration cutanée inégale, supprimée sur un point, abondante sur un autre. Chaleur inégalement répartie. Sensibilité exquise de la peau. On ne peut la toucher sans causer de la douleur; pansement des vésicatoires accompagné de souffrances telles que tout le corps du malade tremble pendant cette opération. Tendance de tous les points qui sont comprimés à une phlogose ulcérative.

Dans les fièvres ataxiques, il est impossible de méconnaître que la lésion principale occupe l'appareil cérébral ; il est également impossible de ne pas voir que cette lésion est une irritation, une phlogose qui se développe sur divers points de cet appareil, et principalement sur les méninges cérébrales, cérébelleuses et spinales. Les affections dont l'appareil cérébral est le siége, ne sont pas les seules qui existent alors; tous les autres appareils sont dans un état morbide plus ou moins prononcé.

Lorsque l'on ouvre les cadavres des individus qui ont été victimes d'une fièvre ataxique, on trouve toujours dans la tête ou dans la moelle épinière des changements, des modifications matérielles, des signes qui ont une grande importance. L'arachnoïde cérébrale est d'un rouge très vif dans certains endroits; elle est injectée, épaissie, gonflée par une sérosité qui lui donne l'aspect d'une couche albumineuse étendue sur le cerveau; il y a de l'eau souvent sanguinolente dans les ventricules. La substance cendrée et la substance médullaire sont d'une couleur différente de celle qui leur est naturelle, souvent ramollies dans plusieurs points. Le cervelet offre des changements analogues. Le prolongement rachidien présente ses enveloppes plus rouges; des zones de ce prolongement sont couvertes d'injections vasculaires très dignes de remarque, parceque ces zones exercent une influence toute-puissante sur le cœur, sur le diaphragme, sur l'estomac, etc., et que ces altérations cadavériques expliquent bien des phénomènes que la maladie a offerts dans l'exercice de la circulation, de la respiration, de la digestion, etc. La gaîne vertébrale est remplie de sérosité souvent rougeâtre; la substance médullaire offre dans la moelle épinière diverses modifications physiques. Rappelons encore ici qu'une bien faible lésion produit de grands, de nombreux phénomènes, quand elle est fixée sur cette partie de l'appareil cérébral. On sait que la plus légère irritation du prolongement rachidien ou de ses enveloppes provoque des accidents menaçants, des symptômes alarmants ; et souvent les marques sensibles de cette irritation disparaissent avec la vie, tant elle était superficielle. On doit moins s'étonner que ne l'ont fait Baillou, Morgagni, etc., de ne pas toujours trouver sur les cadavres des lésions, des désordres proportionnés à la gravité des accidents que présente une affection cérébrale, lorsque l'on réfléchit au rôle que jouent les tissus où cette affection a son siége. Lorsqu'après une fièvre dans laquelle il a existé des phénomènes nerveux, on néglige d'ouvrir le canal vertébral, et de scruter l'état des parties qu'il renferme, l'observation me paraît incomplète, inutile, insignifiante.

Mais avec les altérations qu'offre l'appareil cérébral, on en remarque dans tous les autres appareils. L'estomac et les intestins sont parsemés de taches violettes; leurs tuniques sont diversement altérées; leur intérieur est couvert d'ulcérations, d'élevures. Le péricarde contient de la sérosité, sa couleur n'est pas celle qu'il offre habituellement ; le cœur est chargé d'exsudations, son tissu a un aspect violacé. Les poumons sont aussi ramollis, emphysémateux, dans un état morbide ; les plèvres sont plus rouges, elles contiennent de la sérosité, des couches albumineuses se remarquent sur divers points de leur surface. Ajouterai-je ce que l'on trouve dans la vessie, etc., etc. ?

Néanmoins les symptômes, les phénomènes que l'on remarquait dans ces derniers appareils, pendant l'existence de la fièvre ataxique, ne dépendaient pas tous du travail pathologique dont ils étaient le siége. Une grande partie de ces symptômes est provoquée par les lésions du cerveau, du cervelet et de la moelle épinière. On sait que tous les organes sont sous la direction de l'appareil cérébral, que c'est ce dernier qui les met en jeu, et que leurs mouvements sont troublés, désordonnés, dès que le cours de l'influence qu'ils reçoivent des nerfs est déréglé, perverti. Il existera donc une double source pour tous les symptômes anomaux, bizarres, qui se succèdent, pendant les fièvres ataxiques, dans l'exercice de toutes les fonctions. Que l'endroit de la moelle épinière d'où le cœur tire le principe de ses mouvements soit légèrement irrité, ce viscère acquiert tout-à-coup plus de force, le pouls devient plus dur, plus roide, plus vif. Que cette irritation augmente, il y aura dérèglement dans l'ordre de l'influence que les nerfs exercent sur le cœur; on observera des contractions tumultueuses de cet organe, des palpitations. Si cette irritation se déplace, le cœur tombe pendant quelque temps dans une sorte de fatigue, le pouls se montre lent et faible. Tous ces symptômes qui sortent de l'appareil circulatoire sont indépendants des symptômes que doivent produire les lésions que le tissu même du cœur peut éprouver. Ce que nous disons de ce viscère s'applique aux poumons, au diaphragme, à l'estomac, aux intestins, etc. Comme les lésions de l'appareil cérébral changent de siége, varient d'intensité, disparaissent sur un point pour se présenter sur un autre, on conçoit pourquoi le développement de la fièvre que l'on appelait maligne amène tant de choses singulières, tant de phénomènes étonnants. On observe souvent dans les fièvres ataxiques des rougeurs érysipélateuses, éruptives, qui se promènent sur la peau; elles offrent peu d'intérêt; mais il n'en peut être de même quand ces rougeurs attaquent quelque point de l'appareil cérébral; puisqu'alors elles provoquent les principaux organes, elles décident des variations, elles suscitent des phénomènes dans l'exercice des diverses fonctions de la vie.

Chacun sait que le danger dans les fièvres s'accroît en proportion que la lésion de l'appareil cérébral s'étend, devient plus grande. Tant que la lésion dominante reste dans l'appareil circulatoire ou digestif, la maladie est bénigne, peu inquiétante; mais les symptômes deviennent formidables, la fièvre montre un caractère pernicieux, aussitôt que la lésion de l'appareil encéphalique et rachidien prend plus d'intensité. C'est donc à préserver cet appareil que doit surtout s'appliquer le praticien; c'est à empêcher que le trouble fébrile, que le processus phlogistique, comme disent les Italiens, ne le gagne, ne l'envahisse, qu'il doit travailler. On voit ici pourquoi le médecin s'alarme, conçoit de l'inquiétude, quand une maladie débute par une violente céphalalgie, par des douleurs dans le cou, le dos et les lombes, quand le malade éprouve dès l'invasion des lipothymies, de l'accablement, du découragement, qu'il s'abandonne au désespoir, etc., puisque ces signes révèlent une affection de l'appareil cérébral. On voit au contraire pourquoi il regarde la fièvre comme simple, bénigne, tant que la céphalalgie est légère, qu'il n'y a point d'abattement, que les facultés cérébrales ne se troublent pas...

Si l'on réfléchit qu'à l'instant même où l'encéphale,

où le prolongement rachidien se trouvent pris d'un état morbide, l'influence que les nerfs exercent sur tout le système animal est pervertie, déréglée; que si ces centres principaux de l'appareil cérébral sont le siége d'un embarras, d'une congestion sanguine, cette influence tombe, diminue, on a la raison des changements qui apparaissent dans les tissus, dans les organes qui sont actuellement atteints d'une irritation, d'une phlogose, aussitôt qu'une fièvre qui avait une marche libre, qui offrait un caractère de bénignité, prend une nature ataxique ou adynamique. Alors il semble que l'influence des nerfs, au lieu de vivifier les parties vivantes comme elle le faisait, détermine en elles une modification qui les dispose à des dégénérescences pernicieuses, qui leur donne une tendance singulière à se désorganiser, à se gangrener.

On conçoit ainsi pourquoi dans ces maladies les plaies des vésicatoires ont toujours un si mauvais aspect, pourquoi il se forme aux environs du sacrum des escarres, pourquoi la sonde que l'on laisse dans la vessie perce si vite ses tuniques. On conçoit également pourquoi une phlegmasie des poumons, de l'estomac, des intestins, etc., qui suivait une marche régulière, et qui ne présentait aucun danger, fait des progrès rapides et funestes, aussitôt que le cerveau se prend, etc.

Les toniques ne peuvent convenir dans le traitement des fièvres ataxiques. D'une part, l'état des voies digestives ne permet pas que l'on y porte des substances remplies de principes amers et styptiques; d'autre part, leurs molécules, répandues par le sang dans tous les tissus, animeraient la phlogose de l'encéphale, du prolongement rachidien, du cœur et des gros vaisseaux, des poumons, etc., donneraient plus d'intensité à toutes les lésions que le corps contiendrait. Cependant les toniques ont eu une grande vogue dans le traitement de ces maladies : ces agents faisaient le fond obligé des méthodes curatives avec lesquelles on prétendait les combattre.

Nous ne voulons point arrêter nos réflexions sur les suites que devait avoir ce mode de traitement, que condamnent également l'étude anatomique des fièvres ataxiques et la doctrine pharmacologique. Des praticiens recommandables assurent, il est vrai, que les toniques ont, sous leurs yeux, fait cesser des accidents ataxiques graves, que ces agents ont combattu avec succès une agitation continuelle, le hoquet, des soubresauts de tendons, le délire, la roideur des membres, des tremblements, des convulsions, etc., etc. Mais peut-on voir sans méfiance les observations qui ont pour objet de prouver l'utilité des toniques dans les fièvres ataxiques, quand on réfléchit qu'au milieu du trouble, du désordre qui règne alors dans l'économie animale, on ne peut plus observer les effets immédiats du médicament ; qu'il faut se contenter de recueillir les améliorations qui paraissent après son administration, et dont la cause est souvent étrangère à cet agent ? Irions-nous trop loin si nous avancions que souvent on est dans ces maladies dupe de l'apparence ? Nous avons déjà dit que les lésions de l'appareil cérébral offrent ceci de bien remarquable. Tant qu'elles sont superficielles, légères, elles provoquent un grand nombre de symptômes, elles sont manifestées par une foule d'accidents : à mesure que ces lésions font des progrès, qu'elles s'étendent ou pénètrent davantage, à mesure qu'elles déterminent une congestion sanguine dans l'encéphale, on voit les symptômes, les accidents morbides s'apaiser, diminuer en nombre, et enfin disparaître peu à peu. Alors le malade paraît tranquille; lui-même annonce qu'il ne souffre pas; il n'accuse plus de douleurs, parceque le cerveau ne peut plus en percevoir. Or, n'est-ce pas en produisant un embarras dans l'encéphale et dans le prolongement rachidien, en suspendant l'influence que ces parties exercent sur tous les tissus organiques, que les toniques, les excitants et les diffusibles ont procuré la cessation d'un spasme, d'un mouvement convulsif, d'une contraction permanente ou désordonnée, ont enfin paru procurer du calme dans les fièvres ataxiques. Les nerfs provoquaient des organes à des actes désordonnés; si l'influence morbide que ces organes recevaient manque tout-à-coup, ils tombent dans un état tranquille. Les éloges que l'on a donnés au camphre, au quinquina, à la serpentaire de Virginie, à l'arnica, etc., etc., dans le traitement des fièvres ataxiques, dans le typhus, trouveraient-ils ici leur condamnation? On observe souvent un résultat opposé: il n'est pas rare de voir une saignée, une application de sangsues faire reparaître une douleur qui était assoupie, reproduire une agitation, des palpitations de cœur, de l'oppression, des mouvements convulsifs, etc., etc., parceque l'évacuation du sang dissipe une congestion sanguine qui occupait l'encéphale, le prolongement rachidien; parceque la déplétion de ces parties rend aux perceptions leur liberté, à l'influence des nerfs leur cours.

Dans quel dessein administrait-on le quinquina et les autres toniques? C'était pour relever les forces qui paraissent alors s'anéantir. Mais la débilité que ressentent les malades, celle que l'on découvre dans les mouvements organiques, sont les produits de l'état morbide où se trouve l'appareil cérébral; cette faiblesse ne peut cesser qu'en rendant à cet appareil sa condition naturelle, qu'en restituant à la puissance nerveuse sa liberté; or, les toniques ne sont nullement propres à opérer ce résultat. Il y a phlogose de l'encéphale, de la moelle épinière, fréquemment des plexus du nerf trisplanchnique; l'action des toniques ne peut qu'irriter ces parties, qu'animer davantage le travail phlegmasique qui les tient. Il y a souvent, dans les fièvres ataxiques, avec les irritations cérébrales, une congestion sanguine sur l'encéphale: le cerveau, comprimé, gêné dans ses mouvements, n'envoie plus à tous les organes les principes qui les vivifient; ils tombent dans l'inertie, dans une profonde débilité. L'impression que les molécules des toniques feront sur le tissu de ces organes ne peut rétablir leur activité. L'impression que ces mêmes molécules porteront sur l'encéphale, ne peut le délivrer de l'oppression qu'il éprouve. Les toniques doivent donc être proscrits dans ces maladies.

De l'adynamie.

C'est à cette congestion sanguine du cerveau qu'est due l'adynamie, phénomène pathologique si important, si fréquent dans les maladies où il y a irritation de l'appareil circulatoire, cérébral, digestif, pulmonaire, lorsque l'on emploie un traitement tonique, excitant ou irritant. Il n'y a point un genre de fièvres que l'on puisse appeler adynamiques. Les maladies auxquelles on a donné ce nom sont des fièvres inflammatoires, gastriques, muqueuses, ataxiques, ou des phlegmasies auxquelles est venu s'ajouter le phénomène pathologique dont nous parlons, l'engorgement de l'encéphale.

Cet engorgement s'opère plus ou moins vite : le sang dilate, remplit tous les vaisseaux qui enveloppent le cerveau, le cervelet et la moelle alongée ; il pénètre la substance cérébrale elle-même. L'organe ne peut se prêter à l'intumescence que l'afflux du sang, que l'accumulation de ce fluide doit d'abord opérer ; son tissu se trouve comprimé, et son action diminue d'autant plus que la compression devient plus forte. L'influence qui vivifie toutes nos parties décroît dans la même proportion ; tous les tissus organiques tombent dans une atonie qui peut passer par tous les degrés, depuis une simple débilité jusqu'à une complète paralysie.

N'oublions pas ici que l'on est loin d'être d'accord en pathologie sur la valeur du mot adynamie, et qu'on le fait servir à désigner des états morbides bien différents les uns des autres. Il y a adynamie pour quelques personnes lorsque les dents s'encroûtent de matières fuligineuses, que la langue devient noirâtre. L'adynamie existe pour d'autres, lorsque des évacuations excessives, lorsqu'un défaut de réparation nutritive, ont amené un amaigrissement de tous les tissus, une grande faiblesse, un anéantissement des forces. C'est encore l'adynamie qui se présente, pour un grand nombre de médecins, après les lésions des viscères qui reçoivent des nerfs du grand sympathique, dans des empoisonnements par des matières corrosives, parce-que les traits de la face sont décomposés, qu'il y a pâleur extrême de la peau, refroidissement général, petitesse du pouls, etc., bien que le malade ait la tête libre, qu'il puisse se lever, etc. Pour nous, l'adynamie n'existe que quand il y a engorgement du cerveau, peut-être de la moelle épinière, et que la compression de ces organes a suspendu l'influence vivifiante que les nerfs transmettaient à tous les tissus : alors il y a accablement, gonflement de la figure, une immobilité particulière des traits de la face, la sensibilité est obtuse, les contractions musculaires très difficiles, la circulation ralentie, toutes les facultés physiques et morales singulièrement affaiblies.

Tous les symptômes de l'adynamie s'expliquent bien par l'embarras dont le cerveau est alors le siége. Nous allons ici rapporter ceux que les auteurs ont donné comme caractéristiques de la fièvre adynamique à chacun des appareils organiques du corps. Nous commencerons par l'appareil cérébral.

Fièvre adynamique.

APPAREIL	CÉRÉBRAL. . .	Dans le début, pesanteur de tête, embarras dans cette partie ; on sent que le sang s'y porte ; il y a sur la figure une rougeur particulière violacée ; les conjonctives sont injectées. Somnolence, vertiges. Rêvasseries et délire taciturne. Réponses lentes et tardives. Abandon, indifférence absolue.

APPAREILS		
	CÉRÉBRAL. . .	Obscurcissement des sensations, affaiblissement de la vue, surdité, etc. Sensibilité générale manifestement diminuée. État de stupeur bien prononcé. Sorte d'anéantissement, de torpeur des fonctions de l'entendement.
	MUSCULAIRE. .	Chairs flasques. Coucher en supination, membres étendus dans le lit. Le malade tombe vers les pieds, il ne peut se lever ni se tenir debout. Mouvements des membres, lents, difficiles, même impossibles : sorte de paralysie. Immobilité des traits de la face, affaissement des saillies musculaires. Physionomie particulière, gonflée, que nous nommons figure adynamisée. Déglutition difficile, souvent impossible. Paupières lourdes, yeux à demi fermés. Sortie involontaire des urines, des excréments.
	DIGESTIF. . . .	Les symptômes qui se rapportent à cet appareil varient selon l'état où se trouvent les organes digestifs, lorsque l'adynamie survient. Dans les fièvres où ces organes sont phlogosés, aussitôt que l'encéphale s'engorge, on voit le travail morbide qui existe sur la surface gastro-intestinale éprouver une fâcheuse modification. La langue et les dents deviennent fuligineuses, l'ha-

APPAREILS

DIGESTIF. . .	leine est fétide; le ventre se météorise; les déjections sont d'une fétidité insupportable, etc. Toutefois on voit la langue et les dents se charger de matières fuligineuses dans des affections qui ne sont pas avec adynamie. Ce signe n'a pas autant de valeur qu'on lui en accorde.
CIRCULATOIRE.	Ces symptômes varieront encore selon l'espèce de maladie à laquelle l'adynamie est venue s'associer. Cependant le pouls est ordinairement petit, lent, faible; les battements du cœur moins forts. Des hémorrhagies passives ont lieu sur quelques surfaces.
PULMONAIRE. .	Respiration ralentie, difficile, inégale. Les symptômes fournis par cet appareil dépendent aussi de l'état où il est quand la congestion cérébrale se forme. Si alors un point des poumons ou de la plèvre est pris d'inflammation, les symptômes de la maladie baissent, celle-ci devient latente. Bien qu'elle continue, elle ne se fait plus apercevoir. On la retrouve sur les cadavres, ou elle se remontre lors de la convalescence.
DERMOIDE. . .	Sueur visqueuse, partielle. Couleur pâle, livide. Ecchymoses, pétéchies. Difficulté de rubéfier la peau qui se montre peu sensible à l'agression des irritants.

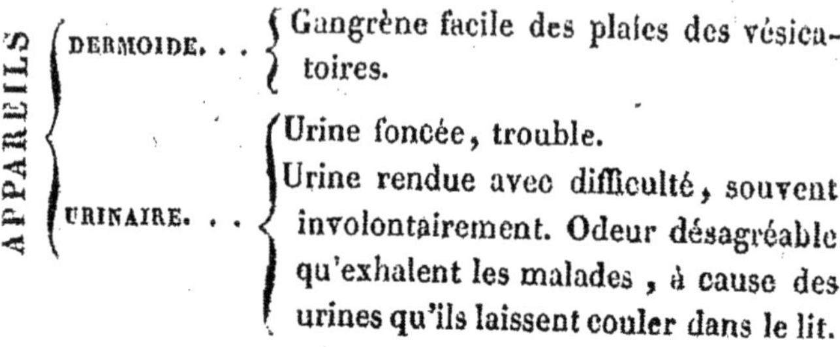

APPAREILS		
	DERMOIDE. . .	Gangrène facile des plaies des vésicatoires.
	URINAIRE. . .	Urine foncée, trouble. Urine rendue avec difficulté, souvent involontairement. Odeur désagréable qu'exhalent les malades, à cause des urines qu'ils laissent couler dans le lit.

L'irritation ou la phlogose des membranes du cerveau et de cet organe lui-même attire le sang et décide souvent l'engorgement adynamique. Alors on observe un mélange des symptômes que nous venons d'énumérer et de ceux qui appartiennent à l'ataxie. Il est même facile, dans les fièvres que l'on a regardées comme une complication de la fièvre adynamique avec la fièvre ataxique, de voir que les symptômes de cette dernière, les phénomènes qui naissent de l'irritation de l'appareil cérébral, augmentent ou diminuent, offrent peu ou beaucoup d'intensité, selon que l'engorgement devient plus faible ou plus fort.

A l'ouverture des cadavres, on trouve des lésions variées dans les divers appareils, selon les accidents qui ont précédé l'adynamie, mais toujours il y a dilatation des divisions vasculaires qui rampent sur les méninges, épanouissement et gonflement des capillaires qui font partie de leur tissu; quelquefois même il y a comme un épanchement de sang à la surface du cerveau. On observe une réplétion remarquable des vaisseaux qui pénètrent la substance de ce viscère; elle se ponctue de rouge quand on la coupe, parceque les extrémités des vaisseaux y versent aussitôt du sang: ceci est encore plus marqué quand on comprime un peu latéralement chaque hémisphère. Il y a manifestement une grande abondance de sang dans la tête. Les muscles sont poisseux : le cœur est ramolli, dilaté, de couleur violette, etc.

Les toniques ont joui d'une grande réputation dans le traitement des fièvres putrides ou adynamiques. Quand on rapportait la cause de ces maladies à une altération septique des humeurs, c'était pour arrêter les progrès d'une décomposition qui menaçait d'embrasser tout le corps, que l'on administrait ces agents. Alors on les appelait des anti-septiques. Ceux qui ont vu dans ces fièvres une débilité profonde des propriétés vitales, ont aussi eu recours à ces mêmes remèdes, mais ils en attendaient un autre effet : ils les regardaient comme propres à relever les forces abattues, à ranimer l'activité défaillante des appareils qui président aux fonctions essentielles de la vie. Le phénomène morbide auquel nous attribuons l'adynamie, loin d'être combattu par l'action des toniques, n'en peut recevoir qu'une nouvelle force : aussi l'observation prouve-t-elle que le quinquina et les autres amers ne conviennent pas pour prévenir cet état pathologique, qu'ils sont incapables de le dissiper lorsqu'il existe. Toutefois des praticiens recommandables soutiennent encore la cause des toniques dans le traitement des fièvres adynamiques. Ils se croient autorisés par l'expérience à les regarder comme des remèdes qui souvent rendent des services incontestables. Mais il est facile de voir dans les observations qu'ils rapportent, qu'ils réduisent les toniques au rôle de secours incertains à l'aide desquels on essaie de ranimer les forces, lorsqu'il y a dans ces fièvres un refroidissement de tout le corps, une débilité extrême du pouls, une pâleur de la face, etc. Alors que l'on ne donne ces agents que dans des cas désespérés, nous n'avons plus qu'à regretter que leur pouvoir soit si faible, si rarement efficace. Nous ferons remarquer que dans les fièvres adynamiques qui sont très graves, la surface gastro-intestinale est presque devenue insensible à l'action des substances toniques. Il est douteux que l'absorption de leurs molécules ait lieu; il est plus sûr que ces molécules ont alors peu de prise sur des tissus dont la vie s'éteint. Nous conclurons que, quand on donne les toniques dans le premier temps des fièvres avec adynamie, ils sont manifestement nuisibles, mais que quand on les donne après que la maladie a pris un caractère pernicieux, on ne voit plus s'ils font quelque mal, on ne découvre pas plus facilement s'ils sont réellement utiles.

Des fièvres intermittentes.

Les médicaments toniques jouissent d'une célébrité non contestée dans les fièvres intermittentes. Il n'est pas une substance amère, pas une production styptique, qui n'ait guéri des fièvres quotidiennes, des fièvres tierces, double-tierces et quartes. Tout porte à croire que les toniques tirent leur vertu fébrifuge de leur propriété corroborante. 1° L'observation démontre que tout ce qui peut développer brusquement les forces de la vie est propre à interrompre le cours des fièvres périodiques; le vin, l'alcool, le café, pris à fortes doses, un exercice violent, une passion de l'âme, ont souvent empêché l'accès de fièvre que l'on attendait d'avoir lieu; ces causes diverses provoquent dans l'économie animale une forte excitation, et c'est celle-ci qui opère un effet fébrifuge. Il semble que l'agitation qui règne dans tout le système, au moment où le frisson doit se développer, serve à le repousser, empêche le trouble fébrile de naître. C'est un produit analogue que l'on détermine avec le quinquina, le sulfate de quinine et les autres toniques, lorsqu'on en administre une forte dose dans les huit heures qui précèdent l'époque présumée de l'invasion de la fièvre : la substance médicinale tient l'économie sous son influence, chaque tissu organique a senti sa vertu corroborante, toutes les forces de la vie sont en exercice dans le corps médicamenté ; le pouls est plus fort, tous les mouvements ont plus d'énergie, etc. ; c'est ce développement de la vitalité que l'on oppose à la fièvre. Quand, malgré cette médication générale, l'accès survient, il est souvent plus violent, les accidents sont plus graves ; mais on a remarqué que cet accès, modifié par la puissance du traitement, est fréquemment le dernier. 2° La pratique de la médecine a en même temps prouvé que l'on pouvait opérer plus doucement la guérison des fièvres intermittentes. Ce sont encore des moyens fortifiants que l'on emploie, c'est encore d'une augmentation de l'énergie vitale que procède le succès ; mais on veut que ce changement salutaire s'effectue lentement et progressivement. Souvent un régime bien restaurant, des viandes succulentes, du bon vin à chaque repas, un exercice journalier, un séjour dans un pays élevé, de la distraction, etc., ont déraciné des fièvres périodiques invétérées ; les toniques agissent dans le même sens, quand on se contente d'en prendre tous les jours trois petites doses, et que l'on en continue l'usage pendant plusieurs semaines. La méthode curative que l'on suit dans ce cas amène un développement gradué des forces toniques du corps; on voit les accès de fièvre diminuer peu à peu de longueur et de violence, pour cesser enfin tout-à-fait: on adopte alors un mode de traitement par extinction.

Des affections scorbutiques.

Les toniques passent pour être de puissants antiscorbutiques. Le quinquina, la gentiane, le houblon, le chardon-bénit, sont conseillés par les auteurs comme des moyens excellents dans le scorbut.

Des maladies vénériennes.

Les toniques entrent souvent dans la composition des méthodes curatives que l'on dirige contre les affections vénériennes. Les personnes d'une constitution faible, celles dont le sang et les organes semblent détériorés, ont besoin que les toniques raniment la vie de tous leurs tissus, avant de recourir au mercure. Sans le secours des toniques, ce remède, ordinairement si efficace, n'obtiendrait aucun succès: souvent même on n'oserait pas l'employer seul.

CLASSE IIe.

MÉDICAMENTS EXCITANTS.

SECTION I. *Considérations générales sur les médicaments excitants.*

Les médicaments que nous nommons excitants, *medicamenta excitantia*, du verbe latin *excitare*, exciter, réveiller, émouvoir; stimulants, *stimulantia*, du verbe *stimulare*, piquer, aiguillonner, forment un ordre particulier de moyens pharmacologiques qui se distinguent de tous les autres, 1° par leurs qualités sensibles; 2° par leur composition chimique; 3° par la nature des effets physiologiques qu'ils suscitent; 4° par les indications thérapeutiques qu'ils servent à remplir. C'est surtout à l'influence que ces médicaments exercent sur l'économie animale que nous nous attacherons pour les caractériser. Aussitôt après leur administration, les tissus vivants exécutent des oscillations répétées, et semblent tourmentés par une cause mécanique qui les irrite: on voit les organes accélérer leurs mouvements, presser leur action; toutes les fonctions de la vie suivent un mode d'exercice plus prompt, plus rapide. Si l'on voulait donner à l'esprit une idée matérielle de l'opération excitante de ces agents, on pourrait les représenter comme remplis d'une foule d'aiguillons qui se produisent aussitôt qu'ils rencontrent une partie douée de la vie, qui la piquent, la provoquent sans relâche.

Les effets immédiats que suscitent les excitants sont très apparents, parcequ'ils consistent dans une accélération des mouvements des organes, et que ce produit s'aperçoit bien, se constate facilement dans le mode nouveau d'exercice que prennent les divers actes de la vie. Aussi tous les auteurs, ceux même qui n'attachaient aucune importance aux changements que l'impression première des médicaments détermine dans l'état actuel du corps, et qui ne s'occupaient que des avantages curatifs que leur emploi procure, parlent-ils de la force et de la fréquence du pouls, de l'augmentation de la chaleur animale, du développement de la vie cérébrale, de l'activité des digestions, etc., dans les personnes qui ont pris des excitants et qui sont actuellement soumises à leur puissance active.

Les effets des agents dont nous nous occupons se distinguent de plus par leur importance physiologique. Ce sont les organes les plus essentiels à la vie qu'ils intéressent; c'est sur les appareils qui président à la digestion, à la circulation, à la respiration, aux sécrétions, aux exhalations, c'est sur l'appareil cérébral, sur les facultés sensitives, qu'ils se manifestent le mieux. La constance des changements organiques que provoquent les excitants est également remarquable; ils forment un ensemble régulier dans lequel on retrouve les mêmes attributs. Cependant le nombre des effets que déterminent les médicaments excitants ne peut être arrêté; il est des produits, comme la diaphorèse, l'éruption des règles, une forte sécrétion d'urine, qui n'apparaissent que quand la propriété stimulante se porte principalement sur la peau, sur l'utérus ou sur les reins. Si ces produits font partie de la médication obtenue, ils augmentent seulement son importance, mais ils n'en changent pas le caractère; n'ont-ils pas lieu, cette médication n'en est pas moins complète.

L'intensité qu'acquièrent les phénomènes organiques qui succèdent à l'emploi des médicaments de cette classe n'est pas toujours la même; ce qu'il y a ici de remarquable, c'est que le degré de force ou de faiblesse que présentent ces phénomènes n'est pas nécessairement proportionné à la dose de matière médicamenteuse que l'on a employée. La susceptibilité des individus sur lesquels on suit l'action des excitants est la cause ordinaire de l'inégalité que l'on remarque dans le développement de leurs effets. Un état de relâchement, de ramollissement des tissus vivants, semble émousser l'aiguillon des molécules stimulantes; il faut alors que ces molécules se trouvent en plus grande quantité dans l'économie animale, et qu'elles pénètrent plus profondément les parties vivantes, pour que leur présence se rende bien perceptible. Il en sera de même lorsque par une diminution de l'influence des nerfs les tissus organiques sont tombés dans l'atonie, que leur sensibilité est moins vive ou obtuse. Au contraire, l'irritation, la phlogose sont des modifications matérielles des tissus vivants qui favorisent l'opération des particules détachées d'une substance excitante. Lorsqu'une condition particulière de l'appareil cérébral rend l'influence des nerfs plus forte, plus abondante, et que les organes ont une susceptibilité exagérée, excessive, l'opération des excitants devient encore plus prononcée, plus remarquable. Dans beaucoup d'affections pathologiques et sur les personnes nerveuses, irritables, l'impression des agents excitants est sentie plus vivement par tous les points du système animal : un volume moindre d'un médicament excitant produit, dans ce cas, un mouvement plus général et plus prononcé.

Les productions naturelles qui ont la propriété de stimuler les organes, d'animer leur vitalité, d'exalter leur faculté contractile, sont très nombreuses; mais on les confond, dans les ouvrages de matière médicale, avec d'autres agents et surtout avec les toniques. Nous verrons cependant que les excitants doivent être séparés de ces derniers; leur substance se compose de principes chimiques différents; ils ne font pas sur les surfaces vivantes la même espèce d'impression, ils ne déterminent pas les mêmes effets physiologiques, enfin, dans le traitement des maladies, ils servent à remplir des indications distinctes. C'est sur la tonicité des tissus vivants qu'agissent les médicaments de la première classe : c'est la contractilité de ces tissus que développent surtout les agents que nous réunissons dans celle-ci. Les premiers rendaient les mouvements plus forts; les derniers leur donnent plus de fréquence. Pour borner notre attention à l'estomac, les toniques, en fortifiant cet organe, assurent à la digestion une grande perfection; les excitants impriment plus de célérité à l'exercice de cette fonction.

Toutes les causes qui développent les forces de la vie, qui précipitent la circulation du sang, qui élèvent la température du corps, etc., comme l'air sec et chaud, l'exercice musculaire, l'insolation, etc., s'appellent aussi des moyens excitants ou stimulants. Il est évident que nous ne devons ici nous occuper que des agents qui appartiennent à la pharmacologie.

SECTION II. *Des substances naturelles qui ont une propriété excitante.*

Les trois règnes fournissent des matières dans lesquelles se trouve l'espèce de propriété active que nous désignons par le titre d'excitante. Nous allons soumettre chacune de ces matières à un examen particulier. Nous commencerons par les productions qui ont une origine végétale.

A. *Des substances végétales excitantes.*

Il est important de déterminer d'abord les qualités sensibles des substances végétales qui sont douées d'une faculté excitante. Ces substances exhalent une odeur aromatique, mais cette odeur est loin d'être identique dans chacune d'elles ; il est si difficile de saisir les nuances qui distinguent les odeurs, et surtout de désigner ces nuances par une expression dont la valeur soit bien arrêtée, que l'on se contente de les indiquer par les titres génériques d'ambrosiaques, de fragrantes, d'aromatiques, d'alliacées, même de fétides, etc., sans prétendre déterminer toutes les dissemblances que l'organe de l'odorat trouve entre elles. Le sens du goût reçoit également de ces plantes des impressions très diversifiées : elles donnent une saveur chaude, piquante ou amère. C'est parmi celles dont le goût n'est point désagréable que l'on prend les épices qui, dans nos cuisines, servent à l'assaisonnement des aliments.

Nous consignerons ici, comme une observation importante, qu'il est des arômes éminemment diffusibles, et qu'une très petite quantité de matière suffit alors pour donner une odeur bien sensible à une production naturelle. Dans ce cas, la faculté aromatique n'est plus un signe certain de l'existence d'une propriété médicinale. Dès que l'huile volatile, ou le baume, etc., d'où une substance végétale tire sa qualité odoriférante, entre dans la composition chimique de cette substance pour une proportion si petite que les organes n'en sentiront pas l'impression, lorsque l'on administrera à l'intérieur la production qui la recèle, l'odeur que celle-ci exhale devient une circonstance insignifiante pour le pharmacologiste. Le sens de l'odorat, en raison de son exquise sensibilité, peut bien percevoir les émanations subtiles qui s'échappent d'une plante ; mais, trop rare ou trop fugace, ce principe odoriférant n'aura pas de prise sur les divers tissus qui concourent à la formation de nos organes, quand on se servira, comme d'un agent pharmacologique, du composé naturel dont il fait partie.

La composition chimique des substances végétales excitantes doit aussi nous occuper. Nous y trouverons la cause matérielle des effets physiologiques que produit leur administration. Cette étude nous avertira des précautions à observer lorsque l'on veut tirer de ces substances des agents médicinaux ; elle nous indiquera quelles sont les formes pharmaceutiques qu'il convient de leur faire prendre. Les principes d'où procède la propriété excitante paraissent être, dans les végétaux, 1° l'huile volatile, 2° la résine, 3° le baume, 4° l'acide benzoïque, 5° le camphre. Nous allons rappeler les qualités qui sont propres à chacun de ces principes. On trouve dans quelques productions végétales excitantes une certaine proportion de matière d'une nature complexe que l'on a nommée long-temps matière extractive ; ces productions sont amères, elles exercent sur les organes vivants une influence tonique, en même temps qu'une action stimulante : cette influence est d'autant plus prononcée que la matière extractive est plus abondante dans leur composition. Il existe aussi du muqueux, de la fécule, de l'huile fixe, dans plusieurs plantes excitantes ; mais la présence de ces matériaux est une circonstance peu remarquable : leur faible activité est dominée par celle des principes excitants : seulement, si une substance médicinale recélait une forte quantité de muqueux ou de fécule, on pourrait regarder ce corps adoucissant ou émollient comme un correctif des matières plus actives auxquelles la nature l'a associé ; il empêcherait que la surface vivante sur laquelle on appliquerait la substance dans laquelle il se trouve, ne sentît trop vivement l'action aiguillonnante de l'huile volatile, de la résine, du baume, etc.

De l'huile volatile.

L'huile volatile existe dans tous les végétaux aromatiques : on la trouve dans de petites glandules, où probablement elle se forme par un mode particulier de sécrétion qui s'opère sur leur surface intérieure. On croit que ce sont les molécules de l'huile volatile qui, s'échappant en effluves de ces végétaux, produisent sur l'organe de l'odorat l'impression que nous nommons odoriférante.

A l'aide de la distillation, on parvient à obtenir, pur et isolé, ce principe immédiat de la végétation. Comme il est volatil, en soumettant la plante qui le contient, avec de l'eau, à l'action du feu, dans un alambic, il s'élève avec les vapeurs aqueuses, se condense avec elles, et descend dans le récipient. Lorsque l'huile volatile est très abondante, comme sur les écorces des citrons et des oranges, il suffit de briser, par la pression, les utricules qui la renferment, pour la recueillir.

Les huiles volatiles n'ont point de viscosité. Si l'on approche de ces huiles un corps en combustion, elles s'enflamment et répandent une fumée épaisse. En contact avec l'air atmosphérique et surtout avec l'oxigène, elles cèdent peu à peu une portion de leur carbone et de leur hydrogène, elles s'épaississent, deviennent solides, et acquièrent les qualités propres aux résines.

La couleur des huiles volatiles n'est pas toujours la même; les unes sont vertes, d'autres jaunes, d'autres bleues. L'eau en dissout une petite quantité; elle prend alors l'odeur de la plante ou de la production végétale qui contenait cette huile. Les eaux distillées aromatiques ne sont autre chose qu'une solution d'une très faible proportion d'huile volatile dans l'eau. L'alcohol a beaucoup plus d'action sur ce principe; il s'en empare avec avidité. Si l'on ajoute de l'eau à cette combinaison, aussitôt l'alcohol s'unit à ce liquide et abandonne l'huile volatile, qui reste disséminée par molécules dans la liqueur, et lui donne un aspect laiteux. Les alcoholats ou les eaux distillées spiritueuses de romarin, de menthe, de cannelle, de lavande, etc., ne sont autre chose que des solutions de l'huile volatile de ces plantes dans l'alcohol.

Les huiles essentielles agissent avec beaucoup d'énergie sur les parties douées de la vie; l'action des émanations qui s'en échappent, sur l'organe olfactif, donne une sensation aromatique; elles font sur l'organe du goût une impression âcre et pénétrante. Il est des huiles volatiles qui, appliquées sur la peau, irritent sa surface, y appellent le sang, produisent un effet rubéfiant. Lorsque l'huile volatile est unie à d'autres matériaux, comme dans les productions naturelles d'où on la retire, ou bien quand on la divise avec un composé sucré, mucilagineux ou farineux qui lui sert de correctif, elle n'attaque plus aussi vivement les parties vivantes, elle n'exerce sur elles qu'une impression modérée qui stimule leurs fibres et augmente leur activité. Ses molécules, prises par les absorbants, et versées dans le torrent circulatoire, se répandent avec le sang dans le système animal; tous les tissus organiques sentent leur aiguillon, et l'excitation que nous notions tout à l'heure sur le lieu de leur application semble se répéter sur tous les points du corps. On emploie souvent les huiles volatiles à la dose de six, huit gouttes et au-delà, jusqu'à un gros.

De la résine.

La résine est un suc propre qui sort spontanément de quelques végétaux, ou dont on détermine l'exsudation par des incisions pratiquées sur les parties qui le contiennent. Ce produit, tel que la nature le donne, est composé, suivant M. Bonastre, pharmacien, 1° d'une résine proprement dite, soluble dans l'alcohol à froid; 2° d'une sous-résine presque toujours insoluble dans l'alcohol bouillant ou l'éther; 3° d'une huile volatile; 4° d'un acide; 5° d'extractif amer contenant quelques sels. (*Journ. de pharmac.*, décembre 1822.) La résine fait partie constituante d'un grand nombre de productions végétales; mais quand elle est peu abondante, il faut les soumettre à une analyse chimique pour l'obtenir.

Considérée comme un des principes immédiats des végétaux, la résine est une substance solide, cassante, un peu plus pesante que l'eau, tirant ordinairement sur le jaune. Les chimistes la regardent comme une huile volatile qui a perdu une portion de son hydrogène, et qui s'est saturée d'oxigène : aussi l'air n'a-t-il aucune action sur elle. Cette matière végétale est insoluble dans l'eau : l'alcohol, au contraire, et l'éther sulfurique s'en emparent avec avidité. Elle se dissout aussi dans l'huile volatile, dans l'huile grasse et dans l'eau chargée de potasse ou de soude. Lorsqu'on verse de l'eau dans une solution alcoholique de résine, la liqueur blanchit : on obtient la résine sous forme d'un dépôt blanc. En chauffant les résines, elles se fondent, elles brûlent avec une flamme jaune, et répandent une épaisse fumée noire.

La résine est inodore; elle ne fournit pas d'effluves qui puissent agir sur la membrane olfactive. Elle est également insipide lorsque les sucs salivaires ne peuvent liquéfier aucune portion de sa substance. Cependant, si l'on tient le corps résineux long-temps dans la bouche, on perçoit souvent une légère saveur : l'organe du goût ressent une faible impression. Est-ce la soude contenue dans la salive qui opère la dissolution d'un peu de résine? Trouverions-nous ici la raison qui rend les molécules de ce produit végétal habiles à agir sur les tissus vivants, quand elles y arrivent avec le sang, dans lequel se trouve du sous-carbonate de soude, pendant qu'elles n'exercent aucune impression sur les surfaces les plus sensibles, comme celle de la langue, au moment où on les applique dessus? Quoi qu'il en soit, il est toujours d'observation que le principe résineux, après son absorption, développe la vitalité des appareils organiques, accélère la circulation, augmente la chaleur animale, etc.

De la gomme-résine.

On connaît sous ce nom un suc propre laiteux qui se trouve dans beaucoup de végétaux. Quelques plantes des régions du midi en contiennent une grande quantité : il suffit, pour l'obtenir, de diviser par des incisions pratiquées sur les tiges, sur les rameaux, sur les racines, les cellules dans lesquelles ce suc propre s'est probablement formé par voie de sécrétion. Exposé à l'air libre et à une haute température, il se durcit : l'assa-fœtida, la gomme-ammoniaque, la myrrhe, l'opopanax, etc., sont des gommes-résines.

Ces sucs végétaux sont en partie solubles dans l'eau : les solutions aqueuses restent troubles et laiteuses. L'alcohol en dissout aussi une certaine proportion ; la liqueur conserve de la transparence. Lorsque l'on verse de l'eau dans cette teinture alcoholique, elle blanchit sur-le-champ, sans fournir toutefois de dépôt : la filtration même n'en sépare rien. Le vin, le vinaigre, se chargent d'une partie des principes du corps gommo-résineux. M. Hatchett a démontré que ce corps s'unit aux alcalis.

La gomme-résine n'est point un principe simple. L'analyse chimique découvrait dans sa constitution intime du muqueux, une matière extractive, de la résine, une huile essentielle : cependant on continuait de regarder ce produit comme un des matériaux immédiats de la végétation. M. Pelletier s'est livré à des recherches qui l'ont conduit à adopter une opinion contraire. Il a vu que les diverses substances qui composaient les gommes-résines n'avaient point contracté entre elles d'union intime, qu'elles étaient simplement mélangées, mais que chacun des composants conservait ses qualités naturelles et ses propriétés distinctives. Soumis à une analyse exacte, les corps gommo-résineux lui ont fourni les principes dont nous venons de parler, mêlés dans des proportions différentes : il y a de plus trouvé de l'acide malique, libre ou combiné à la chaux, de la cire, de la bassorine, etc.

Les gommes-résines exercent sur les tissus vivants une action stimulante. Quelques unes irritent fortement les voies digestives : nous renverrons celles-ci à la classe des médicaments purgatifs. Quand les autres gommes-résines sont données à des doses élevées, elles troublent l'action naturelle des intestins, et, sans produire, à proprement parler, le phénomène de la purgation, elles donnent lieu à des déjections alvines. Les Arabes mettaient la plupart de ces composés naturels parmi les purgatifs.

Du baume.

Cette substance se forme dans les filières d'un grand nombre de plantes. Elle est abondante dans les arbres qui habitent les régions équinoxiales ; il est facile de l'extraire de ces derniers, et d'en obtenir une quantité notable. Le baume du Pérou, celui de Tolu, le benjoin, etc., appartiennent au genre de produits végétaux dont nous nous occupons ici.

Le baume n'offre pas une nature simple; l'analyse chimique montre dans sa composition de la résine, de l'acide benzoïque et de l'huile essentielle: c'est même la présence de l'acide benzoïque qui caractérise le baume, et qui le distingue des corps résineux et des corps gommo-résineux.

Les baumes ne sont solubles qu'en partie dans l'eau; ils se dissolvent facilement dans l'alcohol et dans l'éther. Les alcalis agissent sur eux comme sur les résines. Lorsqu'on chauffe les baumes, qu'on les met bouillir dans l'eau, ou digérer dans les acides, ils fournissent une certaine quantité d'acide benzoïque.

En contact avec une partie vivante, le baume aiguillonne son tissu, développe sa vitalité, accélère ses mouvements organiques. Il possède donc une force agissante du même caractère que celle des agents excitants ; il contribue sans doute à créer cette force médicinale dans les plantes où nous le trouvons.

L'acide benzoïque pur, qui, mis sur la langue, donne une saveur piquante et un peu amère, exerce aussi une impression stimulante sur les tissus organiques. Son mode d'action s'accorde bien, par son caractère, avec celui des autres principes auxquels il se trouve allié dans les composés végétaux.

Du camphre.

Nous notons ici le camphre comme un des principes immédiats d'un grand nombre de productions végétales excitantes. L'huile volatile des labiées, de plusieurs corymbifères, en contient une proportion assez forte : on sait qu'il est très abondant dans les plantes de la famille des laurinées. Le camphre paraît insoluble dans l'eau ; cependant ce liquide en prend l'odeur. L'alcohol et les huiles essentielles ont beaucoup d'affinité avec lui.

Mêlé aux autres principes des plantes dans lesquelles il se trouve pour une petite proportion, le camphre concourt sans doute à produire les effets excitants qui suivent l'administration des médicaments que l'on en forme. Mais quand on le donne seul et à une dose un peu élevée, l'expérience prouve qu'il agit puissamment sur l'appareil encéphalique, qu'il modifie son état actuel, qu'il suscite des phénomènes singuliers, et qu'en même temps il attaque fortement les voies digestives. Nous nous croyons obligés de séparer cette substance médicinale de la classe des agents excitants, et de la porter provisoirement dans la dernière.

Préparations pharmaceutiques excitantes.

Les substances végétales que nous allons réunir dans cette classe revêtent, dans les pharmacies, un grand nombre de formes différentes : elles se donnent en poudre, en électuaire, en pilules. On charge fréquemment l'eau de leurs matériaux médicinaux. On suit divers procédés pour préparer les infusions excitantes : on peut mettre la matière végétale macérer, pendant quelque temps, dans l'eau à une température modérée ; on peut aussi verser le liquide bouillant sur cette matière dans un vase que l'on ferme aussitôt. On se contente souvent de jeter la production médicinale dans le pot où l'eau bout, on retire ce dernier du feu et on le couvre avec soin.

Les propriétés chimiques des principes auxquels est attachée la force excitante, ne permettent pas de préparer des décoctions avec les substances que nous réunissons dans cette classe. Leur ébullition dans l'eau occasionerait la dissipation de l'huile essentielle et des autres matériaux volatils qu'elles recèlent. Quelques productions dont la puissance médicinale émane de matières plus fixes, comme le gaïac, servent cependant à composer des décoctions ; mais les plantes labiées, ombellifères, crucifères, corymbifères, etc., ne peuvent soutenir que l'infusion : l'action prolongée de l'eau bouillante altérerait leur constitution intime, dénaturerait le caractère de leur vertu. Il est même possible, en se servant alternativement de l'infusion et de la décoction, de tirer deux composés très différents d'une même plante. Il suffit pour cela qu'elle soit amère et aromatique. Par le premier procédé, l'eau se chargera de sa partie volatile : elle acquerra une faculté stimulante. La décoction, au contraire, provoquera la dissipation des éléments volatils, et conservera la matière extractive, le tannin, etc. : cette préparation exercera surtout une action tonique.

Les eaux distillées des plantes aromatiques contiennent de l'huile essentielle ; elles font une impression stimulante sur les tissus organiques : mais leur activité reste toujours faible, et ces préparations pharmaceutiques ne sont guère que des véhicules destinés à recevoir des agents plus énergiques, comme on le voit dans la confection des potions, des juleps. Toutefois les eaux distillées de cannelle, de menthe, d'hyssope, de fleurs d'oranger, etc., ont par elles-mêmes une force médicinale que l'on ne doit pas dédaigner, et qui, très souvent, rend d'importants services à la thérapeutique [1].

---

[1] Nous n'avons pas parlé des eaux distillées des plantes toniques, de petite centaurée, de chardon-bénit, de quintefeuille, de fumeterre, etc., nous ne prétendons pas pour cela que ces eaux ne recèlent aucun principe fourni par ces plantes, et qu'elles ne diffèrent pas de l'eau ordinaire. Mais nous observerons qu'il ne suffit pas qu'un principe existe dans un composé pharmaceutique, et qu'on puisse en démontrer l'existence, pour que sa présence intéresse le médecin ; il faut que ce principe ait la faculté d'agir sur les tissus vivants, de changer leur état actuel ; il faut de plus que le composé recèle une proportion assez forte de ce principe pour que ses effets puissent servir à réprimer des mouvements morbifiques, à combattre des affections pathologi-

Les sucs dépurés des plantes excitantes présentent des moyens dont l'art de guérir a souvent eu l'occasion de constater l'énergie. Nous citerons ceux des végétaux de la famille des crucifères, du cresson, du cochléaria, de la racine de raifort sauvage, etc., que l'on dépure en les mettant filtrer à travers un papier gris.

On convertit en sirops les infusions, les décoctions, les eaux distillées, les sucs dépurés des productions végétales douées d'une vertu excitante : on ne fait alors que donner à ces préparations pharmaceutiques de la consistance, en y ajoutant une suffisante quantité de sucre. Ce changement de forme n'a rien ajouté à leur valeur médicinale; la matière sucrée tend plutôt à gêner, dans leur action sur les organes vivants, les molécules dépositaires de la force stimulante; quand ces dernières sont animées d'une activité violente, le corps sucré devient un correctif utile.

Les extraits des plantes excitantes sont moins renommés que ceux des plantes toniques; c'est que le procédé à l'aide duquel on obtient ce genre de médicaments n'est pas favorable aux ingrédients médicinaux qui recèlent des matières volatiles. La chaleur à laquelle on les soumet dissipe en partie ces dernières,

---

ques. Comme les matériaux auxquels est attachée la puissance tonique, le tannin, l'acide gallique, les matières extractives, amères, résinoïdes, alcalines, etc., sont fixes, que ces matériaux ne s'élèvent pas dans la distillation, les eaux distillées des plantes toniques ne peuvent posséder la puissance de ces plantes.

et souvent le composé de consistance extractive que l'on retire d'une substance aromatique, au lieu de la propriété stimulante que celle-ci avait, montre une propriété tonique. Les principes d'où émanait la vertu excitante sont évaporés, il ne reste dans l'extrait que les principes fixes, qui, rapprochés, concentrés, s'aperçoivent mieux, deviennent plus sensibles : les plantes labiées, qui ont une saveur chaude et piquante, fournissent un extrait qui a de l'amertume.

Le vin, l'alcohol, servent aussi à dépouiller les productions végétales excitantes des principes actifs qu'elles contiennent, et, par suite, de la force médicinale dont elles jouissent. Mais ces excipients ont par eux-mêmes un pouvoir très étendu, très remarquable ; quand ils se sont emparés de la vertu des ingrédients excitants, on croirait encore qu'ils ont seulement augmenté, agrandi leur propre puissance. Cependant les ingrédients excitants modifient l'opération de l'excipient vineux ou alcoholique, et, dans le traitement des maladies, leur influence sert à remplir une foule d'indications pour lesquelles le vin ou l'alcohol pur serait inutile et inefficace. Quoi qu'il en soit, comme ces liquides déterminent un mode particulier de médication, nous en avons formé la classe suivante, où, sous le titre de diffusibles, nous examinerons les teintures et les alcoholats ou alcohols distillés.

Famille naturelle des plantes labiées.

Les plantes de cette famille sont renommées en botanique par la ressemblance de leurs formes extérieures : leur composition intime présente une analogie qui n'est pas moins remarquable. Toutes les parties de ces plantes sont recouvertes de glandes vésiculaires remplies d'huile volatile : ces glandes se rompent spontanément, ou par les frottements qu'elles éprouvent ; alors l'huile qu'elles recèlent se répand dans l'air et donne à ce fluide une qualité aromatique. Si l'air contient de l'eau à l'état de vapeur ou de liberté, les molécules de l'huile volatile s'unissent aux molécules aqueuses : à l'aide de ce véhicule, elles se maintiennent en suspension dans l'atmosphère, se répandent souvent à de grandes distances, et se trouvent de plus dans une condition favorable pour s'appliquer sur l'organe de l'odorat ; de là vient que le parfum des fleurs de nos parterres est plus sensible le soir qu'au milieu de la journée.

La sécrétion de cette huile volatile se fait avec une grande activité quand l'air atmosphérique a une constitution sèche et dans les grandes chaleurs ; cette sécrétion se ralentit et diminue dans les temps humides, et surtout quand la température de l'air baisse. L'huile volatile est plus abondante dans les plantes labiées des pays méridionaux, elle y paraît aussi plus élaborée, plus parfaite que dans les nôtres. C'est un fait bien constaté, que non seulement les mêmes productions végétales contiennent plus d'arôme dans les régions que le soleil inonde de calorique et de lumière, mais qu'en même temps cet arôme est plus délicat, plus fini que dans nos végétaux indigènes. Les plantes labiées contiennent aussi un principe résineux : on trouve dans quelques unes une matière extractive amère. Nous avons déjà dit que l'on retirait du camphre de leur huile essentielle; il suffit, pour cela, d'exposer cette huile en plein air, à une température capable de la volatiliser; on voit le camphre, qu'elle tenait en dissolution, se cristalliser. (*Proust, Annales de chimie.*)

Nous ferons ici une remarque qui ne sera pas sans intérêt : c'est que la dessiccation des plantes labiées, quand elle est bien conduite, n'altère pas les principes chimiques de ces végétaux, ne diminue pas leur valeur pharmacologique : ces plantes perdent seulement leur humidité. Un poids ou un volume d'une labiée sèche produira plus d'effet que la quantité de la même plante fraîche, dont ce poids ou ce volume est le produit. L'énergie médicinale de ces végétaux paraît donc se développer par la dessiccation.

Les plantes labiées exercent une vive impression sur toutes les parties vivantes qu'elles touchent; la plupart d'entre elles font rougir la peau lorsqu'on les tient pendant quelque temps appliquées sur sa surface. Leur qualité aromatique n'est que le produit de l'action de leurs principes volatils sur l'organe de l'odorat. La poudre de ces plantes, portée sur cet organe, provoque un effet sternutatoire, elle opère en même temps une excitation de la surface olfactive, qui se propage au cerveau, cause un développement instantané de la vitalité de l'appareil cérébral, et, par suite, semble augmenter les facultés physiques et surtout morales. Il est des labiées qui donnent une saveur piquante; elles échauffent, elles irritent même légèrement l'intérieur de la bouche; cette sensation vive, mais momentanée, loin d'être désagréable, a quelque chose de flatteur : d'autres ont une amertume assez intense. C'est dans les premières que nous trouvons, en quelque sorte, dans un état de pureté, la faculté excitante : les effets physiologiques que l'usage de ces plantes détermine dans l'économie animale offrent le type de la médication qui caractérise les agents de cette classe. Les labiées amères ont une action moins simple : on retrouve quelque chose de la puissance tonique dans les changements organiques qu'elles font naître.

Celles des plantes labiées qui donnent une saveur seulement piquante, et qui en même temps exhalent une odeur suave, sont admises dans nos cuisines. Elles servent à corriger la fadeur des matières alimentaires, à assaisonner les mets que l'on sert sur nos tables; après avoir flatté le palais, elles vont stimuler l'estomac et réveiller les forces digestives.

SAUGE. *Salviæ folia.* SALVIA OFFICINALIS. L. On se sert par préférence de la variété *S. off. minor*, qui s'élève moins haut et dont les feuilles sont plus étroites. La sauge croît spontanément dans l'Europe méridionale; on la cultive dans les jardins. Cette plante se plaît dans les lieux secs et élevés : on remarque que celle qui a végété dans un sol humide et ombragé recèle moins de principes médicinaux, a moins d'énergie, que celle qui vient d'un terrain aride. La sauge de nos provinces méridionales mérite la préférence sur celle que nous recueillons dans nos jardins.

La sauge a joui en médecine d'une grande célébrité; son nom de *salvus, salus*, indique assez la bonne opinion que l'on avait de ses vertus. On a cru que l'usage de cette plante pouvait prolonger la vie, garantir de toute espèce de maladie. Dans leur enthousiasme, des auteurs l'ont proclamée une panacée universelle, un bienfait du ciel. Un examen attentif de sa constitution chimique et des effets immédiats qu'elle produit indiquera le rang qu'elle doit occuper parmi les instruments de la thérapeutique.

On se sert des feuilles et des sommités de la sauge. L'analyse chimique découvre dans ces productions une grande quantité d'huile volatile, de couleur verte. Proust a trouvé dans cette huile les 0,125 de camphre. La sauge contient encore une petite proportion d'acide gallique et de matière extractive ; le sulfate de fer fait prendre à l'infusion aqueuse de cette plante une couleur noirâtre. L'eau, le vin, l'alcohol, peuvent servir pour la dépouiller de ses propriétés : on emploie le plus ordinairement le premier véhicule ; on met une ou deux pincées de cette plante pour deux livres d'eau, on en tire aussi une eau distillée.

La sauge a une odeur forte, pénétrante, une saveur chaude, piquante, légèrement amarescente. Les perceptions des organes du goût et de l'odorat décèlent dans cette production une propriété d'une nature stimulante. C'est aussi ce que prouvent les effets physiologiques que fait naître son usage. Aussitôt après l'administration de l'infusion aqueuse de la sauge, on éprouve un sentiment de chaleur à la région épigastrique; ce composé réveille l'appétit, si l'estomac est vide; il facilite la digestion, accélère l'élaboration des aliments, si l'on vient de manger : il devient évident que cette infusion a développé la vitalité de l'appareil gastrique. La puissance excitante de la sauge gagne les autres parties du corps lorsque l'on prend une grande dose de cette boisson; ses molécules absorbées vont agir sur l'encéphale, sur le cœur, les poumons, la peau, etc.; le pouls devient plus fréquent, la chaleur animale plus forte, la perspiration cutanée plus abondante, la vie cérébrale est augmentée; on observe même chez quelques individus une excitation du cerveau plus marquée; il survient des étourdissements, et d'autres phénomènes nerveux, etc. Ces produits organiques dépendent-ils seulement de l'huile volatile que contient la sauge? d'autres principes qui entrent dans la composition de cette plante y ont-ils quelque part?

La sauge, qui accélère le cours du sang, qui augmente l'action exhalante de la peau, etc., lorsque le cœur, la surface cutanée sont dans leur condition naturelle, détermine des changements, des effets opposés lorsque ces organes se trouvent dans un état morbide. On a vu, dans quelques maladies, la sauge diminuer la fréquence du pouls. Van Swieten s'en est servi avec succès pour modérer et pour suspendre des sueurs affaiblissantes, excessives. Dans ces circonstances, la sauge n'a pu mettre en jeu que sa propriété stimulante, c'est la disposition différente des organes et du corps soumis à son influence qui a amené l'opposition des résultats.

Le pharmacologiste, qui connaît l'impression que la sauge exerce sur les organes vivants, s'étonnera-t-il de la voir recommandée par les auteurs dans les débilités de l'estomac, dans la lenteur des digestions, dans l'inappétence, dans les dyspepsies, dans quelques diarrhées, etc.? Un verre de son infusion, pris avant ou après les repas, donne toujours plus d'activité aux forces digestives. Ce remède sera favorable quand l'estomac et les intestins ont éprouvé une altération matérielle, un ramollissement, une oligotrophie de leurs tissus, qui nuit à l'exercice de leurs fonctions, ou quand une diminution de l'influence des nerfs sur l'appareil digestif, met ce dernier dans un état d'inertie. Lorsque l'on ajoute cette plante dans un ragoût, elle y laisse ses principes actifs; ces derniers arrivent avec la matière alimentaire dans la cavité stomacale, et leur action stimulante sur l'organe gastrique a une grande influence sur la conversion de cette matière en chyle. Quand on a l'intention d'employer la sauge comme stomachique, on doit toujours se représenter l'effet immédiat qu'elle suscitera, afin de ne pas s'en servir s'il existe actuellement de la chaleur, de l'irritation dans les voies intestinales, si les organes digestifs ont trop de force matérielle, ou une vitalité trop développée. Nous trouvons ici une objection assez forte à opposer à ceux qui proposent à tous les individus l'usage journalier de cette plante. Quel avantage peut-il résulter, pour ceux dont les digestions sont régulières, de l'excitation passagère que l'on étend sur toute la longueur du canal alimentaire chaque fois que l'on boit un verre d'infusion de sauge? Ajoutons qu'il est bien des personnes qui ne pourraient supporter ces agressions réitérées sur les organes digestifs, sans que ces derniers ne perdent leur condition physiologique.

On se sert avec succès de la sauge à la fin des catarrhes, dans les toux humides, lorsque l'énergie expultrice des poumons est affaiblie, et que l'expectoration se fait difficilement. On regarde cette plante comme propre à provoquer l'écoulement des règles : la faculté emménagogue de la sauge émane de sa force excitante ; pour que cette dernière décide une congestion menstruelle, il faut qu'un défaut de vitalité dans l'organe utérin soit la cause de l'absence de l'évacuation périodique dont nous parlons.

Les auteurs de matière médicale conseillent l'usage de la sauge dans les vertiges, dans l'assoupissement, dans les tremblements des membres, dans la paralysie, dans les suites de l'apoplexie et dans les menaces de cette terrible affection ; ils prescrivent, de trois heures en trois heures, une tasse d'infusion de cette plante. Ces affections décèlent bien une lésion de l'encéphale ou du prolongement rachidien ; mais pour juger si les remèdes que fournit la sauge peuvent alors opérer quelque bien, il faut pouvoir déterminer quelle est la nature de la lésion dont l'appareil cérébral est actuellement le siége. Il est inutile de dire que la sauge restera inhabile, inefficace, toutes les fois qu'il existera une lésion grave, comme un épanchement sanguin avec compression ou déchirement du tissu cérébral, un ramollissement ou une induration de ce tissu, etc. ; mais si une irritation momentanée de l'arachnoïde ou une congestion sanguine de l'encéphale a déterminé une exhalation plus forte dans cette membrane, et qu'il reste seulement une accumulation de sérosité à la surface du cerveau ou dans la gaîne vertébrale, peut-on dire que l'action stimulante de la sauge n'est pas une cause propre à en déterminer peu à peu la résorption, et par suite, capable de dissiper les accidents pathologiques dont nous avons d'abord parlé? Sans doute les médicaments tirés de la sauge sont des moyens secondaires; toutefois, dans un traitement méthodique, doit-on les dédaigner? Trop confiants dans une vertu que l'on qualifie alors nervine ou céphalique, n'attendons pas d'elle des amendements qu'il ne lui est pas donné de procurer : injustes dans l'appréciation de la puissance médicinale de la sauge, ne la regardons pas non plus comme tout-à-fait inutile.

Les auteurs assurent que la sauge s'est montrée efficace dans quelques maladies chroniques avec infiltration cellulaire, bouffissure générale. On voit combien ces indications sont vagues ; ce qu'il serait important de connaître, ce sont les lésions qui existaient lorsque la sauge a été un remède salutaire. M. le professeur Alibert donne avec succès, à l'hôpital Saint-Louis, le vin de sauge à des scorbutiques. On trouve la raison des avantages que cette plante procure alors dans l'impression stimulante qu'elle exerce sur tous les tissus ; impression bien propre à ranimer sur tous les points du corps la fonction absorbante et la fonction assimilatrice. N'oublions pas de plus que l'on fait, dans les affections scorbutiques, un emploi prolongé du moyen médicinal dont nous parlons, et que son influence s'associe à celle d'autres secours thérapeutiques, et surtout à celle de la nourriture, dont elle favorise la digestion.

On compose avec la sauge des collutoires et des gargarismes utiles dans les aphthes, dans les relâchements des gencives avec ulcérations, avec haleine fétide. On recommande le bain de sauge dans les débilités des muscles qui exécutent la locomotion, dans les endurcissements du tissu cellulaire, qui attaquent les enfants : on a vu l'immersion du corps dans une décoction très chargée de cette plante causer un mouvement fébrile bien prononcé.

ROMARIN. *Rosmarini hortensis herba.* ROSMARINUS OFFICINALIS. L. Arbuste qui croît spontanément dans les provinces méridionales de la France, en Espagne, en Italie, dans l'Orient. Il se plaît dans les terrains secs et exposés au soleil ; il se multiplie surtout dans les contrées maritimes, et les émanations odoriférantes qu'il exhale se répandent souvent au loin sur la mer. On le cultive dans les contrées septentrionales de la France ; mais il souffre pendant l'hiver, si on ne le garantit des trop fortes gelées. Le romarin sauvage, pris dans les pays méridionaux, contient plus de principes médicinaux, a plus d'activité que celui qui végète dans nos jardins.

On emploie en médecine les feuilles et les sommités fleuries de cet arbuste. On en retire, à l'aide de la distillation, une grande quantité d'huile volatile incolore. Cette huile a fourni à M. Proust les 0,10 de son poids de camphre. Le romarin contient un principe résineux très peu abondant dont l'alcool s'empare. Le sulfate de fer fait prendre une couleur noirâtre à l'eau chargée des principes de cette plante. On administre ordinairement le romarin sous forme d'infusion ; on en fait une eau distillée. Si l'on soumet à la distillation de l'alcool sur les fleurs de ce végétal, on obtient l'*eau de la reine d'Hongrie*. Il est remarquable que les pétales sont à peine sapides et odorants, et que les propriétés des fleurs de cet arbuste résident principalement dans leurs calices.

Le romarin fait une impression très prononcée sur l'organe de l'odorat ; il produit, dans l'intérieur de la bouche, un sentiment de chaleur, d'âcreté, mêlé à une légère astriction. Administré en infusion dans l'eau, il donne lieu à une excitation de l'estomac, dont on a la conscience par l'espèce de picotement que l'on ressent dans ce viscère. Cette plante aiguise en même temps l'appétit ou favorise la digestion, selon que l'on est à jeun ou que l'on vient de manger. Si l'on prend plusieurs tasses de cette infusion, les principes actifs que cette boisson portera dans les voies intestinales pénétreront dans le torrent circulatoire ; ils se répandront partout, ils stimuleront tous les tissus vivants. Alors on verra naître des phénomènes qui attesteront que l'influence de ce médicament est devenue générale ; le pouls sera plus fréquent, la température animale plus élevée, la perspiration cutanée plus abondante : l'activité plus grande des organes des sens et des facultés morales révèlera l'excitation de l'encéphale. A tous ces changements organiques on reconnaît le pouvoir des molécules de l'huile volatile du romarin sur les divers appareils qui constituent la machine vivante.

Les auteurs recommandent l'infusion du romarin contre l'anorexie, contre les digestions lentes et pénibles, etc. : ce remède sera salutaire lorsque ces accidents seront la suite d'un ramollissement ou d'un amincissement des tuniques de l'estomac et des intestins, ou encore d'une faiblesse vitale de ces organes. Ils conseillent aussi l'usage de cette boisson dans les toux humides, quand l'expectoration est difficile, parce-que le tissu pulmonaire a perdu son ton, sa force matérielle. Ce sont des préceptes qui se déduisent tout naturellement des effets physiologiques que ce remède suscite : la doctrine pharmacologique aurait pu les donner sans que l'expérience thérapeutique lui eût servi de guide.

On conseille cette infusion comme un auxiliaire des moyens plus directs et plus puissants que l'on met en usage dans le traitement des affections soporeuses, de la débilité du système locomoteur, de l'affaiblissement des sens et surtout de la vue, de la diminution de la mémoire, etc. L'influence stimulante que le romarin porte sur le cerveau, sur le prolongement rachidien et sur les cordons nerveux, ne doit pas être regardée dans ces occasions avec indifférence. Il est bien des lésions, une accumulation de sérosité dans les enveloppes de ces parties, une tendance au ramollissement de leur tissu, une inertie dans l'action nutritive de ces organes qui les conduit à l'oligotrophie, etc., que l'exercice de l'opération excitante du romarin peut combattre avec succès, peut même faire disparaître.

Dans la chlorose, le romarin fournit des secours que la thérapeutique ne dédaigne pas. En excitant le tissu de l'utérus, en éveillant sa vitalité, l'infusion de cette plante et l'huile essentielle qui en provient ont pu, comme l'assurent des auteurs, déterminer la formation de la congestion menstruelle et provoquer l'éruption des règles. Nous ne devons pas même nous étonner que la puissance stimulante de ces agents ait fait paraître cette évacuation hors de son temps, en agitant le sang, en le poussant avec force vers la matrice.

Quand on donne les composés pharmaceutiques du romarin à des doses un peu élevées, et qu'on en continue l'usage pendant plusieurs jours, ils déterminent ordinairement un mouvement fébrile : quand le corps est dans une disposition pathologique, il faut calculer les suites de ce mouvement, prévoir les conséquences défavorables ou avantageuses qu'il peut avoir.

Le romarin, comme la sauge, s'applique en épithème, en fomentations, sur les endroits où la vie paraît affaiblie, sur les jambes infiltrées des vieillards, etc.

Menthe. On connaît sous ce nom, en pharmacie, plusieurs espèces du genre Mentha, M. Sylvestris, L., qui croît près des murs, dans les décombres; M. Rotundifolia, L., que l'on trouve aussi près des habitations; M. Crispa, L., qui est indigène de la Sibérie; M. Gentilis, L., que l'on nomme le baume des jardins; M. Pulegium, L., qui vient dans les terrains humides; M. Arvensis, L., que nous rencontrons dans les moissons. Toutes ces plantes sont vivaces : on cultive les quatre premières espèces. Bien que les botanistes distinguent ces végétaux par des différences de formes qui sont très apparentes, bien que les organes du goût et de l'odorat démêlent entre eux quelques dissemblances, toutes les distances s'effacent quand on étudie le caractère de leur force active, que l'on observe leurs effets, que l'on apprécie leurs vertus médicinales.

Les menthes fournissent beaucoup d'huile volatile, de couleur jaune, dont on peut retirer du camphre. Il existe aussi de la résine et une matière extractive dans leur composition, mais ces derniers principes y sont pour une proportion si petite qu'ils ne peuvent avoir qu'une faible part aux changements organiques que détermine l'usage de ces plantes. On donne la menthe en infusion dans l'eau; on convertit cette infusion en sirop dans les pharmacies : on emploie fréquemment l'eau distillée de menthe ; quelques médecins font prendre ce végétal en poudre. Dans la quantité que l'on administre à la fois de ces diverses préparations, on ne voit guère que l'huile volatile qui puisse être considérée comme l'agent ou la cause de leurs effets immédiats.

Les diverses espèces de menthes que nous avons indiquées ont une odeur très forte; si l'on en mâche un peu, on éprouve une saveur piquante, chaude, avec une légère amertume. Lorsque sa poudre ou l'eau chargée de ses principes actifs arrive dans l'estomac, elle fait sur la surface gastrique une impression stimulante. Les propriétés vitales s'exaltent momentanément sur cette surface : on ressent intérieurement une chaleur qui est d'autant plus vive que l'estomac est plus sensible, plus irritable. L'observation journalière démontre que ces plantes ouvrent l'appétit, impriment une activité inaccoutumée à l'exercice des fonctions digestives, etc. : c'est à l'excitation dont nous parlons que l'on doit ces résultats. Si l'on prend une assez grande dose de menthe pour que ses principes actifs pénètrent dans le système animal, leur influence s'étend à tous les appareils organiques, et toutes les fonctions de la vie attestent leur pouvoir : le pouls devient plus fréquent, la température animale plus développée ; et pour peu que la chaleur extérieure, le séjour du lit, etc., animent la vitalité de la peau, l'exhalation cutanée devient très abondante. Aussi trouve-t-on les menthes sur la liste des substances auxquelles on accorde une vertu sudorifique. C'est l'action de ces plantes sur le cerveau que désignent les auteurs quand ils assurent que leur usage fortifie la mémoire, réjouit l'âme, etc.

Les menthes se montreront efficaces en thérapeutique, dans tous les cas où l'on aura besoin d'agents stimulants ; elles rempliront l'attente du praticien qui voudra développer les propriétés vitales des tissus organiques, augmenter l'activité de ces derniers, ou imprimer une marche plus rapide à l'exercice d'une fonction.

On se sert avec succès de ces plantes lorsque la faiblesse matérielle des tuniques de l'estomac et des intestins, ou une simple diminution de la vitalité de l'appareil gastrique, rend languissant et pénible l'acte qui prépare les matériaux de la nutrition, lorsque la substance alimentaire pénètre dans les intestins avant d'avoir été complètement convertie en chyme. Elle peut modérer les coliques qu'un trouble dans la digestion occasione ordinairement ; elle peut aussi suspendre une diarrhée qu'entretenait le défaut d'élaboration des matières nourricières que le malade prenait. Mais c'est toujours une impression excitante que la menthe fait sur l'estomac et sur le canal intestinal, et c'est de cette impression que procède sa vertu stomachique, sa vertu carminative et les avantages qu'elle a pu procurer dans le traitement des coliques et de la diarrhée : c'est assez dire que les moyens pharmaceutiques tirés de cette plante ne conviennent plus, qu'ils donneraient lieu à de nouveaux accidents, si l'on s'en servait quand il y a de la chaleur, de l'irritation dans les voies digestives.

La menthe est recommandée comme un moyen dont l'expérience clinique a constaté l'efficacité dans le vomissement. Si cet accident tient à une lésion morbide des tissus de l'estomac, à une dégénérescence cancéreuse, etc., cette plante sera inutile : mais on sait que le vomissement ne dépend pas toujours d'une lésion de ce viscère, qu'il est souvent provoqué par des causes qui ont leur siége ailleurs que dans l'estomac. Les lésions qui occupent le cerveau occasionent fréquemment des nausées et des vomissements répétés et pénibles, les affections de l'utérus et d'autres organes donnent aussi lieu, par sympathie, aux mêmes symptômes. Si l'infusion ou l'eau distillée de menthe réussit à suspendre le vomissement, il est probable que c'est en modifiant l'état actuel des nerfs de l'estomac, et en décidant par suite un changement soudain dans le mode d'influence que les nerfs cérébraux et ganglionaires exercent sur les organes qui effectuent ce phénomène.

Les auteurs de matière médicale accordent à cette plante une vertu emménagogue. Nous trouvons encore ici un nouveau produit de sa force stimulante; car si l'usage de la menthe a provoqué les règles, c'est qu'un état de débilité de tout le corps, ou du système utérin en particulier, s'opposait à la formation de la congestion menstruelle, ou que les efforts tentés par la nature pour déterminer cette évacuation périodique étaient insuffisants. Que des praticiens aient vu la teinture de menthe, prise à une dose élevée, faire couler les règles avec trop d'abondance, occasioner une perte utérine, il n'y a là rien qui ne s'accorde bien avec la connaissance que nous avons des effets physiologiques de cette teinture : l'excitation qu'elle porte sur le tissu de la matrice, la commotion qu'elle détermine dans tout le système artériel, l'accélération qu'elle imprime au cours du sang, donnent une explication suffisante de l'effet qu'on lui a vu produire.

On vante l'usage de la menthe dans la toux convulsive, dans l'asthme. Les avantages que cette plante peut alors procurer tiennent aux modifications que font éprouver à l'influence des nerfs sur les poumons, sur le diaphragme et sur les muscles de la poitrine, l'impression de la menthe sur les nerfs de la surface gastrique et celle de ses molécules sur le cerveau, sur la moelle épinière et sur les plexus du grand sympathique. La menthe s'est montrée salutaire lorsqu'il fallait rendre l'expectoration plus libre, plus facile, et que la débilité de l'appareil pulmonaire gênait, retardait cette évacuation.

On recommande aux nourrices l'usage de la menthe à l'époque où elles veulent arrêter la sécrétion du lait. Est-ce en excitant une exhalation plus abondante par la peau, en augmentant la somme de toutes les excrétions du corps, que cette plante détourne les matériaux qui se portaient aux mamelles, et diminue la formation du liquide dont nous parlons? On applique de plus la menthe sur les mamelles, lorsqu'elles s'engorgent; enfin on met des sachets remplis de menthe pulvérisée sur la région épigastrique pour fortifier l'estomac.

Menthe poivrée, Mentha piperita. L. Cette plante croît spontanément en Angleterre; on la cultive en France dans les jardins. Cette menthe contient une grande proportion d'huile volatile d'où l'on peut retirer du camphre : elle recèle une très petite quantité de principe astringent. On la donne en infusion. Son eau distillée est fréquemment usitée; on met macérer au bain-marie, dans cette eau, des sommités de menthe, et avec cette liqueur on fait un sirop. On administre aussi cette plante en poudre. C'est avec son huile essentielle que l'on prépare les pastilles de menthe dont on fait une si grande consommation.

La menthe poivrée a une odeur très forte. Lorsqu'on la mâche, elle produit une saveur particulière : c'est d'abord une chaleur vive; celle-ci recouvre la langue, le palais, elle s'étend à toute la cavité buccale, puis elle est brusquement remplacée par une sensation de froid, qui augmente si l'on ouvre la bouche et si l'on aspire l'air extérieur; ce qui semblerait prouver qu'une prompte volatilisation est pour beaucoup dans cette sensation. C'est cette double impression successive de chaud et de froid qui rend les pastilles de menthe un objet d'agrément. Lorsque l'on en prend à la fois un trop grand nombre, elles échauffent l'estomac, et peuvent nuire aux personnes qui ont ce viscère très irritable. L'huile essentielle de menthe poivrée a beaucoup d'âcreté; pure, elle cause une irritation brûlante sur les membranes muqueuses avec lesquelles on la met en contact; mêlée au sucre, dans les pastilles, son activité est réprimée dans son excès ; mais elle retrouve sa puissance aussitôt que le sucre qui divisait ses molécules s'est dissous dans les liquides contenus dans l'estomac, et elle peut alors faire du mal.

La menthe poivrée a plus d'énergie dans son action médicinale que les autres espèces de menthe. A doses égales, les changements organiques qu'elle fera naître auront plus d'intensité. Cependant sa force agissante a le même caractère : c'est une impression stimulante qu'elle fait sur les tissus vivants, c'est le même mode de médication qu'elle détermine, ce sont les mêmes services qu'elle rend à la thérapeutique. Comme on la met en usage dans les mêmes affections pathologiques, nous ne pourrions que répéter pour cette plante ce que nous avons dit pour les autres menthes.

MÉLISSE. *Melissæ citrinæ herba.* MELISSA OFFICINALIS. L. Plante vivace qui habite l'Italie, la Suisse, les provinces méridionales de la France, et que l'on trouve aux environs de Paris. On la nomme aussi *citronnelle*, parceque l'odeur qu'elle exhale rappelle celle du citron. On cultive cette plante dans les jardins.

La mélisse recèle une huile volatile blanche; mais ce principe n'est pas aussi abondant dans cette plante que dans les autres labiées que nous venons d'examiner. La mélisse paraît contenir, pour une très petite proportion, une matière extractive amarescente. On emploie les feuilles et les sommités de cette plante ; on les administre en poudre et le plus ordinairement en infusion dans l'eau bouillante. On en compose une eau distillée que l'on fait entrer dans les potions comme véhicule d'autres agents plus actifs. Cette plante est la base d'une composition fort usitée dans la médecine et dans la toilette, que l'on connaît sous les noms d'alcoholat de mélisse composé, d'eau spiritueuse de mélisse ou eau des carmes.

La mélisse a une odeur forte, une saveur chaude, piquante. Lorsqu'on l'administre à l'intérieur, elle fait naître les mêmes changements physiologiques que la sauge, le romarin, la menthe; mais sa force agissante a moins d'étendue, et à dose égale elle donne à ces changements une intensité bien moins prononcée. Toutefois c'est la même impression qu'elle porte sur les tissus vivants. Son contact avec la surface gastrique accroît l'énergie des forces digestives. Lorsque l'on en prend une assez grande quantité pour que ses principes se répandent dans tout le système animal, ils font sentir à tous les organes leur action stimulante: on voit naître les symptômes ordinaires de l'excitation générale du corps, la fréquence du pouls, la chaleur animale plus élevée, etc.

La thérapeutique s'est servie avec avantage de la faculté excitante que possède la mélisse pour rétablir la fonction digestive, pour combattre l'inertie de l'estomac. On donne dans ce cas, avant chaque repas, de quinze à vingt grains de sa poudre, ou un verre de son infusion.

On a attribué à la mélisse une vertu céphalique; on la recommande contre les migraines, les céphalées. Tant de causes opposées peuvent produire ces accidents, qu'il n'est pas permis de croire que le même remède puisse toujours être admis. Lorsqu'il y a irritation ou phlogose de l'arachnoïde, la mélisse peut-elle être salutaire? Quand cette plante s'est montrée utile, c'est qu'il a suffi de stimuler le cerveau et les nerfs, d'animer la vitalité de ces parties, pour dissiper les accidents dont se plaignait le malade. C'est encore à l'action excitante que la mélisse porte sur l'encéphale, au développement qu'elle détermine dans la vie cérébrale, qu'il faut rapporter les avantages qu'elle a procurés dans l'affaiblissement des organes des sens, de la mémoire, et des autres facultés morales. Les succès que l'on assure avoir obtenus de son usage dans la faiblesse des extrémités, dans des paralysies commençantes, dépendent aussi de l'action que ses principes exercent sur le cerveau et sur le prolongement rachidien. Peut-être décident ils alors, par leur impression stimulante, des résorptions salutaires de liquides exhalés dans les enveloppes de ces organes; peut-être font-ils disparaître d'autres lésions dont nous ne pouvons que conjecturer la présence et la nature; une tendance du tissu cérébral au ramollissement, un défaut de réparation nutritive, une oligotrophie de ce tissu, etc.

Des praticiens conseillent les composés pharmaceutiques de la mélisse, comme des remèdes éprouvés par l'expérience, dans les palpitations de cœur, les étouffements, les spasmes des femmes hystériques, etc. Si ces accidents dépendent de la perversion de l'influence que le cœur, le diaphragme, les muscles intercostaux, reçoivent du cerveau, de la moelle alongée, du système ganglionaire, ils doivent cesser dès que l'on aura rétabli l'intégrité de cette influence : mais l'action de la mélisse est-elle capable d'opérer ce résultat ? On prescrit trois ou quatre tasses de l'infusion de cette plante par jour.

On regarde la mélisse comme propre à faire couler les règles. Le mécanisme de son action emménagogue n'est pas difficile à concevoir. En excitant l'utérus, en donnant plus d'activité à cet organe, cette plante peut, lorsque les circonstances sont favorables à ce mouvement, appeler une congestion sanguine sur ce point du corps, et concourir ainsi efficacement à l'éruption des menstrues.

On a proposé de substituer la mélisse au thé; on regardait en même temps comme une pratique salutaire de prendre tous les jours plusieurs tasses d'infusion de cette plante. Ce régime peut convenir, au moins pour quelque temps, aux personnes d'une complexion molle ; mais il serait nuisible aux individus maigres, à ceux qui ont la fibre irritable. Bien des estomacs ne s'accommoderaient pas de ces excitations journalières : elles troubleraient bientôt l'exercice des digestions.

On s'est aussi servi du calament, MELISSA CALAMINTHA, L., qui a une composition chimique analogue à celle de la mélisse, mais dont les vertus médicinales paraissent plus faibles.

HYSSOPE. *Hyssopi folia vel summitates.* HYSSOPUS OFFICINALIS. L. Arbuste qui croît spontanément en Italie et dans la France méridionale. Il se plaît dans les lieux montagneux ; on le cultive dans les jardins.

On emploie en médecine les feuilles et les sommités fleuries de cette plante. Ces parties sont chargées d'une huile volatile de couleur jaune. Elles paraissent aussi contenir quelques principes amers ou acerbes. M. Planche a reconnu qu'elles recélaient du soufre. On administre cette plante en infusion dans l'eau : on met ordinairement une ou deux pincées d'hyssope pour deux livres de véhicule. On retire une eau distillée de cette plante ; on en compose un sirop, après y avoir fait macérer des sommités d'hyssope.

Cette plante a une odeur forte assez agréable. Sa saveur est chaude et piquante, mêlée d'un peu d'amertume. Elle exerce sur les organes la même action que les labiées qui précèdent, elle suscite dans le corps les mêmes effets physiologiques ; son impression sur les tissus vivants développe leurs propriétés vitales ; on voit, après son administration, les appareils organiques accélérer leurs mouvements, précipiter l'exercice des fonctions qui leur sont confiées. A ces produits, on reconnaît l'influence de l'huile volatile dont les molécules ont pénétré dans le sang. La puissance des autres principes que cette plante contient ne peut pas s'apercevoir. C'est cette force stimulante dont l'hyssope est dépositaire qu'elle met en jeu quand la thérapeutique l'emploie comme un moyen médicinal. C'est de l'exercice de cette force sur les organes malades, et des changements qu'elle suscite dans leur état actuel, que procèdent les avantages que l'on obtient de son usage dans le traitement de plusieurs affections pathologiques.

On pourrait se servir avec confiance de l'infusion de cette plante, prise avant le repas, pour donner plus d'activité aux fonctions digestives, pour augmenter la vie de l'appareil gastrique. Mais c'est surtout dans les affections du système pulmonaire que l'hyssope est recommandée. L'infusion, l'eau distillée, le sirop de cette plante sont regardés comme des agents doués d'une puissante vertu expectorante. Quand le tissu des poumons est dans une sorte d'atonie, quand la force expultrice de ces organes est affaiblie, l'administration de l'hyssope favorise visiblement la sortie des mucosités qui se trouvent dans les cellules pulmonaires, sans doute parceque ses principes réveillent la vitalité de l'appareil respiratoire. La propriété expectorante de cette plante n'est donc que sa propriété excitante vue en exercice sur les poumons dans un état pathologique.

On conseille l'hyssope, sous le titre de béchique, de plante pectorale, à la fin des rhumes, dans l'asthme humide, dans les catarrhes chroniques, lorsque l'on veut diminuer et faire peu à peu cesser la sécrétion exubérante que fournit la membrane muqueuse qui tapisse les voies aériennes. On désire alors, à l'aide de l'action stimulante que l'infusion ou le sirop d'hyssope exerce sur toutes les parties, et surtout sur les poumons, de changer l'état morbide de ces derniers, et de les ramener à une disposition plus naturelle. Les anciens auteurs disent que cette plante est incisive, résolutive, parceque, dans cette circonstance, elle tend à dissiper la congestion qui, fixée sur les organes respiratoires, entretient la formation des matières que l'on rend par l'expectoration.

On a vanté les bons effets de l'hyssope dans la phthisie. Nous ne parlerons pas des succès merveilleux que l'on assure avoir obtenus sur des personnes dont les poumons passaient pour être ulcérés. Il est certain que ces personnes avaient simplement des catarrhes chroniques, et les bons effets de l'hyssope deviennent faciles à concevoir. Quand on se sert de cette plante dans la phthisie, c'est seulement pour modérer quelque symptôme dominant, pour soulager le malade en favorisant l'expectoration, etc. Si l'on prétendait diriger cette plante contre la maladie, il suffirait de se représenter l'état où sont alors les poumons; on jugerait si une action stimulante peut quelque chose contre les effroyables lésions qui les ont dénaturés.

Ce végétal n'a pas le privilége de convenir particulièrement dans les maladies de la poitrine : la plupart des labiées rempliraient les mêmes indications. Dans la pratique de la médecine, la coutume exerce aussi son empire; et c'est par une sorte d'habitude que l'on choisit toujours l'hyssope, le lierre terrestre parmi les autres plantes de la même famille, lorsqu'il est question d'agir sur le système respiratoire.

Il est inutile de dire que l'hyssope doit être proscrite lorsqu'il existe de la chaleur, de l'irritation dans les voies aériennes, lorsqu'une toux sèche fatigue le malade et qu'il ne rend qu'un peu de mucosité quelquefois sanguinolente. Il est évident que les principes actifs de ce végétal exaspéreraient ces accidents, parcequ'ils animeraient davantage le travail morbide dont les organes pulmonaires sont le siége, parcequ'ils donneraient une nouvelle intensité au feu phlegmasique qui les occupe : ils augmenteraient la toux, la rendraient plus pénible, parcequ'ils supprimeraient toute sécrétion sur la membrane muqueuse des poumons : dans quelques cas même ces principes déterminent une sorte de spasme des cellules bronchiques, qui retient la matière de l'expectoration.

On dit que l'hyssope est emménagogue. Sa force stimulante la rend aussi propre que les autres labiées à susciter l'écoulement menstruel.

On se sert de l'infusion d'hyssope en gargarisme, en collyre, lorsque l'on veut, par une impression stimulante, donner un autre mode d'action à la surface de la gorge ou des yeux.

LIERRE TERRESTRE. *Hederæ terrestris herba.* GLECHOMA HEDERACEA. L. Plante vivace qui se trouve en Europe dans les lieux incultes, le long des haies, dans les endroits couverts.

On se sert en médecine des feuilles et des pousses fleuries du lierre terrestre, que l'on fait sécher avec soin. Ces productions contiennent de l'huile volatile, et une faible proportion de matière amère ou styptique, dont le sulfate de fer décèle la présence en faisant noircir l'eau chargée des principes de cette plante. On la donne en infusion : on en compose un sirop dont on fait un usage fréquent.

Le lierre terrestre a une odeur forte et peu agréable, une saveur chaude, piquante, un peu amère. Les qualités sensibles de cette plante sont plus prononcées quand on la recueille sur un terrain sec et élevé. L'opposition qui existe entre Cartheuser, qui a trouvé l'extrait aqueux de cette plante amer d'abord, puis d'une très grande âcreté, et Cullen, qui n'a nullement reconnu ces qualités dans les extraits du lierre terrestre, quoiqu'il les eût préparés avec soin, peut dépendre de ce que ce dernier opérait sur des plantes prises dans un sol humide et trop ombragé.

La force médicinale du lierre terrestre a le même caractère que celle des plantes labiées dont nous venons de nous occuper : seulement il y a peut-être, dans l'exercice de la vertu du lierre terrestre, une faible influence tonique due à l'action du principe amer contenu dans cette plante. Mais cette légère modification n'est pas facilement appréciable, elle mérite à peine d'être remarquée, quand on s'occupe de déterminer les indications thérapeutiques que l'on peut remplir avec le lierre terrestre. Les composés pharmaceutiques que l'on en retire font sur les tissus vivants une impression excitante, et c'est toujours un mode de médication semblable à celui de l'hyssope, de la menthe, etc., qu'ils provoquent. On a attribué au lierre terrestre une propriété diurétique ; cette plante a pu augmenter le cours des urines, en stimulant les reins, en développant leur action sécrétoire ; si l'on s'est servi de son infusion aqueuse, on a introduit dans le sang avec les principes du lierre terrestre une grande somme de liquide qui a fourni les matériaux de la sécrétion urinaire.

La thérapeutique trouve dans le lierre terrestre une faculté propre à stimuler les tissus vivants, à développer la vitalité de tous les organes. C'est surtout dans les maladies de l'appareil respiratoire que l'on a coutume de s'en servir. Les auteurs de matière médicale présentent cette plante comme une production pectorale, comme un excellent béchique. L'expérience clinique prouve que, pris à la fin des catarrhes, des péripneumonies, le sirop et l'infusion de lierre terrestre impriment aux poumons une salutaire excitation. Si, par la faiblesse matérielle de ces organes, ou seulement par un état d'atonie qui provient de ce que l'influence nerveuse qui les vivifie a éprouvé une diminution, l'expectoration se fait avec peine, ces composés médicinaux la favorisent. Cet effet s'observe souvent aussitôt après que l'on a avalé une cuillerée du sirop ou un verre de l'infusion de lierre terrestre. Il n'a pas d'autre cause que l'exercice de la faculté excitante de cette plante sur l'appareil respiratoire : ce que l'on a nommé la vertu pectorale, béchique ou expectorante du lierre terrestre, n'indique, ne représente que ces produits salutaires qui sont conditionnels ou éventuels. Cette plante cesse d'être utile, elle n'est plus béchique ni expectorante, lorsqu'il existe actuellement dans les organes pulmonaires de la chaleur, de l'irritation, de la phlogose : elle doit être proscrite avec soin dans l'hémoptysie active.

On conseille l'usage journalier de l'infusion de lierre terrestre aux personnes tourmentées par un asthme humide, par un œdème des poumons, par des mucosités qui se reproduisent sans fin dans les cellules bronchiales. Des praticiens ont aussi donné, dans ces cas, un demi-gros, un gros et plus de la poudre de ses feuilles, par jour. Dans ces affections, le tissu des poumons est comme ramolli, le ton, la vitalité de ces organes paraît affaiblie : est-il difficile de trouver la raison du soulagement que procure alors l'influence excitante et légèrement tonique de la plante qui nous occupe ?

Nous ne nous arrêterons pas à rechercher pourquoi on a tant fait l'éloge du lierre terrestre dans la phthisie; on sait que l'on donnait fréquemment ce nom à des catarrhes chroniques, et il est facile de concevoir comment l'excitation que cette plante porte sur les poumons a pu devenir utile dans ces dernières maladies. Mais on n'indiquerait pas aussi clairement la source du bien qu'elle doit faire dans la vraie phthisie. Que peut son action stimulante contre les lésions pathologiques qui constituent cette maladie, lorsqu'elles sont formées? Que pourrait opposer cette même action au travail morbide qui les précède ou qui les prépare? Cette plante s'opposera-t-elle à la formation des tubercules, à l'endurcissement du tissu pulmonaire? Fera-t-elle disparaître les cavernes qui se sont formées dans ce tissu?... Comme le mot phthisie emportait avec lui l'idée d'une ulcération des poumons, les auteurs ont concédé à cette plante une faculté détersive et vulnéraire, pour se fournir une raison de ses succès dans le traitement de cette maladie.

Marrube blanc. *Marrubii albi folia.* Marrubium vulgare. L. Plante vivace que l'on trouve dans les lieux incultes; elle est plus commune dans la partie septentrionale de l'Europe.

On se sert des feuilles et des sommités fleuries de cette plante, qui contiennent une huile volatile et un principe extractif assez abondant. Son extrait aqueux est inodore et amer; celui que laisse l'alcohol a une odeur assez marquée avec une amertume plus pénétrante, selon Murray. On donne le plus souvent le marrube en infusion; c'est une boisson difficile à prendre : on peut la faire plus chargée de principes médicinaux, et alors il suffit de l'administrer par cuillerées. L'extrait de marrube a beaucoup d'activité, et peut être employé en thérapeutique comme un moyen fort efficace.

Cette plante exhale une odeur forte et désagréable, elle cause, lorsqu'on la mâche, une saveur amère, mêlée d'âcreté. Son action sur les organes montre plus d'énergie que celle des autres labiées; son impression dure long-temps. Avec les effets qui appartiennent à la médication excitante, elle produit des changements qui décèlent une influence tonique : en même temps qu'elle excite les forces vitales, qu'elle accélère les mouvements organiques, elle détermine dans les tissus vivants un resserrement fibrillaire qui augmente leur vigueur matérielle.

La grande étendue de puissance que nous découvrons dans le marrube blanc annonce que la thérapeutique peut en tirer un parti très avantageux. L'infusion, l'extrait, le sirop de cette plante seront des moyens recommandables dans les maladies entretenues par la débilité, par l'atonie. Ils conviendront lorsque l'on voudra exciter l'action languissante d'un appareil organique, ranimer l'exercice tardif d'une fonction, etc. C'est surtout à la fin des catarrhes, des péripneumonies, que les médicaments tirés du marrube sont employés. On vante leurs bons effets lorsqu'il existe un relâchement, un gonflement morbide de la membrane muqueuse des voies respiratoires, lorsque les cellules bronchiques fournissent une grande abondance de mucosités, comme dans les toux des vieillards, dans quelques asthmes humides, etc. Les auteurs expliquent de diverses manières la vertu expectorante du marrube blanc. Ils assurent, par exemple, que cette plante a la faculté d'inciser les humeurs arrêtées dans le tissu des poumons, de rétablir leur circulation, etc. La pharmacologie enseigne que les avantages dont est suivi l'emploi de cette plante dans les maladies des organes respiratoires découlent de l'influence stimulante qu'elle exerce sur eux. Les principes actifs du marrube changent, dans beaucoup de circonstances, la nature de la sécrétion qui s'opère dans les cellules bronchiques, en modifiant l'état actuel de leur surface interne : ils diminuent de plus la quantité de cette sécrétion, en dissipant la congestion passive qui l'entretenait. Mais le produit le plus évident de l'administration du marrube, c'est le développement qu'il suscite dans le ton, dans la force matérielle et vitale du tissu pulmonaire. Aussitôt après avoir pris l'infusion ou le sirop de cette plante, le malade sent que l'expulsion des crachats devient plus facile : souvent aussi l'oppression diminue, la respiration est plus libre. Il est inutile de prévenir que ces remèdes ne conviennent plus, que leur emploi ferait beaucoup de mal, si les affections des poumons reconnaissaient un principe inflammatoire, si la toux était sèche et douloureuse, s'il existait de la chaleur, de l'irritation dans les voies aériennes.

Des auteurs estimables avancent que le marrube blanc a guéri des phthisies, qu'il a heureusement dissipé des collections de pus amassé dans la poitrine, qu'il a cicatrisé des ulcérations qui avaient leur siége dans le tissu des poumons, etc. Nous avouons que les médicaments tirés de cette plante ont une grande efficacité médicinale; qu'ils ont pu, à la suite de pleurésies, après que les symptômes inflammatoires ont été éteints ou abattus, aider la résorption de liquides épanchés dans la plèvre, causer d'autres effets, d'autres résultats aussi salutaires; mais nous savons aussi que la puissance des agents pharmaceutiques reconnaît des bornes bien restreintes lorsqu'il s'agit de l'opposer aux progrès d'une maladie organique et de réparer les désordres qu'elle a produits.

Nous conserverons également des doutes sur la guérison d'engorgements squirrheux du foie, que l'on assure avoir été opérée par l'usage journalier et prolongé du marrube blanc. Nous concevrions mieux son utilité quand ce viscère tend à l'oligotrophie, ou à un ramollissement de son tissu, ou à une dégénérescence jaune, même quand un point de son étendue éprouve un engorgement récent, un léger endurcissement, parceque l'impression continue des molécules du marrube peut changer le mode morbide de la nutrition et de l'absorption dans le foie, et par là combattre la modification morbide, réparer le désordre matériel que cet organe a éprouvé. C'est de ces succès que s'autorisent les auteurs qui admettent dans cette plante une propriété apéritive et fondante. Si l'on mêle dans un vase la décoction de marrube avec du sang, ce dernier devient aussitôt plus fluide : croirait-on que l'on a cru reconnaître dans cet effet l'exercice de la propriété fondante de cette plante? Ouvrez les auteurs de matière médicale, consultez le savant Murray lui-même.

On a préconisé le marrube blanc comme un moyen efficace pour exciter l'éruption des règles. Cette plante peut produire cet effet lorsqu'on la donne à forte dose, qu'elle ébranle tout le système artériel, qu'elle pousse avec force le sang dans le tissu des organes. Elle peut aussi amener une congestion menstruelle, lorsqu'on s'en sert à petites doses et pendant long-temps, parcequ'alors elle favorise les digestions, augmente l'hématose, éveille peu à peu la vitalité de la matrice. C'est ainsi que le marrube blanc s'est souvent montré efficace pour établir la menstruation dans des jeunes personnes faibles, délicates, pour dissiper la chlorose, etc.

On ne doit pas confondre avec la plante dont nous venons de parler le marrube noir ou la ballotte, *marrubium nigrum*, BALLOTA NIGRA, L., qui a les fleurs rouges, tandis que celles de la plante précédente sont blanches, qui s'en distingue de plus par une odeur très fétide. On a vanté le BALLOTA LANATA, L., comme un puissant diurétique.

CHAMÉDRYS. *Chamædryos herba.* TEUCRIUM CHAMÆDRYS. L. Cette plante, que l'on nomme aussi *germandrée* ou *petit chêne*, est vivace. Elle habite les coteaux secs et arides, les bois montagneux.

On emploie les tiges fleuries de cette plante, elles exhalent une odeur faiblement aromatique; elles donnent, lorsqu'on les mâche, une saveur amère. Le chamédrys contient de l'huile volatile; ce principe y est peu abondant, surtout quand on prend pour terme de comparaison la sauge, le romarin et les autres labiées. Mais cette plante recèle une matière extractive qui doit fixer notre attention, parcequ'elle se trouve dans la composition chimique de cette plante pour une proportion assez forte, et que son influence fait naître des effets importants.

On administre le chamédrys en poudre : on en fait souvent une infusion ou une décoction ; c'est la première préparation qu'il faut préférer quand on veut conserver les principes volatils; la décoction offrira quelque avantage quand on désirera se servir surtout des principes amers qui sont fixes : une infusion à chaud réunira les uns et les autres. On compose aussi un extrait de chamédrys.

L'analyse chimique et les qualités sensibles de cette plante annoncent en elle une double propriété : une propriété excitante qui émane de l'huile volatile, une propriété tonique qui appartient à la matière extractive. Ce que ces lumières auxiliaires de la pharmacologie font pressentir, l'expérience clinique le justifie ou le prouve : le chamédrys stimule le tissu des organes, presse leurs mouvements; en même temps, il détermine un resserrement de leurs fibres, il fortifie leur matériel. Hâtons-nous de prévenir que la force active du chamédrys a peu d'étendue. Cette plante produit bien deux sortes d'effets immédiats, mais ces effets restent toujours faibles, peu prononcés : le chamédrys n'occupera qu'un rang secondaire parmi les moyens excitants, comme parmi les toniques.

On a vu ce végétal décider un effet sudorifique, un effet diurétique, ou un effet emménagogue. Ces nouveaux produits de l'action de cette plante sur le système animal annoncent seulement une direction particulière de la puissance tonique et excitante dont elle est dépositaire sur la peau, sur les reins, ou sur l'utérus. Cette plante ne recèle point des facultés spéciales dont l'exercice alternatif provoquerait une abondante diaphorèse, un écoulement d'urine et la congestion menstruelle.

Le médecin doit regarder la poudre ou l'infusion de chamédrys comme un moyen propre à fortifier l'appareil digestif, à développer son activité : il en tirera un parti avantageux dans l'anorexie, dans la dyspepsie, dans les vices de la fonction digestive qui reconnaîtront pour cause l'inertie, la débilité matérielle ou vitale de l'appareil gastrique. On peut alors prendre, avant chaque repas, de vingt à trente grains de poudre de chamédrys, ou un verre de l'infusion aqueuse de cette plante.

On conseille les mêmes agents médicinaux dans les toux humides, dans l'asthme, dans les catarrhes chroniques, lorsque la membrane muqueuse des voies aériennes est relâchée, et qu'elle fournit une sécrétion morbide de mucosités. Le caractère de la vertu de cette plante, les effets immédiats qu'elle produit, montrent assez d'où procèdent les avantages que l'on obtient de son emploi dans ces affections. C'est parceque l'action du chamédrys fortifie le tissu pulmonaire, anime sa vitalité, que l'on recommande de ne pas s'en servir lorsqu'il y existe un travail inflammatoire.

On a souvent employé avec succès le chamédrys pour guérir des fièvres intermittentes. Si l'on veut, à l'aide de cette plante, suspendre les accès, on donne une dose de sa poudre ou de sa décoction assez élevée pour que tout le corps en sente fortement l'influence. On administre journellement des moindres quantités, si l'on désire seulement diminuer peu à peu l'intensité des accès jusqu'à ce qu'ils cessent tout-à-fait. On préfère, dans le traitement de ces affections périodiques, la décoction à l'infusion, parceque c'est surtout de la faculté tonique ou des principes amers et fixes du chamédrys que dérive sa vertu fébrifuge. On a loué l'usage du vin de chamédrys dans les fièvres intermittentes.

L'observation semble avoir confirmé l'utilité de cette plante dans les affections arthritiques : on conseille plusieurs tasses de son infusion dans le cours de la journée. On voit bien que la propriété tonique et excitante de ce moyen soutiendra l'énergie du centre gastrique ; mais il est difficile de concevoir l'influence que cette propriété peut avoir contre les mouvements fluxionnaires que le principe de la goutte détermine, et de motiver l'emploi de cette plante contre une maladie dont la cause n'est pas connue.

En consultant les auteurs de matière médicale qui ont parlé du chamédrys, on remarque qu'ils ne conseillent pas cette plante dans les maladies pour lesquelles ils recommandent les autres labiées ; que, d'un autre côté elle est regardée comme un remède sûr dans des affections contre lesquelles on ne met pas habituellement en usage la sauge, la menthe, la mélisse, etc. L'observation clinique confirme donc que le chamédrys ne ressemble pas aux autres plantes de la famille naturelle à laquelle il appartient ; et que, pour son emploi médical, il doit en être distingué.

MARUM OU GERMANDRÉE MARITIME. *Mari veri herba.*

seu summitates. TEUCRIUM MARUM. L. Cette plante croît dans les lieux maritimes de la Provence ; on la trouve en Espagne. On la nomme aussi l'herbe aux chats, parceque l'odeur qu'elle exhale plaît beaucoup à ces animaux et les met dans un état d'agitation fort bizarre. Le marum contient de l'huile volatile et un principe extractif ; il est fortement aromatique et donne une saveur âcre et amère. Il agit comme sternutatoire lorsqu'on l'écrase et qu'on l'approche du nez. Cet effet est encore plus marqué quand on aspire la poudre.

Cette plante recèle une propriété stimulante qui a une grande énergie. Les praticiens l'ont toujours trouvée très efficace quand ils ont voulu exciter les appareils organiques, accélérer les mouvements de la vie ; elle a surtout répondu à leur attente quand ils l'ont administrée pour réveiller la vitalité du cerveau, du prolongement rachidien, de tout le système nerveux ; car c'est de l'excitation imprimée à l'appareil cérébral que procèdent les avantages qu'elle a procurés dans les céphalées, dans les faiblesses musculaires, dans les tremblements des membres, dans les paralysies, etc.

Nous ne nous arrêterons pas à exposer la cause de l'effet sudorifique, diurétique, emménagogue, que cette plante a souvent produit. Il est évident que c'est encore sa vertu excitante qu'il faut voir en action sur la peau, les reins ou l'utérus, pour concevoir ces évacuations. Son utilité dans le catarrhe chronique, dans l'asthme humide, dans le scorbut, etc., dépend de la même cause. Le marum possède une force excitante très développée ; dans toutes les occasions où l'on aura besoin de stimuler un seul organe ou tout le corps, on pourra avec confiance employer cette plante.

SCORDIUM. *Scordii herba.* TEUCRIUM SCORDIUM. L. On trouve cette plante dans les lieux marécageux du midi de la France : on la nomme aussi *germandrée aquatique*. Elle a une odeur forte, pénétrante, qui rappelle celle de l'ail : elle donne une saveur amère. Cette plante est rarement employée ; elle entre dans la composition de l'électuaire diascordium, auquel elle a donné son nom.

Le scordium possède une vertu excitante et tonique. Que l'administration de son infusion ait provoqué l'établissement d'une diaphorèse, c'est un produit bien simple de l'excitation que ressent alors l'appareil dermoïde. Il n'est pas plus difficile de reconnaître la source des éloges qu'on lui a donnés pour son efficacité dans les anorexies, la dyspepsie, dans les affections catarrhales chroniques, dans les maladies vermineuses, etc. : sa propriété excitante rend raison de tous ces effets.

MARJOLAINE. *Majoranæ herba.* ORIGANUM MAJORANA. Desfont. ORIGANUM MAJORANOIDES. Wilden. Cette plante, originaire de Barbarie, est cultivée dans tous les jardins. Elle contient de l'huile volatile d'où l'on a tiré les 0,10 de camphre. Elle exhale une odeur très aromatique ; elle a une saveur chaude, légèrement amère. Sa poudre produit une excitation de la membrane olfactive, et donne lieu à l'éternument. Cette plante exerce une impression stimulante sur les organes, elle augmente leur vitalité : on s'en est servi avec succès pour réveiller l'appétit, favoriser les digestions, soutenir des sueurs critiques, etc., etc. On la met dans les sachets que l'on porte sur la région de l'estomac pour fortifier cet organe.

DICTAME DE CRÈTE. *Dictamni cretici folia.* ORIGANUM DICTAMNUS. L. Arbuste qui croît dans les fentes des rochers, sur le mont Ida. Les feuilles, recouvertes d'un duvet épais et blanc, ont une odeur aromatique, une saveur chaude et piquante; elles recèlent des principes excitants. L'infusion de ces feuilles donne lieu aux effets qui caractérisent la médication excitante, et peut servir contre les affections pathologiques que produit une faiblesse vitale ou matérielle des organes. Nous ne parlerons pas des merveilleuses propriétés que les anciens attribuaient à cette plante, et que les poëtes ont célébrées: on sait que l'animal percé d'une flèche voyait le fer sortir de son corps et sa blessure se guérir aussitôt qu'il avait pu manger du dictame. *Æneidos, lib.* 12.

LAVANDE. *Lavandulæ flores.* LAVANDULA SPICA. L. Arbuste qui croît dans le midi de l'Europe, et que l'on cultive dans les jardins. Ce végétal recèle une huile volatile d'où l'on a tiré les 0,25 de camphre. Ses sommités fleuries exhalent une odeur agréable; elles ont une saveur chaude, légèrement amère. Elles recèlent une propriété stimulante qu'elles doivent à l'huile volatile dont nous venons de parler: cette propriété a souvent rendu des services importants à la thérapeutique. Des praticiens recommandables vantent l'usage de l'infusion de lavande pour exciter l'appareil encéphalique, pour augmenter sa vitalité et l'influence vivifiante des nerfs; on la conseille dans les tremblements des membres, dans les vertiges, dans les céphalées, etc. Annoncer que cette plante agit sur le corps vivant, en stimulant les organes, c'est en même temps déclarer qu'elle doit être proscrite lorsqu'il existe une irritation ou une phlogose des méninges, du cerveau, du prolongement rachidien ou des cordons nerveux, lorsqu'il y a une congestion sanguine vers la tête, de la pléthore, etc.

Nous citerons encore quelques autres espèces de la famille des labiées, dont l'art de guérir se sert avec succès. Le *stœchas*, LAVANDULA STOECHAS, L., indigène en Espagne, en Italie, dans le midi de la France; le *chamæpitys* ou *ivette*, TEUCRIUM CHAMÆPITYS, L., plante annuelle qui vient dans les terres arides, qui a une odeur forte et résineuse, une saveur amère, et que l'on a vantée dans les affections arthritiques; le *serpolet*, THYMUS SERPYLLUM, L., qui couvre les pelouses, les coteaux arides; le *thym*, THYMUS VULGARIS, L., arbuste commun sur les collines sèches des provinces méridionales, que l'on cultive dans nos jardins, et que l'on emploie surtout dans nos cuisines comme assaisonnement; la *sarriette*, SATUREIA HORTENSIS, L., qui sert aux mêmes usages. Nous pourrions encore ajouter le *basilic*, OCYMUM BASILICUM, L., l'*agripaume*, LEONURUS CARDIACA, L., etc., etc.

Famille naturelle des plantes ombellifères.

Les plantes qui composent cette famille sont remarquables par leurs caractères botaniques; on croirait qu'elles sont primitivement sorties d'un même moule, et qu'elles ont seulement subi quelques variations qui suffisent à peine pour les distinguer les unes des autres. L'affinité qui les tient rapprochées est si évidente, que, dans toutes les distributions systématiques, les ombellifères forment une classe particulière.

La composition chimique de ces plantes offre de même une grande analogie. Quand leur végétation est assez avancée, elles sont remplies d'un suc propre, de nature gommo-résineuse, elles recèlent toutes beaucoup d'huile volatile. Cette analogie ne paraît plus exister pour leurs propriétés actives; le plus grand nombre des ombellifères exhalent une odeur aromatique, possèdent une vertu stimulante : mais plusieurs espèces ont une odeur repoussante ou vireuse et un goût désagréable; parmi celles-ci, il en est, comme la grande ciguë, la ciguë aquatique, la petite ciguë, etc., qui sont des poisons violents : au lieu de se borner à stimuler les tissus vivants, leur action les phlogose; elles altèrent de plus la vie cérébrale, elles causent des vertiges, du délire, des mouvements convulsifs, etc.

On est étonné de trouver parmi les plantes ombellifères des racines alimentaires et des racines médicinales; mais nous ferons remarquer que les premières appartiennent à des espèces bisannuelles, comme la carotte, le panais; nous ajouterons que l'on recueille ces racines deux mois environ après avoir semé les plantes qui les fournissent, et toujours avant l'évolution de la tige; alors la composition chimique du corps radical est encore imparfaite; il est entièrement formé d'un mucilage nutritif; le suc propre, qui plus tard remplira ses filières, n'a pas eu le temps de se produire. Au contraire, les racines médicinales sont toujours vivaces; c'est après le développement de plusieurs tiges qu'on les prend : celles qui fournissent l'assa fœtida, le galbanum, l'opopanax, comptent quatre années d'existence : on attend que la végétation ait engendré le suc propre qui donne du prix à ces racines.

Les graines des plantes ombellifères sont remplies d'une huile volatile logée dans leur tunique extérieure. M. Planche a reconnu la présence du soufre dans ces graines. Elles servent assez fréquemment en médecine.

ANGÉLIQUE. *Angelicæ sativæ radix, herba, semina.* ANGELICA ARCHANGELICA. L. Plante qui croît en France, dans le Piémont, dans la Suisse, sur les Pyrénées, et qui est abondante dans la Laponie, dans la Bohême, la Norwège. On la cultive dans les jardins. Cette plante est bisannuelle : on peut la rendre vivace en l'empêchant de fleurir ; car c'est l'acte de la fructification qui l'épuise et la fait ordinairement périr.

On emploie toutes les parties de l'angélique ; sa racine est fusiforme ; on ne la recueille que la seconde année et lorsqu'elle est chargée de sucs propres : ces derniers, jaunes et épais, sont tellement abondants au printemps, qu'ils s'en écoulent lorsqu'on y fait une incision. Ce suc, de nature gommo-résineuse, exhale une forte odeur de musc. (Guibourt, *Hist. des drog. simp.*) Cette racine a une odeur aromatique particulière ; sa saveur est chaude d'abord, elle devient ensuite légèrement amère ; elle renferme de l'huile volatile, de la résine, de l'inuline, une matière extractive. Une livre de cette racine donne ordinairement un gros d'huile volatile, trois à quatre onces d'extrait alcoholique résineux et balsamique, et cinq à six onces d'extrait aqueux d'une odeur faible. Dans les pays du Nord on mange les jeunes pousses de l'angélique; elles sont remplies de principes doux, mucilagineux, susceptibles de se convertir en chyle. Les sucs propres, à peine formés, servent seulement à assaisonner les matériaux fades et nourriciers qui la constituent. Les tiges un peu plus avancées sont recherchées des confiseurs; ils en font une préparation très agréable et très estimée; c'est l'angélique confite. Cette tige a conservé son arôme; le sucre remplit son parenchyme, enveloppe toutes ses fibres; c'est une friandise très délicate. Les confiseurs préfèrent l'angélique qui vient d'un sol humide et ombragé, parcequ'elle a une saveur plus douce; ils estiment moins celle qui s'est développée dans un terrain sec et exposé au soleil, parcequ'elle a trop de force. En pharmacologie, on choisirait cette dernière; ses propriétés médicinales sont plus énergiques. Les graines contiennent beaucoup d'huile volatile; c'est de ce principe que dérivent leurs vertus.

On administre la racine et les graines d'angélique en infusion dans l'eau; quand cette boisson est sucrée, elle est fort agréable. On tire aussi de ces productions un vin médicinal et une teinture alcoholique. M. Chaumeton faisait une espèce de punch en versant, sur une once d'angélique coupée par morceaux, deux livres d'eau bouillante, et en ajoutant à cette infusion une once et demie d'eau-de-vie, trois onces de sirop de vinaigre, et quelques gouttes d'huile volatile de citron.

Tous les composés que l'on fait avec l'angélique ont une propriété excitante très prononcée. Leur arrivée dans la cavité gastrique s'annonce par un sentiment de chaleur à l'épigastre, qui décèle l'agression des principes actifs qu'ils recèlent : bientôt l'exercice plus rapide des diverses fonctions de la vie atteste que le tissu des organes qui les exécutent est aiguillonné. L'expérience prouve que l'infusion, le vin, la teinture d'angélique, rendent le pouls plus fort et plus fréquent, la chaleur animale plus développée, etc. Les vertus stomachique, cordiale, sudorifique, emménagogue, que l'on a attribuées à cette plante ne sont autre chose que cette même propriété excitante de l'angélique, dont on considère le pouvoir sur l'organe gastrique, sur le cœur et les vaisseaux sanguins, sur le système cutané et sur l'utérus.

L'angélique mérite une pleine confiance dans toutes les maladies où une impression stimulante peut être utile : elle promet des succès contre les vices de la digestion qui dépendent d'un affaiblissement matériel des tuniques de l'estomac et des intestins ou d'une inertie de ces organes, suite d'une diminution de l'influence qu'ils reçoivent de leurs nerfs ; alors on la prescrit à petites doses avant le repas. Un verre d'infusion de la racine ou des graines, une cuillerée du vin médicinal que l'on fait avec ces productions, pourront alors opérer une modification salutaire dans l'état anatomique et dans la vitalité de l'appareil digestif, exciter l'appétit s'il était perdu, faciliter les digestions. Donnée à une dose assez élevée pour que sa puissance s'étende jusqu'au cerveau, l'angélique a aussi servi à combattre des céphalées, des pesanteurs de tête, des engourdissements, des vertiges. On la conseille dans la faiblesse et le tremblement des membres, dans la paralysie. C'est son opération sur l'appareil cérébral qu'il faut alors apprécier : il faudrait en même temps pouvoir déterminer de quelle nature est la lésion qui produit les accidents pathologiques que l'on espère faire cesser avec la substance qui nous occupe. Les principes de l'angélique peuvent par leur action stimulante décider l'absorption d'une sérosité qui comprimait l'encéphale ou la moelle épinière, rétablir ces parties dans leur condition physiologique, arrêter même les progrès d'un ramollissement de la substance cérébrale, de son oligotrophie, etc.

Des médecins allemands assurent avoir trouvé les préparations de l'angélique des remèdes efficaces vers la fin des fièvres ataxiques et nerveuses. Il est important de ne point perdre de vue que, dans ces maladies, il y a phlogose des méninges encéphaliques et spinales, et que, si la puissance stimulante de l'angélique peut se rendre salutaire, c'est seulement, après que le travail inflammatoire a cessé, pour obtenir la résorption des liquides que peut contenir l'arachnoïde, de la sérosité qui s'est accumulée dans les ventricules du cerveau et dans le canal vertébral, pour stimuler l'appareil cérébral et lui rendre son activité, sa condition naturelle. Ajoutons qu'il faut que l'état actuel des organes gastriques permette l'administration de l'angélique. On dit que l'on a opposé cette plante avec succès aux palpitations de cœur. L'excitation de la moelle épinière et du système ganglionaire suffit-elle pour changer le mode d'influence morbide que ces parties exercent alors sur ce viscère ? Est-ce là ce qui arrête le désordre que l'on observait dans les mouvements du cœur ?

Dans les catarrhes pulmonaires qui existent sans accidents inflammatoires, l'infusion d'angélique est prescrite comme une boisson propre à faciliter l'expectoration. On vante son usage dans la chlorose; en stimulant tout le système animal, et surtout l'utérus, elle peut alors rendre des services. Dans cette affection, on doit prendre un verre d'infusion d'angélique plusieurs fois par jour, et en continuer l'usage long-temps.

L'impératoire, IMPERATORIA OSTRUTHIUM, L., la livèche, LIGUSTICUM LEVISTICUM, L., plantes vivaces qui croissent dans les prairies des montagnes, ont des qualités analogues à celles de l'angélique. Ces plantes produisent les mêmes effets immédiats: elles se sont montrées utiles dans les mêmes affections pathologiques.

La racine de persil, APIUM PETROSELINUM, L., contient un suc propre aromatique, et possède une faculté excitante; elle est employée pour exciter l'action sécrétoire des reins, pour augmenter le cours des urines.

CERFEUIL, *cerefolii seu chærophylli herba*. SCANDIX CEREFOLIUM. L. Plante annuelle qui vient spontanément dans les contrées méridionales de l'Europe, et que l'on cultive dans tous les jardins potagers. Ses feuilles sont admises dans nos cuisines; elles servent à assaisonner un grand nombre de mets dont elles corrigent la fadeur, et qu'elles aromatisent. Les feuilles de plusieurs autres plantes ombellifères sont employées aux mêmes usages, celles de persil, de fenouil, de céleri.

On prend ordinairement les jeunes pousses du cerfeuil pour mêler à nos aliments : cette plante a, dans ce cas, une odeur agréable et une saveur légèrement âcre : elle contient de plus des principes muqueux, susceptibles de se convertir en chyle. Plus avancé dans sa végétation, le cerfeuil recèle un suc propre, aromatique, qui a une faculté médicinale assez prononcée. On a retiré de ses feuilles une huile essentielle d'un jaune de soufre (Thompson). Le cerfeuil entre souvent dans la composition des sucs d'herbes. Il est un des ingrédients ordinaires des bouillons d'oseille : mais l'ébullition dissipe la plus grande partie de ses principes stimulants, qui sont volatils ; il ne reste plus dans ces bouillons que les sucs muqueux de cette plante ; l'addition du cerfeuil ne les empêche donc pas d'avoir une qualité rafraîchissante.

Les matériaux volatils du cerfeuil agissent sur les tissus vivants en les stimulant. Cette plante a souvent produit des effets diurétiques, sans doute parcequ'elle augmentait la vitalité et l'action sécrétoire de l'appareil rénal. On assure même que le cerfeuil a déterminé la menstruation, qu'il a été emménagogue : n'oublions pas cependant que son activité a peu de développement, et que ses effets excitants ne peuvent pas acquérir beaucoup d'intensité.

On a vanté le suc dépuré de cerfeuil, ou sa décoction dans le petit-lait, comme un secours efficace dans les obstructions des viscères, dans la jaunisse. On conseille aussi ces mêmes préparations pharmaceutiques dans l'asthme, dans les catarrhes chroniques, dans les maladies de la peau, dans le scorbut. Geoffroy, dans sa matière médicale, recommande le suc de cerfeuil dans l'hydropisie, et assure l'avoir souvent vu rétablir le cours des urines. Dans ces diverses affections, il semble que c'est la faculté stimulante du cerfeuil qui peut produire des effets utiles; mais, en même temps, des praticiens assurent que cette plante a une faculté rafraîchissante, qu'elle diminue la chaleur du sang, etc. Comment concilier ces opinions contraires? Suffirait-il de penser que les derniers se servaient des jeunes pousses du cerfeuil, qu'ils y trouvaient des sucs muqueux, émollients, et peu de principes excitants? Ceux qui ont vu le cerfeuil stimuler les organes, et provoquer une excitation de tout le système, employaient-ils cette plante plus développée, chargée de sucs propres, d'huile volatile, etc.? Devient-elle alors un agent thérapeutique doué d'une certaine efficacité?

On applique cette plante en cataplasme sur les engorgements laiteux, sur les tuméfactions des glandes, etc.

Nous nous contenterons de noter ici le cerfeuil musqué, SCANDIX ODORATA, L., plante vivace qui croît spontanément dans les Alpes, dans les montagnes de nos provinces méridionales, en Italie. On emploie au printemps les jeunes pousses de cette plante comme une matière alimentaire dans quelques contrées du Nord. Quand ses sucs propres sont formés, elle exhale une odeur forte qui rappelle celle de l'anis; elle recèle une propriété stimulante. On a conseillé le suc dépuré de cerfeuil musqué dans l'hydropisie, comme un puissant diurétique. On s'est aussi servi du vin dans lequel on avait mis macérer cette plante.

Anis, *anisi vulgaris semina.* On connaît sous ce titre, en pharmacie, les graines du PIMPINELLA ANISUM, L., plante qui vient spontanément en Égypte, et que l'on cultive en Europe. Les graines que l'on nous apporte des pays méridionaux sont plus aromatiques et plus estimées que les nôtres.

On retire des graines d'anis, par la distillation, une huile essentielle qui est blanche, plus légère que l'eau, et qui devient solide à une température de dix degrés au-dessus de zéro. On administre rarement ces graines en poudre : le plus ordinairement on les met infuser dans l'eau bouillante : la dose est d'un gros, un gros et demi par pinte de liquide. Ce véhicule se charge des principes actifs de l'anis, s'empare de sa propriété : on peut obtenir le même résultat avec le vin et l'alcohol. Les confiseurs recouvrent ces graines de sucre, et en font ainsi des dragées. On se sert quelquefois de l'huile essentielle d'anis : on en met six, huit, douze gouttes pour quatre onces de potion.

L'anis a une faculté stimulante bien prononcée ; les composés pharmaceutiques que cette graine fournit, aiguillonnent les tissus vivants, accélèrent l'action des appareils organiques, déterminent les phénomènes qui appartiennent à la médication excitante. L'impression de ces composés sur la surface intestinale cause un sentiment de chaleur, occasione souvent une constipation, de la soif, etc.

Cette force active devient utile dans la thérapeutique ; elle a servi pour augmenter la vitalité de l'appareil digestif, pour réveiller l'appétit, pour rendre les digestions plus faciles et plus régulières. Les graines d'anis ont la réputation d'être de puissants carminatifs. Leur action stimulante se montre salutaire quand les flatuosités dépendent de l'accumulation et du séjour trop prolongé des matières fécales dans les gros intestins. Ils conviennent encore quand les gaz intestinaux sont occasionés par l'usage d'aliments lourds et indigestes, ou quand ces gaz sont la suite d'une digestion imparfaite, irrégulière, parceque les organes qui exécutent cette fonction sont dans un état de faiblesse matérielle ou seulement vitale. Si les flatuosités accompagnaient une irritation ou une phlogose; si des portions d'intestins entraient dans un état de tension, d'érection; si la pneumatose était le produit de cette condition morbide, l'impression excitante de l'anis augmenterait les accidents.

On ajoute, dans quelques préparations pharmaceutiques, les graines d'anis aux ingrédients purgatifs, pour prévenir les coliques que ces derniers ont coutume de faire naître. L'anis ne peut avoir la faculté de s'opposer à cet accident, qui tient à l'opération des purgatifs sur la surface intestinale. Au contraire, en développant la vitalité de cette surface, l'anis doit rendre plus vive, plus marquée, l'impression du médicament cathartique, comme nous l'exposerons en traitant du mélange des excitants avec les purgatifs.

Coriandre, *coriandri semina*, graines du coriandrum sativum, L., plante annuelle, abondante dans le midi de l'Europe, cultivée dans les pays du Nord. Ces graines contiennent une huile volatile de couleur citrine. On les administre ordinairement en infusion dans l'eau bouillante. Chargé des principes de ces productions aromatiques, ce véhicule jouit de la faculté de stimuler les tissus vivants. On met en usage cette boisson, quand on veut exciter l'appétit, corriger l'atonie ou la langueur de l'organe gastrique, chasser des flatuosités qui proviennent de digestions irrégulières. On s'est servi avec succès de l'infusion chaude de coriandre pour provoquer la sueur : la température de la boisson, l'action des principes volatils qu'elle recèle sur l'appareil circulatoire et sur la peau, l'abondance de liquide qui pénètre alors dans le corps, procureront sûrement cet effet, si l'individu se tient au lit, s'il est bien couvert, si, en un mot, le froid extérieur ne s'oppose pas à la diaphorèse. On a regardé la coriandre comme le correctif du séné : il est vrai que cette graine peut masquer un peu l'odeur de la substance purgative ; mais elle n'a point la faculté spéciale de prévenir les coliques que l'action de celle-ci sur les intestins occasione souvent.

Fenouil, *fœniculi vulgaris semina*, graines de l'Anethum fœniculum, L., plante bisannuelle, qui croît dans les lieux secs du midi de la France, et que nous cultivons dans nos jardins. Ces graines recèlent une huile essentielle de couleur verte, qui se fige, et prend une consistance butiracée, quand le thermomètre descend à cinq degrés au-dessous de zéro. On administre ces graines en infusion dans l'eau.

L'huile essentielle qu'elles contiennent leur donne la propriété de stimuler les tissus vivants ; ces graines provoquent les mêmes effets immédiats que l'anis et la coriandre, et sont employées contre les mêmes affections pathologiques. Les graines de fenouil et d'anis passent pour augmenter le lait des nourrices; elles peuvent produire cet effet, 1° en excitant directement l'action sécrétoire des organes mammaires; 2° en augmentant l'appétit, en rendant les digestions meilleures, en faisant pénétrer dans le sang une plus grande proportion des principes propres à la formation du lait. N'oublions pas que l'huile essentielle de ces graines est absorbée, et que ses molécules passent dans le liquide nutritif que nous venons de nommer.

Les graines de carvi, CARUM CARVI; de cumin, CUMINUM CYMINUM; d'aneth, ANETHUM GRAVEOLENS; de carotte, DAUCUS CAROTA; de daucus de Crète, ATHAMANTHA CRETENSIS, L., etc., contiennent de l'huile volatile, possèdent une propriété stimulante, et rendent à la thérapeutique les mêmes services que celles dont nous venons de parler. On mêle du cumin à l'avoine pour donner de l'appétit aux chevaux. M. Bouillon-Lagrange a retiré des graines de carotte, à l'aide de la distillation, une huile volatile d'un jaune pâle: la décoction contenait du muriate de chaux; un principe amer, et du tannin. (*Journ. de pharm.*, décem. 1815.)

Les auteurs de matière médicale accordent aux graines des ombellifères une propriété diurétique. Ces substances portent sur tous les tissus une impression excitante: elles ne peuvent augmenter le cours des urines qu'en stimulant l'appareil rénal, qu'en développant sa vitalité, qu'en pressant ses mouvements sécrétoires; aussi les désigne-t-on sous le nom de diurétiques chauds.

ASSA OU ASA FOETIDA. *Assæ fœtidæ gummi.* Substance gommo-résineuse extraite de la racine du FERULA ASSA FOETIDA. L. Plante vivace qui croît dans plusieurs contrées de l'Asie et surtout de la Perse. Cette plante se trouve dans les plaines et dans les lieux montagneux ; on préfère, pour l'extraction de la matière qui nous occupe, les individus qui viennent dans les plaines, parcequ'ils en fournissent davantage que ceux qui habitent sur les montagnes.

Kempfer nous a fait connaître le procédé suivi pour l'extraction de l'assa fœtida. On choisit d'abord des racines qui aient au moins quatre ans d'existence : c'est vers le milieu du printemps et avant l'évolution de la tige que l'on retire le suc propre qu'elles contiennent : après le développement de la tige il en reste peu. On met à découvert la partie supérieure de ces racines, qui sont souvent plus grosses que le bras, même que la cuisse ; on la dépouille des feuilles qu'elle porte. Quelque temps après, on y fait une section transversale ; un liquide épais, blanc comme de la crème, d'une odeur pénétrante, couvre bientôt la plaie : on le laisse sécher à l'air et au soleil, puis on l'enlève avec soin. Pendant sa dessiccation, ce suc change de couleur, il devient brun et visqueux. On fait une nouvelle section à la racine, se bornant seulement à enlever la superficie ; on obtient un nouveau produit ; on renouvelle cette opération jusqu'à ce que la racine soit épuisée. Ce suc récent est d'une extrême fétidité, parcequ'il contient alors beaucoup de parties volatiles qui se répandent dans l'air. En se desséchant, il perd de son odeur. Quand il est à l'état de siccité parfaite, il est peu aromatique, il a en même temps beaucoup moins d'activité : observation qui devient très importante lorsque l'on veut juger la valeur thérapeutique de cette substance. Elle explique peut-être le désaccord qui existe parmi les praticiens au sujet de l'efficacité médicinale de cette gomme-résine : ceux qui la choisissent molle, très odorante, lui reconnaissent une grande force ; elle paraît inerte à ceux qui se servent d'une assa fœtida sèche, inodore, privée de ses principes volatils.

On trouve l'assa fœtida dans le commerce en morceaux agglutinés d'une couleur brune ou fauve ; dans l'intérieur on remarque des points blancs ; exposée à l'air et à la lumière, l'assa fœtida acquiert une couleur plus foncée ; elle prend un aspect rougeâtre. Elle est beaucoup plus soluble dans l'alcohol que dans l'eau.

M. J. Pelletier s'est occupé de l'analyse de cette substance ; il a trouvé, dans 50 grammes d'assa fœtida, 32,50 d'une résine particulière qui se colore en rouge par son exposition à la lumière : cette résine ne conserve l'odeur de l'assa fœtida que tant qu'elle reste imprégnée d'une portion d'huile essentielle ; on y distingue une seconde odeur aromatique qui serait agréable si elle était isolée : 1,80 d'huile volatile à laquelle l'assa fœtida doit son odeur et son âcreté, 9,72 d'une gomme semblable à la gomme arabique, 5,83 d'une matière analogue à la gomme de Bassora, des traces de malate acide de chaux. (*Bullet. de pharm.*, tom. 3.)

L'assa fœtida, en contact avec l'intérieur de la bouche, produit une sensation âcre et chaude ; elle exhale une odeur d'une fétidité singulière, que l'on a comparée à celle de l'ail, mêlée à des émanations putrides. On prescrit cette substance le plus ordinairement en pilules. On choisit cette forme pharmaceutique, parcequ'elle est propre à masquer l'odeur de l'assa fœtida, à rendre son administration moins difficile. La dose est de 12 à 24 grains et au-delà. On trouve dans les pharmacies une teinture d'assa fœtida ; on en donne à la fois cinq à six gouttes dans une cuillerée de véhicule : on s'en sert rarement à l'intérieur. On fait fréquemment prendre cette gomme-résine en lavement, et ce mode d'administration paraît favorable aux succès thérapeutiques, quand une condition morbide de l'estomac, une excessive susceptibilité ou un état d'irritation de ce viscère, ne permet pas de porter dans son intérieur des substances stimulantes. Pourrait-on penser que cette gomme-résine, qui nous cause tant de répugnance, est employée par les Indiens pour assaisonner leurs mets ? Ils la regardent comme un excellent stomachique ; elle est chez eux un condiment distingué. On s'étonne moins de la bizarrerie de ce goût quand on voit des friands rechercher avec avidité l'ail et surtout certains fromages à demi putréfiés.

La propriété active de l'assa fœtida est facile à caractériser. Des faits nombreux prouvent que l'usage de cette gomme-résine stimule les tissus vivants, augmente l'activité des organes, suscite en un mot une médication excitante. Les Indiens connaissent bien l'influence que cette substance exerce sur l'appareil digestif, ils y ont recours pour aiguiser leur appétit. Ils ont remarqué que son usage journalier donnait au corps de l'em bonpoint, sans doute en faisant manger davantage, et en favorisant l'exercice des digestions. Souvent les premières prises d'assa fœtida provoquent quelques déjections alvines, qui tiennent à l'impression immédiate que cette matière stimulante porte sur la surface intestinale. Lorsque l'on prend une forte dose de ce corps gommo-résineux, ses molécules se répandent dans tout le système, tous les tissus organiques sentent leur puissance : le pouls devient plus élevé, le cours du sang s'accélère, la chaleur animale se développe, la perspiration cutanée devient abondante. Dans l'Inde, l'assa fœtida est un moyen que l'on emploie pour éveiller les désirs vénériens. On éprouve de plus, pendant que le corps est sous la puissance de cet agent médicinal, des inquiétudes, de l'agitation, de l'anxiété, comme l'a remarqué Murray. (*Ouvr. cité.*) Administrée dans une affection inflammatoire, elle a exaspéré tous les accidents fébriles, autre preuve du caractère stimulant de son opération sur les tissus organiques. On a remarqué enfin que les humeurs excrétées des individus qui faisaient usage de cette substance, étaient imprégnées de son odeur. On assure que la transpiration des Indiens, qui en prennent journellement, est extrêmement fétide.

Tous les effets que nous venons d'énumérer sont des attributs de la médication excitante ; ils attestent qu'une impression stimulante est alors portée sur toutes les parties du corps. L'assa fœtida paraît exercer une très forte influence sur l'encéphale, sur le prolongement rachidien, ainsi que sur les cordons ou les plexus nerveux. C'est de cette influence que nous ferons dépendre l'anxiété, l'agitation, les inquiétudes, etc., que les malades éprouvent parfois après l'ingestion de cette substance.

Rappelons-nous que, dans la famille naturelle où se trouve le végétal qui nous fournit cette gomme-résine, sont réunies la grande ciguë, la ciguë aquatique, la petite ciguë, l'œnanthe, etc., plantes dans lesquelles existent des principes qui attaquent fortement l'appareil cérébral, qui causent du délire, des vertiges, des tremblements des membres, des convulsions, un état tétanique, épileptiforme, des congestions sanguines dans le cerveau, etc. L'assa fœtida n'aurait-il pas un faible degré de cette puissance si forte, si violente, dans les plantes que nous venons de nommer?

Si les principes de l'assa fœtida ne portent sur l'appareil cérébral qu'une impression excitante, comment pourrons-nous trouver la raison des succès que cette substance a procurés dans le traitement d'une foule d'affections, qui, distinctes en apparence par leur siége et par les accidents qui les caractérisent, procèdent toutes de la lésion d'un point de l'encéphale, du prolongement rachidien, ou de leurs enveloppes, ou bien des plexus nerveux, et qu'en pathologie on a confondues sous le titre commun de maladies nerveuses ou spasmodiques? Ainsi on a souvent vu l'assa fœtida, introduite dans l'estomac ou injectée dans les gros intestins, faire subitement cesser des spasmes de l'œsophage, des hoquets rebelles, des étouffements, des accès d'asthme, des palpitations de cœur, des vomissements, des crampes d'estomac, des coliques, etc., etc. On s'en est aussi servi avec avantage pour réprimer des mouvements convulsifs. Quand ces affections ont cédé à l'emploi de l'assa fœtida, elles étaient une lésion purement vitale des organes où elles se montraient, et ces derniers n'avaient subi aucune altération matérielle grave; la cause de ces affections se trouvait dans l'appareil cérébral, et de là elle retentissait, au moyen des communications nerveuses, dans les organes qui occupent la poitrine et le bas-ventre? Si cette cause était une irritation, un travail phlegmasique, il serait difficile de concevoir que l'assa fœtida pût la détruire; il semblerait au contraire que les molécules de cette gomme-résine devraient exaspérer cette modification morbide. Les praticiens savent que les médicaments excitants et diffusibles que l'on administre comme antispasmodiques, ne sont pas des remèdes sûrs, que trop fréquemment ils augmentent le mal au lieu de le calmer. Il est vrai toutefois que la lésion de l'encéphale et du prolongement rachidien qui provoque les accidents dont nous venons de parler, offre un caractère particulier qui la distingue des irritations que nous observons sur les autres tissus de l'économie animale. Cette lésion cesse d'une manière inattendue, et se reproduit à des intervalles variés: elle affecte souvent une marche périodique; elle se montre par accès. Elle diminue et elle augmente sans cesse. Elle a une singulière mobilité, elle s'étend, se concentre, se déplace, et souvent parcourt toutes les régions de l'encéphale, du prolongement rachidien, tous les plexus nerveux en très peu de temps: selon le lieu qu'elle attaque, on voit les organes qui correspondent avec lui éprouver aussitôt un trouble, un désordre dans leurs mouvements, dans l'exercice de leurs fonctions. L'opération de l'assa fœtida ne peut-elle pas avoir un caractère particulier qui la rende propre à combattre quelques lésions spéciales de l'appareil cérébral ?

Lorsque l'assa fœtida arrête un vomissement prolongé, qu'elle modère ou fait cesser une crampe d'estomac, des coliques, on peut croire que c'est la modification que cette substance imprime aux nerfs gastriques et intestinaux, et par propagation à la partie de l'encéphale ou de la moelle épinière, d'où ils émanent, qui amène cet heureux effet. C'est aussi par un changement dans l'état actuel des nerfs de la surface gastro-intestinale, et par communication de tous ceux de la poitrine et du bas-ventre, que l'assa fœtida réussit à arrêter le cours désordonné de l'innervation, et à modérer, même à faire cesser un spasme de l'œsophage, un hoquet, un accès d'asthme, des palpitations de cœur, des mouvements convulsifs, etc. L'action de ses principes absorbés sur l'encéphale et sur le prolongement rachidien peut y contribuer. L'impression topique de cette gomme-résine peut aussi devenir une opération dérivative ou révulsive salutaire.

On assure que l'on a employé avec avantage l'assa fœtida contre les névralgies ; si ces maladies sont produites par une phlogose des cordons nerveux, si c'est l'inflammation de leur enveloppe ou de leur substance qui cause la douleur que les malades ressentent (les neurites ou les névrilémites), il reste à expliquer comment les molécules de l'assa fœtida, qui doivent irriter ces parties, parviennent au contraire à combattre leur état morbide, et à ramener les nerfs à leur condition naturelle.

Des praticiens racontent qu'ils ont vu l'assa fœtida, donnée dans le typhus contagieux et dans d'autres fièvres ataxiques, calmer des spasmes, des convulsions et divers autres phénomènes nerveux. Quand on pense que ces symptômes sont produits par une irritation, une phlogose des méninges, de l'encéphale ou du prolongement rachidien, on s'étonne de voir l'assa fœtida affaiblir ces lésions, diminuer les accidents qui en procèdent. On se demande si l'assa fœtida a une action spéciale sur l'appareil cérébral. Mais ne s'est-on pas laissé abuser par une fausse expérience? L'assa fœtida a pu déterminer une congestion sanguine encéphalique ou rachidienne; cet engorgement aura suspendu l'influence nerveuse, tous les signes de l'irritation auront cessé. Ou bien l'assa fœtida était sèche, inerte, et son action stimulante n'a pas eu lieu.

La propriété excitante que possède l'assa fœtida a rendu d'autres services à la thérapeutique. C'est par elle que cette substance a guéri des fièvres intermittentes : Bergius vante sa vertu fébrifuge. C'est encore de la propriété excitante de l'assa fœtida que naît sa qualité emménagogue : elle ne détermine la menstruation qu'en stimulant le tissu de l'organe utérin, peut-être aussi en imprimant une secousse au système artériel, en accélérant le cours du sang. On retrouvera encore le produit de la même force active, dans les effets expectorants que Cullen a vu produire à cette substance. Son influence sur le tissu pulmonaire réveillera la vitalité de ce dernier; elle pourra donc servir à rétablir l'énergie expultrice des poumons lorsqu'elle est affaiblie, à favoriser l'expectoration lorsqu'elle est difficile. On vante l'assa fœtida comme un puissant vermifuge : on assure que cette matière fait périr les vers intestinaux par les émanations dont elle remplit le canal alimentaire.

On a quelquefois appliqué l'assa fœtida sur les tumeurs indolentes, pour y déterminer un mouvement qui décidât leur résolution ou leur suppuration.

SAGAPENUM. Ce suc gommo-résineux est le produit d'une ombellifère : on pense qu'il est fourni par le FERULA PERSICA qui croît dans la Médie. Ce suc vient en masses sous forme de larmes rougeâtres à sa surface, blanches en dedans. Son odeur est désagréable ; elle se rapproche de celle de l'assa fœtida, mais elle est plus faible ; sa saveur est âcre et un peu amère. M. J. Pelletier a soumis à l'analyse chimique cinquante grammes de cette substance, il en a retiré, 27,13 de résine, 15,97 de gomme, 0,80 de gomme insoluble et matières étrangères ; 0,20 de malate acide de chaux ; et 5,90 d'huile volatile. (*Bullet. de pharm.* tom. 3.) Le sagapenum a une propriété excitante ; il peut convenir dans tous les cas où l'on veut stimuler un appareil organique ou tout le système : c'est là ce qui l'a rendu emménagogue, expectorant, etc. On se sert rarement aujourd'hui de cette matière médicinale.

GOMME AMMONIAQUE. *Gummi ammoniacum.* On est encore incertain de quel végétal découle cette gomme-résine : seulement, les caractères botaniques des graines que l'on trouve mêlées avec elle font penser que la gomme ammoniaque est fournie par une plante ombellifère. Olivier croyait qu'elle provenait du FERULA PERSICA. Wildenow a semé la graine qui accompagne toujours cette substance ; il en a obtenu un *heracleum* qu'il nomme HERACLEUM GUMMIFERUM ; mais cette expérience est-elle bien concluante? D'autres prétendent que c'est le FERULA FERULAGO, Desfont., qui donne la gomme-résine qui nous occupe. Quoi qu'il en soit, la gomme ammoniaque nous vient d'Égypte et des Indes orientales. Il paraît qu'on l'a d'abord retirée d'une contrée de l'Egypte où Jupiter Ammon avait un temple, et que c'est de là que lui vient le nom d'ammoniaque.

Cette substance est solide, on la trouve en larmes blanches qui en vieillissant deviennent jaunes, et en masses jaunâtres considérables, dont l'intérieur présente des morceaux de la grosseur d'une amande, qui sont plus blancs et plus purs. Elle a une saveur légèrement amère et désagréable, une odeur faible. Lorsque l'on distille la gomme ammoniaque avec l'alcohol ou avec l'eau, il ne passe aucun principe de cette substance dans le produit de la distillation. Cent parties de cette gomme résine, soumises par M. Braconnot à l'analyse chimique, ont fourni 18,4 de gomme ; 70 de résine, 4,4 d'une matière glutiniforme insoluble dans l'eau et dans l'alcohol, 6 d'eau; 1,2 de perte. (*Annal. de chimie*, tom. 68.) On donne la gomme ammoniaque en pilules, ou en solution dans un véhicule convenable.

La gomme ammoniaque exerce sur les tissus vivants une impression stimulante. Quand on la donne à une dose élevée, comme vingt grains à la fois, elle occasione des nausées, de la soif, un vif sentiment de chaleur à la région épigastrique, même des déjections alvines. Ces effets n'ont plus lieu si l'on emploie des quantités moindres de cette matière gommo-résineuse, comme de quatre à six grains : son impression se borne dans ce cas à éveiller l'activité des forces gastriques, à favoriser l'exercice de la digestion. Quel que soit le produit de l'opération immédiate de la substance qui nous occupe sur la surface intestinale, il est toujours indépendant des changements ultérieurs que l'on aperçoit dans les divers appareils du système animal, lorsque l'on administre une dose assez forte de cette substance pour que ses principes absorbés rendent son influence générale. En effet, une excitation se manifeste alors sur tous les points du corps : celle-ci est évidemment le produit de l'impression que font sur tous les tissus les molécules de la gomme ammoniaque que l'absorption a importées dans les canaux circulatoires.

Est-il étonnant que l'on vante cette substance comme un puissant expectorant, dans les catarrhes chroniques, dans l'asthme humide, dans les péripneumonies fausses, etc. ? Lorsque des mucosités toujours renaissantes semblent remplir les bronches, que l'action expultrice des poumons paraît affaiblie, que les efforts de la toux sont insuffisants pour débarrasser les voies respiratoires, le praticien trouve dans la gomme ammoniaque une ressource précieuse. L'impression qu'elle porte sur les nerfs de la surface gastrique se transmet aussitôt à ceux des poumons; de plus, les molécules de ce corps gommo-résineux qui pénètrent dans les vaisseaux vont aiguillonner le tissu de ces organes : aussi l'observation démontre-t-elle qu'après l'usage de cette substance, l'expectoration devient plus facile et plus abondante, l'oppression diminue, le malade se sent soulagé. Est-il impossible qu'après une irritation ou une phlogose de la plèvre, qui a provoqué une exhalation morbide de sérosité, l'action de cette substance en décide l'absorption ? La gomme ammoniaque serait-elle inutile dans l'œdème des poumons ? On emploie avec succès, comme un puissant moyen incisif, une potion faite avec un gros environ de gomme ammoniaque, une once d'oxymel scillitique ou de sirop de lierre terrestre, et quatre onces d'eau distillée d'hyssope, de menthe ou de roses : on la donne par cuillerées.

La gomme ammoniaque passe pour un excellent emménagogue. Quand on administre cette substance, son influence stimulante s'étend à tout le système animal ; mais si l'on considère seulement son action sur l'appareil utérin, on reconnaîtra que, dans bien des cas, elle peut aider la formation de la congestion sanguine qui précède et amène l'écoulement menstruel. La nature des effets immédiats que suscite cette substance annonce qu'elle convient principalement quand les règles sont retenues par un défaut de vitalité de l'utérus, ou par une débilité qui embrasse tout le corps, comme cela se remarque souvent dans les jeunes filles qui habitent les grandes cités.

Parlerons-nous de la vertu fondante que les auteurs de matière médicale attribuent à la gomme ammoniaque ? Avant de chercher à éclaircir le caractère de cette vertu, à exposer le mécanisme de son opération thérapeutique, il faut bien s'entendre sur l'espèce de lésion pathologique que l'on désigne par les titres d'engorgement, d'embarras, d'obstruction; car la matière médicale prend toujours pour guide les lumières de la pathologie, et ses explications sont claires pour les affections dont la nature est bien connue. Si l'usage de la gomme ammoniaque a dissipé des intumescences de viscères, c'est qu'elles étaient dues seulement à un ramollissement de leur tissu avec congestion sanguine : l'impression stimulante que cette substance porte sur ces parties, est bien propre à combattre la modification morbide qu'elles ont alors éprouvée, à les ramener par un autre mode de nutrition à leur condition naturelle. Mais si ces intumescences viscérales étaient causées par une hypertrophie, la gomme ammoniaque pourrait augmenter le mal, en ajoutant encore à l'énergie de l'action assimilatrice. Si elles étaient formées par un endurcissement des tissus organiques, cette substance aurait-elle la puissance de corriger cette altération matérielle, en donnant dans ce point du système animal un autre jeu à l'absorption et à la nutrition, en renouvelant en quelque sorte la partie malade? Enfin la gomme ammoniaque serait nuisible, si l'intumescence était produite par un travail inflammatoire. Aussi à mesure que l'anatomie pathologique a fait des progrès, et que l'on s'est occupé davantage de déterminer le caractère, la nature des lésions morbides que l'on appelait embarras, obstructions des viscères, on a vu devenir plus rare l'usage des pilules que l'on employait si souvent sous le nom de fondantes, et que l'on composait avec la gomme ammoniaque, l'extrait des plantes chicoracées, des plantes amères, le savon, etc.

On emploie fréquemment en topique la substance gommo-résineuse qui nous occupe. On en recouvre les tumeurs indolentes; elle y excite un mouvément intestin qui détermine leur résolution ou qui hâte leur suppuration. Elle entre dans la composition de l'emplâtre fondant, de ciguë, diachylum gommé, etc. C'est toujours une force stimulante que la gomme ammoniaque met en jeu; cette force explique les succès de son usage extérieur comme ceux de son usage interne.

GALBANUM. *Galbani gummi.* Suc gommo-résineux que l'on retire du BUBON GALBANUM. L. Cette plante croît dans l'Asie et dans l'Afrique. On pratique des incisions au collet de sa racine; il en découle un suc laiteux qui s'épaissit à l'air. Ce suc nous vient en masses de diverses formes; il est roussâtre à l'extérieur, plus blanc en dedans et tacheté; il offre souvent une sorte de transparence.

M. Pelletier a retiré de 50 grammes de galbanum 33,43 de résine, 9,64 de gomme, 3,76 de bois et corps étrangers, 3,17 d'huile volatile et perte, des traces de malate acide de chaux. Le galbanum a une odeur désagréable, une saveur âcre et amère. Il fait sur les tissus vivants une impression stimulante; aussi les auteurs recommandent de ne l'employer qu'avec précaution, lorsque le pouls est vif et fréquent, lorsqu'il existe un état fébrile. On attribue au galbanum les mêmes vertus thérapeutiques qu'à la gomme ammoniaque : on le conseille dans l'asthme humide, dans les catarrhes chroniques, lorsque l'on veut faciliter l'expectoration. On le cite comme un moyen emménagogue, un antispasmodique, un carminatif, éprouvés par l'expérience. On l'administre de la même manière et à la même dose que la gomme ammoniaque.

Opopanax. *Gummi opopanax, opopanacum.* Gomme-résine que nous trouvons en grumeaux ovoïdes, durs, rougeâtres en dehors, variés de jaune et de rouge en dedans. Elle découle, sous la forme d'un suc laiteux, du collet des racines du Pastinaca opopanax, L., auxquelles on fait des incisions : on laisse durcir ce suc au soleil. La plante qui fournit cette substance croît spontanément dans les provinces méridionales de la France, en Italie et dans le Levant. C'est dans cette dernière contrée que cette plante fournit le suc gommo-résineux qui nous occupe. Gouan assure qu'en France ce suc est seulement gommeux, et non point résineux ; d'un autre côté, les chimistes ont remarqué qu'il n'y avait pas de constance dans les proportions de gomme et de résine qui composent cette substance. C'est dans l'influence du climat et dans l'âge de la plante que l'on doit trouver la raison de la dissemblance qui existe dans la constitution intime de ce produit végétal.

M. Pelletier a soumis l'opopanax à l'analyse chimique; il a obtenu de cinquante grammes : résine, 21; gomme, 16,70; extractif, 0,80; amidon, 2,10; acide malique, 1,40; ligneux, 4,90; cire, 0,15; huile volatile et perte, 2,95; des traces de caoutchouc. Cette substance exhale une odeur désagréable; elle imprime sur la langue une sensation de chaleur et d'amertume; elle a une action excitante pour tous les appareils organiques. Quand on en donne à la fois une forte dose, comme un demi-gros ou un gros, son contact devient pénible pour la surface intestinale; il en résulte des déjections alvines. On la regarde comme propre à faire couler les règles; on la conseille dans l'asthme, dans les toux humides, dans les maladies du cerveau, dans la paralysie. Les diverses vertus qu'on lui a attribuées ne sont toujours que sa propriété excitante vue sur un point particulier du corps, ou considérée dans les résultats de son exercice sur des individus actuellement malades.

Famille naturelle des crucifères.

Les plantes crucifères semblent former un peuple à part dans le monde végétal. Si elles portent des caractères botaniques bien tranchés, elles sont en même temps distinguées par une composition intime qui leur est propre. Nous devons surtout signaler ici ce principe âcre, volatil, pénétrant, dont elles recèlent toutes une proportion plus ou moins forte. La nature de ce principe est encore mal déterminée : on l'a comparé à l'alcali volatil; d'autres ont pensé qu'il se rapprochait des acides : on dit que c'est une espèce d'huile volatile, parcequ'on ne connaît pas dans les produits de la végétation une matière à laquelle elle ressemble plus qu'à celle-ci par ses propriétés physiques et par ses qualités sensibles. Toutefois il faut convenir que le principe des crucifères n'est point une huile volatile comme celle des labiées, et que ce principe leur appartient comme la forme de leurs fleurs et celle de leurs fruits.

On a retiré des plantes crucifères du soufre, même du phosphore. On pense qu'elles recèlent de l'azote ; c'est même par la présence de cet élément que l'on explique pourquoi ces plantes se putréfient si facilement, et pourquoi elles exhalent alors une odeur d'ammoniaque avec une fétidité insupportable.

Les plantes de cette famille contiennent de plus une grande quantité de fécule, d'albumine et de mucilage. On peut juger de l'abondance de ces matériaux quand on procède à la dépuration du suc de ces plantes.

On pourrait distinguer des matériaux médicinaux et des matériaux alimentaires dans la composition intime des crucifères : ces plantes fournissent à l'homme autant d'aliments que de médicaments. En se représentant l'intérieur de ces végétaux, on voit que ce sont leurs parties albumineuses, amilacées et mucilagineuses qui nourrissent ; on reconnaît en même temps que les propriétés médicinales des crucifères procèdent du principe âcre et pénétrant qui les caractérise. Remarquons que, si l'on cherche une nourriture dans ces plantes, on les prend à une époque peu avancée de leur végétation. C'est quelques semaines seulement après les avoir semées, et avant la sortie de la tige, que l'on récolte les navets, les raves, les radis [1]. Alors on ne trouve dans la constitution

---

[1] Pourquoi la bonté du Créateur n'a-t-elle pas permis que nous obtenions les tubercules farineux de la pomme

de ces racines que des matériaux doux, susceptibles de former du chyle; le principe actif y est rare, et sert seulement à corriger la fadeur des autres matières. Les feuilles du chou que l'on mange sont blanches, tendres, étiolées : la cuisson les dépouille encore de leur odeur et de leur saveur, etc. On se conduit autrement quand on demande aux crucifères des agents médicinaux. On laisse au principe âcre et volatil, qui fait le mérite de ces agents, le temps de se former. Ce n'est plus la première année de sa végétation que l'on récolte la racine de raifort sauvage pour des emplois thérapeutiques. On attend le moment de la floraison pour trouver dans le cresson son activité médicinale aussi développée qu'elle peut l'être.

Les plantes crucifères perdent une grande partie de leur odeur et de leur saveur par la dessiccation : leur puissance médicinale s'affaiblit en même temps;

---

de terre aussi facilement que nous obtenons les racines du radis, du navet? Peut-on concevoir le résultat d'une pareille ressource : la pomme de terre sortant en six semaines d'une graine, la possibilité d'en faire plusieurs récoltes par an, d'en semer dans les moments de disette, etc.? au lieu que nous ne prenons les tubercules de la solanée parmentière qu'au moment des récoltes, qu'après que cette plante a poussé ses tiges, que quand elle est parvenue à sa fructification. Loin de sortir d'une graine, ces tubercules sont eux-mêmes destinés par la nature à reproduire l'année suivante de nouveaux individus : c'est un don que la plante nous fait en mourant.

elle procède de la même cause. Aussi recommande-t-on d'employer toujours ces plantes dans un état de fraîcheur : les pharmaciens n'en conservent pas dans leurs officines. Il n'y a d'exception que pour la graine de moutarde : ce privilége vient de ce que les semences ont une vie latente qui défend leur substance contre l'altération qu'éprouvent les feuilles, les écorces, les fleurs, etc. ; la graine de moutarde, que l'on garde dans un vase, ne se dessèche pas.

Les productions médicinales que fournissent les crucifères font une vive impression sur toutes les surfaces vivantes. Les émanations qui s'en échappent irritent la conjonctive, et donnent lieu à une grande effusion de larmes : leur action sur la membrane olfactive offense les nerfs qui la recouvre, et produit un mouvement instantané, une sensation violente et douloureuse : ces productions, mises dans la bouche, échauffent cette cavité et celle de la gorge : appliquées sur la peau, elles la rubéfient, et souvent elles y déterminent un effet vésicant : prises en petites quantités à la fois, elles ouvrent l'appétit, et favorisent l'acte de la digestion : l'homme les mêle comme assaisonnement à sa nourriture : si on les donne à haute dose, elles tourmentent l'organe gastrique, elles occasionent une vive chaleur à l'épigastre, des douleurs d'estomac, des rapports, des nausées, etc. Lorsque le principe d'où les crucifères tirent leur activité est assez abondant dans la matière végétale que l'on ingère pour que ses molécules se répandent dans le corps, tous les tissus, tous les organes éprouvent sa puissance : les sécrétions sont plus fortes, on ressent une ardeur, une irritation générale. Mais ce grand mouvement dure peu : les molécules qui causent ces effets immédiats ne tardent pas à paraître dans les humeurs excrétées, dans la transpiration cutanée, dans l'urine, dans le lait, etc.

RAIFORT SAUVAGE. *Raphani rusticani* seu *armoraciæ radix.* Racine du COCHLEARIA ARMORACIA. L. Plante vivace qui se trouve dans quelques contrées de la France : elle habite les lieux humides, près des ruisseaux; on la cultive dans les jardins. On la connaît aussi sous les noms de *cran*, de *cranson rustique*, de *grand raifort.*

Cette racine est cylindrique, épaisse et blanche; elle recèle une grande proportion du principe volatil des crucifères, et ce principe montre en elle une puissante activité. Par la distillation, elle fournit un peu de matière huileuse plus pesante que l'eau, et dans laquelle on retrouve les qualités âcres et pénétrantes du principe dont nous venons de parler : cette racine contient aussi de l'albumine et de la fécule. On en a extrait du soufre. Bien qu'elle perde par la dessiccation beaucoup de son odeur et de sa saveur, elle conserve encore de la force, de la vertu; séchée et mise en poudre, on en fait dans le Nord une sorte de moutarde, en l'humectant avec le vinaigre.

Pour les usages pharmaceutiques, on recommande de prendre toujours la racine de raifort fraîche : l'eau, le lait, la bierre, le vin, l'alcohol s'emparent de ses matériaux médicinaux et des propriétés qui y sont attachées. On la coupe par petits morceaux, et on la met infuser dans ces excipients pendant vingt-quatre heures, ayant soin de bien boucher le vase dont on se sert. On peut verser l'eau ou le lait bouillant sur la racine de raifort râpée; au bout de quelques instants, le véhicule possède toute l'énergie médicinale de cette racine. On fait un vin de raifort en mettant une à deux onces de cette substance infuser dans deux livres de vin blanc.

Les organes des sens trouvent dans le raifort une propriété agissante très développée. Les émanations qui s'en échappent blessent la conjonctive et la membrane olfactive; en contact avec l'intérieur de la bouche, cette racine donne un sentiment de chaleur; appliquée sur la peau, elle la rend plus rouge, plus sensible, etc. Jusqu'ici l'action du raifort nous présente un caractère irritant; mais quand on suit l'influence qu'il exerce sur tout le système, et que l'on examine les effets que les molécules de cette substance produisent après leur absorption, on reconnaît qu'elle agit sur les organes en les piquant, en les aiguillonnant. Ce qui était pour les surfaces internes et externes une irritation devient une excitation pour les fibres qui constituent les appareils organiques. Sous l'impression des principes actifs du raifort, les premières se contractent plus vite, ce qui rend les mouvements des derniers plus rapides.

Lorsque l'on administre à l'intérieur une forte dose d'une préparation de raifort, on observe un ordre de symptômes qui partent de l'estomac, et qui attestent que ce viscère supporte avec peine l'impression que le médicament fait sur sa surface intérieure : une chaleur profonde qui correspond à l'épigastre, une sorte de malaise général produit par la sympathie qui existe entre l'organe gastrique et toutes les parties du corps, des nausées, même des vomissements, etc. Ces accidents sont passagers; car si le raifort a une action vive, pénétrante sur les voies alimentaires, elle est en même temps peu tenace; elle s'évanouit bien vite. C'est après ces premiers effets que se manifestent les changements généraux auxquels donnent lieu les molécules du raifort qui ont été absorbées, comme un pouls plus fréquent, une ardeur interne universelle, des sécrétions plus abondantes, principalement celle des urines, etc.

La racine de raifort sauvage passe, à juste titre, pour un moyen stomachique efficace; mais on ne donne que des petites quantités de cette substance quand on veut seulement agir sur l'appareil digestif. Dans ce cas, elle aiguise l'appétit, elle fait manger davantage et digérer plus vite; de plus, en stimulant l'organe du goût, elle éveille sa faculté sensitive, et l'on perçoit mieux la saveur des mets. Il est des pays où l'on fait un usage habituel de la racine de raifort aux repas : on la mêle aux aliments; c'est pour cela qu'on la nomme moutarde des capucins, moutarde des Allemands.

Justement renommé par sa vertu stimulante, le raifort est indiqué surtout dans les affections pathologiques qui, produites par l'inertie, par la débilité matérielle ou vitale des tissus organiques, réclament un remède propre à redonner de l'activité à tout le système animal, ou seulement à quelques unes de ses parties. Tous les jours nous voyons les composés pharmaceutiques dont cette racine est la base, signaler leur efficacité dans la longue série des maladies qui semblent produites ou entretenues par un vice scrophuleux. Ce sont des secours précieux lorsqu'il existe une tendance à l'intumescence des ganglions lymphatiques, une mollesse ou une nutrition insuffisante de tous les tissus, un développement trop marqué du système cellulaire, une pâleur profonde, etc. Dans ce cas, on donne, le matin, à midi et le soir, deux cuillerées de vin de raifort, ou mieux encore, d'un vin dans lequel on a mis infuser avec le raifort un amer tonique, comme la fumeterre, la ménianthe, la gentiane, etc. C'est sans doute à la possession d'une double vertu, excitante et tonique, que le vin et le sirop antiscorbutique doivent la réputation bien méritée qu'ils ont acquise. L'action stimulante du raifort seule serait trop passagère; les changements salutaires qu'elle détermine dans les actes de la vie sont maintenus par l'influence plus durable, plus opiniâtre de la vertu tonique. Quoi qu'il en soit, les effets immédiats qui suivent l'impression des médicaments dont nous venons de parler ne sont pas la source unique des avantages thérapeutiques que procure leur emploi; il faut aussi compter le produit du nouveau mode d'exercice qu'ils font prendre aux fonctions nutritives; il faut avoir égard à la restauration que reçoit alors la complexion intime du sang et des tissus organiques.

Il n'y a point, en pharmacologie, de célébrité qui surpasse celle du raifort pour la guérison du scorbut. Que ne doit-on pas attendre de la faculté excitante de cette plante dans une maladie qui énerve toutes les forces organiques, si la nourriture du malade et les autres moyens diététiques favorisent le traitement? car c'est un usage prolongé et journalier du raifort qui peut seul procurer dans ce cas des succès: sa force curative se lie aux effets bienfaisants des aliments, de l'air, etc.

Dans les catarrhes chroniques, dans l'œdème des poumons, on voit le raifort faire rendre des quantités considérables de crachats, puis diminuer peu à peu la sécrétion des mucosités que fournissent les bronches, parceque l'action de ses molécules dissipe le gonflement atonique du tissu pulmonaire, et surtout de la membrane muqueuse qui tapisse l'intérieur des voies aériennes. On conçoit facilement pourquoi les auteurs recommandent de ne point se servir de cette plante quand la toux est accompagnée de sécheresse de poitrine ou de crachement de sang.

Il semble que tous les moyens qui excitent les forces de l'estomac soient favorables aux goutteux, hors des accès, et à ceux qui sont tourmentés d'un rhumatisme chronique. Est-ce là ce qui a rendu le raifort utile dans les maladies dont nous venons de parler. Bergius, qui attribue à cette racine une vertu anti-arthritique, en faisait prendre tous les matins, pendant un mois, une forte cuillerée, râpée ou coupée en très petits morceaux. On avalait cette racine sans la mâcher, et l'on buvait par-dessus huit onces d'infusion des sommités du genévrier. Bergius dit que ce remède échauffe à peine l'estomac, si ce n'est vers la fin du traitement. Pilé et appliqué sur le lieu qu'occupe le rhumatisme, le raifort a quelquefois procuré du soulagement ; il agit alors comme un topique rubéfiant.

Le raifort est conseillé dans l'hydropisie : l'infiltration cellulaire du corps, ou un épanchement séreux dans ses cavités, sont des phénomènes pathologiques qui tiennent ordinairement à des causes que cette racine n'a pas la puissance de détruire. Cependant, comme elle excite fréquemment la sécrétion des urines, elle peut devenir, dans ces affections, un secours très utile : souvent le raifort a diminué notablement l'oppression des hydropiques. On a vu cette racine déterminer l'expulsion des vers intestinaux : en traversant les voies alimentaires, elle agit à la fois sur le tissu des intestins, dont elle augmente la vitalité, et sur les vers qui doivent être blessés par l'impression mordicante des principes dont cette racine est remplie.

COCHLÉARIA. *Cochleariæ hortensis herba.* Feuilles du COCHLEARIA OFFICINALIS. L. Plante annuelle que l'on trouve dans nos jardins, où elle se resème d'elle-même, et qui croît dans les lieux maritimes de l'Europe septentrionale, en Angleterre, dans la Belgique, etc. On rencontre le cochléaria au bord des ruisseaux, sur les hautes montagnes. On l'appelle aussi *herbe aux cuillers.* Son nom vient de la forme de ses feuilles radicales, qui sont arrondies, épaisses et concaves.

Ce sont surtout ces feuilles que l'on emploie en médecine : on les prend toujours fraîches : on en a retiré une matière huileuse, de couleur jaune. M. Tordeux a constaté que l'extrait de cette plante contenait du nitrate de potasse. Le suc dépuré de cochléaria conserve toute la vertu de cette plante : elle cède ses matériaux actifs et ses propriétés médicinales à l'eau ; à la bière, au vin, à l'alcohol. En distillant cette plante avec ce dernier liquide, on obtient l'alcoholat de cochléaria. Celui que l'on connaît dans les pharmacies sous le nom d'esprit ardent de cochléaria est le produit de la distillation de l'alcohol sur la racine de raifort pilée et sur les feuilles de cochléaria.

Ces feuilles possèdent à un degré assez marqué les qualités sensibles des crucifères ; elles causent sur l'organe du goût une sensation d'âcreté avec quelque chose d'amer. Si l'on administre à l'intérieur un composé qui contienne les principes actifs du cochléaria, ces derniers se répandent dans tout le système ; ils aiguillonnent les organes, ils accélèrent leurs mouvements. Leur action sur les reins augmente la sécrétion des urines ; sur la peau, cette action donne plus d'énergie à la fonction exhalante de cette surface ; sur le canal intestinal, elle déterminera l'expulsion des flatuosités qui y séjournent : de là les vertus diurétique, diaphorétique, carminative, que les auteurs concèdent à cette plante.

Le cochléaria entre dans la composition du vin antiscorbutique : sa faculté active contribue aux vertus que ce médicament recèle et aux avantages qu'il procure dans le traitement de beaucoup de maladies. Il n'est pas difficile de décider pourquoi cette plante est utile quand le corps est dans un état de cachexie, quand les fonctions réparatrices du matériel des organes sont languissantes ; quand il y a bouffissure générale, pâleur de la peau, faiblesse musculaire, etc.

On fait mâcher des feuilles de cochléaria aux personnes qui ont les gencives relâchées, des ulcérations autour de la racine des dents, l'haleine fétide, etc.

CRESSON DE FONTAINE. *Nasturtii aquatici herba*. SISYMBRIUM NASTURTIUM. L. Plante annuelle et bisannuelle qui croît spontanément au bord des fontaines et des rivières. On la cultive facilement dans les lieux à demi inondés, même dans les endroits un peu ombragés des jardins, en l'arrosant sans cesse. On préfère le cresson des eaux courantes.

On se sert des feuilles et de la tige de cette plante. On la mange en salade; on la met comme assaisonnement autour des volailles rôties et de quelques autres mets. Nous remarquerons que l'on ne prend pour cet usage que les jeunes pousses du cresson, cueillies avant l'époque de la floraison; alors la saveur de cette plante est d'une âcreté agréable. Le pharmacien, qui y cherche des principes médicinaux, doit attendre que le cresson soit plus développé, que sa constitution intime soit plus riche de matériaux actifs.

Le principe volatil des plantes crucifères n'est pas, dans le cresson, aussi abondant que dans le raifort et dans le cochléaria; il montre de plus moins d'activité; s'il se fait sentir aux organes du goût et de l'odorat, il ne les blesse pas. Le cresson contient du mucilage, de l'albumine et de la fécule; on prend fréquemment son suc dépuré; on le mêle avec celui de fumeterre, de chicorée sauvage, de ménianthe et de cerfeuil. On ajoute le cresson au bouillon gélatineux de veau, de poulet, de grenouille, à celui d'oseille, etc.; mais la chaleur de l'ébullition dépouille cette plante du principe d'où elle tenait sa vertu stimulante; elle ne lui laisse que ses matériaux mucilagineux, albumineux et amilacés ; le cresson n'a plus alors qu'une faculté adoucissante ou émolliente , dont l'action s'accorde avec celle des autres ingrédients qui composent ces bouillons.

Les effets immédiats du cresson sont peu prononcés. Cette plante peut réveiller doucement l'activité de l'appareil gastrique ; mais son pouvoir sur les autres parties de l'économie animale sera plus obscur.

On vante l'usage du cresson dans les catarrhes chroniques. Cette plante a produit, si l'on en croit les auteurs , des miracles dans le traitement de ces affections qu'ils désignent sous le nom de phthisie. Il n'est pas rare de trouver des personnes qui , après une pleurésie, paraissent être dans le dernier degré de la phthisie. Il y a un épanchement séreux dans la plèvre ; de fausses membranes ont été formées. Le malade tousse, il rend des crachats puriformes, il est oppressé, il a souvent de la fièvre : cependant des résorptions salutaires ont lieu ; les poumons reprennent du développement, l'exercice de leurs fonctions se rétablit assez pour que la santé et les forces renaissent. Que le cresson et d'autres stimulants doux aient aidé ces opérations salutaires , il est permis de le croire ; mais toujours ces moyens n'ont pas guéri la phthisie. On regarde aussi le cresson de fontaine comme une ressource bien précieuse dans le scorbut. Nous remarquerons que la manière dont on a usé de cette plante dans ces maladies nous oblige à y voir autre chose qu'un médicament.

On la prenait en substance, elle devenait une partie de la nourriture. M. Peyrilhe a vu un malade qui mangeait jusqu'à dix-sept bottes de cresson par jour. Or, en même temps que le principe volatil de cette plante stimule tous les organes, et anime leur action naturelle, ses matériaux mucilagineux et amilacés se transforment en chyle, sont employés à la nutrition du corps. Le cresson devient alors un aliment médicamenteux.

Erysimum. *Erysimi herba.* Erysimum officinale. L. On se sert des tiges et des sommités de cette plante, qui se trouve dans tous les lieux incultes et surtout au bord des chemins. On la nomme vulgairement *vélar*, *tortelle* ou *herbe aux chantres*; elle est peu chargée du principe que recèlent toutes les espèces de crucifères. L'organe de l'odorat ne perçoit que faiblement les émanations qui s'en échappent. Elle a une saveur âcre. La vertu médicinale de l'érysimum est aussi débile que ses qualités sensibles. La thérapeutique ne peut attendre d'elle les changements organiques ni les avantages curatifs qu'elle a coutume d'obtenir de l'emploi des végétaux qui précèdent.

On prépare avec l'infusion d'érysimum un sirop dont on conseille l'emploi quand on a l'intention de favoriser l'expulsion des mucosités qui se sécrètent dans les vésicules bronchiques. Cette plante est de plus un des principaux ingrédients du sirop d'érysimum, composé qui a eu une grande vogue dans les affections des organes de la voix. On le croyait propre à dissiper l'enrouement : on en conseillait l'usage aux chanteurs et aux chanteuses. L'influence stimulante très modérée que ce composé exerce sur le larynx, en traversant l'arrière-bouche, ne peut-elle pas parfois tendre davantage les parties molles de cet organe, et faire acquérir à la voix plus de pureté ? Ne peut-il pas devenir le remède de la disposition morbide qui altère les sons, quand elle dépend du relâchement ? Cullen dit avoir vu le sirop de raifort, avalé avec lenteur, dissiper très vite l'enrouement.

GRAINES DE MOUTARDE. *Sinapios semina.* Semences du SINAPIS NIGRA. L. Plante annuelle qui croît spontanément dans les champs arides et pierreux. On la cultive dans plusieurs pays. Le principe des crucifères paraît, dans cette production, singulièrement âcre et pénétrant. Ce principe reste dans le marc lorsque l'on retire l'huile fixe de ces graines à l'aide de la pression.

M. Thibierge a retiré de l'analyse des graines de moutarde :

1° Une huile douce, fixe, agréable, d'un jaune verdâtre, soluble dans l'alcohol et dans l'éther. Celle-ci s'obtient par la pression.

2° Une autre huile que fournit la distillation de ces graines ; elle est d'un jaune doré, volatile, pesante, d'une saveur âcre et brûlante, soluble dans l'eau et dans le vin, et déposant du soufre. Cette huile, légèrement agitée à l'air libre, répand une odeur très pénétrante dans l'appartement où se fait cette opération ; ses molécules irritent les yeux, et excitent un larmoiement considérable. Cette huile, appliquée sur la peau, produit presque aussitôt une chaleur vive, et ensuite un effet vésicant.

3° Une matière albumineuse végétale.

4° Une grande quantité de mucilage.

5° Du soufre.

6° De l'azote.

7° Ces graines, incinérées, paraissent contenir du phosphate et du sulfate de chaux et un peu de silice.

L'eau distillée des graines qui nous occupent, est laiteuse, d'une saveur âcre et piquante, d'une odeur forte de moutarde. (*Journal de pharmacie*, t. 5, p. 439.)

On donne la moutarde en poudre à l'intérieur. Quand je me représente l'action de cette substance sur la surface cutanée, je m'étonne que l'on puisse mettre sans accident un gros et plus à la fois de la poudre de ces graines en contact avec la surface gastrique : car cette poudre pique vivement l'organe du goût. Cependant, lorsqu'un état de phlogose n'a pas exalté la susceptibilité de l'estomac, son administration ne paraît pas offenser ce viscère. On sait que la préparation que l'on sert sur nos tables sous le nom de *moutarde* se fait avec les graines qui nous occupent; on les écrase, on les arrose de vinaigre, et on y ajoute divers ingrédients aromatiques. Eh bien! nous voyons des personnes qui en prennent, à chaque repas, de deux gros à une demi-once; encore que la présence du vinaigre ait développé les propriétés, l'activité des principes de ces graines. Rappelons ici que la poudre de moutarde ne peut être gardée long-temps sans qu'elle éprouve une détérioration singulière; elle devient promptement vapide et sans vertu.

On peut communiquer, par le moyen de l'infusion,

les propriétés des graines de moutarde à l'eau, à la bière, au vin et à l'alcohol : elles entrent dans la composition du vin antiscorbutique. Mais il faut les écraser avant de les jeter dans ces excipients. M. Thibierge a expérimenté que ces graines ne leur cédaient pas leurs principes médicinaux quand elles étaient entières.

Prise en petites quantités, la poudre de ces graines éveille les forces gastriques : c'est l'effet que l'on voit tous les jours produire à la moutarde. En avivant la sensibilité de la surface gustative, elle fait paraître les aliments plus savoureux, elle augmente les jouissances de la table. Étendues dans la masse des aliments, les particules de la moutarde font sur l'estomac une impression stimulante, elles accélèrent l'exercice de la chymification : la moutarde est un stomachique favorable pour ceux qui ont ce viscère affaibli, mais elle devient contraire aux personnes chez qui l'estomac est très irritable ou échauffé. Prise à plus fortes doses, la poudre de moutarde tourmente davantage les voies alimentaires ; de plus les principes actifs qu'elle recèle pénètrent dans tout le système, et stimulent tous les organes : ces principes rendent le pouls plus vif, augmentent les sécrétions et les exhalations, irritent le tissu cérébral, celui des cordons nerveux et des muscles, et font naître le besoin de marcher ; c'est de leur influence sur le cerveau que dépendent les phénomènes moraux observés par Murray, qui assure que la moutarde dispose à la gaieté, donne à la mémoire plus d'étendue, etc.

Quand on emploie la graine de moutarde dans son état naturel et sans l'avoir broyée, on remarque dans ses effets quelques modifications. Bergius en a souvent donné quatre à cinq cuillerées par jour : le malade avait soin de ne pas boire aussitôt après l'ingestion de cette matière médicinale. Cette graine ne produisait plus d'ardeur sensible dans les premières voies, mais elle lâchait doucement le ventre. C'était contre la fièvre intermittente que Bergius administrait la graine de moutarde d'après ce procédé. On remarquera que la graine entière et munie de son tégument peut être prise à très haute dose : si elle était écrasée, et que la surface gastrique se trouvât déjà irritée, son abord pourrait provoquer une phlegmasie violente et pernicieuse. Van Swieten rapporte qu'un homme, plein de force et à la fleur de l'âge, atteint d'une fièvre quarte, avala une grande quantité de semence de moutarde pulvérisée et délayée dans de l'esprit de genièvre : il se déclara une fièvre ardente qui l'enleva en trois jours. (*Comment. in aphor. Boerh.*, tom. II, p. 30.) Dans les fièvres intermittentes rebelles, Bergius ajoutait la poudre de moutarde à celle de quinquina ; dans ce mélange, la vertu tonique de l'écorce péruvienne était fortifiée par la propriété stimulante de la graine qui nous occupe.

Un usage plus singulier de la graine de moutarde, c'est celui qu'en a fait le docteur Callisen dans les fièvres putrides. (*Acta reg. societat. medic. hafniens.*, t. I, p. 364.) Il administrait cette substance en poudre, seule ou mêlée avec le quinquina, aussitôt qu'il se manifestait des symptômes fâcheux, la stupeur, la débilité du pouls, un extrême abattement. Un malade en a pris jusqu'à un gros répété d'heure en heure.

Après la sixième prise, un redoublement eut lieu; mais bientôt il se manifesta une sueur douce, des évacuations d'urine; la maladie perdit de sa violence, et bientôt la convalescence s'établit. Callisen se félicite beaucoup de la découverte de cette méthode, dont il exalte le mérite; il vit, en l'employant, la proportion de la mortalité diminuer dans les malades confiés à ses soins. Callisen avoue que quelquefois ce remède excitait le vomissement.

Donnée à haute dose à des hydropiques, la graine de moutarde a suscité un mouvement salutaire dans tout le système; elle a donné lieu à des évacuations copieuses d'urine, à des selles abondantes qui se sont montrées utiles, qui ont procuré du soulagement: dans quelques occasions, ce remède a pu occasioner une guérison au moins apparente.

La faculté qu'ont les crucifères d'attaquer la surface cutanée est très prononcée, et comme concentrée dans la graine de moutarde. La thérapeutique en fait un topique doué d'une violente activité, qu'elle emploie sous le nom de *sinapisme*. On prend la préparation que l'on appelle *moutarde*, on la fait chauffer au bain-marie, ou, ce qui vaut mieux, on délaie avec du vinaigre bouillant la poudre récente des graines qui nous occupent; on étend ce mélange sur de la charpie, de l'étoupe ou du linge, et on l'applique sur la peau. Si le calorique anime l'action de cet épispastique, il est à peine en contact avec l'organe cutané, qu'il l'irrite, le pique, l'échauffe, et cause bientôt une douleur insupportable: la peau devient d'un rouge vif, elle est sensible au toucher; son tissu gonfle; la chaleur se développe dans la partie autour de laquelle on place le sinapisme; il s'y établit un point de fluxion vers lequel convergent tous les mouvements de la vie; souvent on aperçoit, le lendemain, des vessies sur la surface rubéfiée.

Appliquée sur les pieds, la moutarde est une ressource inestimable quand le principe de la goutte s'est fixé sur un des organes qui causent la mort, quand leur action s'interrompt. On rappelle à la vie par ce topique irritant des malades qui semblent près d'expirer; c'est alors un secours thérapeutique qu'aucun remède interne ne peut remplacer. On s'en sert avec un égal succès pour détruire, par une attraction révulsive, les spasmes, les plecto-neurites qui s'établissent sur le cœur, les poumons, le diaphragme, l'estomac, etc. On les met en usage dans les assoupissements, dans l'apoplexie, etc., lorsqu'il existe une congestion vers la tête. Le praticien qui veut un effet prompt préfère le sinapisme au vésicatoire; le premier agite aussi le système artériel moins long-temps que le dernier.

On prépare encore des bains de pieds sinapisés, en délayant la poudre de moutarde ou la préparation qui porte ce nom dans de l'eau bien chaude. Le séjour des pieds dans ce liquide produit un gonflement de ces parties, rougit fortement la peau : c'est un moyen révulsif dont la thérapeutique tire un parti très utile.

Avant de quitter la famille des crucifères, nous devons ajouter que l'on regarde comme des remèdes efficaces, dans les maladies du système pulmonaire, le suc du navet, BRASSICA NAPUS, L., celui du chou rouge, variété du BRASSICA OLERACEA, L., que l'on

épaissit avec le sucre ou le miel. La décoction de ces substances, celle de radis, de raves, RAPHANUS SATIVUS, L., les bouillons de veau, de poulet, de grenouilles, auxquels on ajoute ces productions, ont été conseillés dans les affections de la poitrine.

Si l'on cherchait dans les navets, les raves, les radis et les feuilles de chou rouge des agents stimulants qui pussent servir dans le traitement des catarrhes chroniques, de l'asthme, des toux humides, il ne faudrait pas prendre ces substances à l'état où elles se trouvent quand on les apporte dans nos cuisines : les qualités médicinales ont été sacrifiées aux qualités alimentaires dans ces plantes potagères ; ensuite l'ébullition dissipe la petite proportion de principes médicinaux qu'elles possèdent. La décoction qu'elles fournissent, les bouillons dans lesquels on les a mises, ne contiennent que leurs matériaux mucilagineux. Ces composés n'ont qu'une vertu adoucissante ou émolliente : aussi sont-ils tous les jours conseillés avec succès, seuls ou coupés avec le lait, dans la période d'irritation des rhumes, des catarrhes, dans les toux sèches, dans les maux de gorge fluxionnaires, etc.

Famille des géraniées.

CAPUCINE. TROPÆOLUM MAJUS, L. Plante originaire du Pérou et du Mexique, où elle est vivace. Dans nos climats elle est annuelle, mais lorsqu'elle porte une fleur double, qu'elle ne donne pas de fruits et qu'on la garantit du froid, elle reste vivace.

Nous notons ici cette plante, parcequ'elle a une saveur âcre et piquante analogue à celle des crucifères.

On emploie comme assaisonnements ses fleurs et ses fruits que l'on fait confire dans le vinaigre. M. Braconnot de Nancy a trouvé dans la capucine une assez grande quantité de phosphore et de phosphate de chaux et de potasse.

La capucine a une vertu stimulante : elle pourrait fournir à la thérapeutique des agents doués d'une efficacité réelle.

FIN DU TOME PREMIER.

TABLE DES MATIÈRES.

DU PREMIER VOLUME.

CLASSE PREMIÈRE.

CLASSE IIe.

FIN DE LA TABLE DES MATIÈRES.

www.ingramcontent.com/pod-product-compliance
Ingram Content Group UK Ltd.
Pitfield, Milton Keynes, MK11 3LW, UK
UKHW011959240726
13965UKWH00001B/42

9 782013 390422